Copyright © 2012 Anatol M. Desser

Alle Rechte vorbehalten.

ISBN: 9798537103134

Für Nicola

Figuren Zusammensetzen - Sim 1

Beispiele Nr. 1 - 15

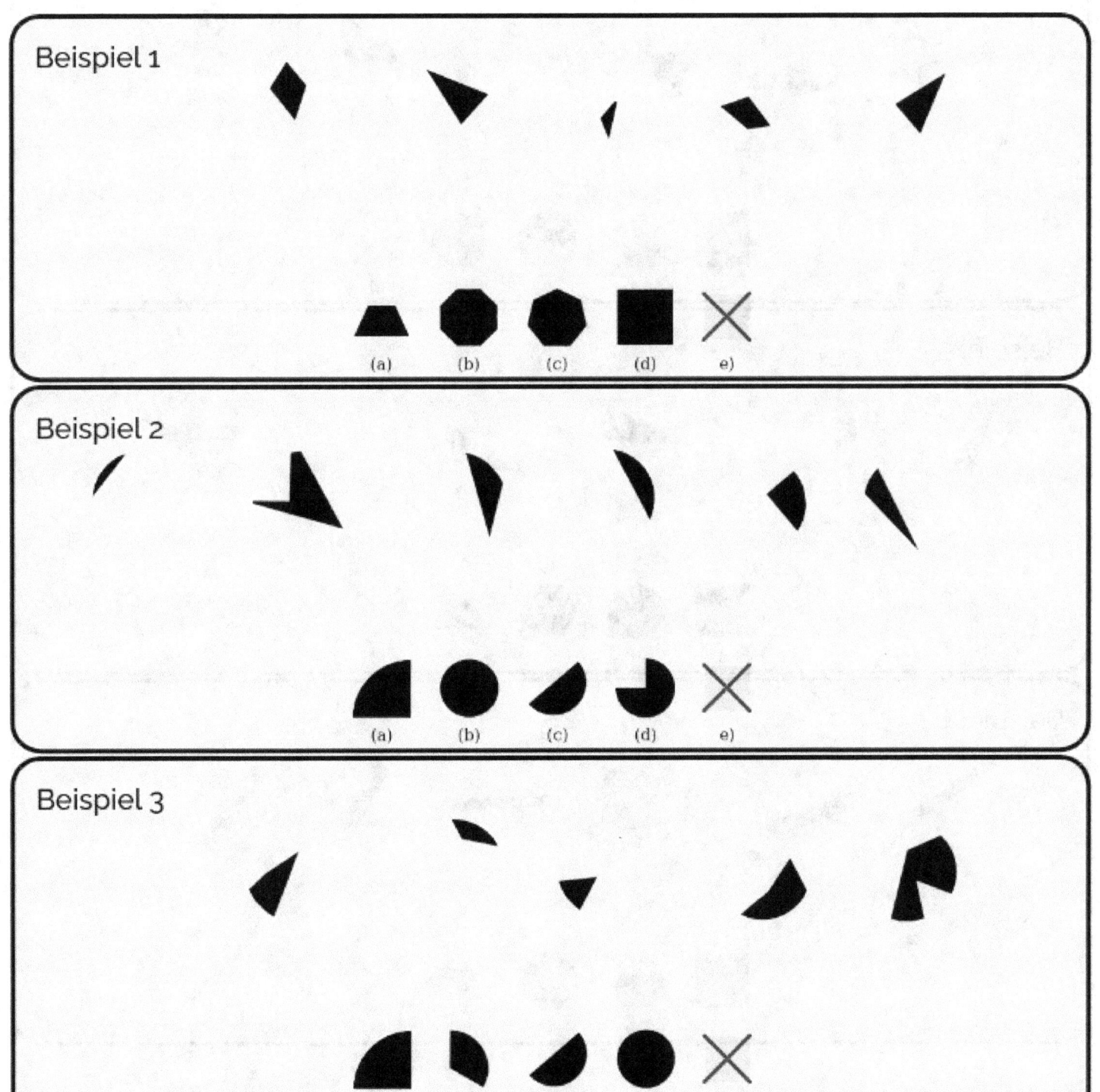

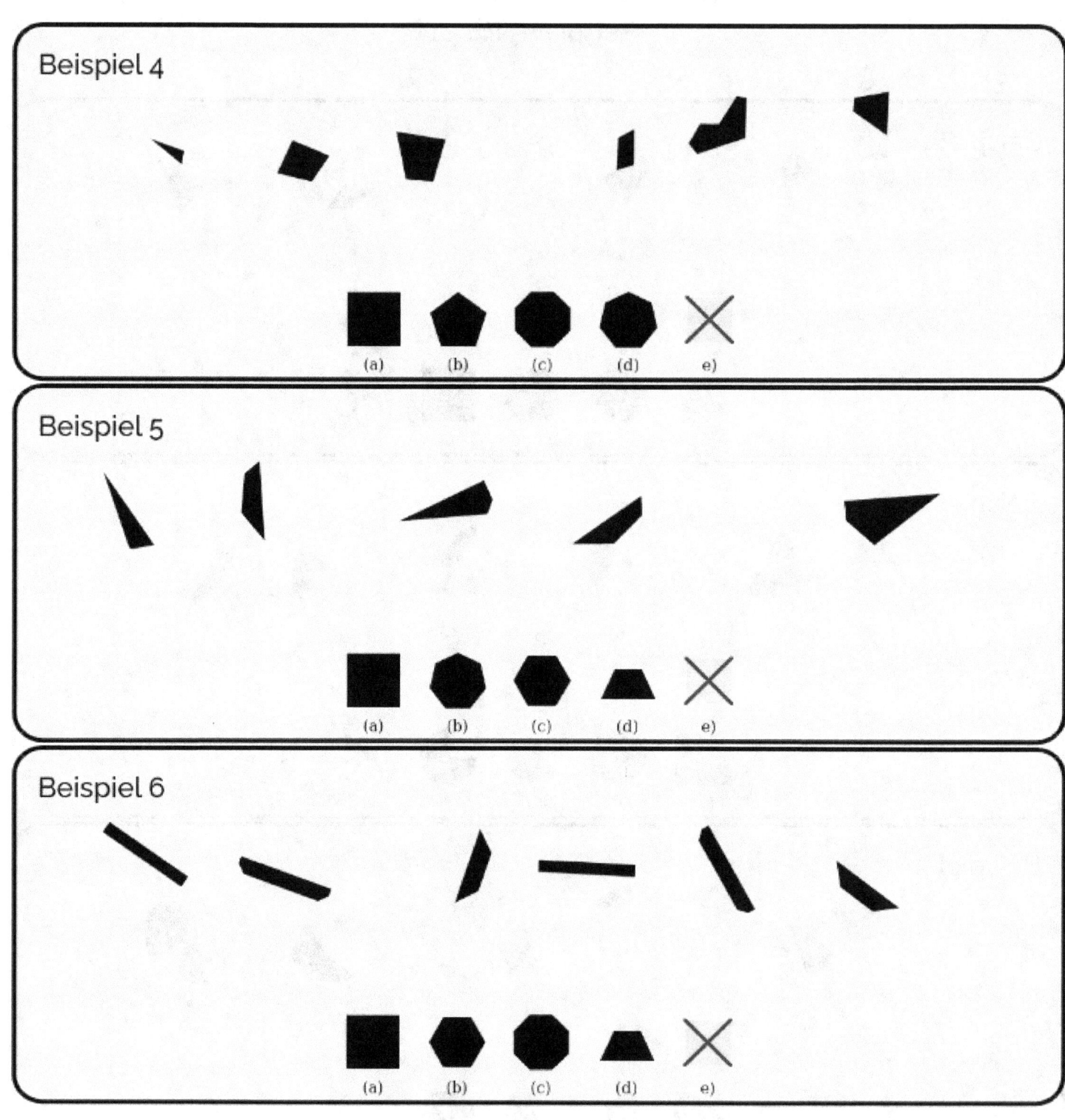

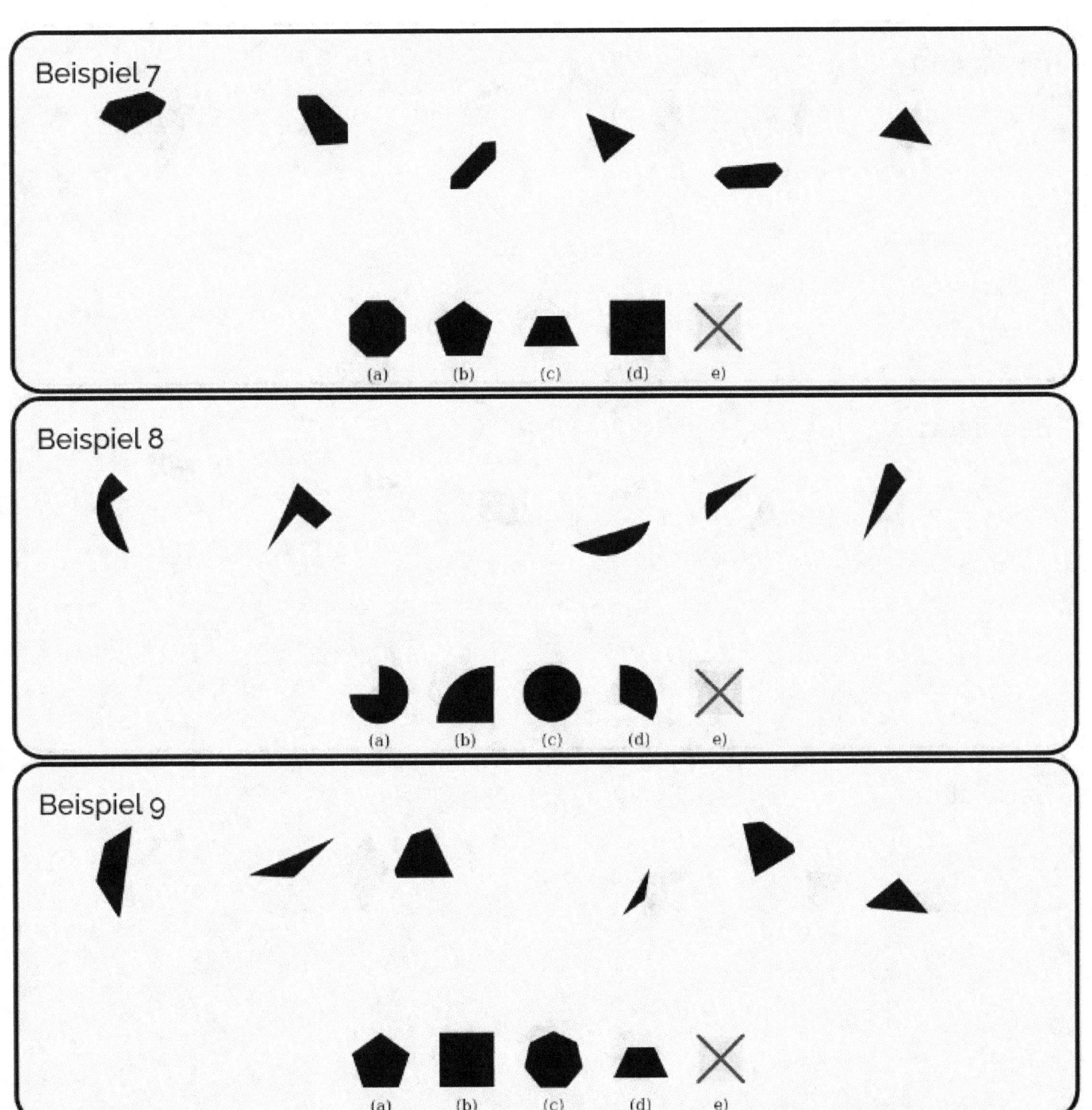

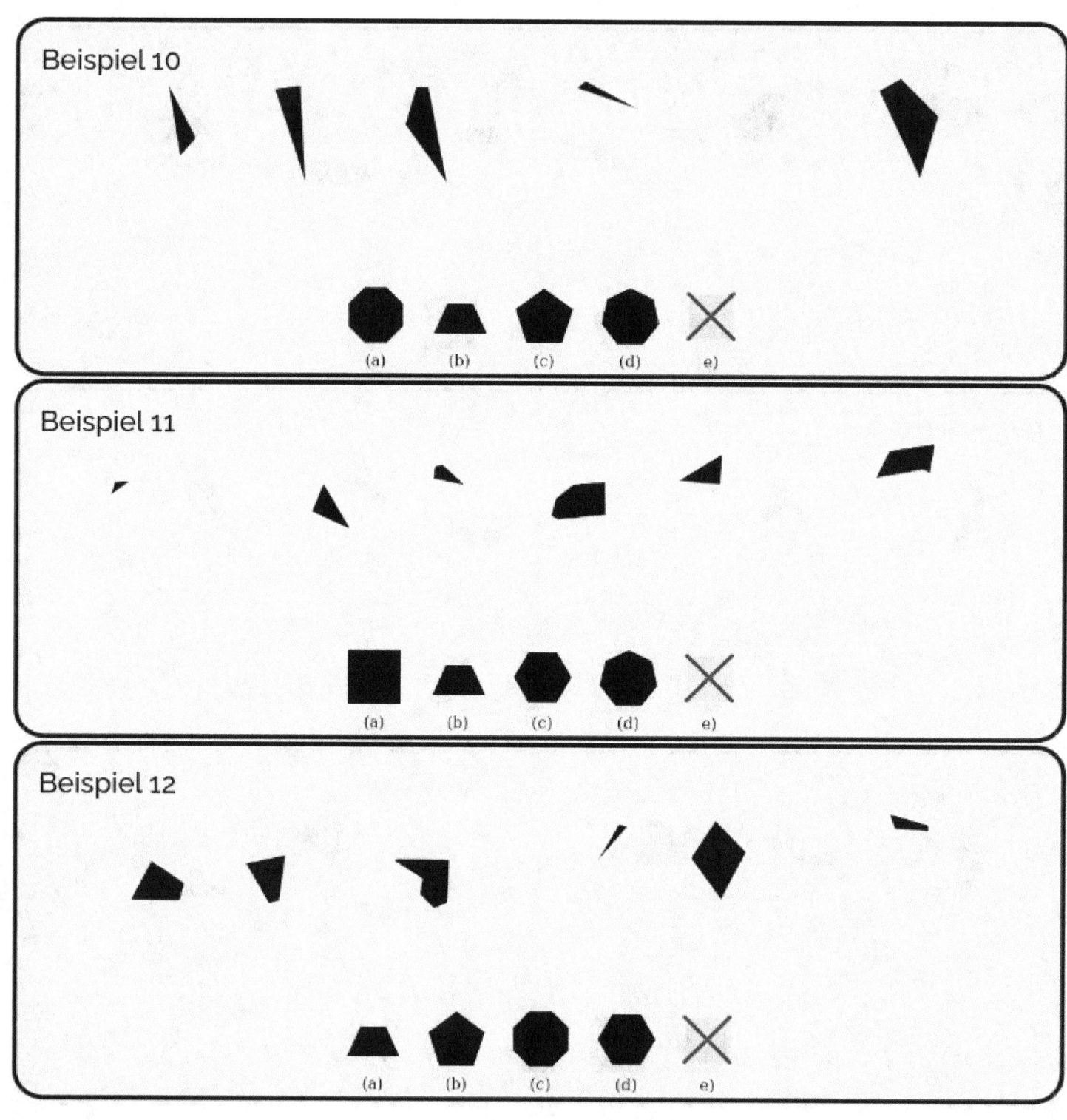

Beispiel 13

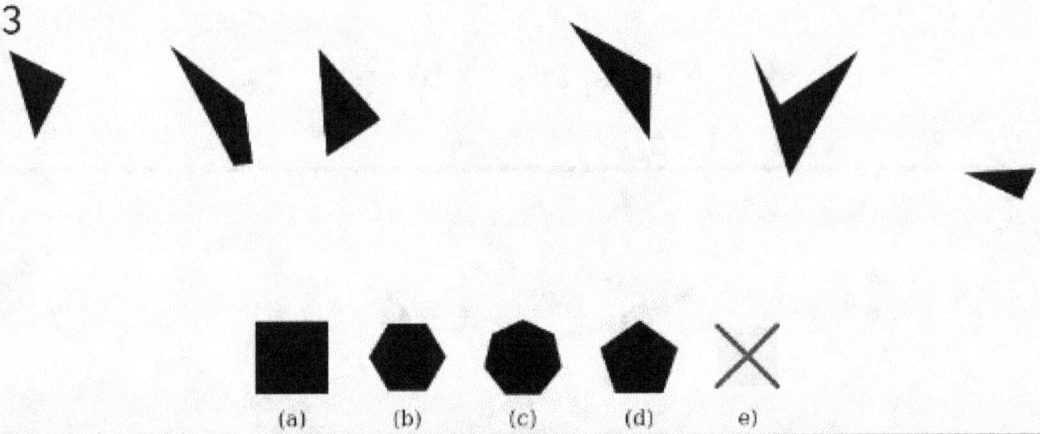

(a) (b) (c) (d) e)

Beispiel 14

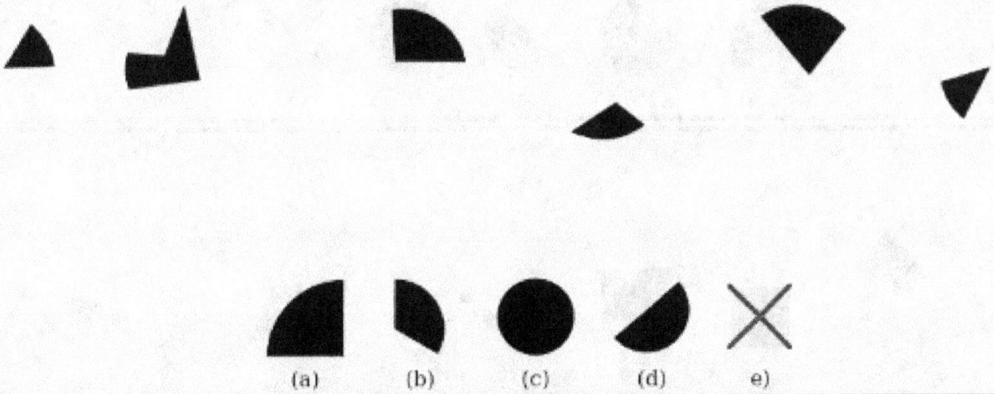

(a) (b) (c) (d) e)

Beispiel 15

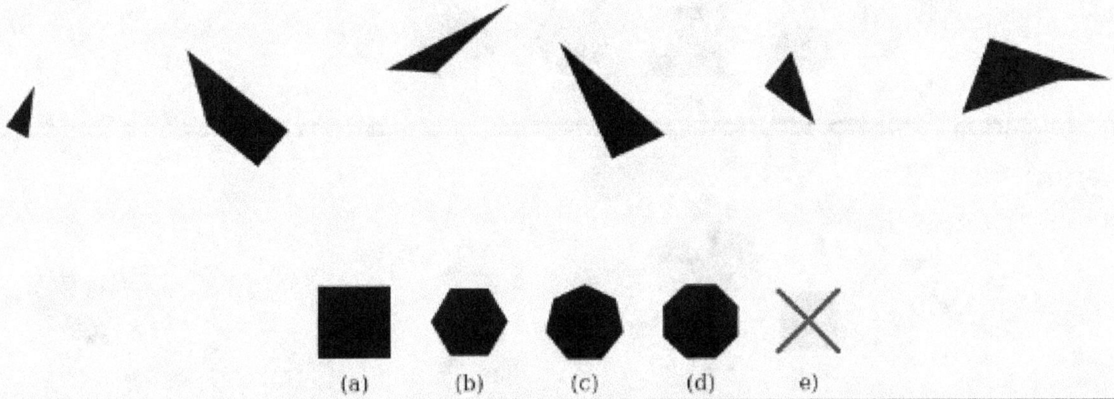

(a) (b) (c) (d) e)

Lösungen:

Figuren Zusammensetzen - Sim 2

Beispiele Nr. 16 - 30

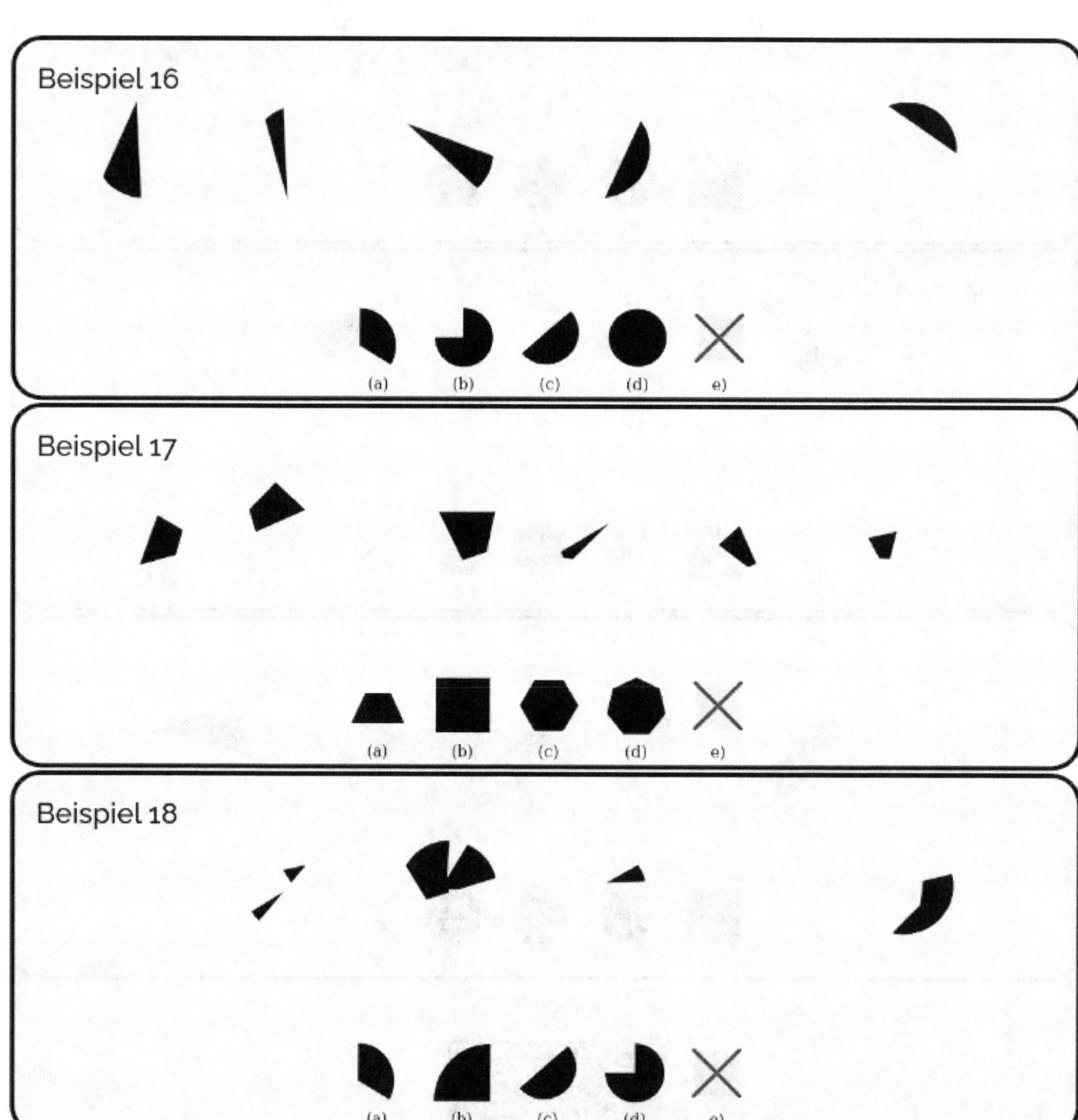

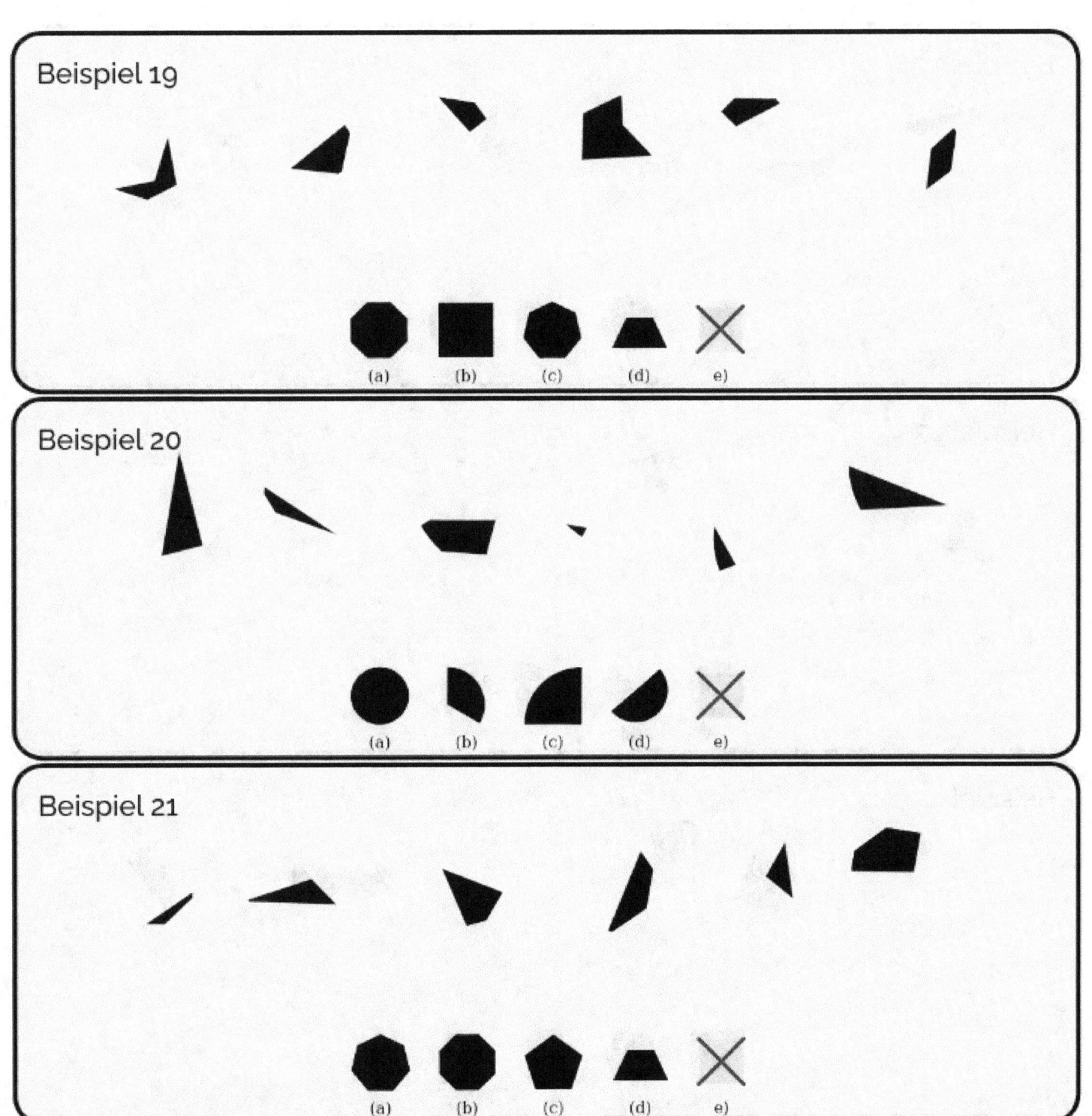

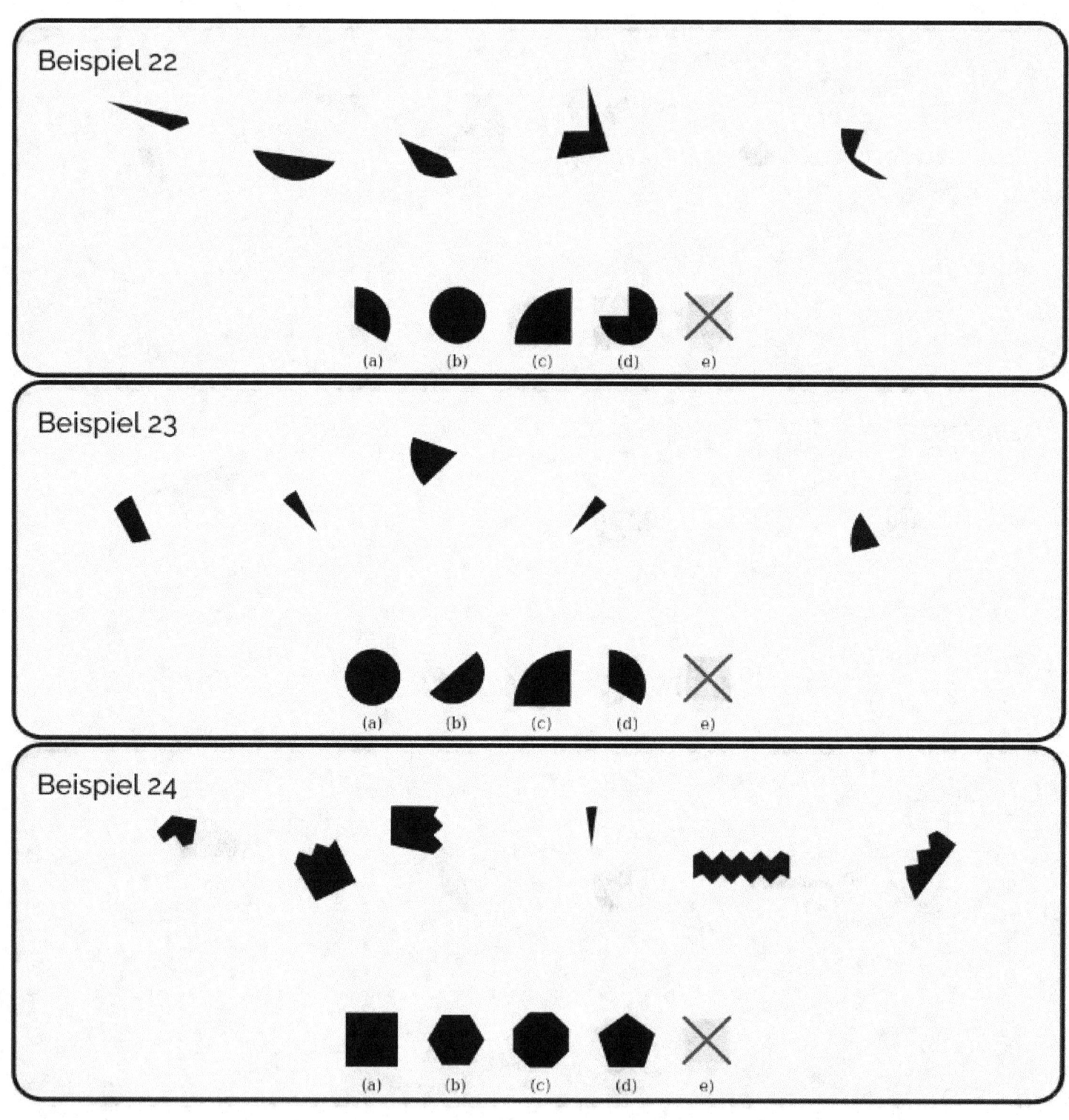

Beispiel 25

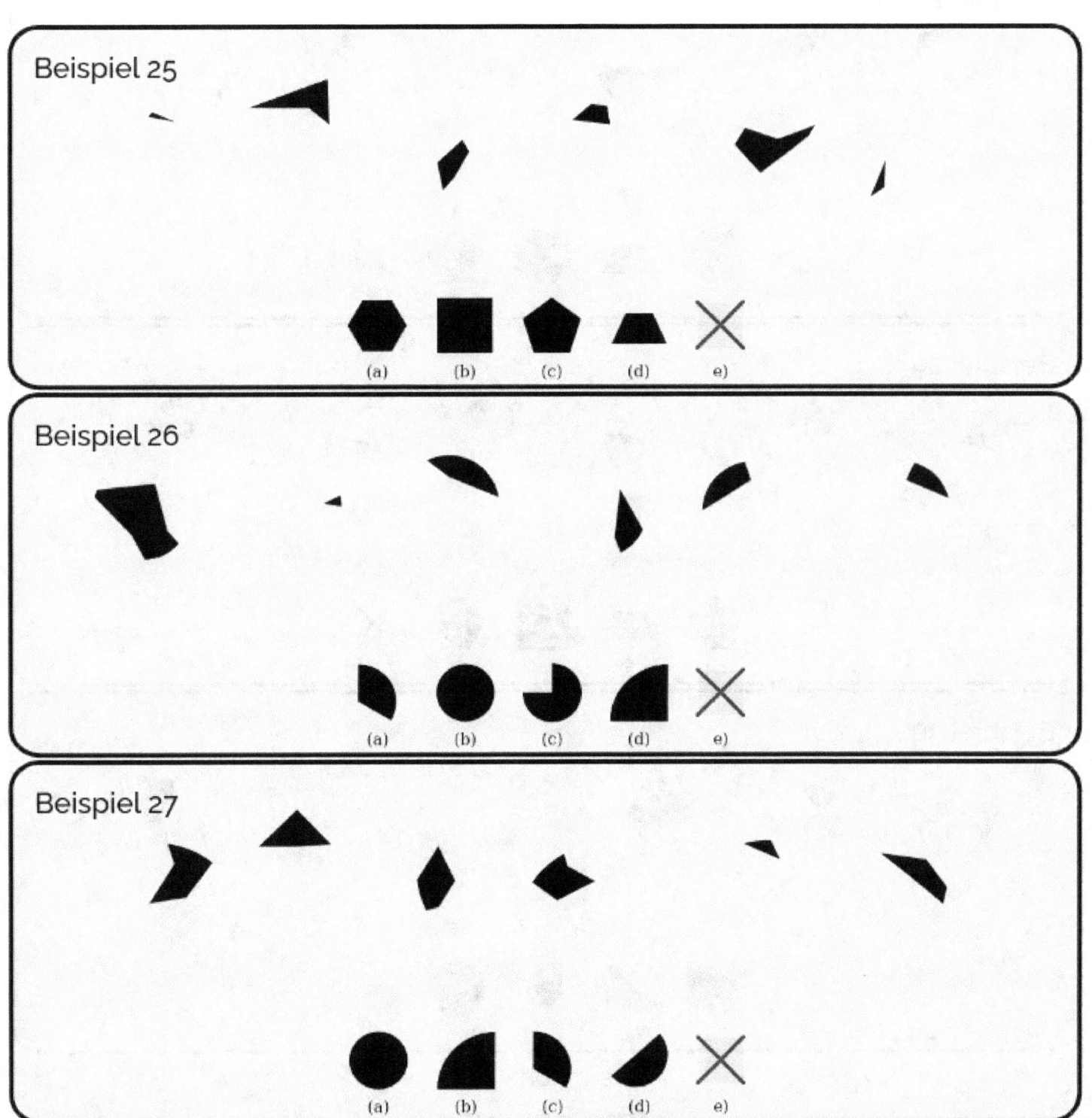

Beispiel 26

Beispiel 27

Beispiel 28

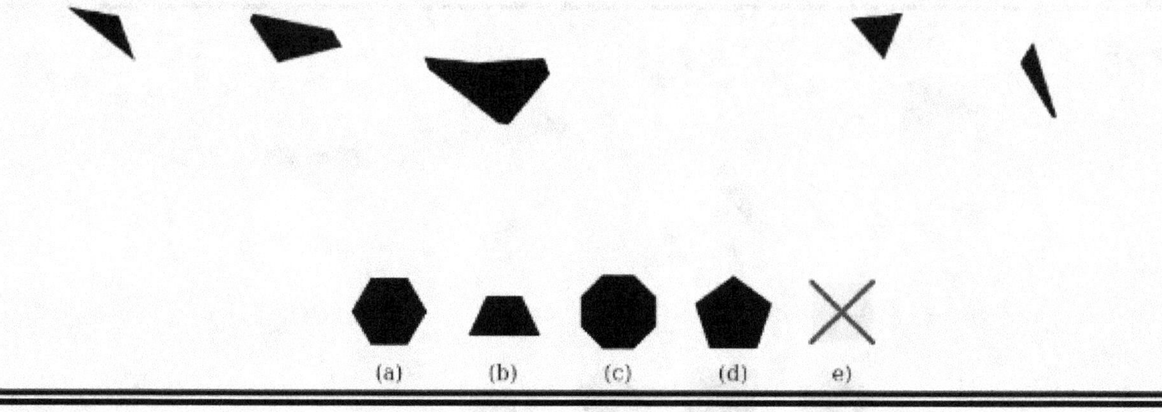

(a) (b) (c) (d) e)

Beispiel 29

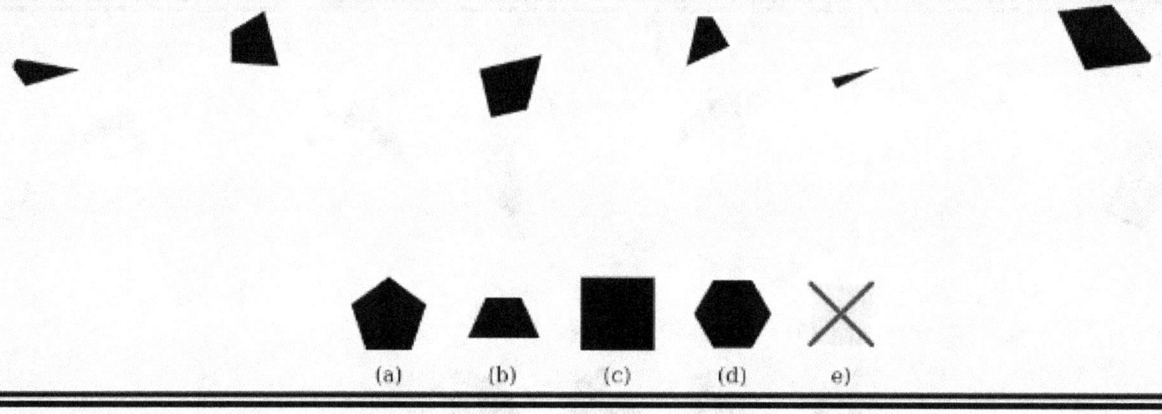

(a) (b) (c) (d) e)

Beispiel 30

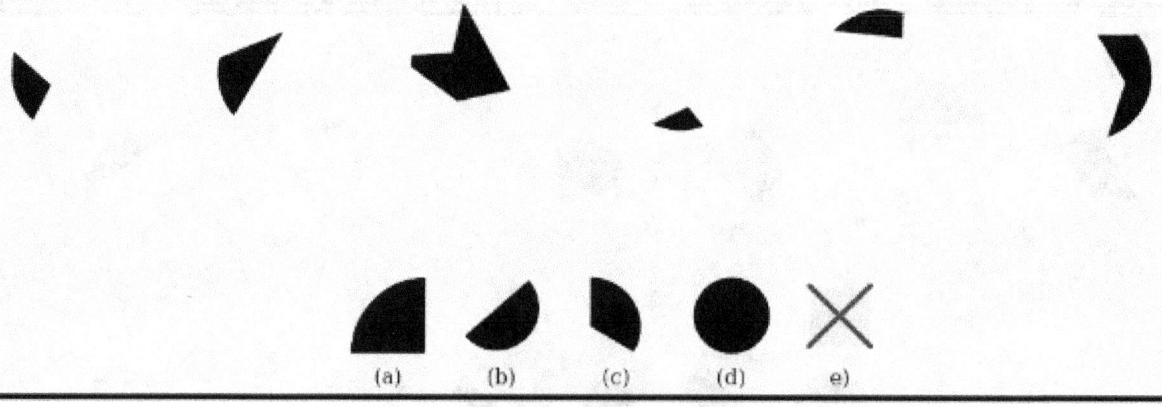

(a) (b) (c) (d) e)

Lösungen:

Figuren Zusammensetzen - Sim 3

Beispiele Nr. 31 - 45

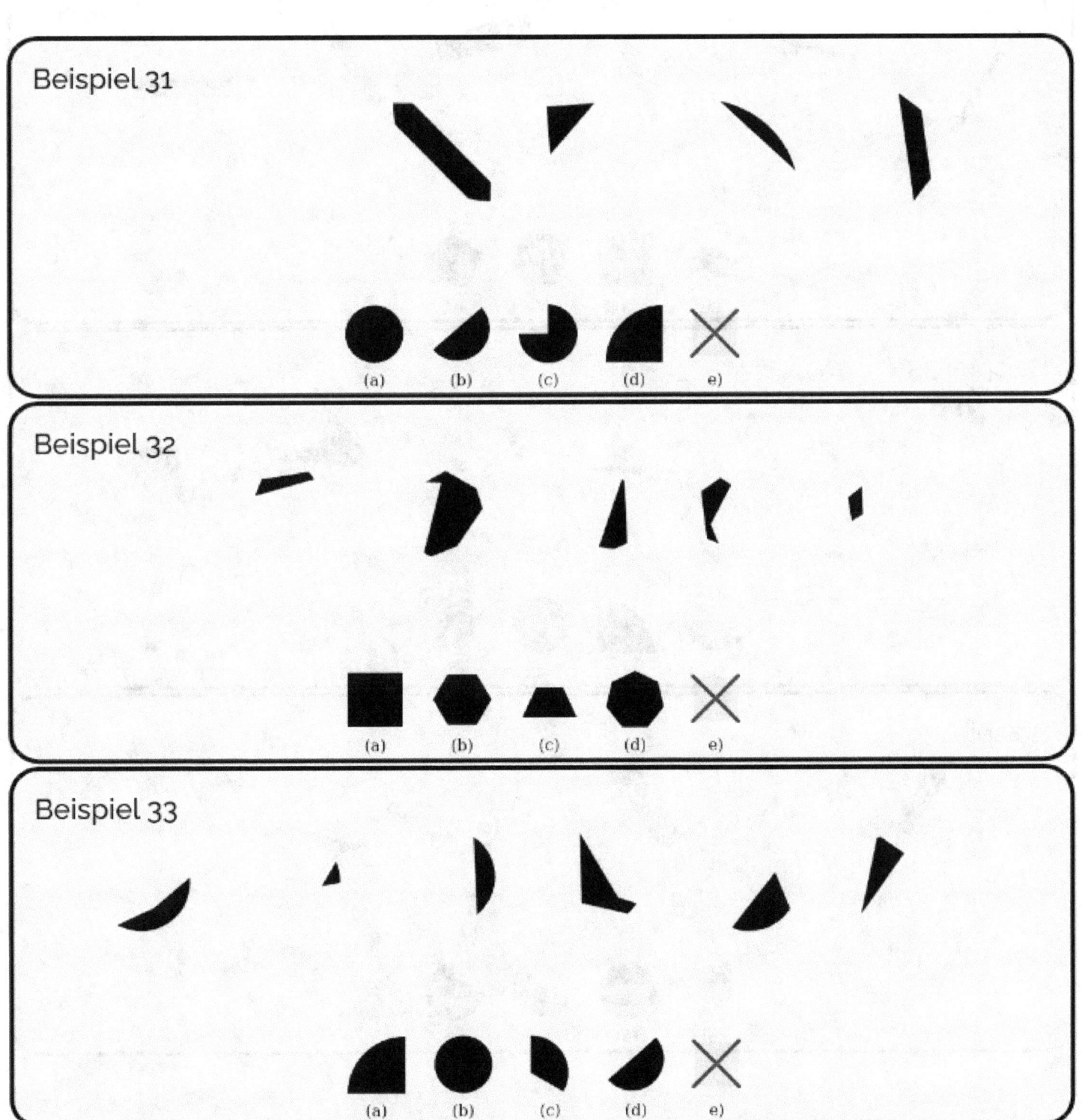

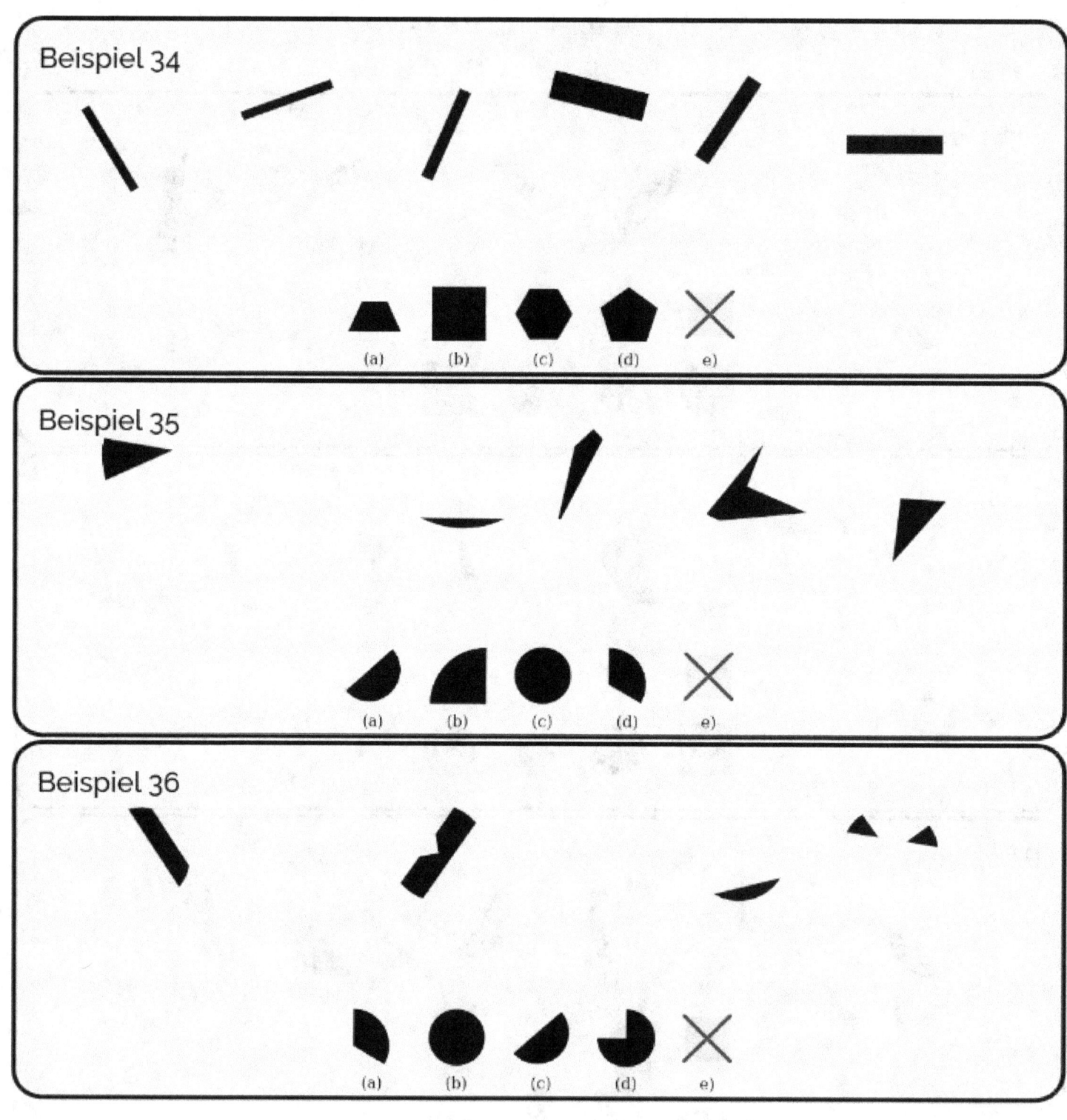

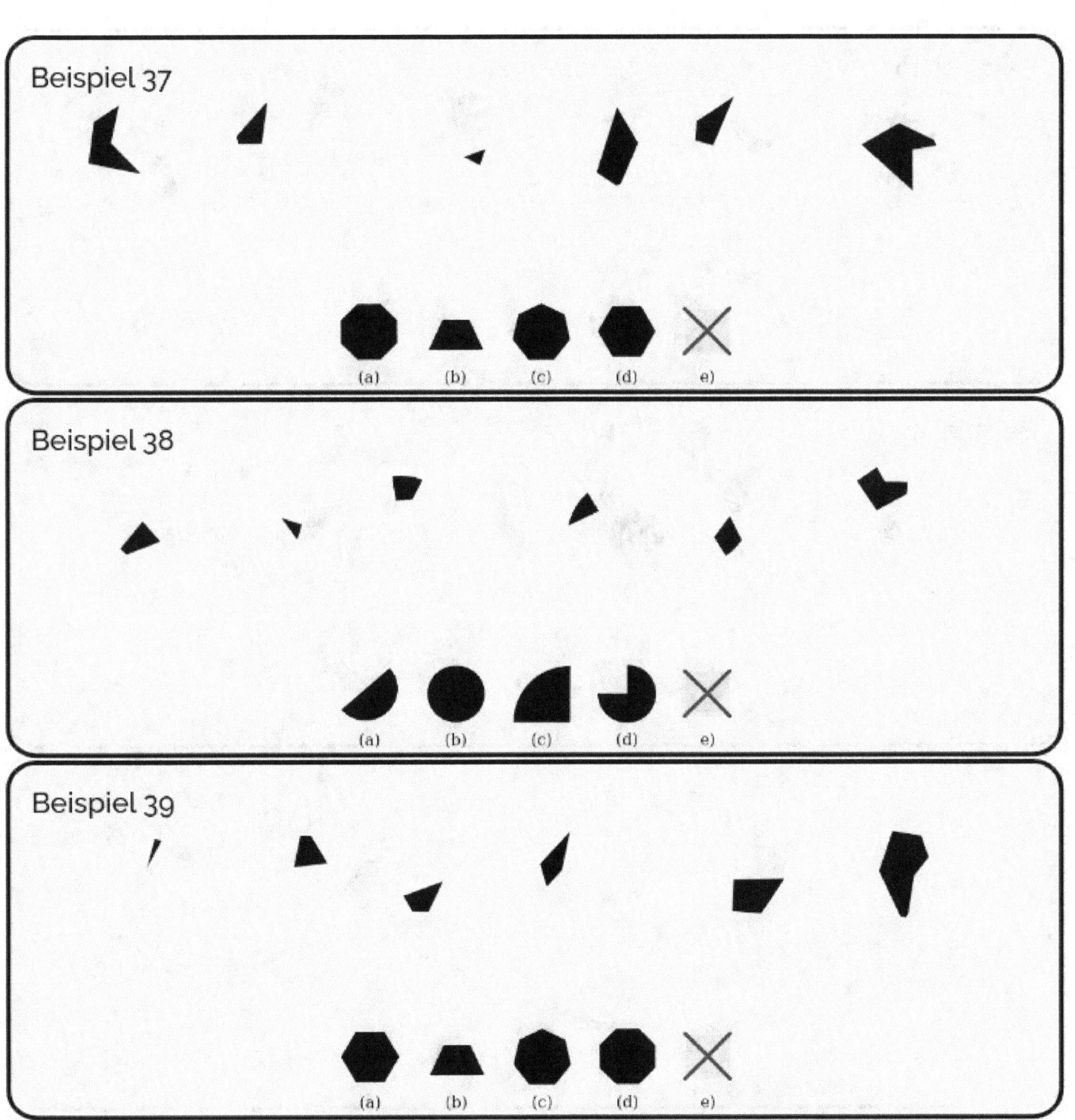

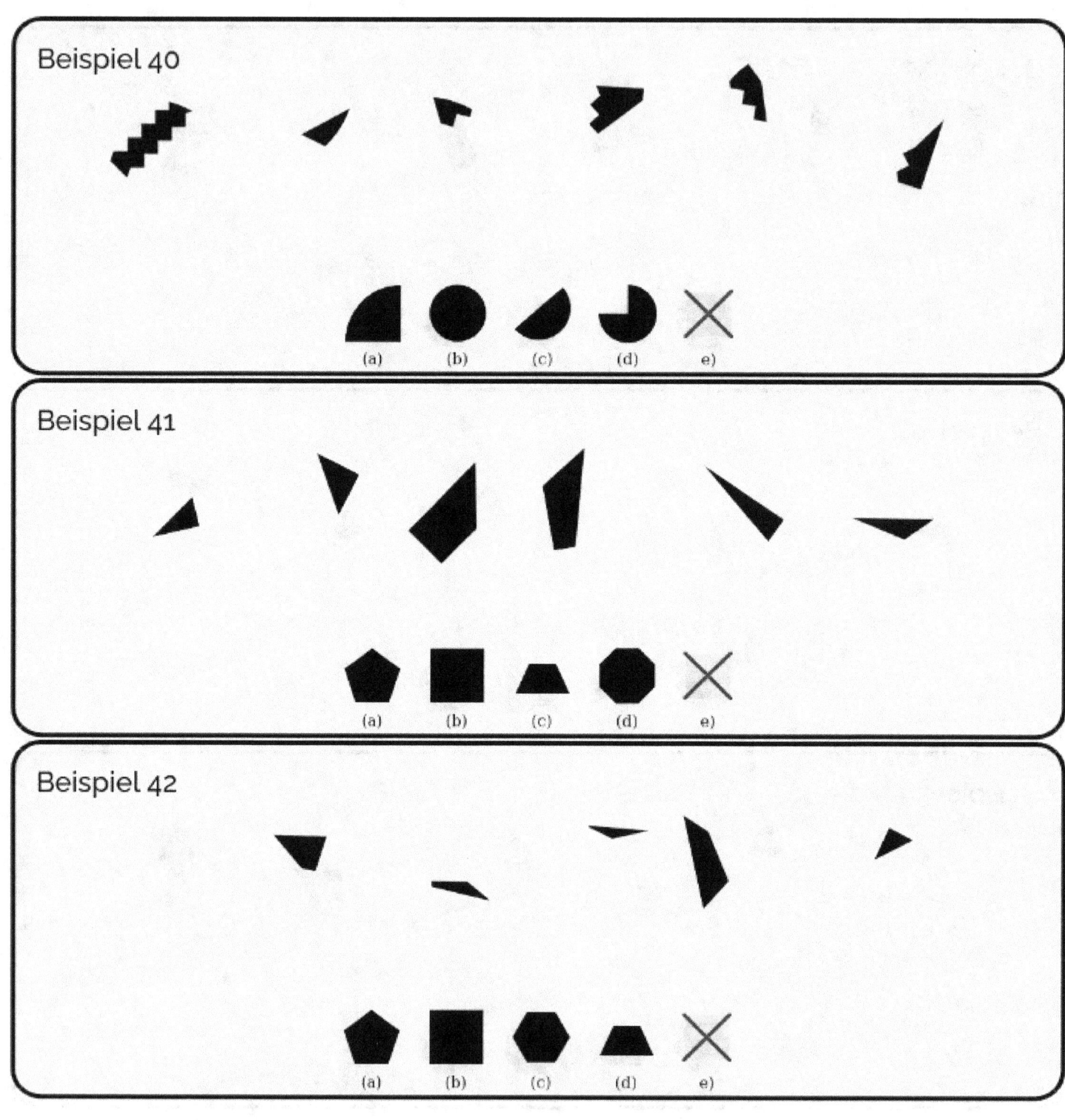

Beispiel 43

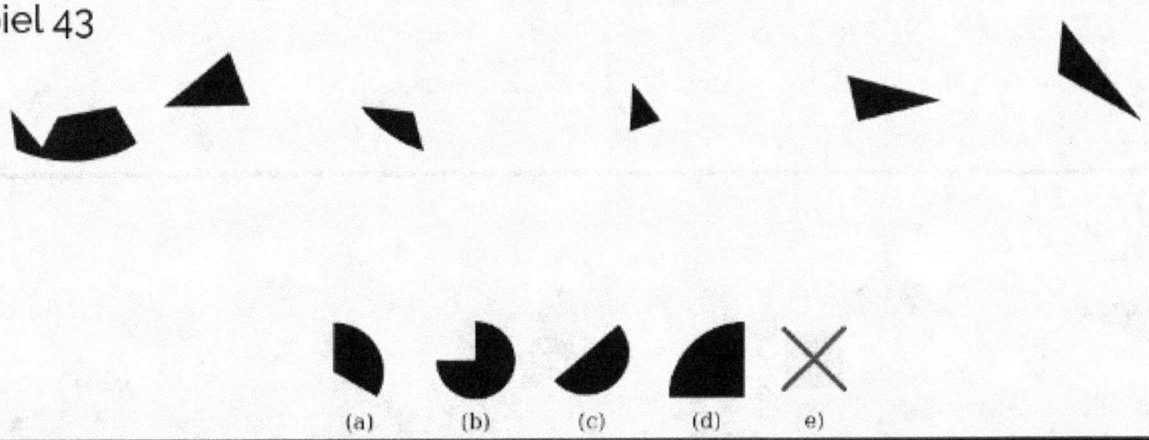

Beispiel 44

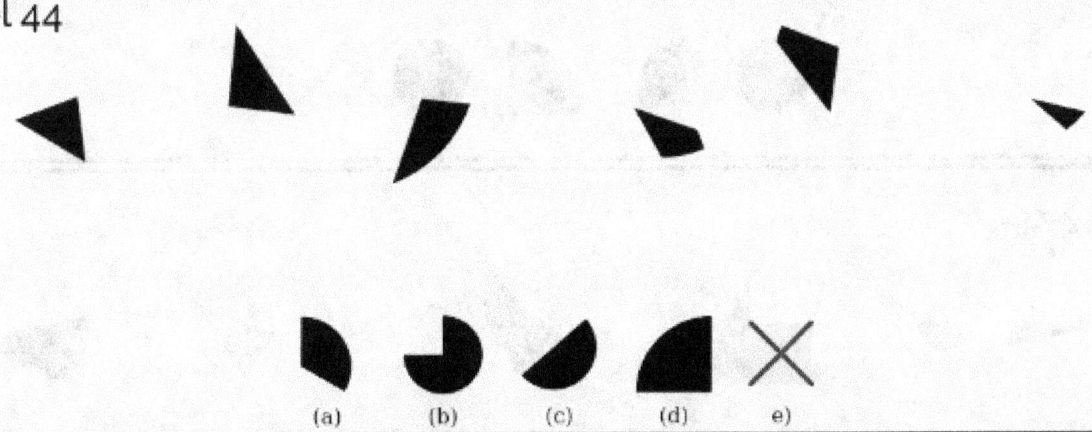

Beispiel 45

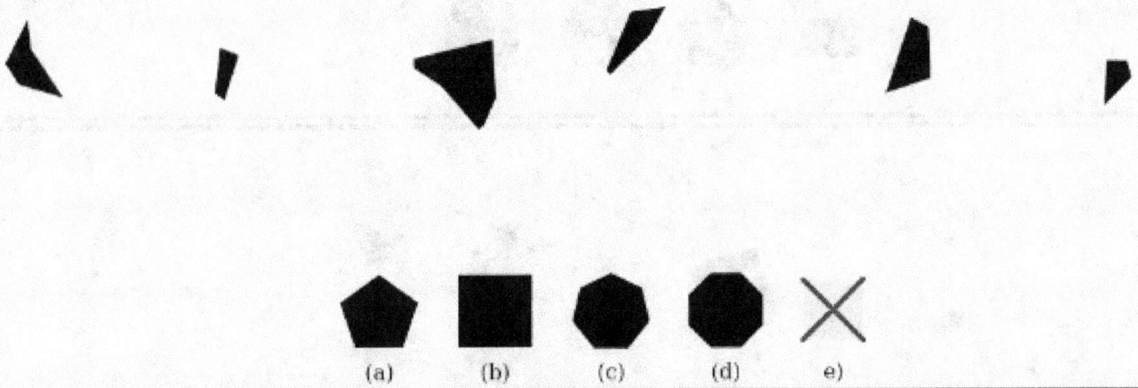

Lösungen:

Figuren Zusammensetzen - Sim 4

Beispiele Nr. 46 - 60

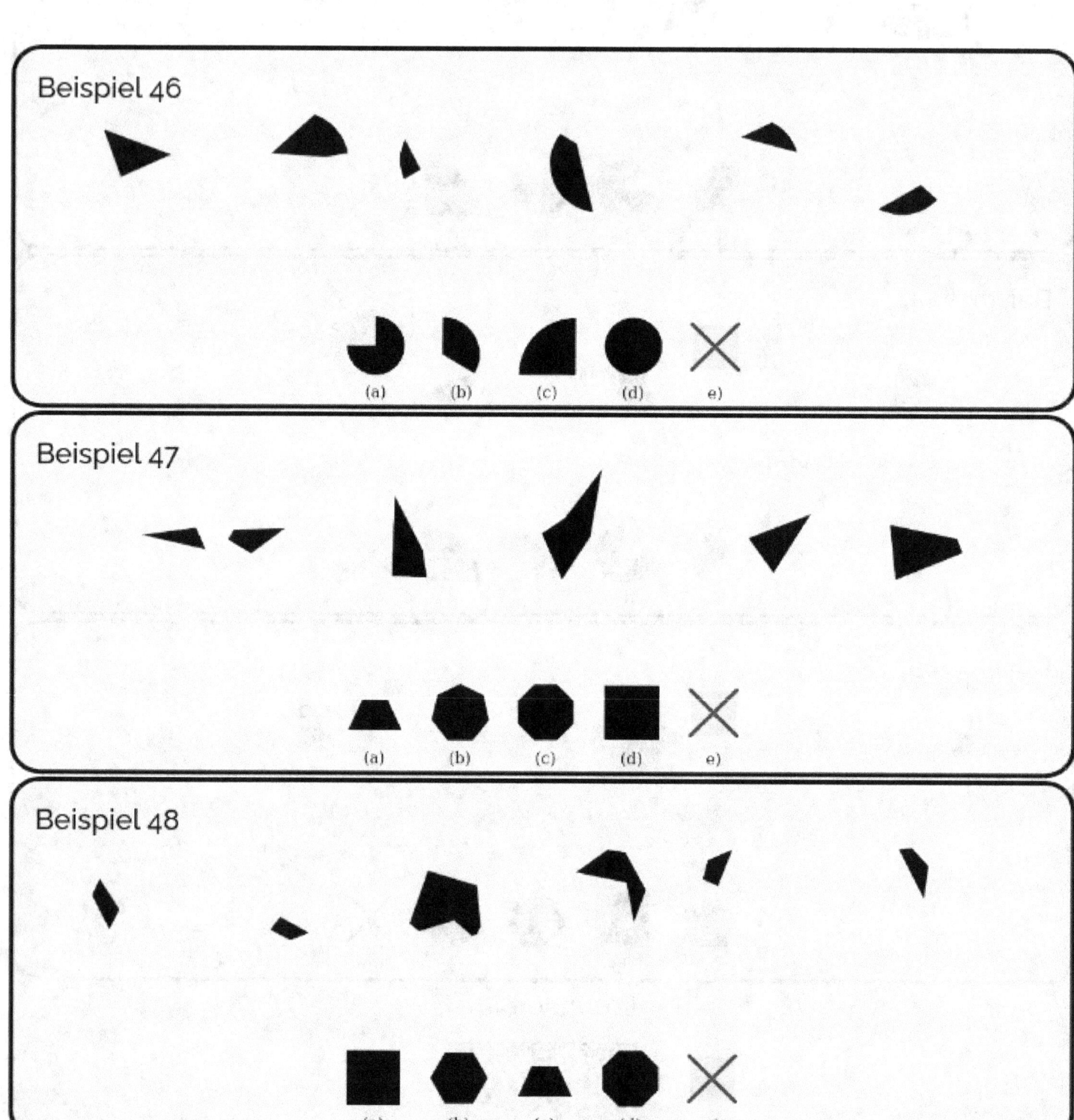

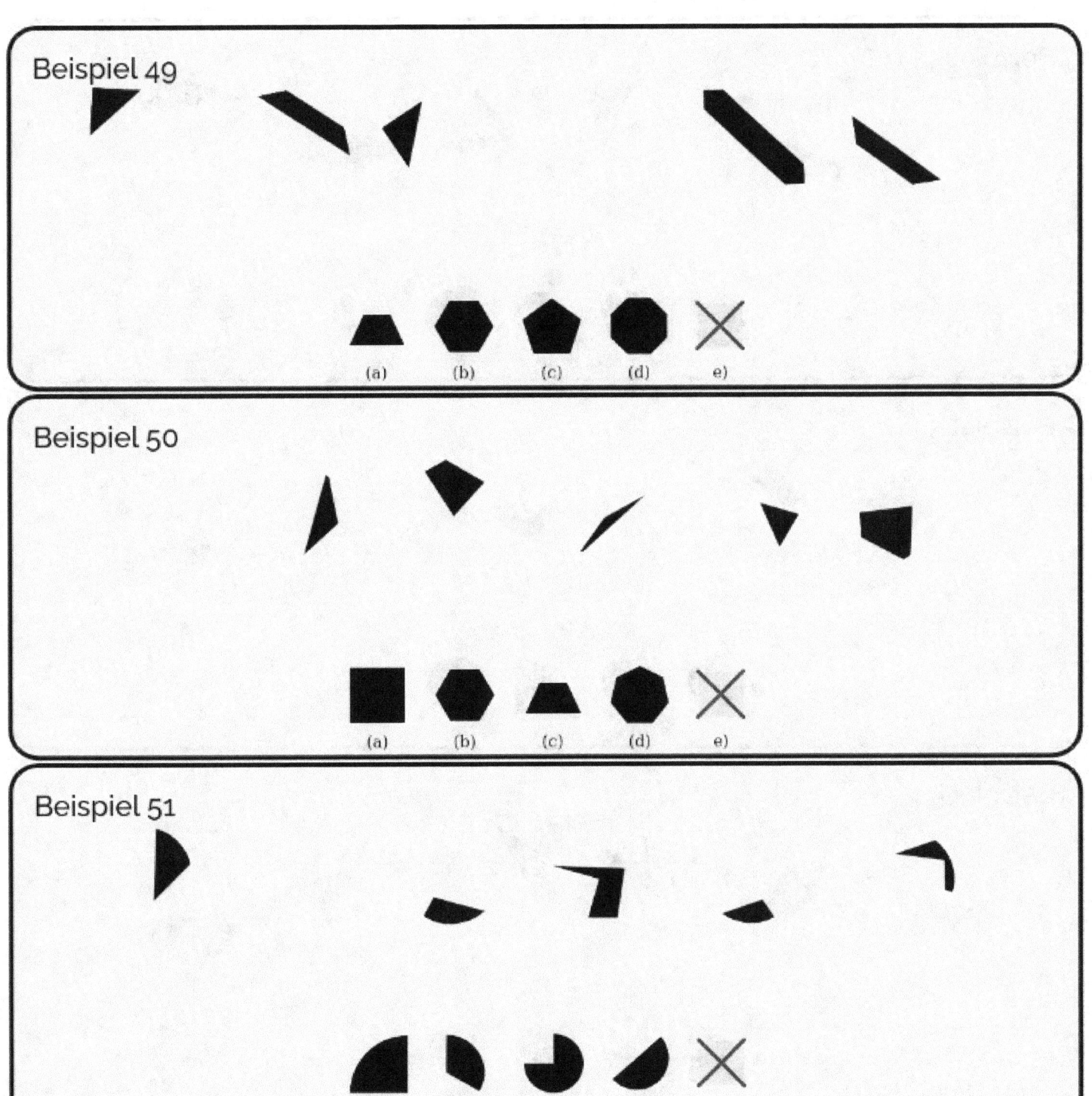

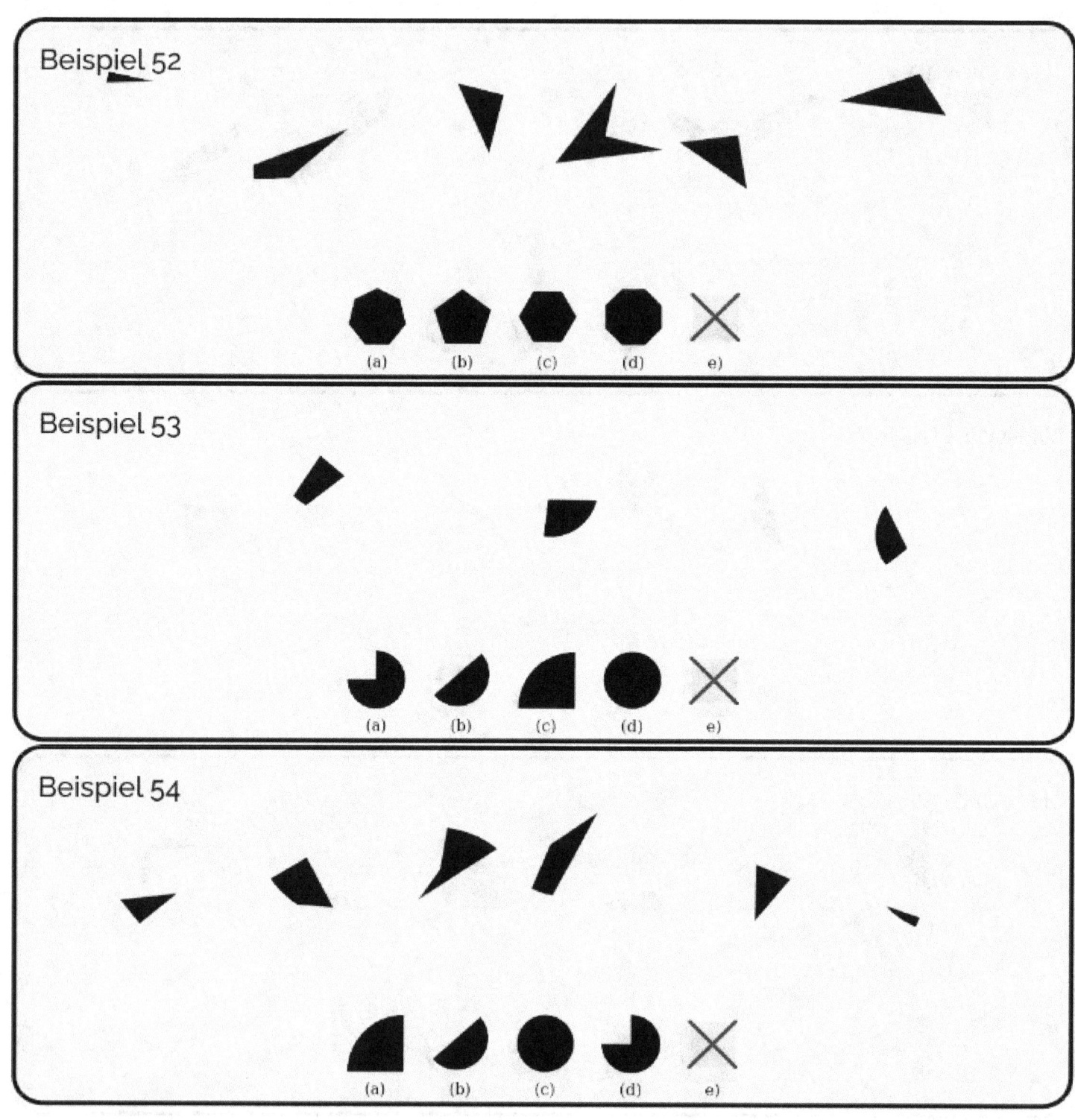

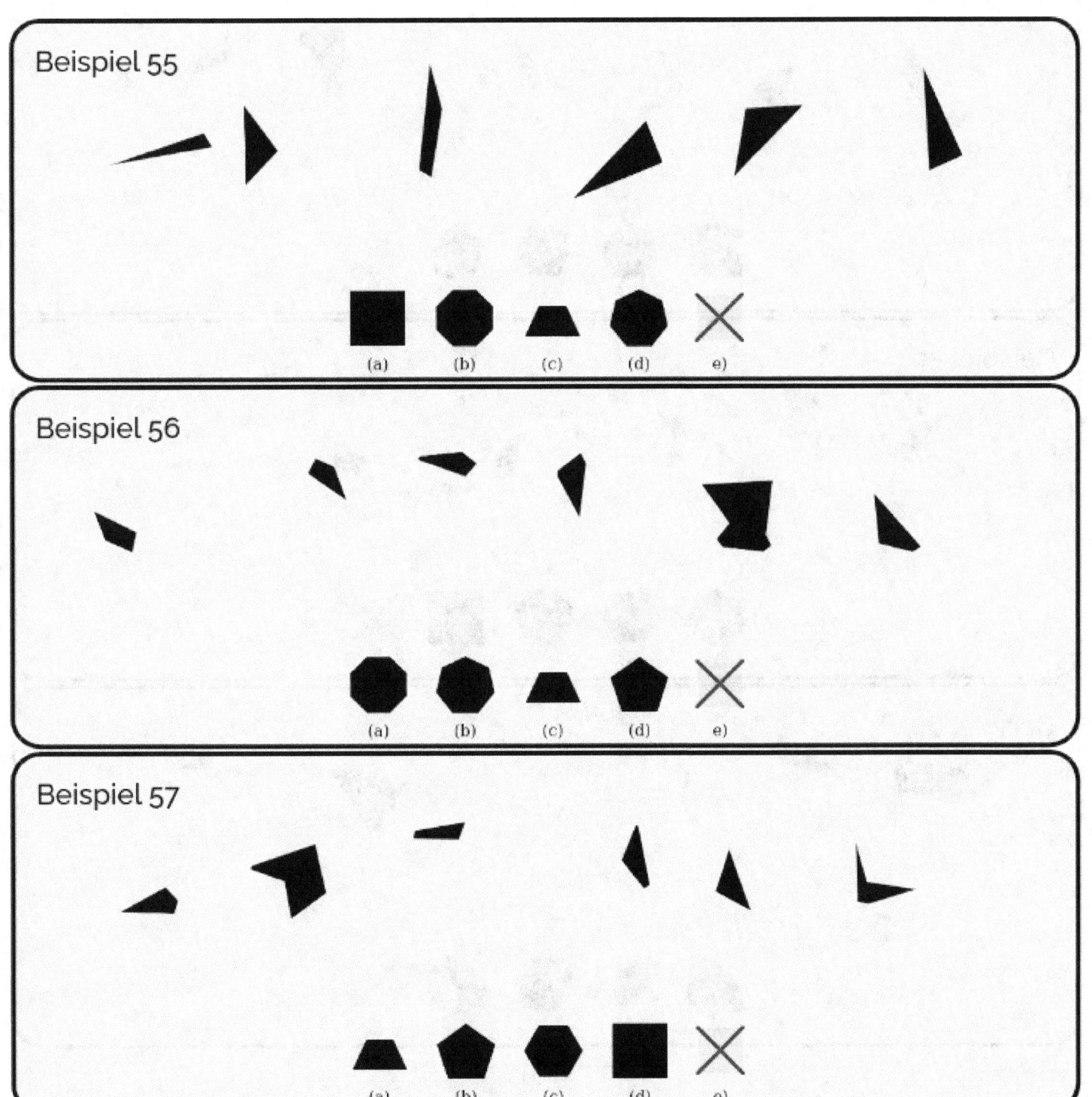

Beispiel 58

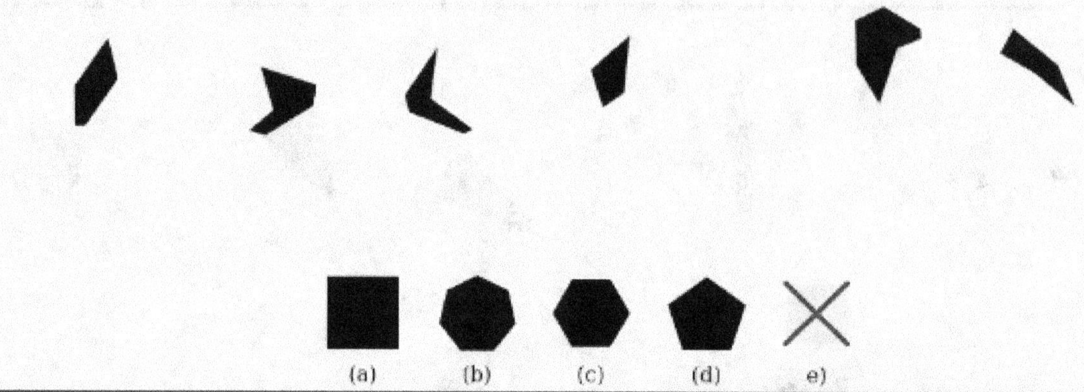

(a) (b) (c) (d) e)

Beispiel 59

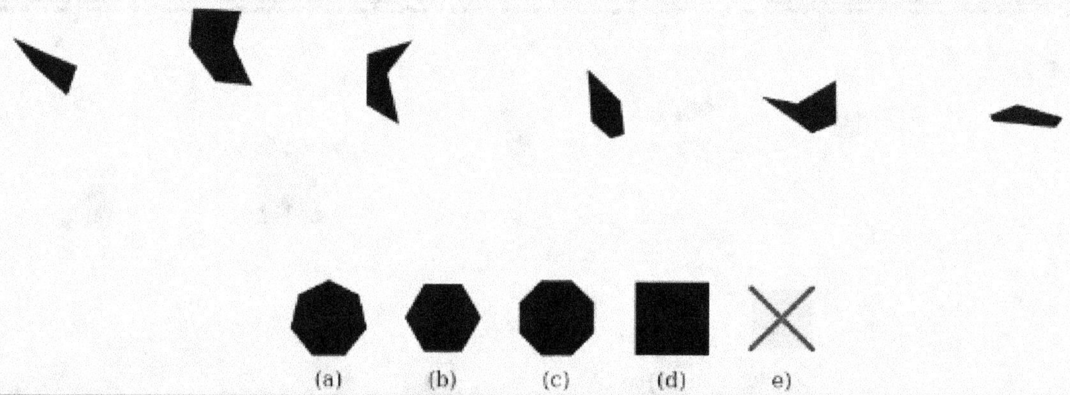

(a) (b) (c) (d) e)

Beispiel 60

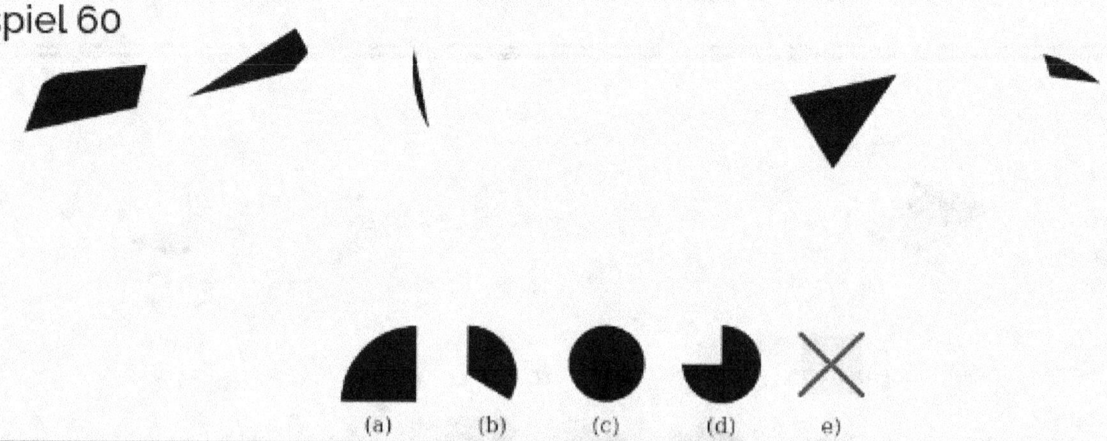

(a) (b) (c) (d) e)

Lösungen:

Figuren Zusammensetzen - Sim 5

Beispiele Nr. 61 - 75

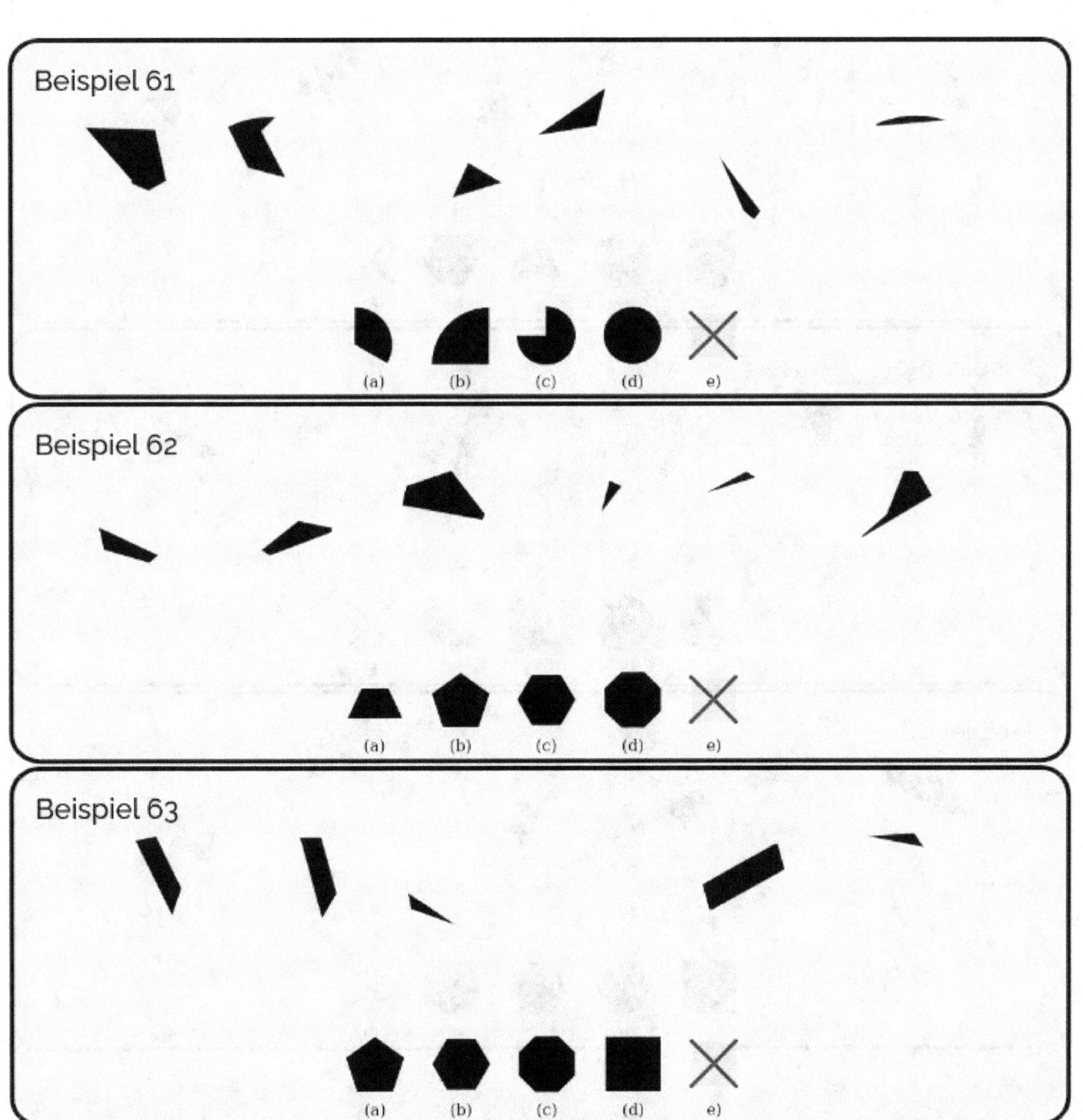

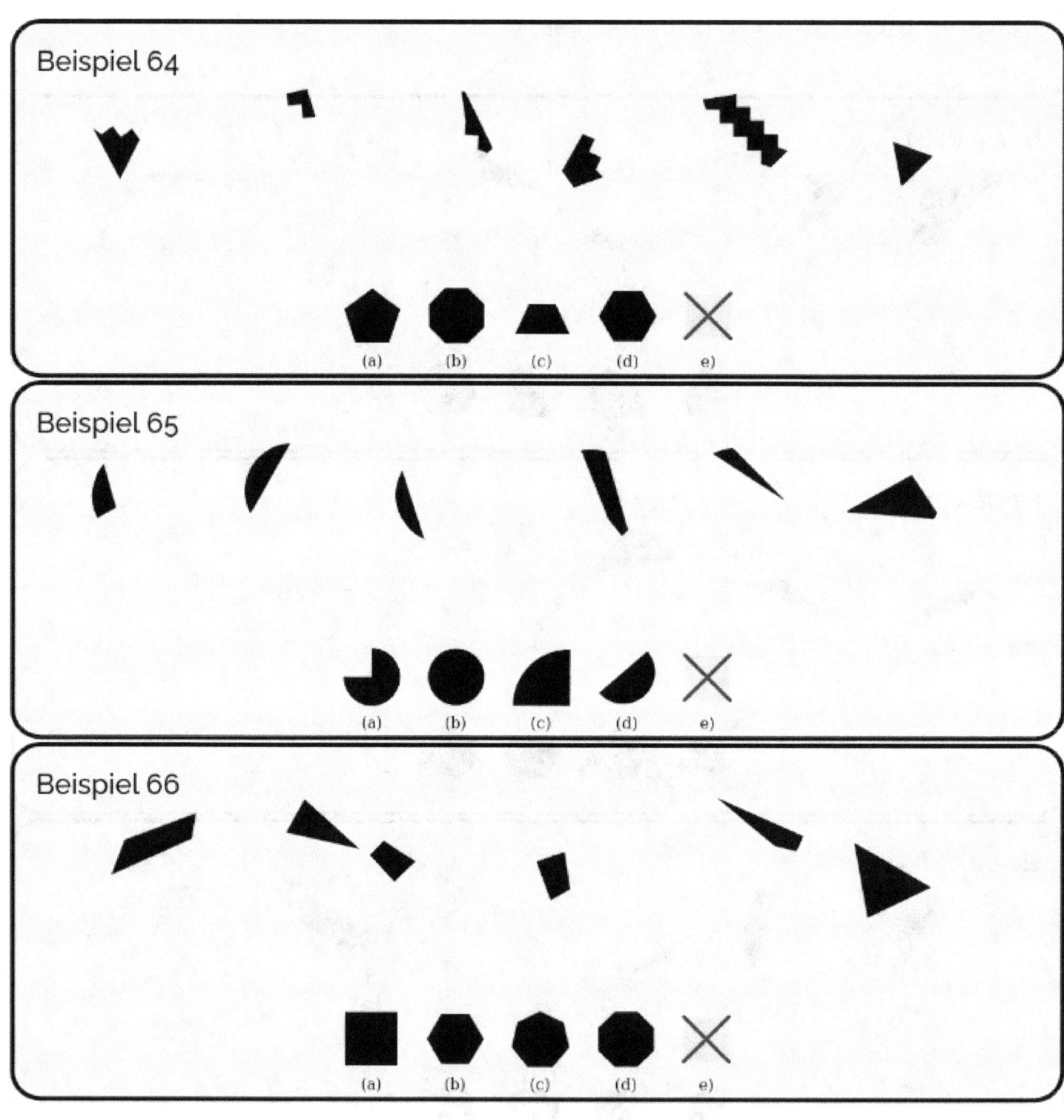

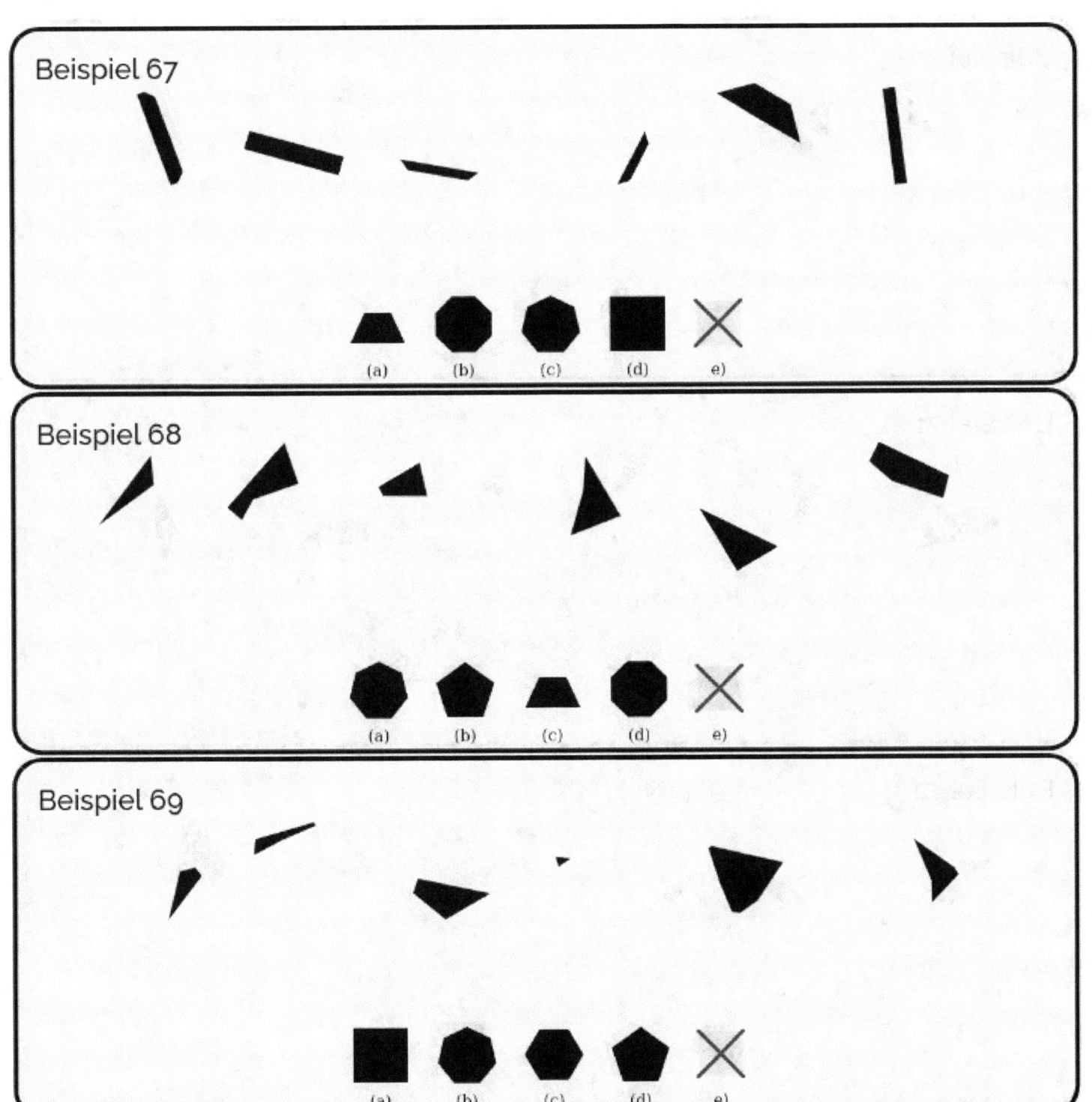

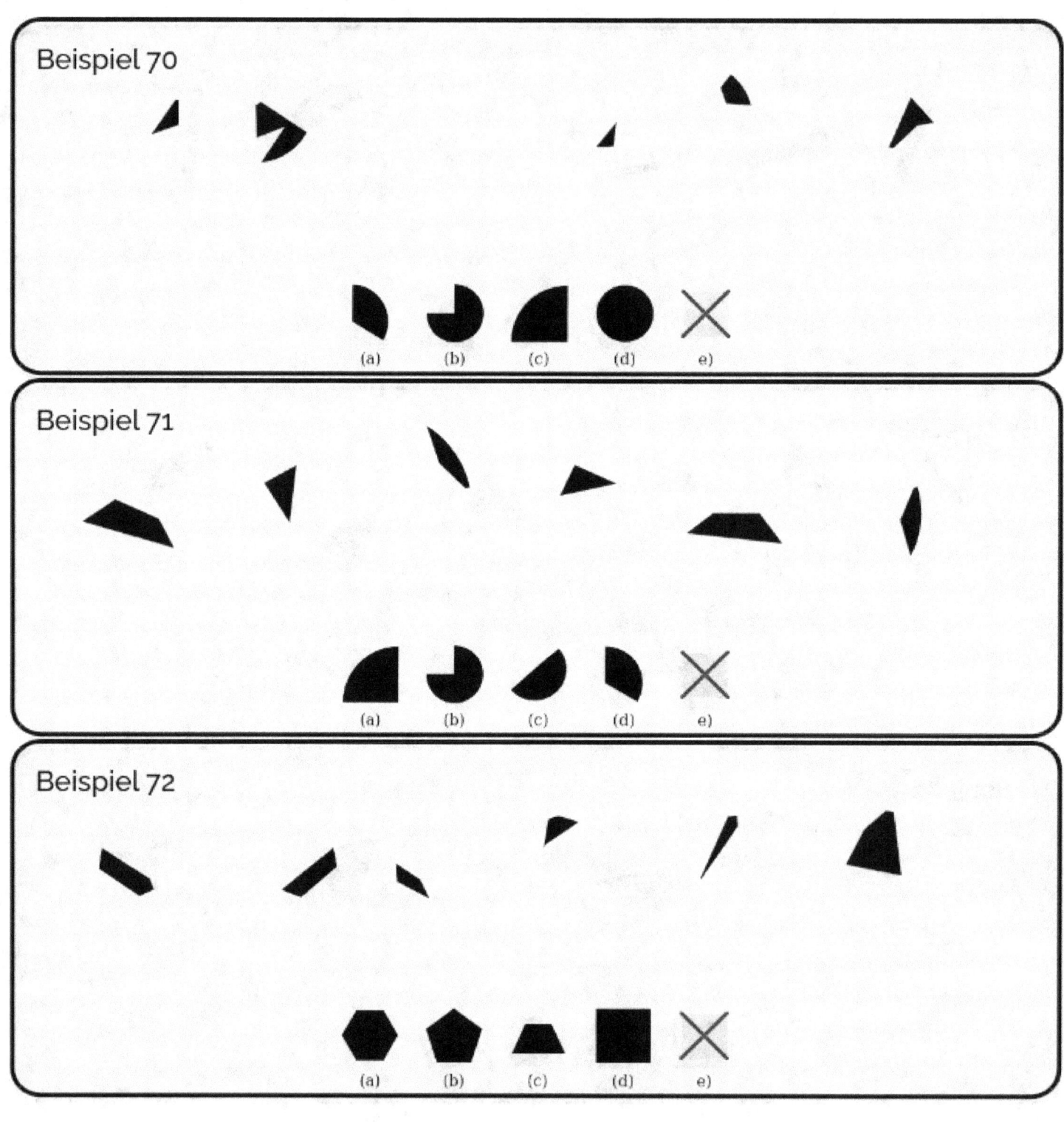

Beispiel 73

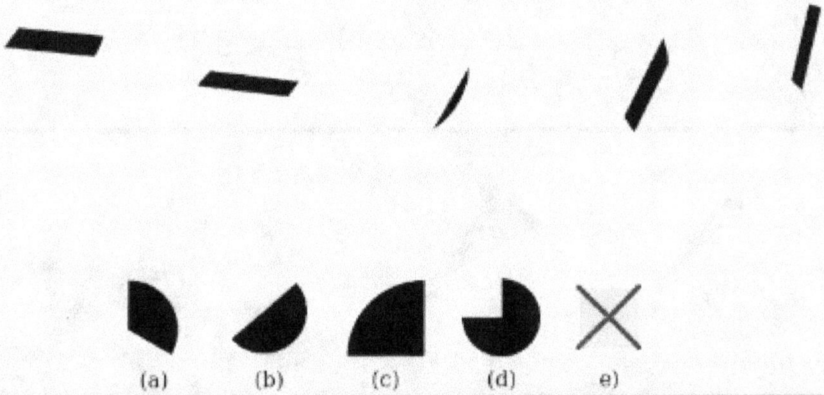

Beispiel 74

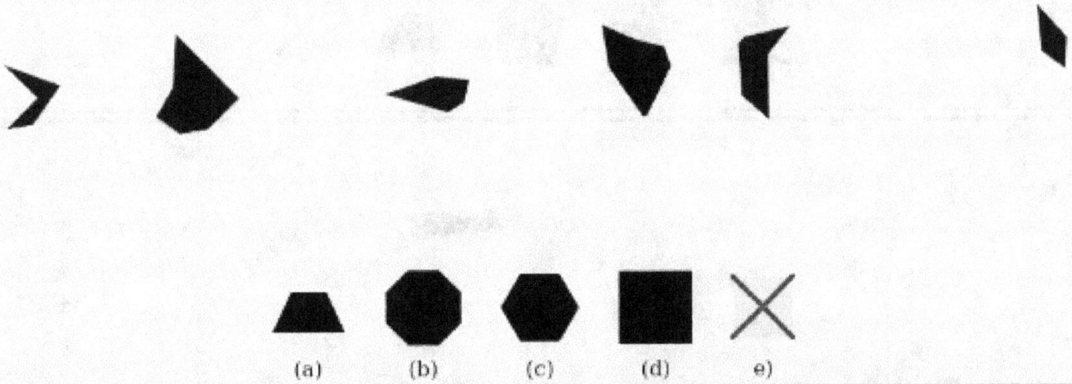

Beispiel 75

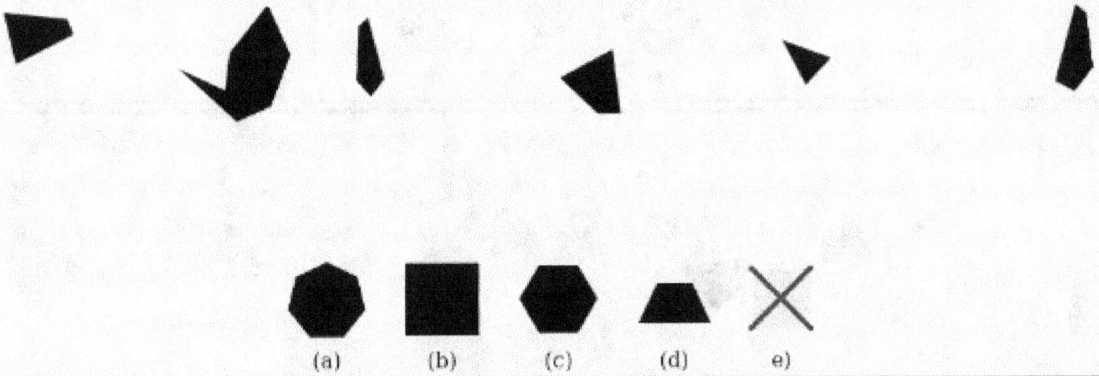

Lösungen:

Figuren Zusammensetzen - Sim 6

Beispiele Nr. 76 - 90

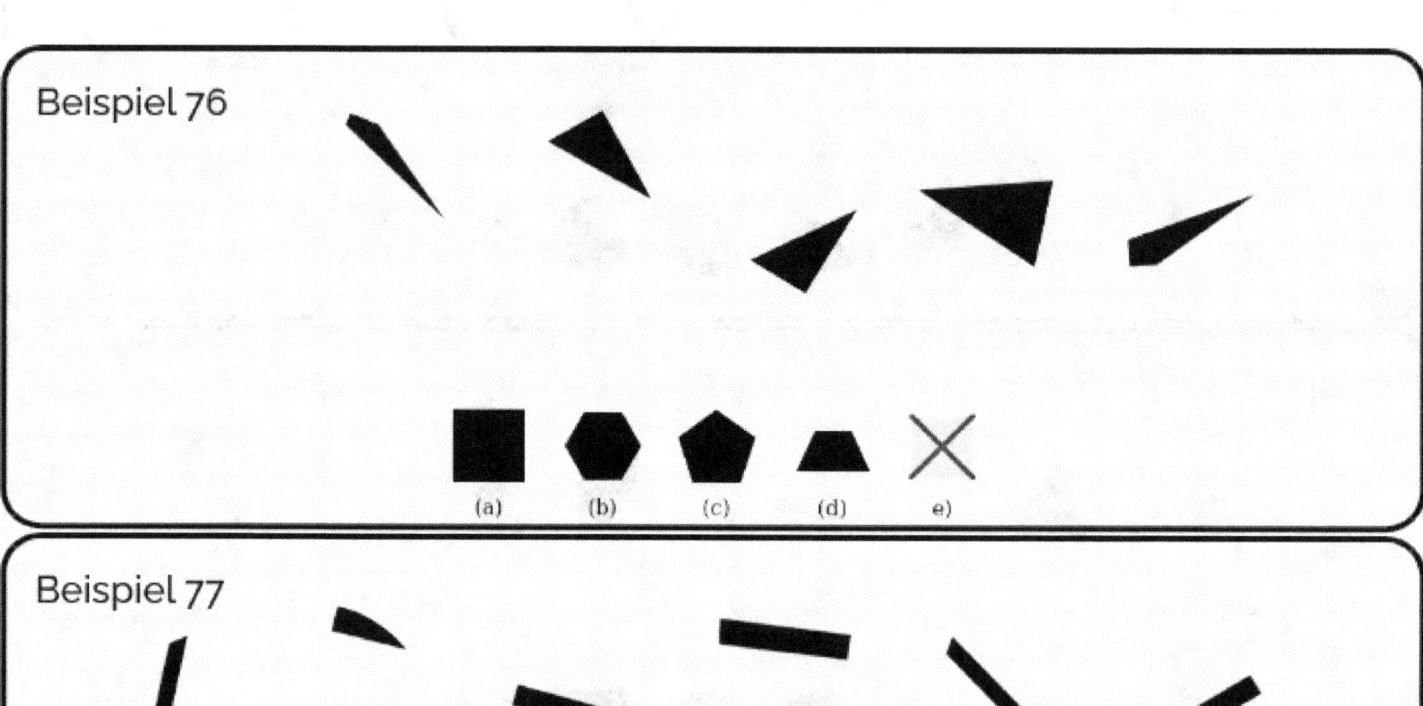

Beispiel 76

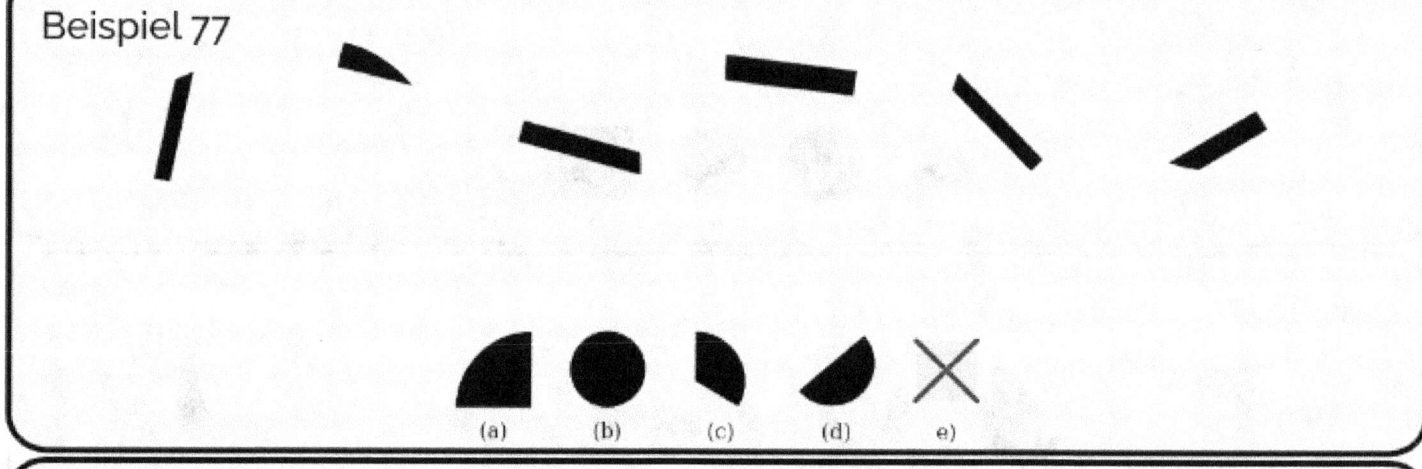

Beispiel 77

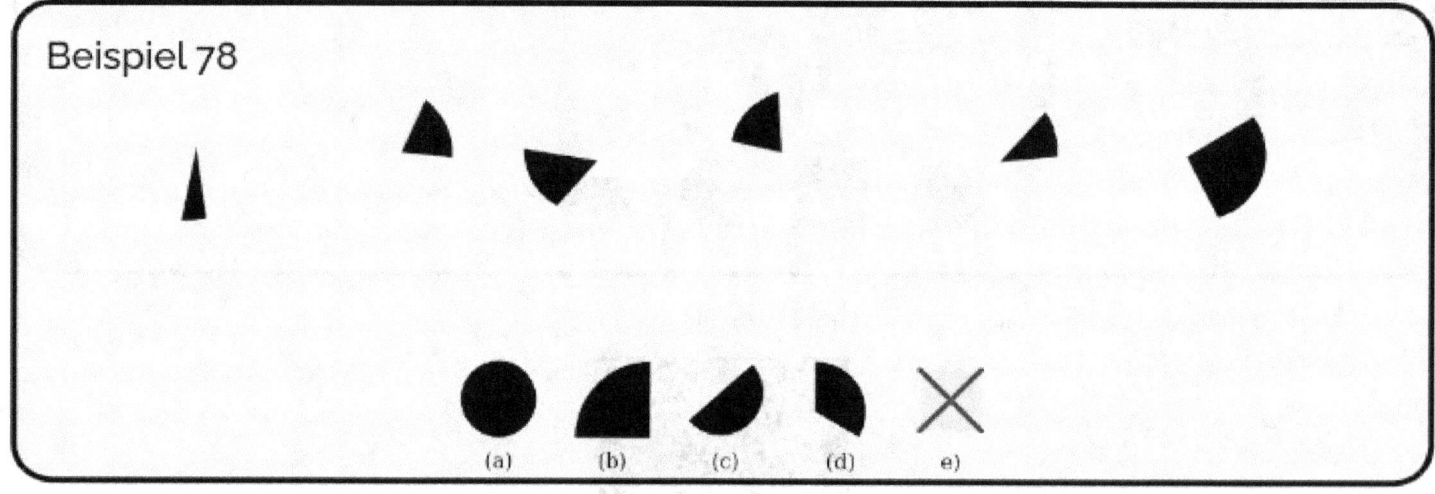

Beispiel 78

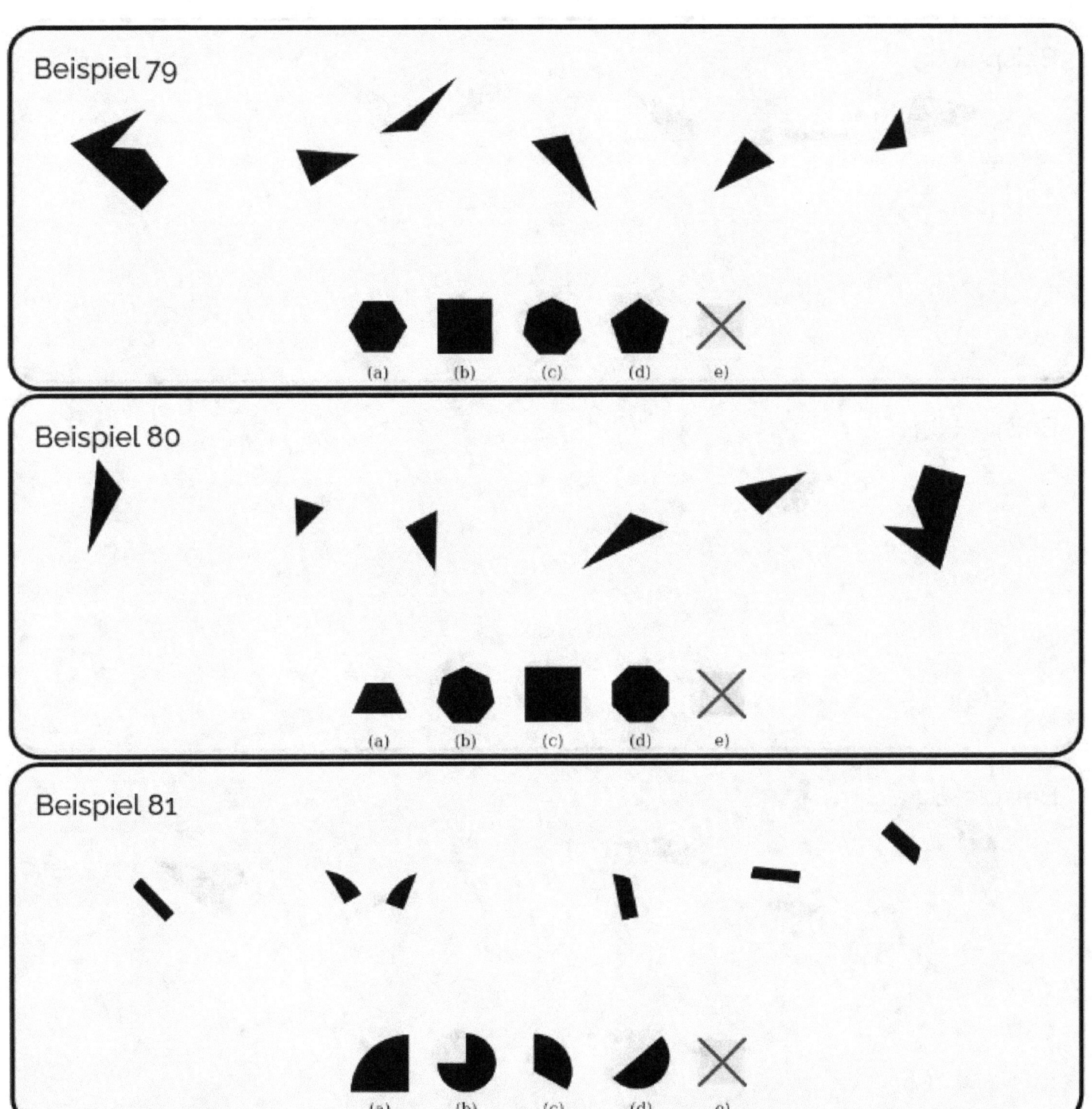

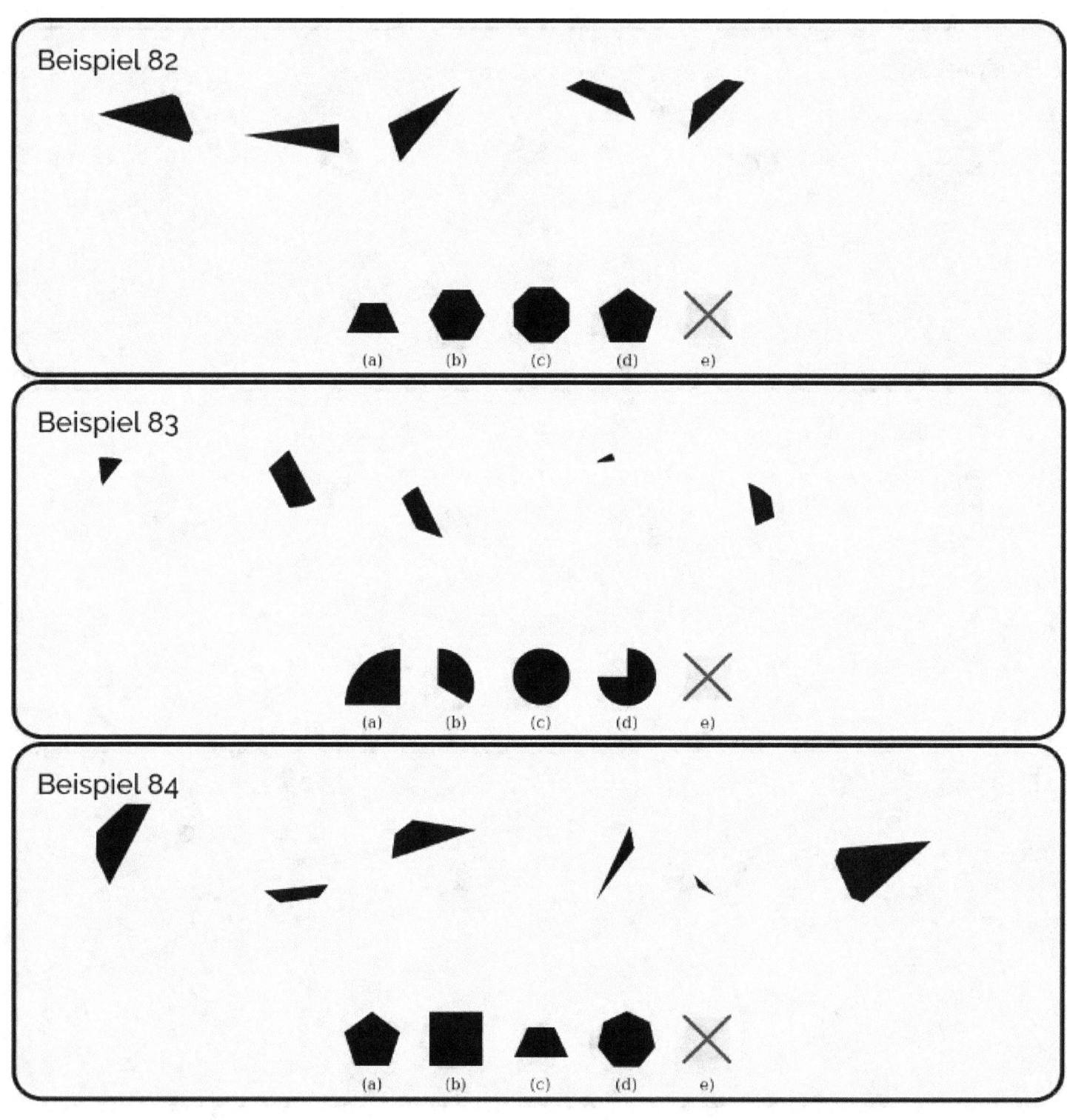

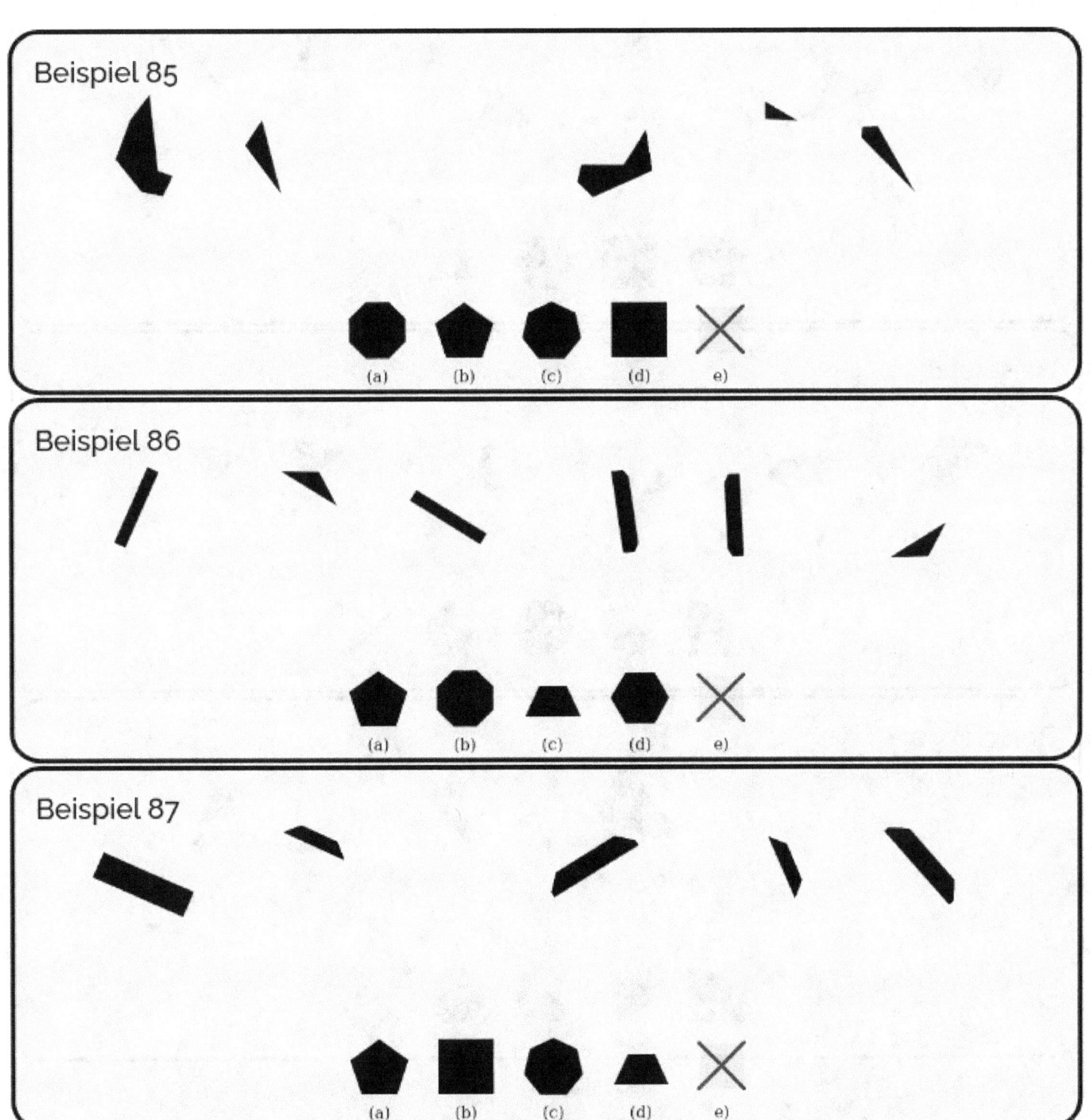

Beispiel 88

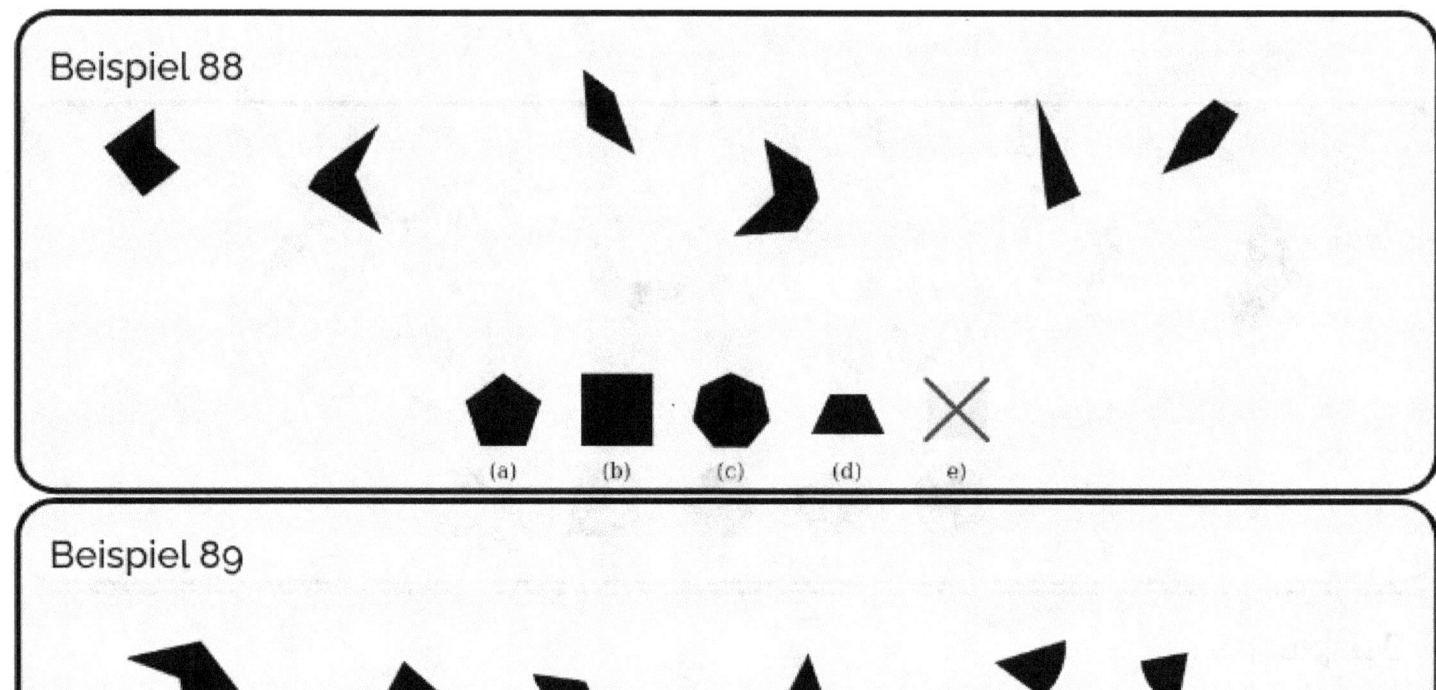

Beispiel 89

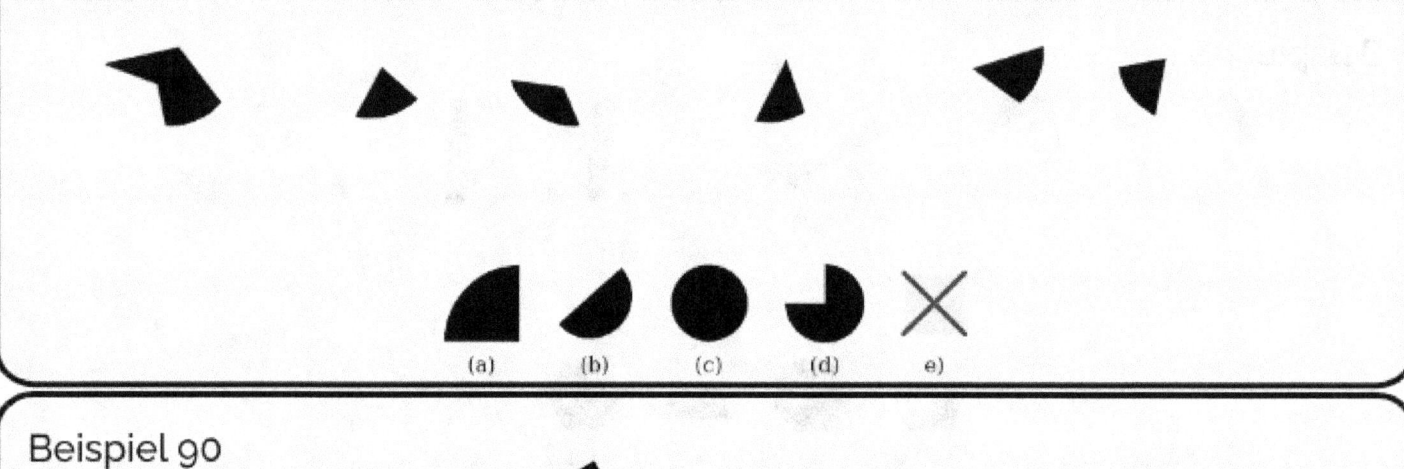

Beispiel 90

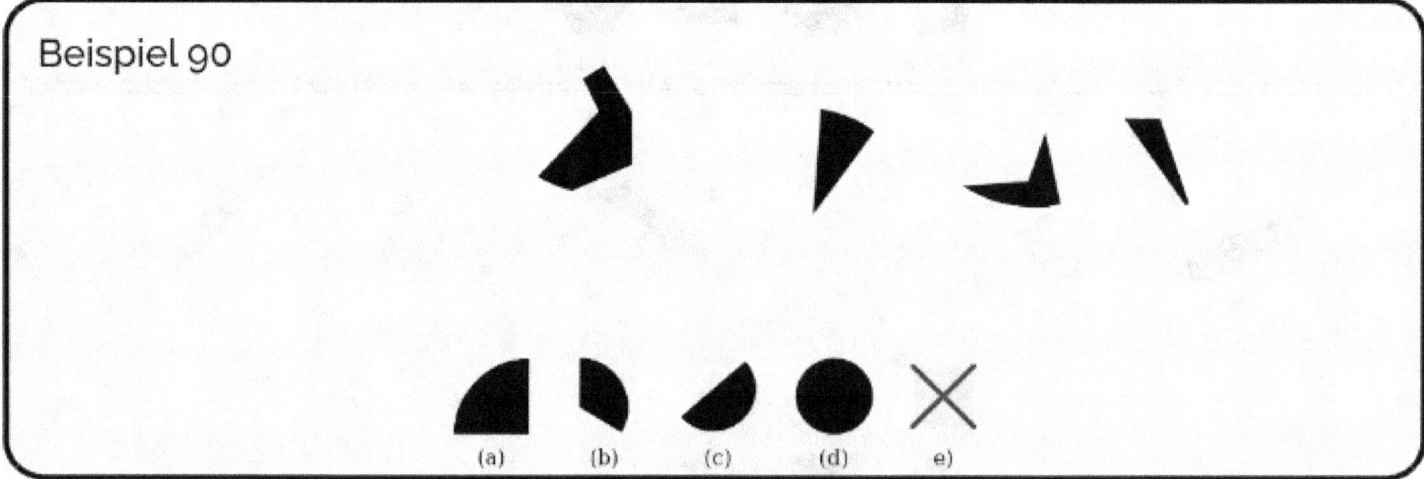

Lösungen:

Figuren Zusammensetzen - Sim 7

Beispiele Nr. 91 - 105

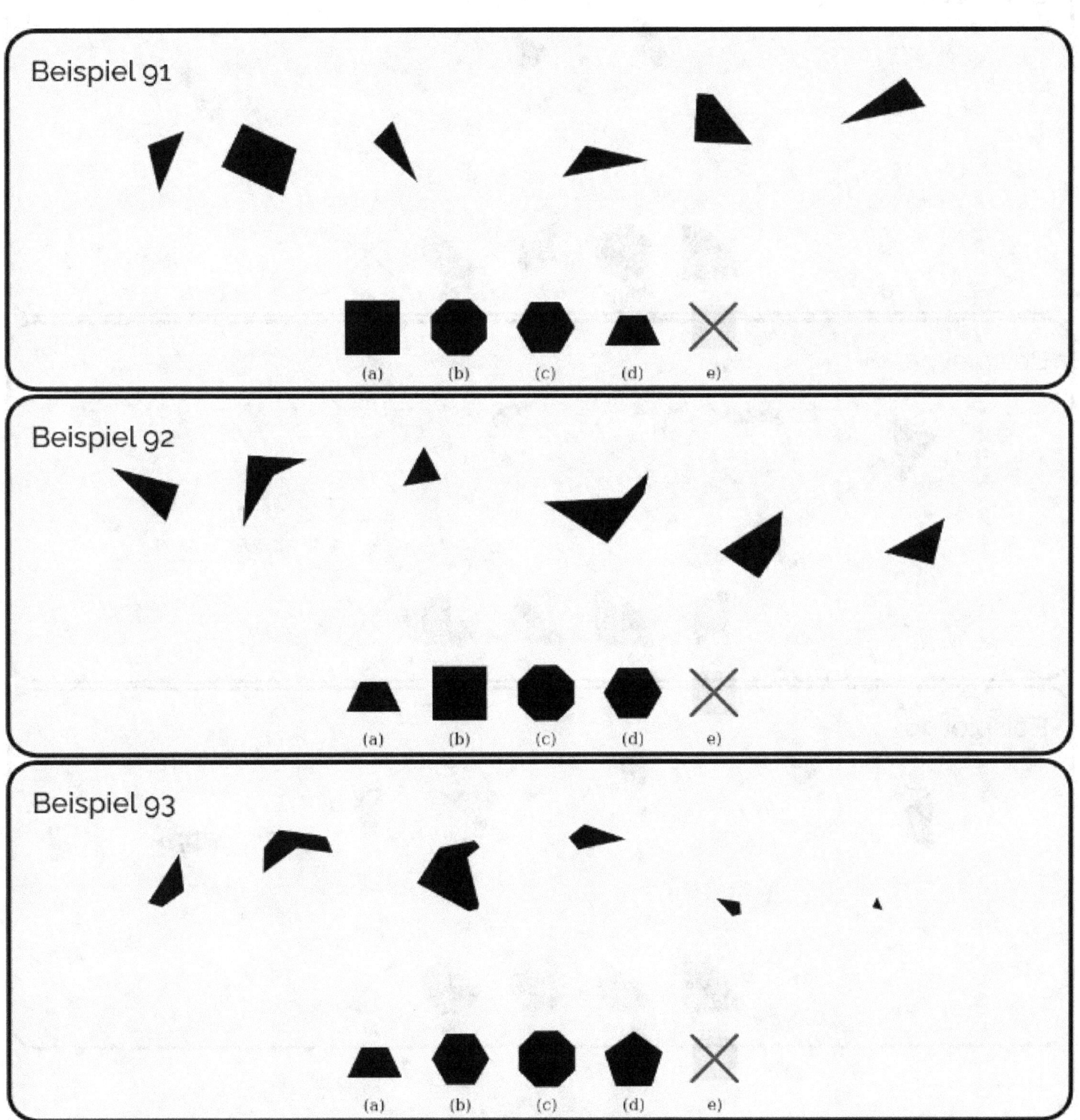

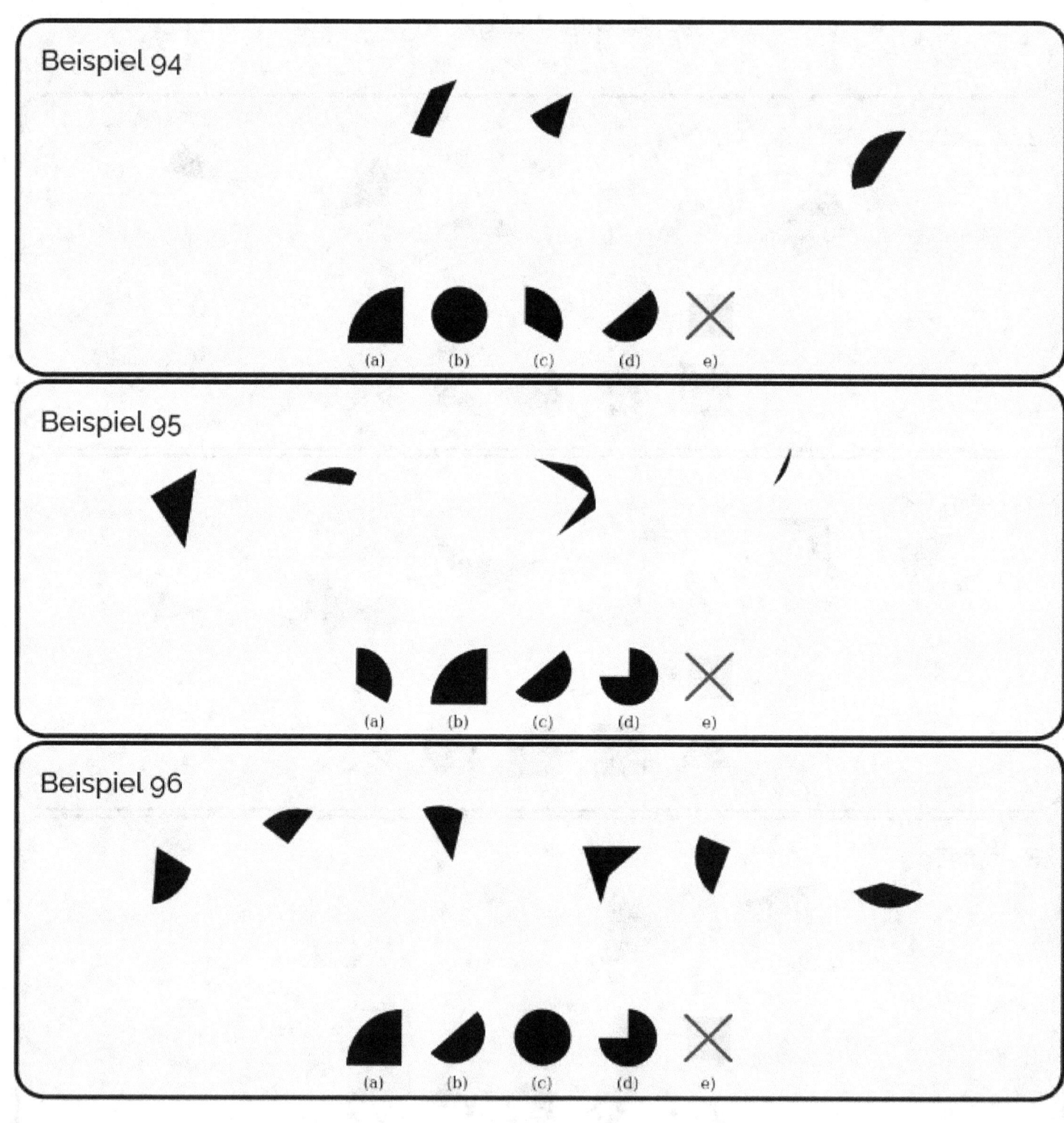

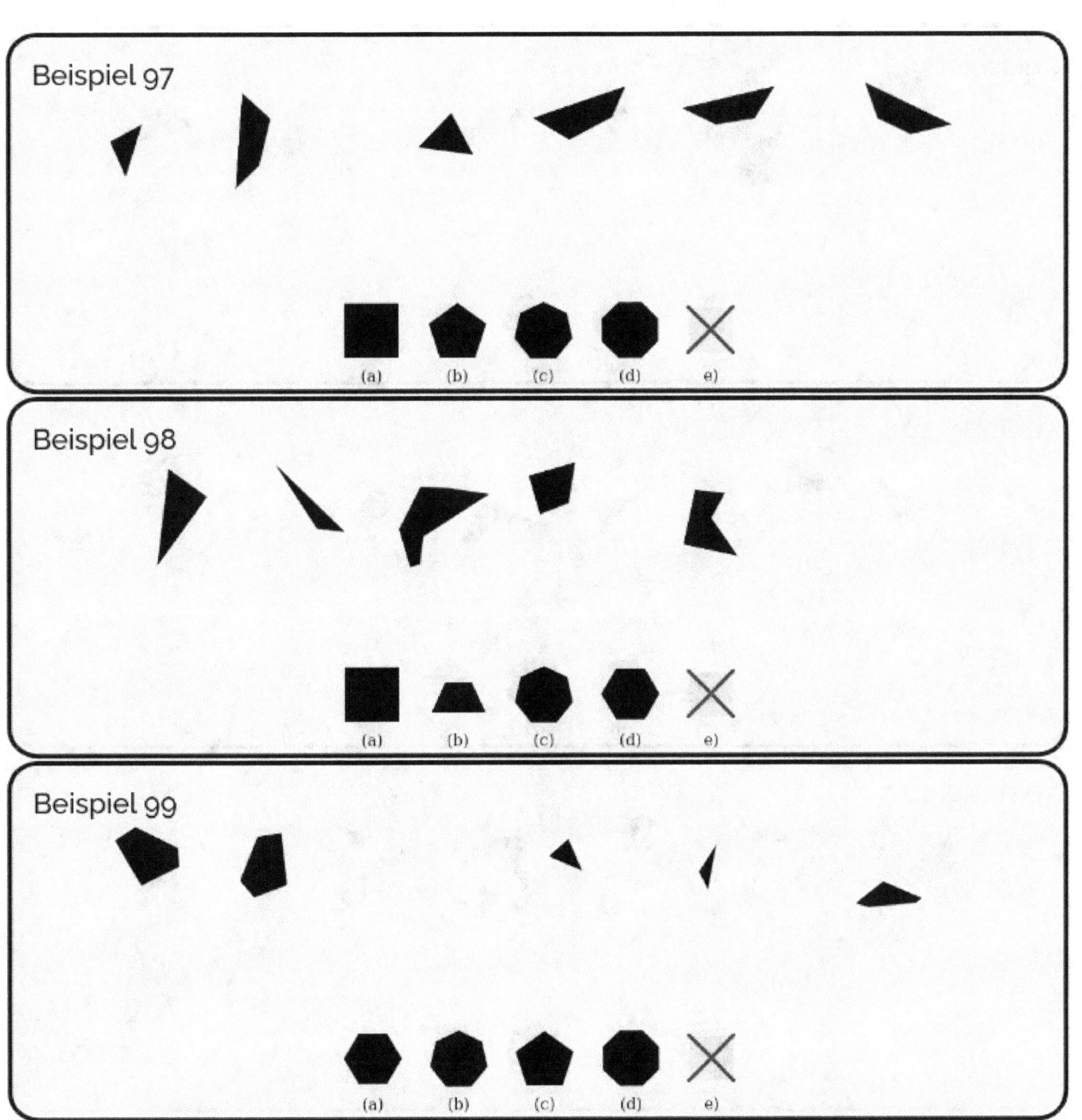

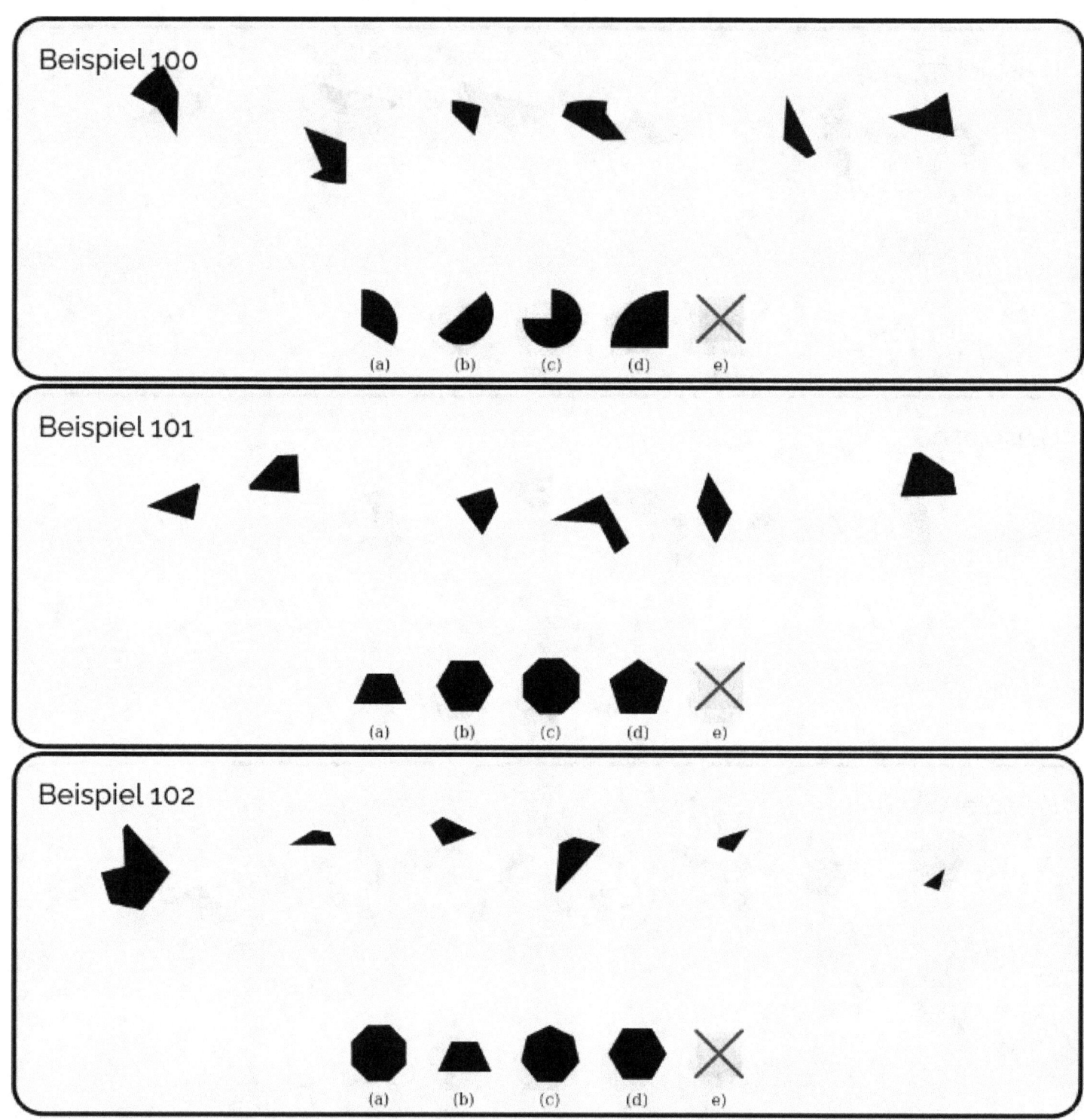

Beispiel 103

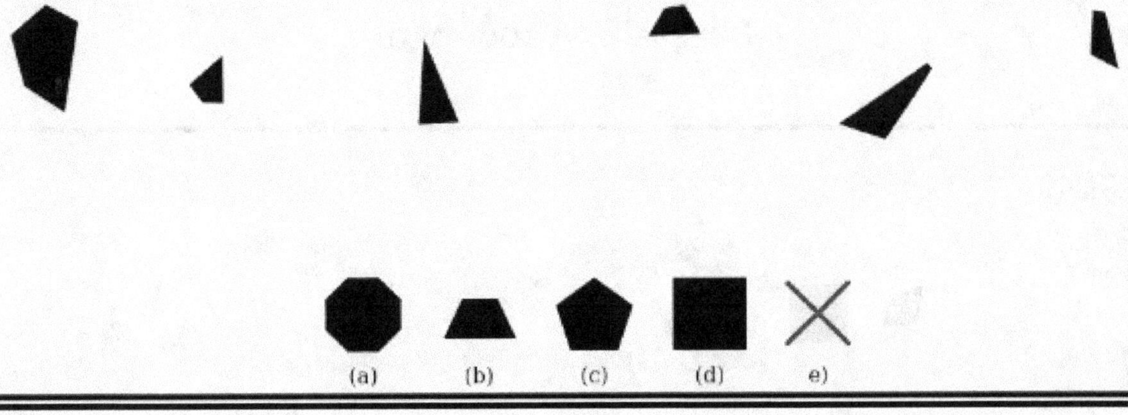

(a) (b) (c) (d) (e)

Beispiel 104

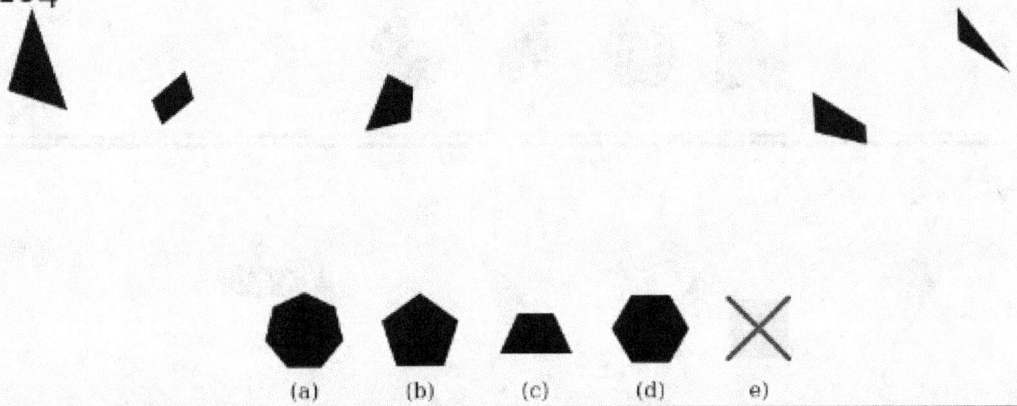

(a) (b) (c) (d) (e)

Beispiel 105

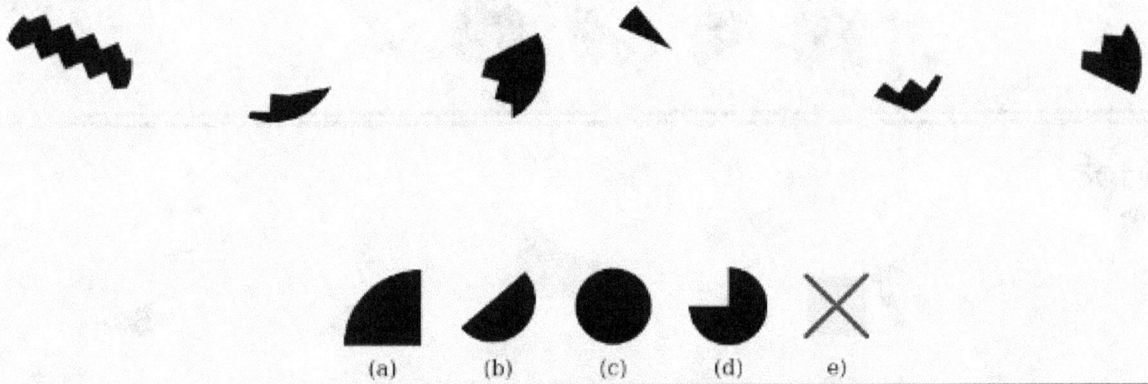

(a) (b) (c) (d) (e)

Lösungen:

Figuren Zusammensetzen - Sim 8

Beispiele Nr. 106 - 120

Beispiel 106

Beispiel 107

Beispiel 108

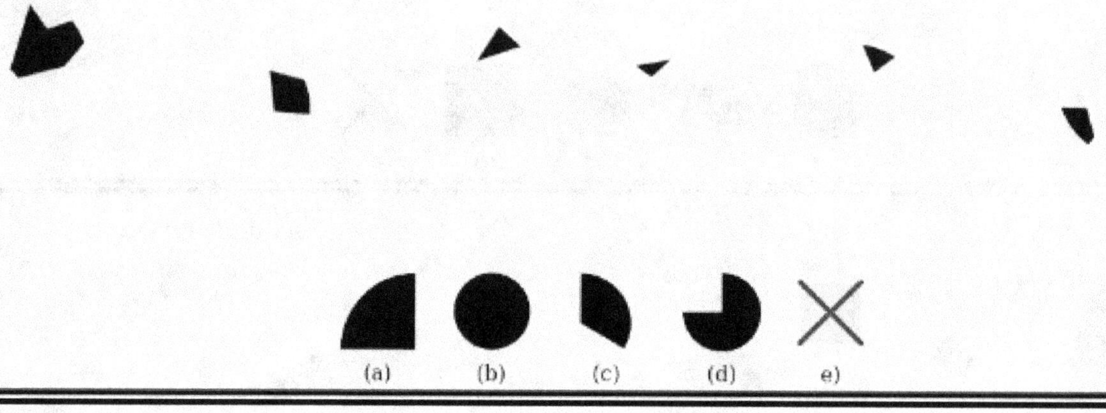

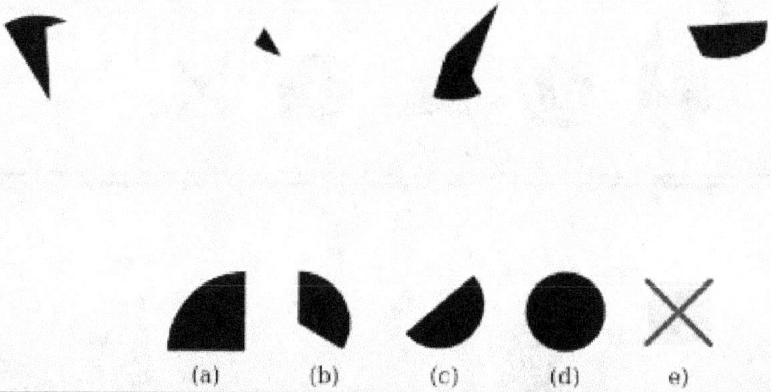

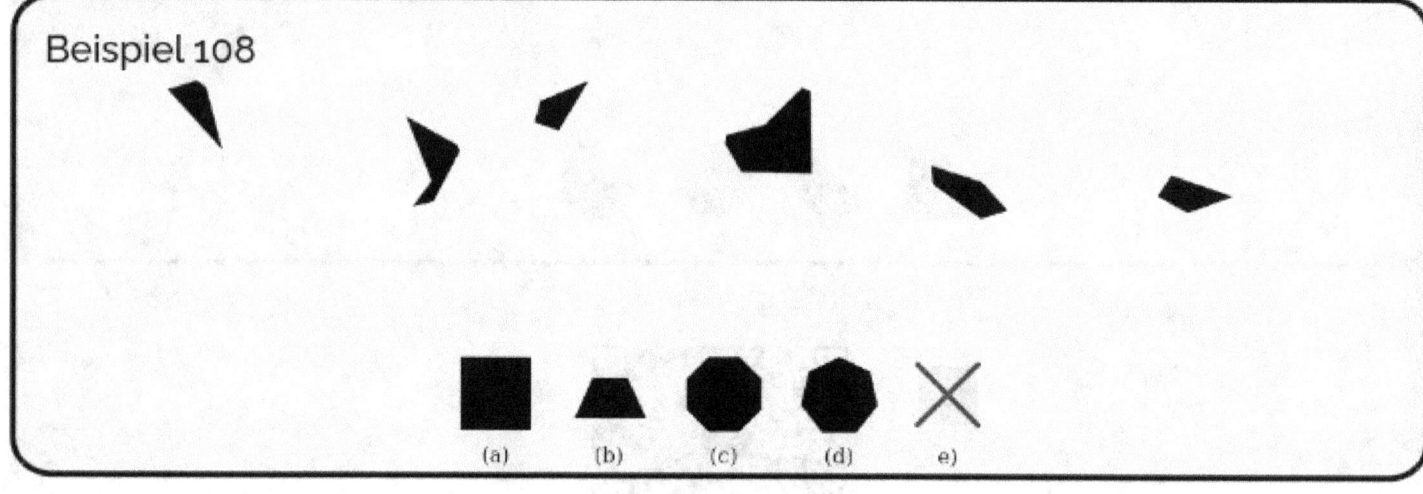

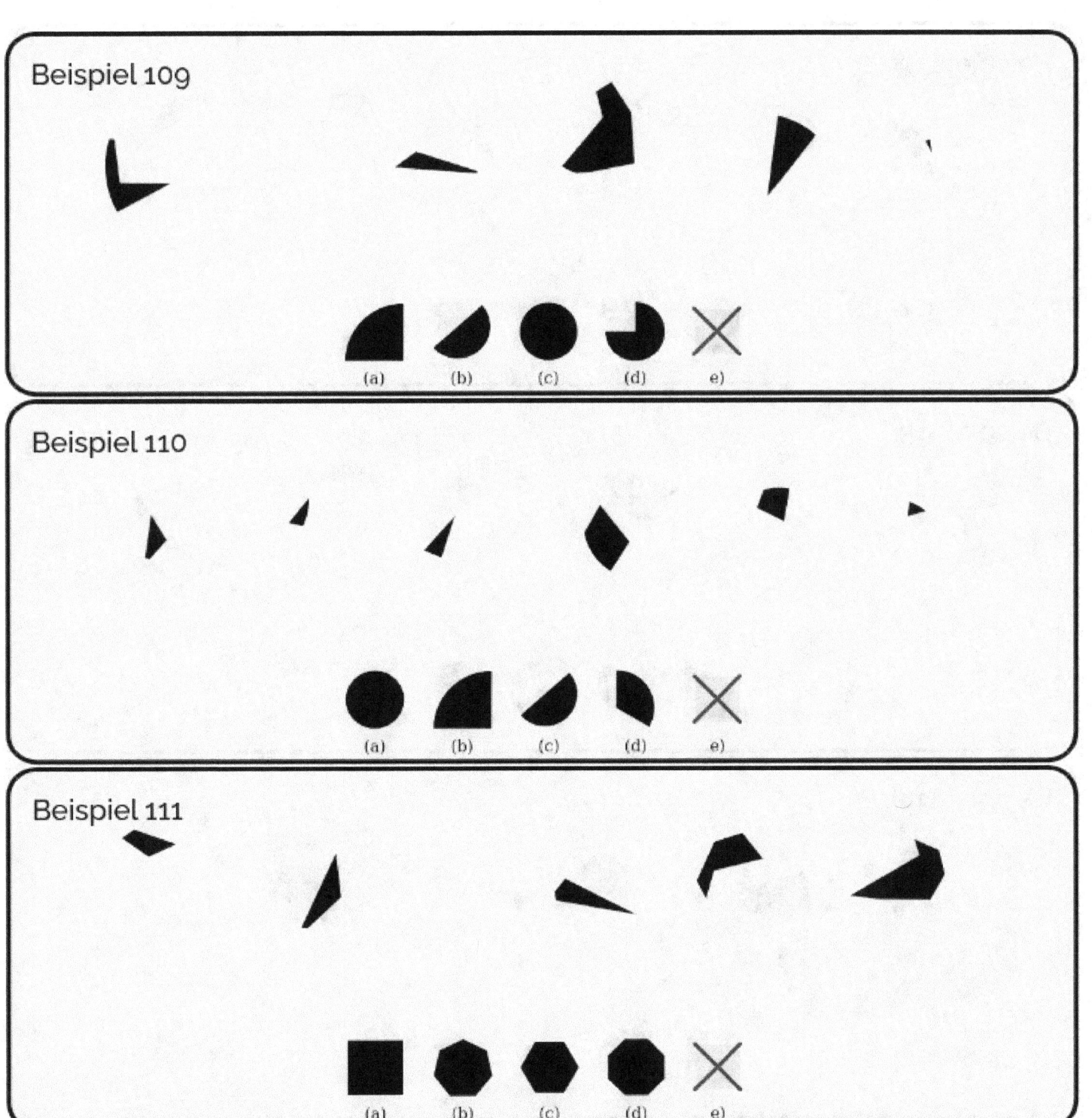

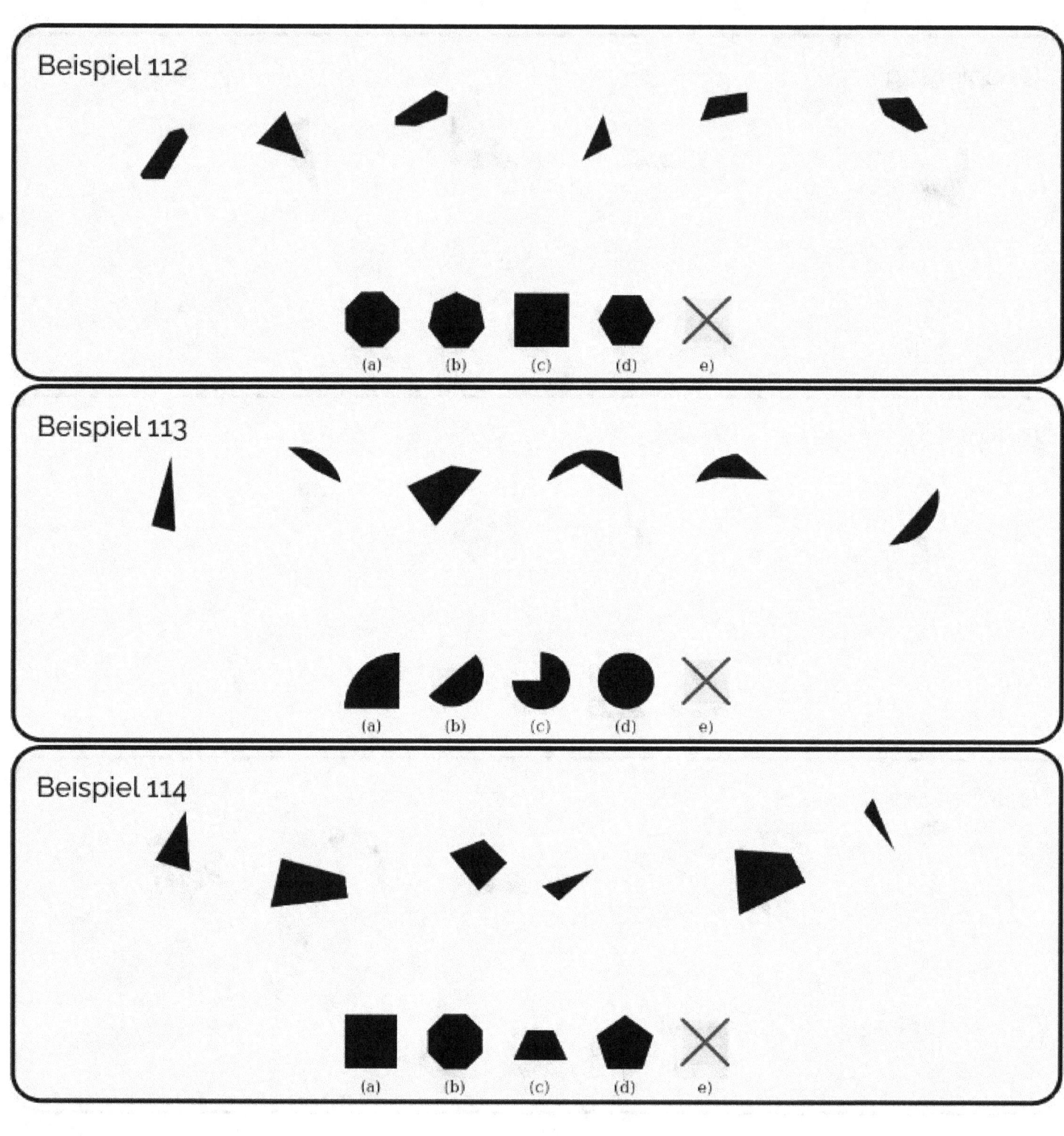

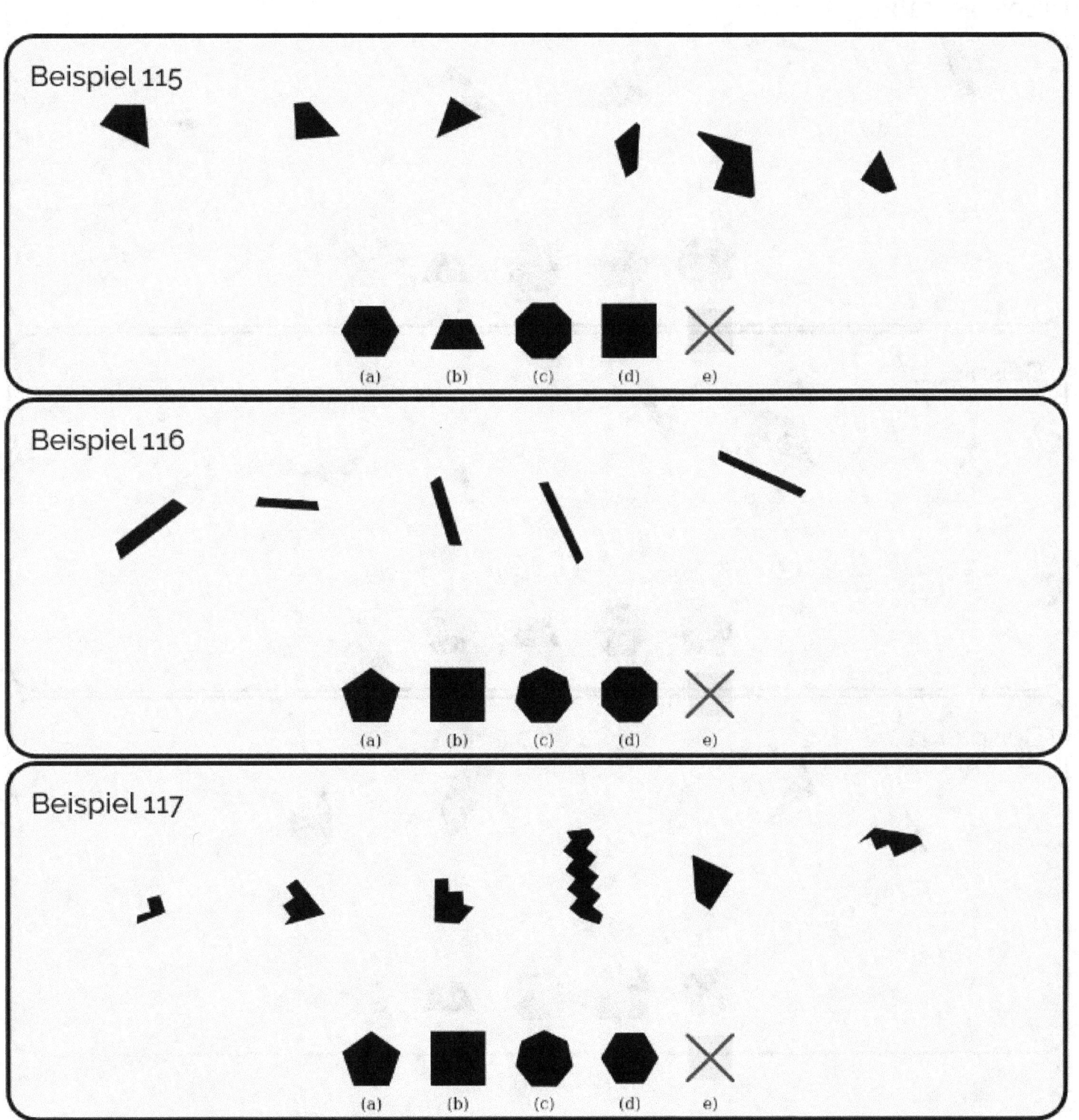

Beispiel 118

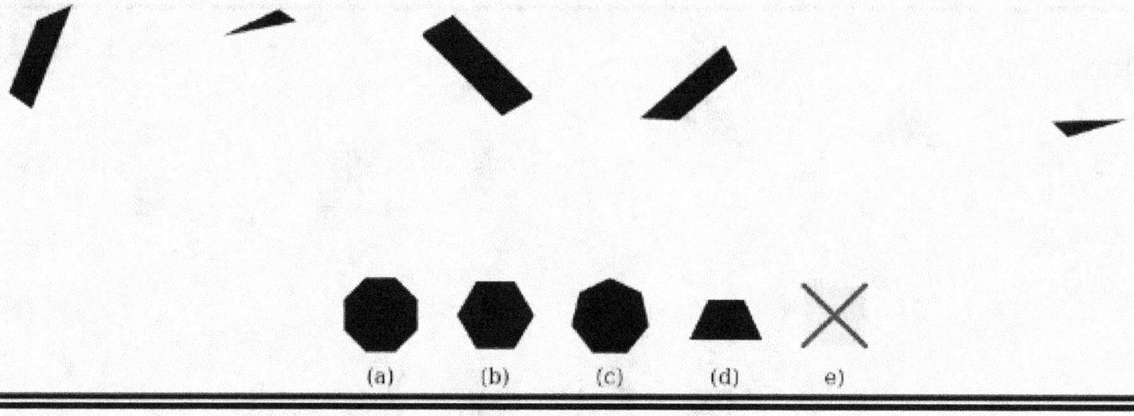

Beispiel 119

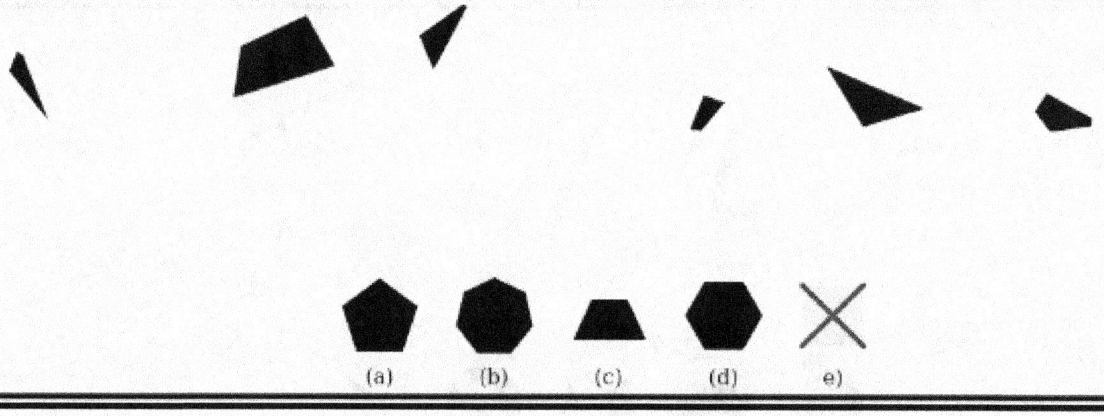

Beispiel 120

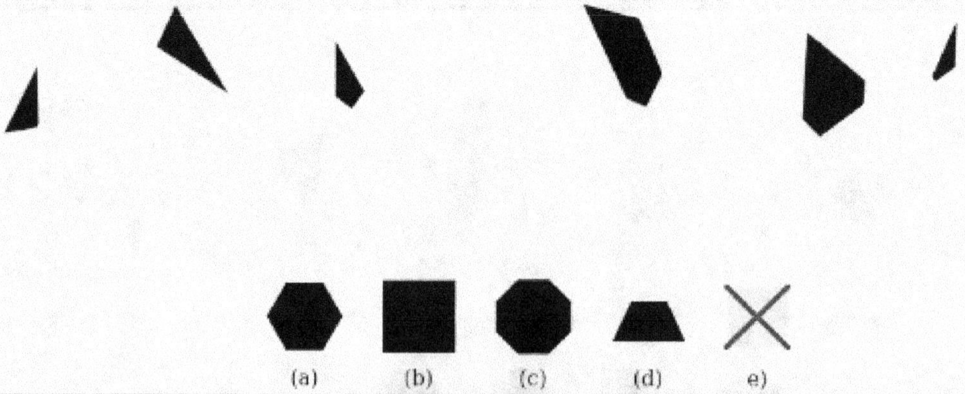

Lösungen:

Figuren Zusammensetzen - Sim 9

Beispiele Nr. 121 - 135

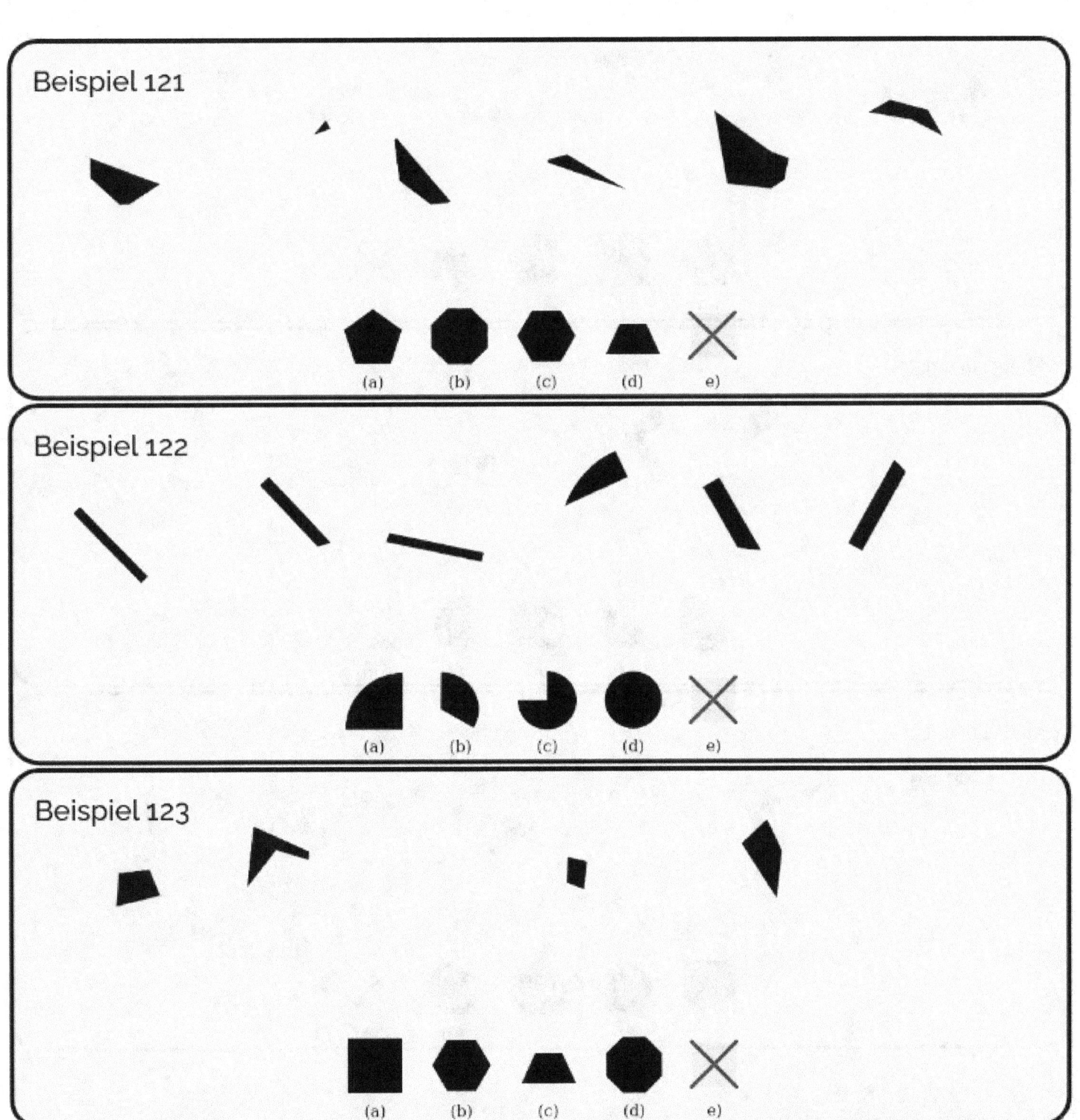

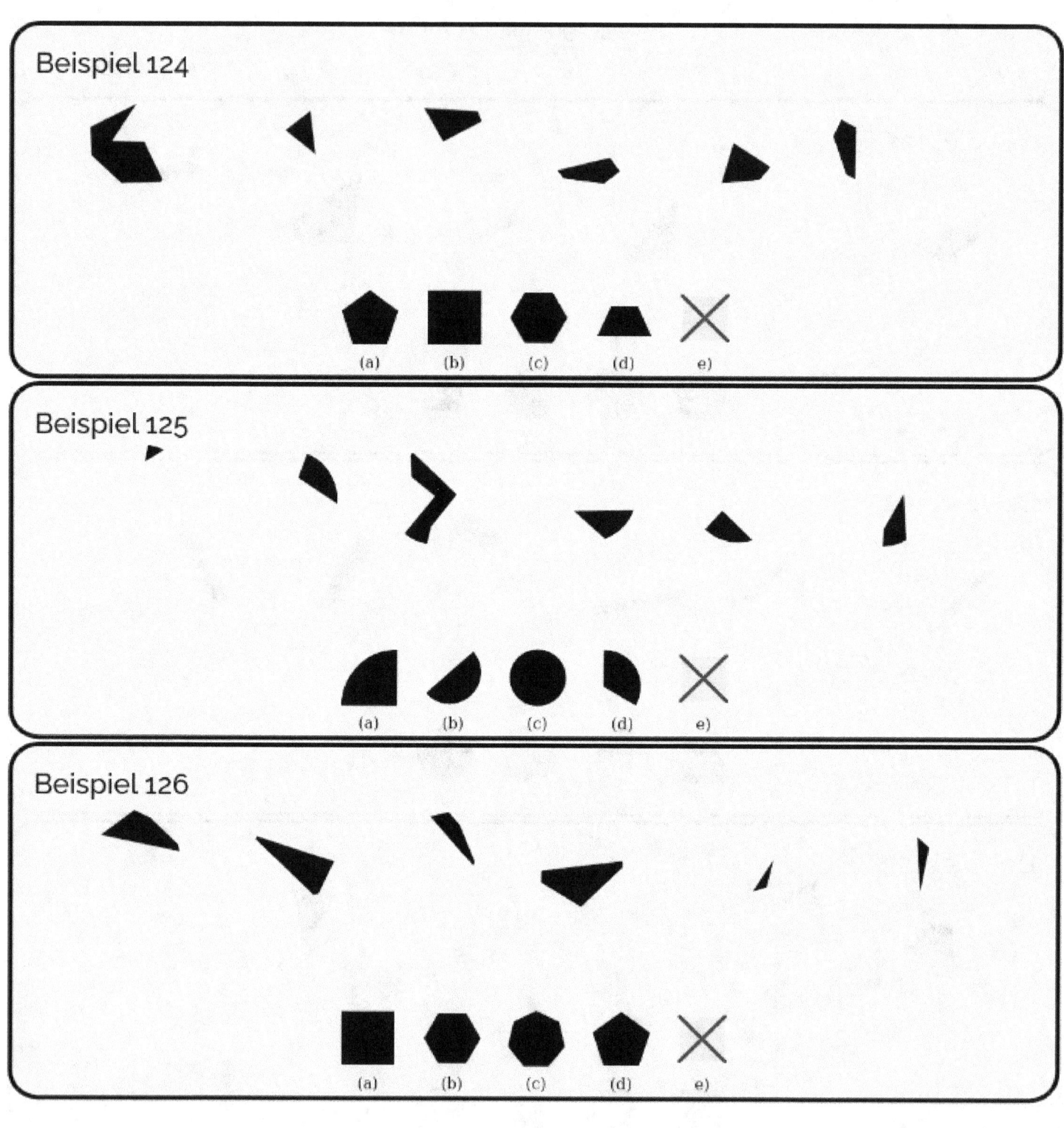

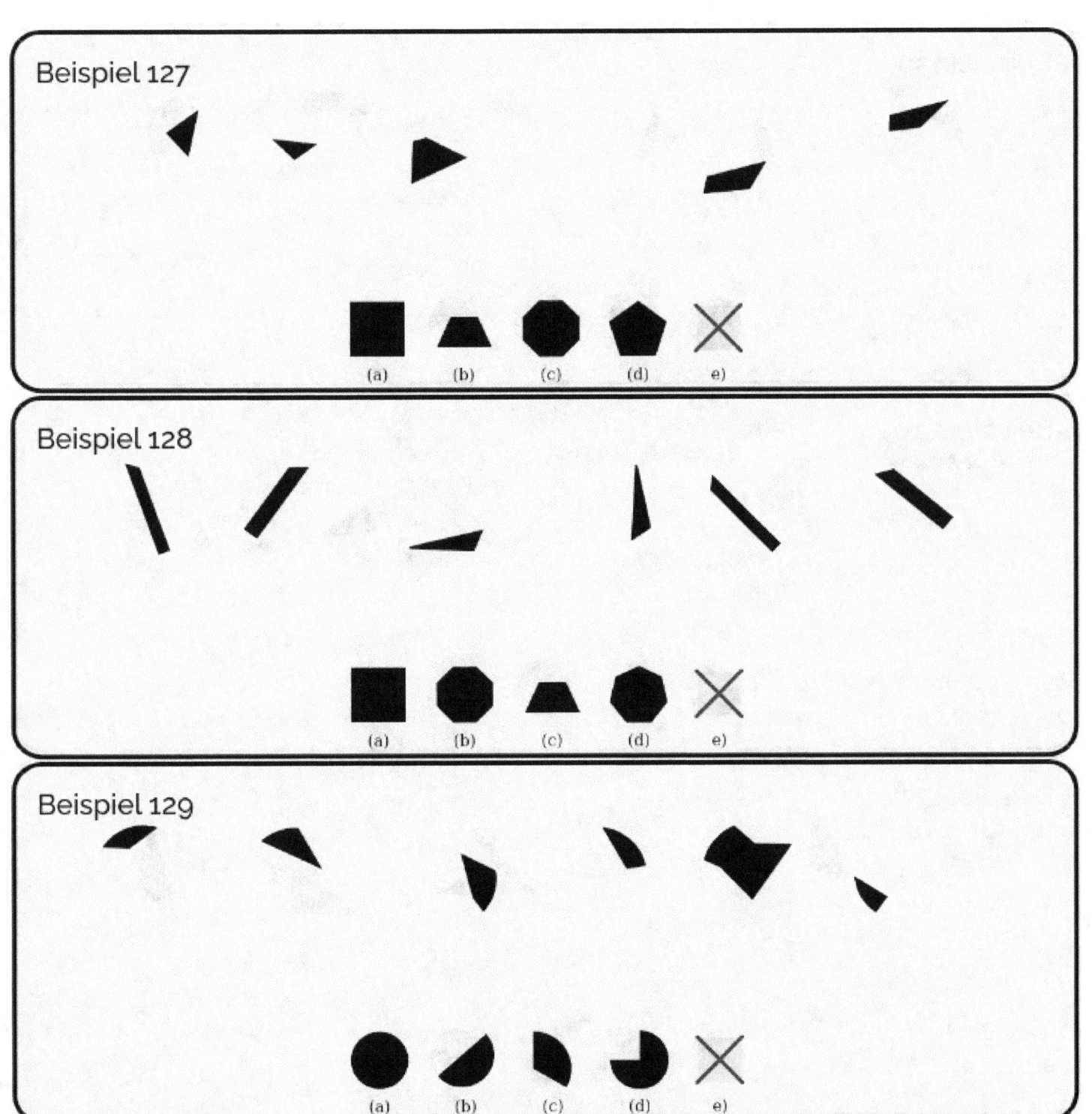

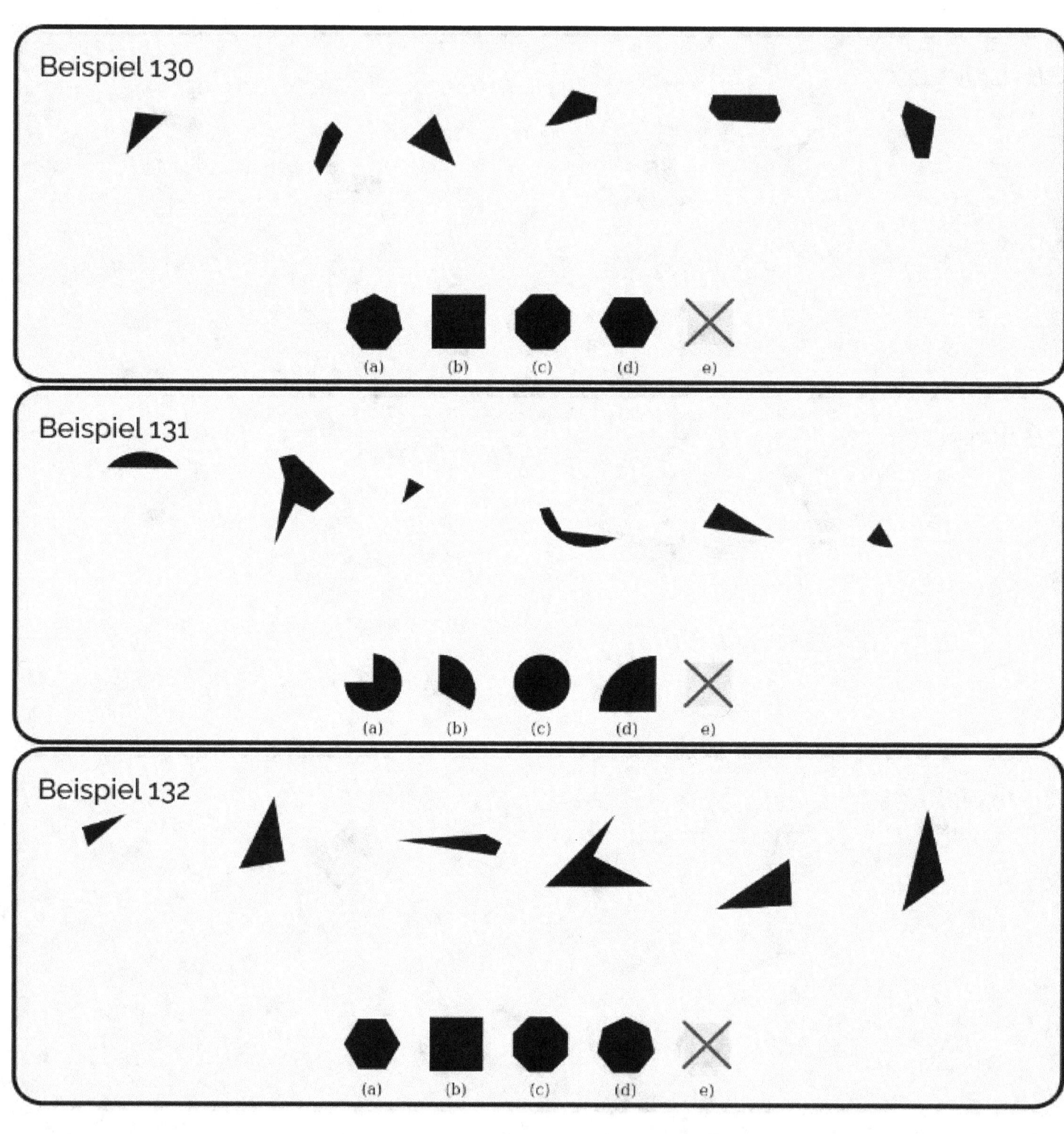

Beispiel 133

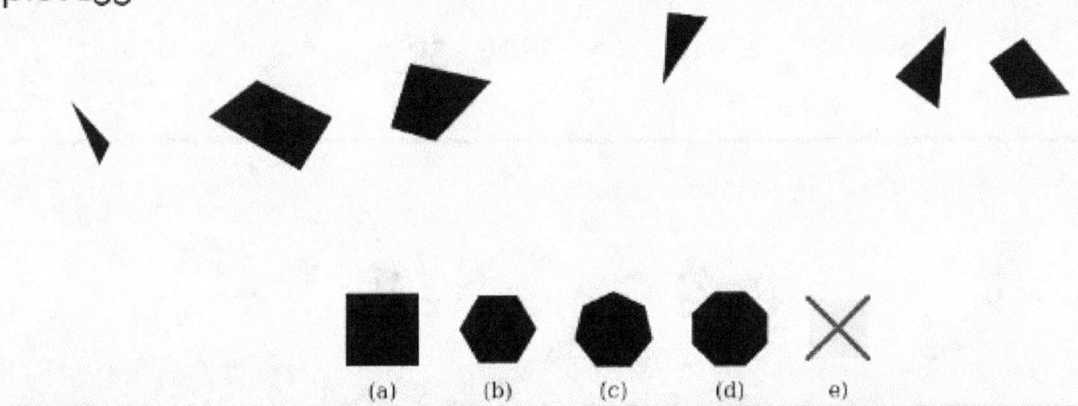

(a) (b) (c) (d) e)

Beispiel 134

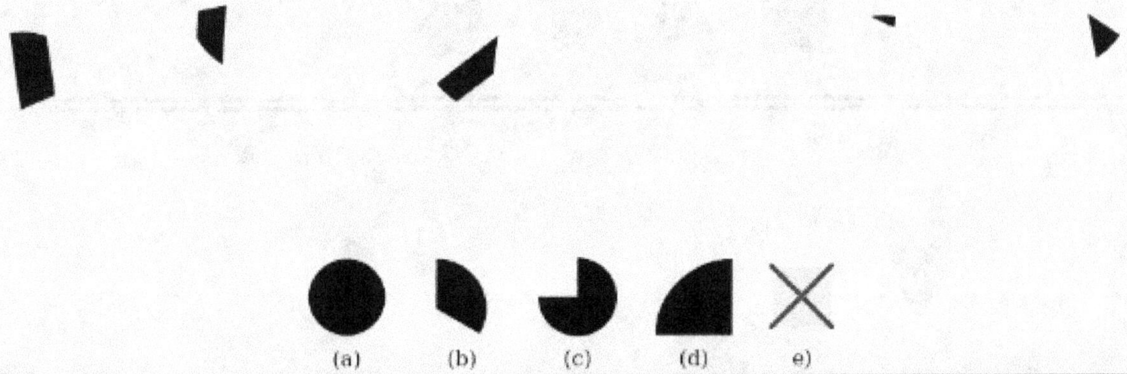

(a) (b) (c) (d) e)

Beispiel 135

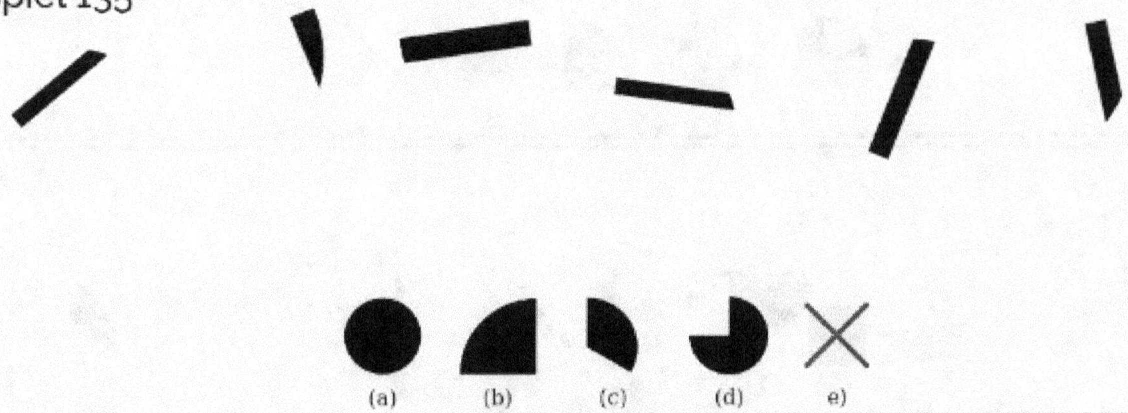

(a) (b) (c) (d) e)

Lösungen:

Figuren Zusammensetzen - Sim 10

Beispiele Nr. 136 - 150

Beispiel 136

Beispiel 137

Beispiel 138

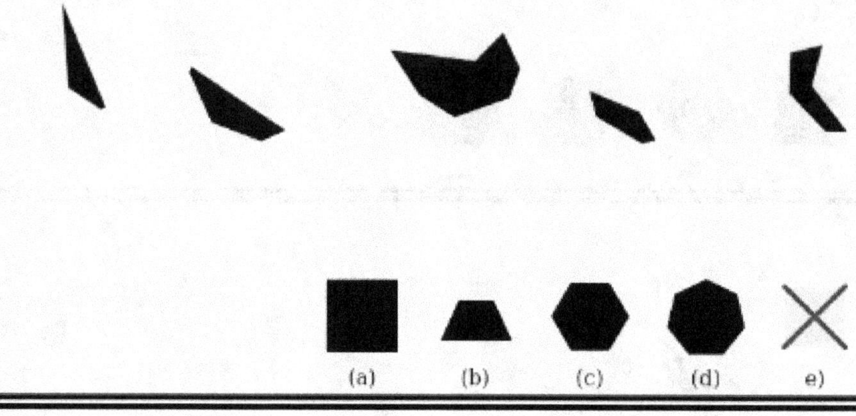

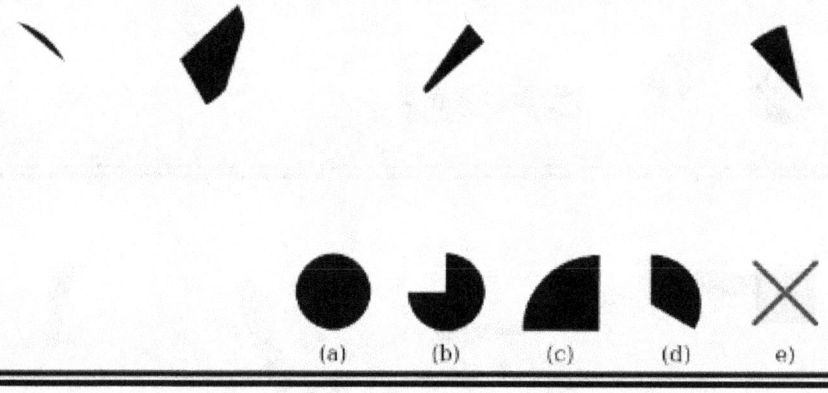

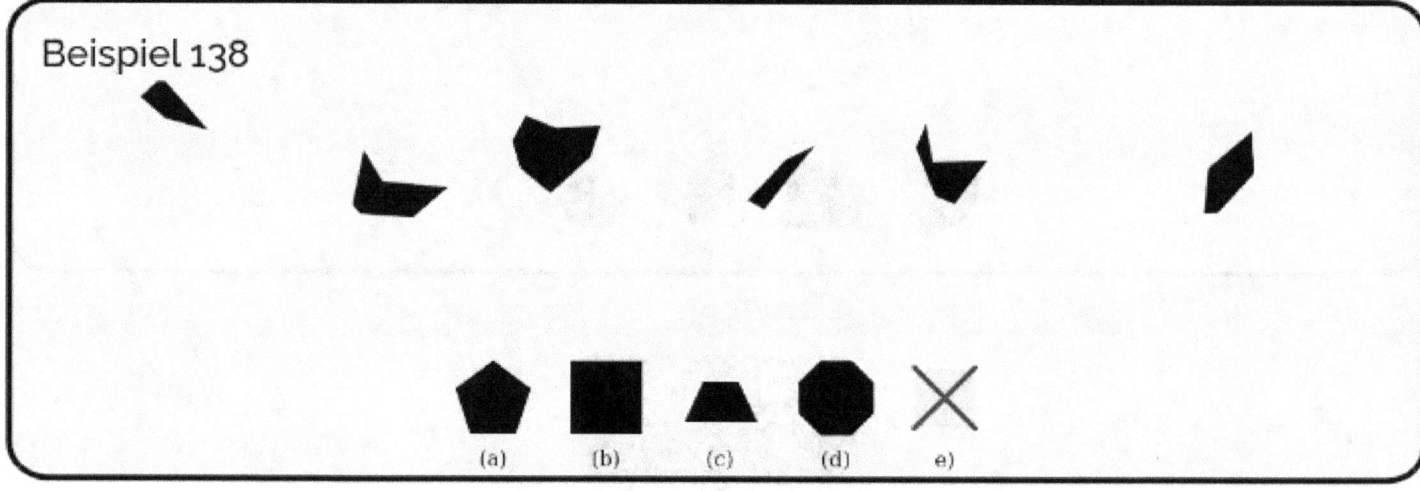

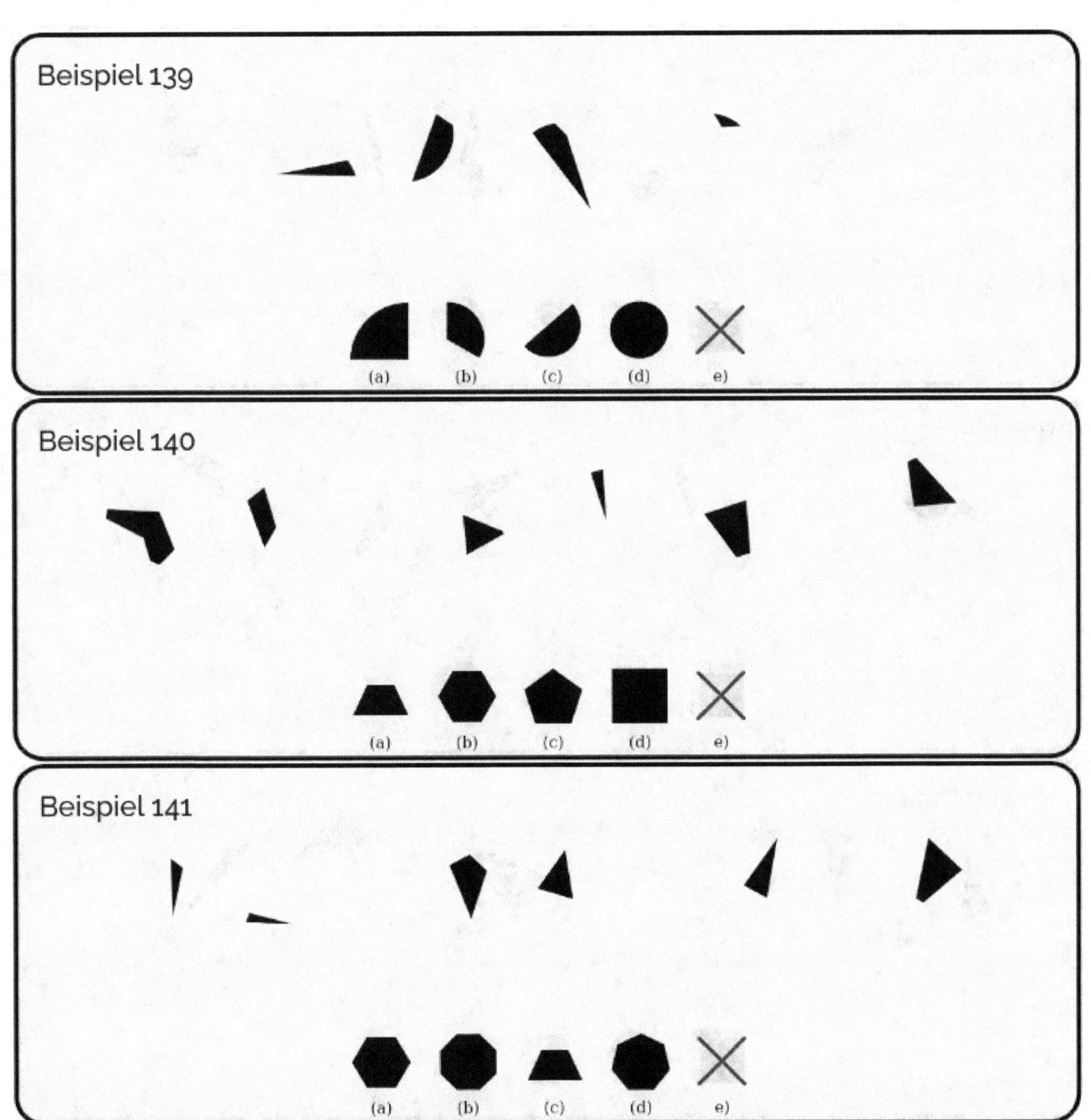

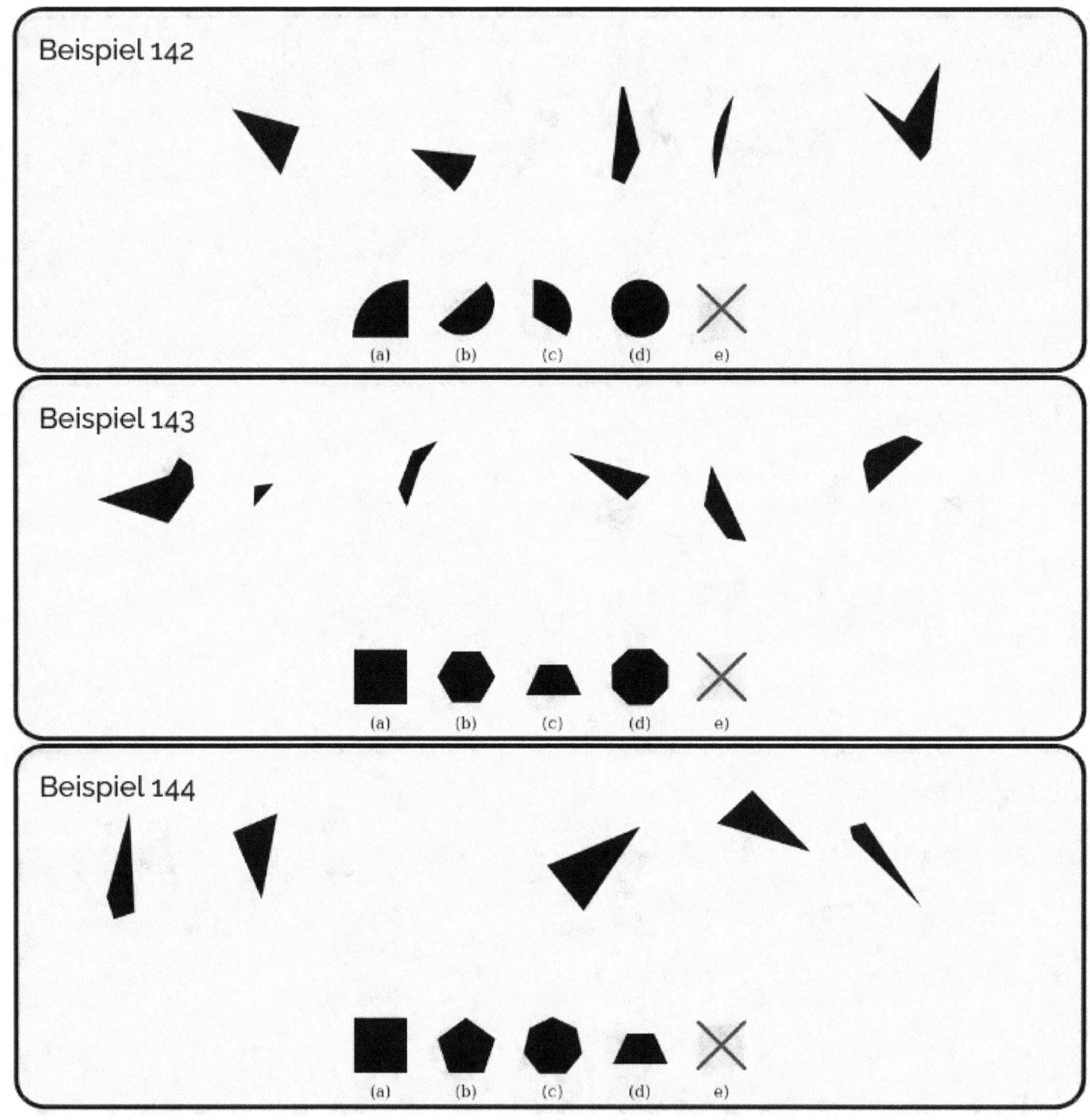

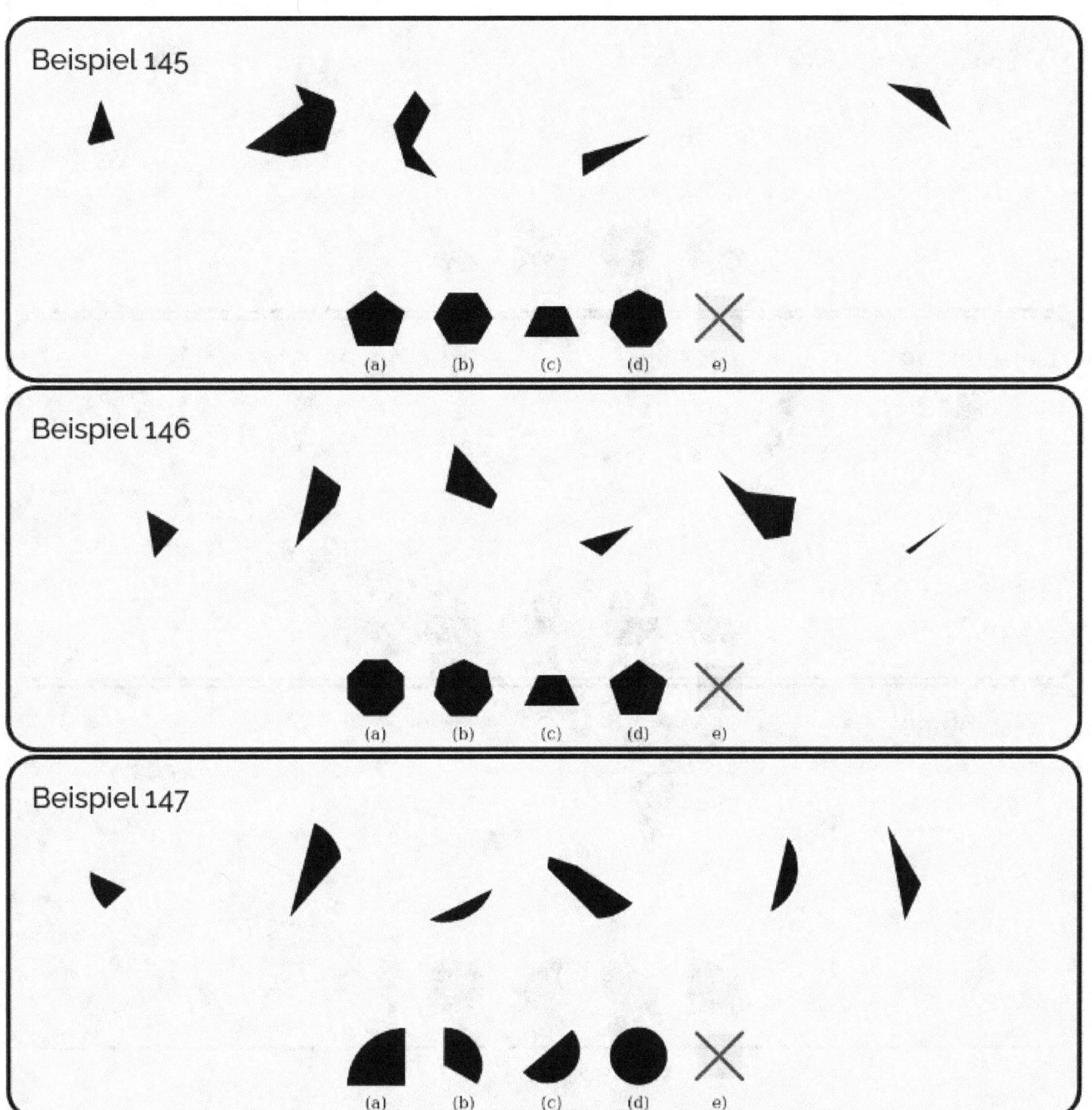

Beispiel 148

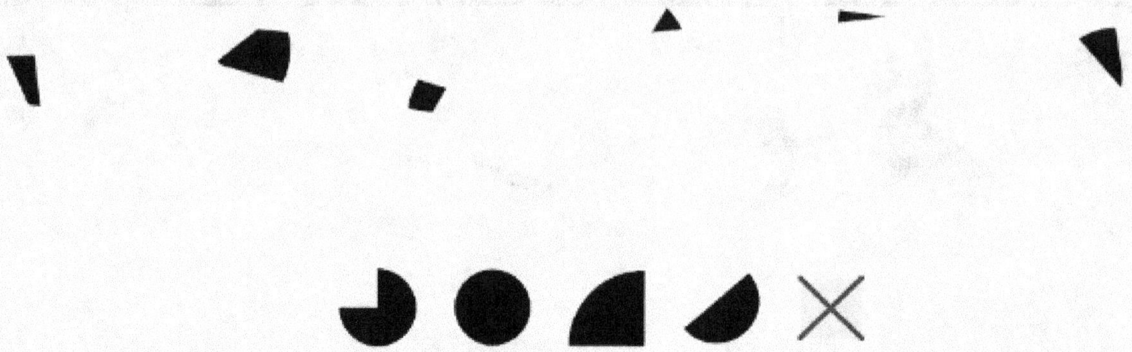

Beispiel 149

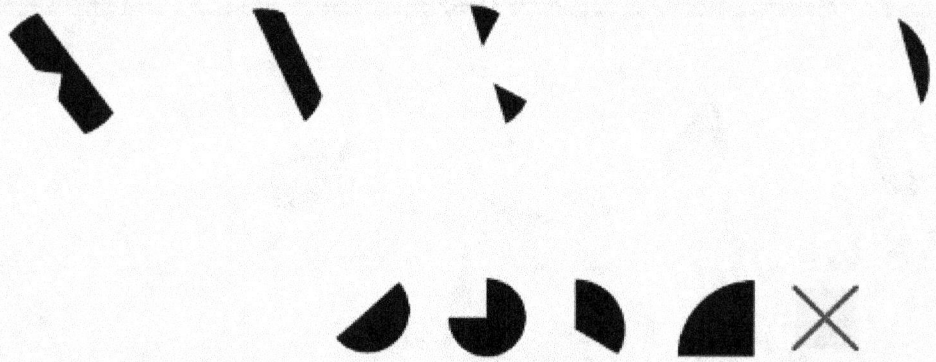

Beispiel 150

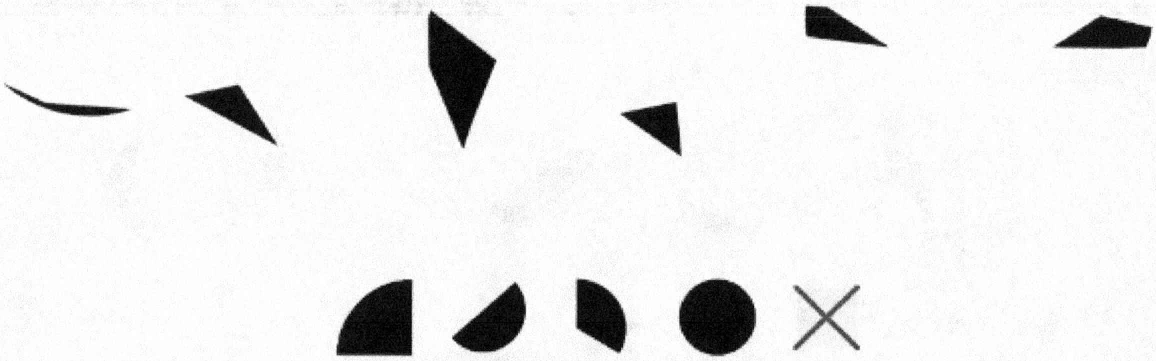

Lösungen:

Figuren Zusammensetzen - Sim 11

Beispiele Nr. 151 - 165

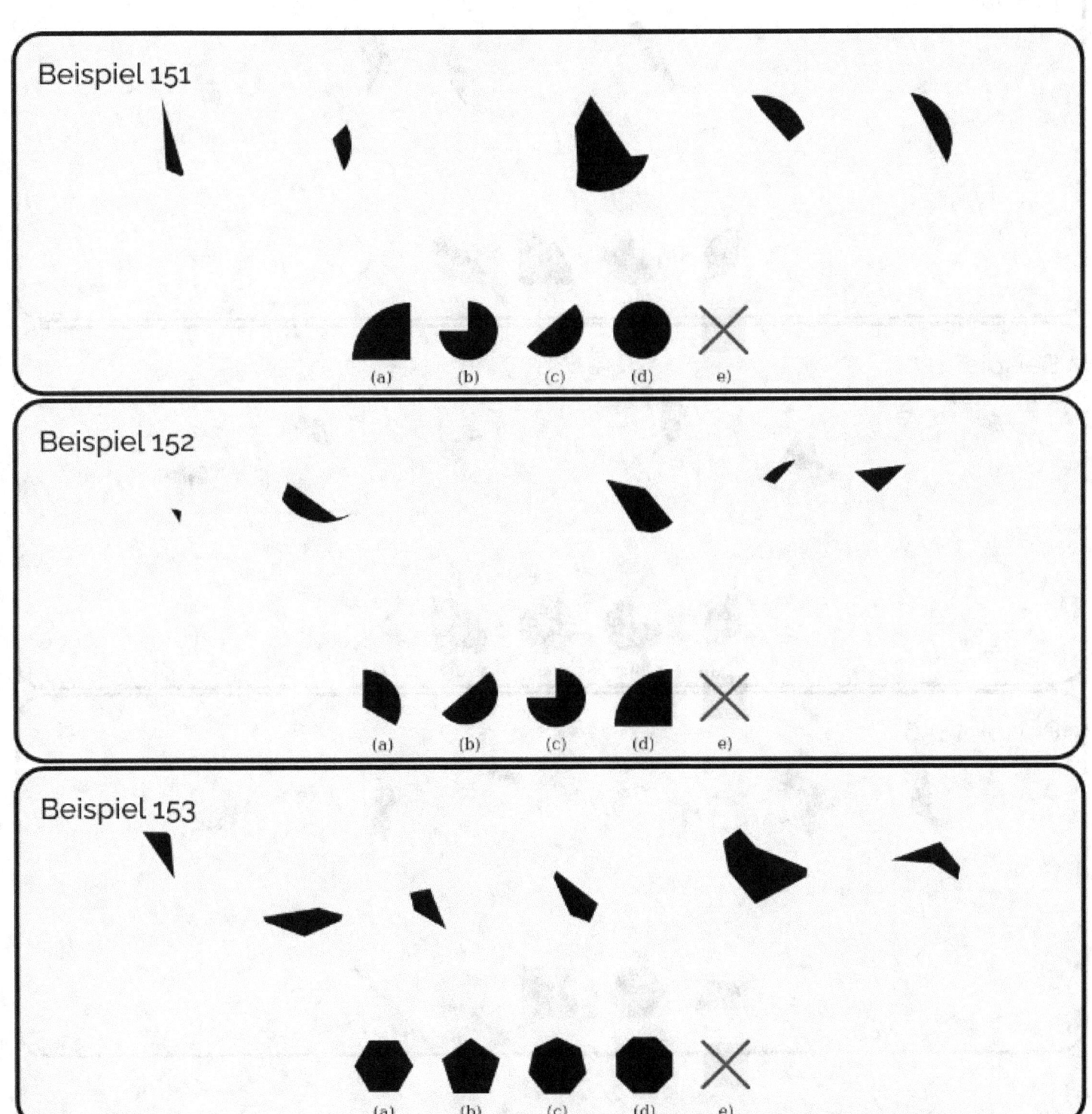

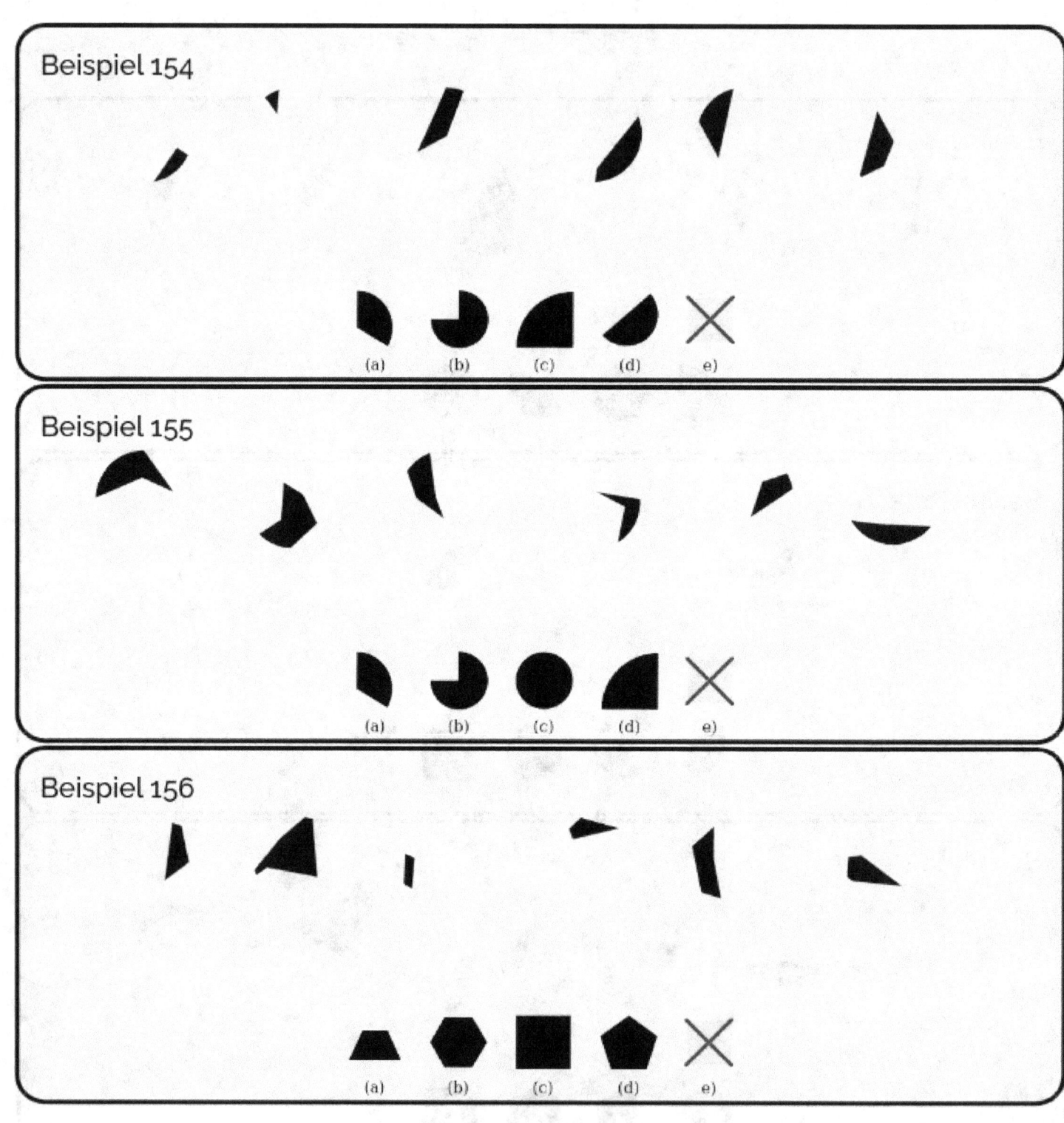

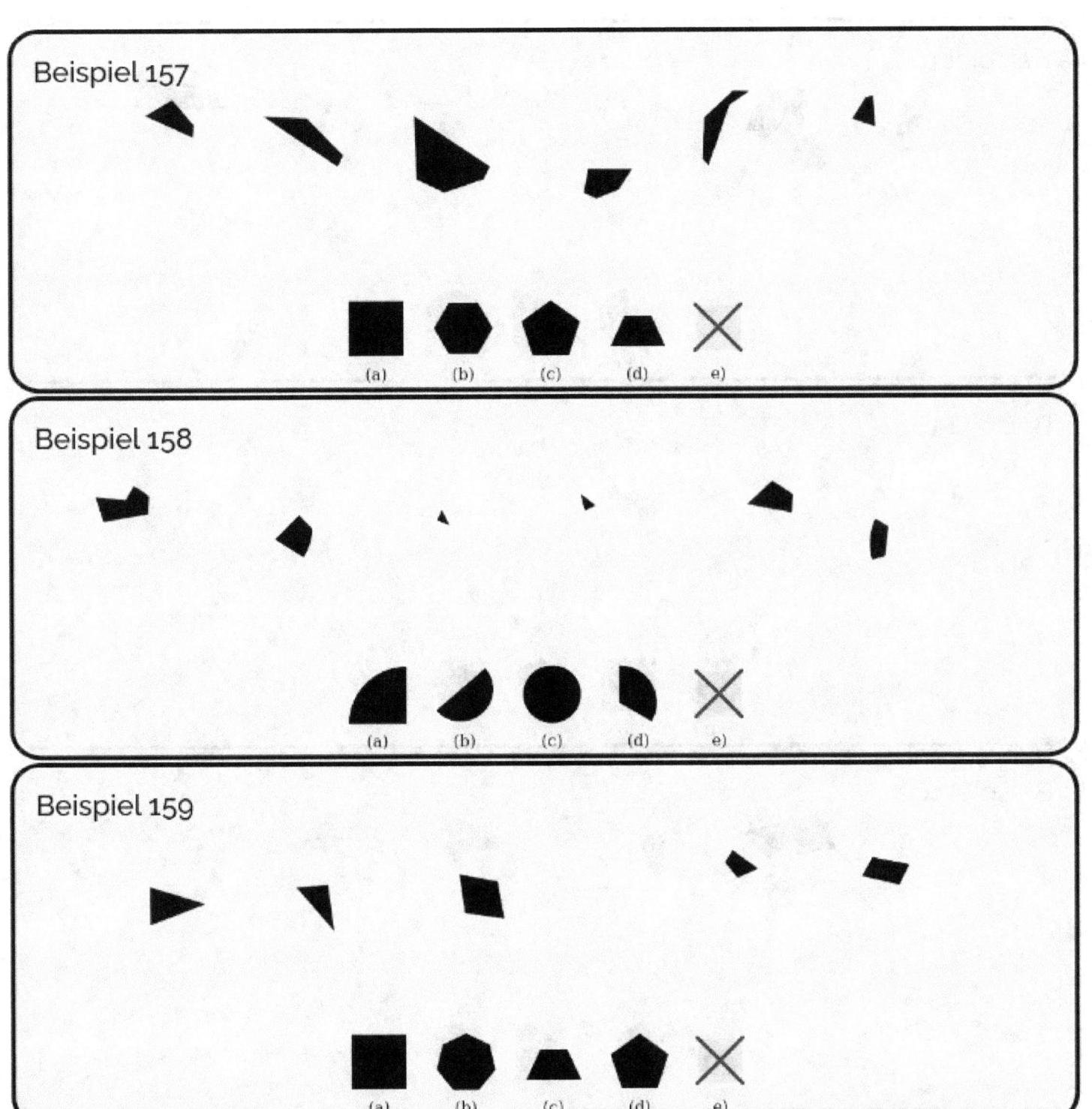

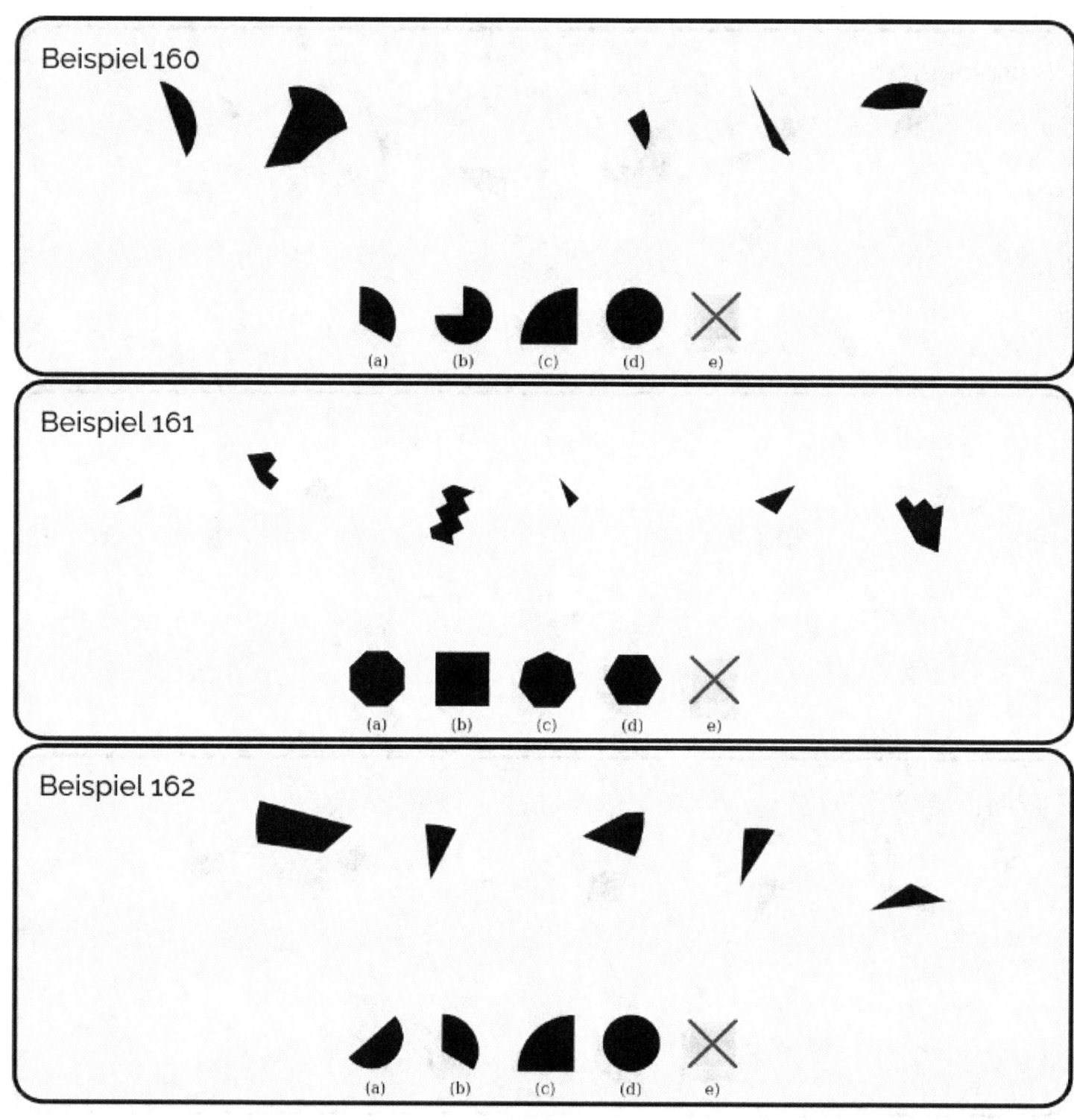

Beispiel 163

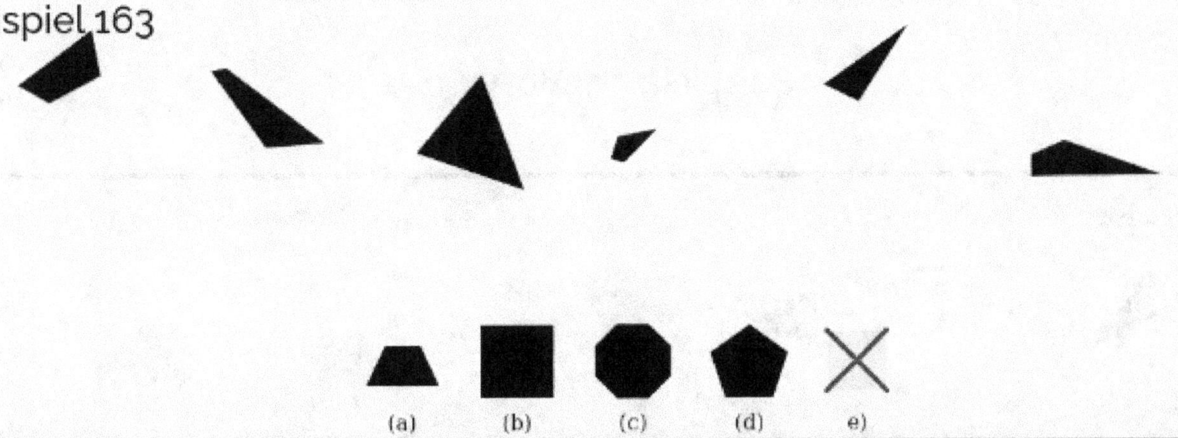

Beispiel 164

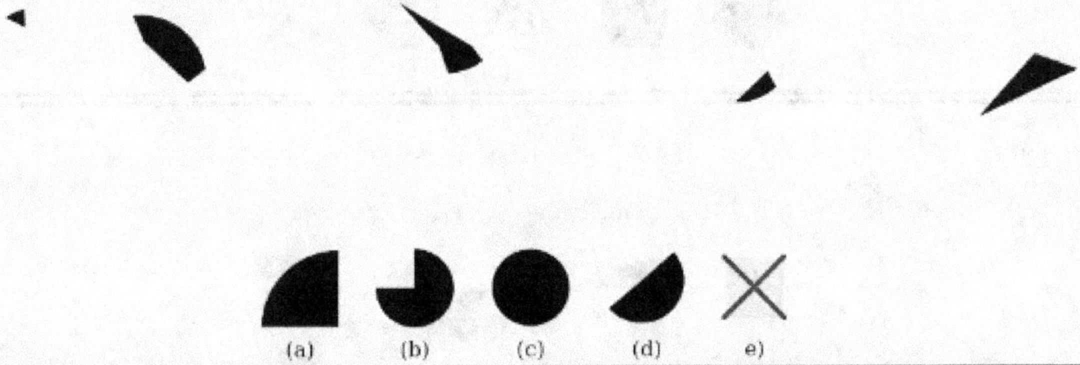

Beispiel 165

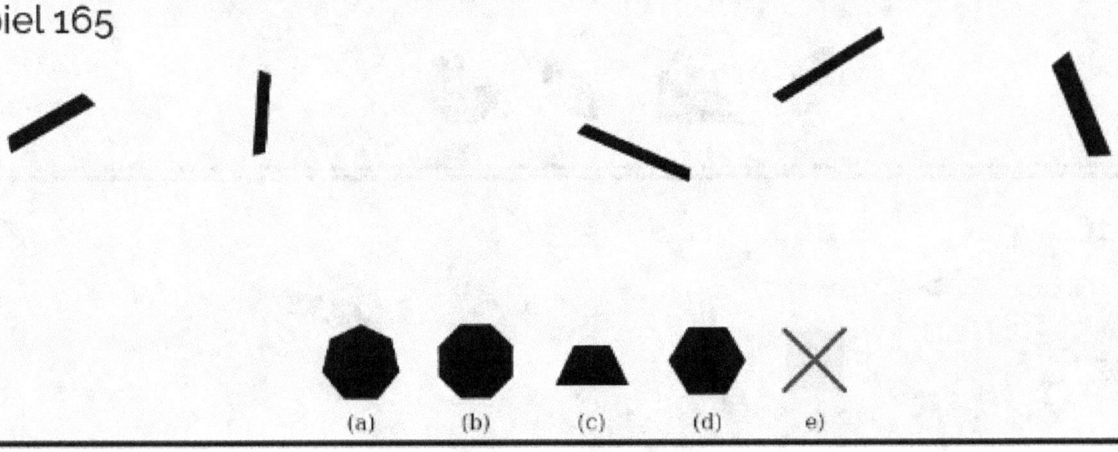

Lösungen:

Figuren Zusammensetzen - Sim 12

Beispiele Nr. 166 - 180

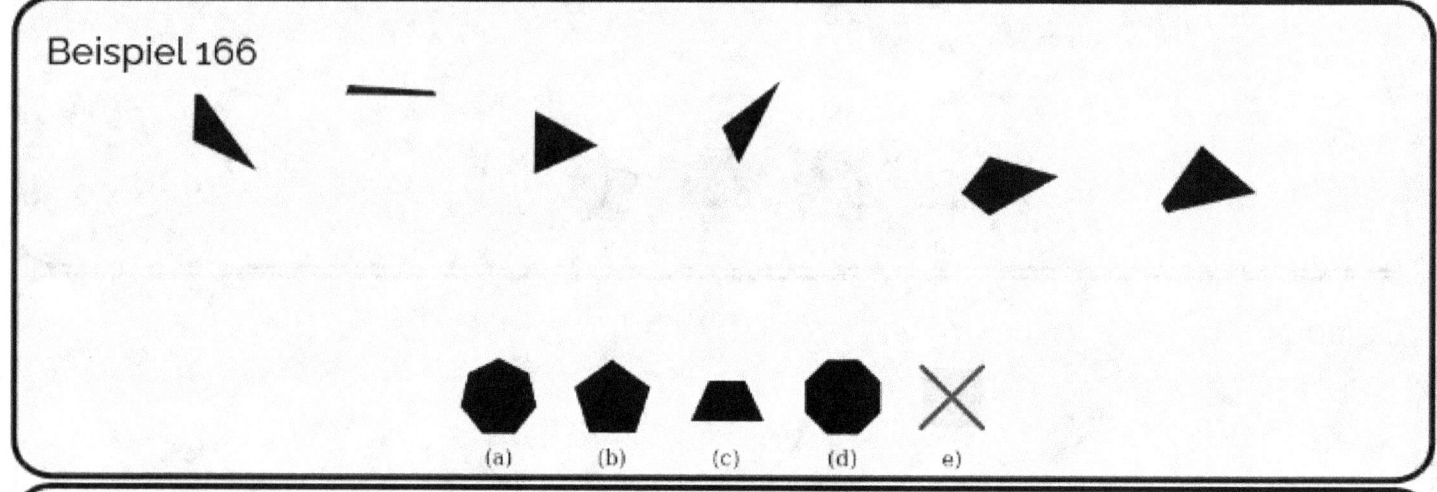

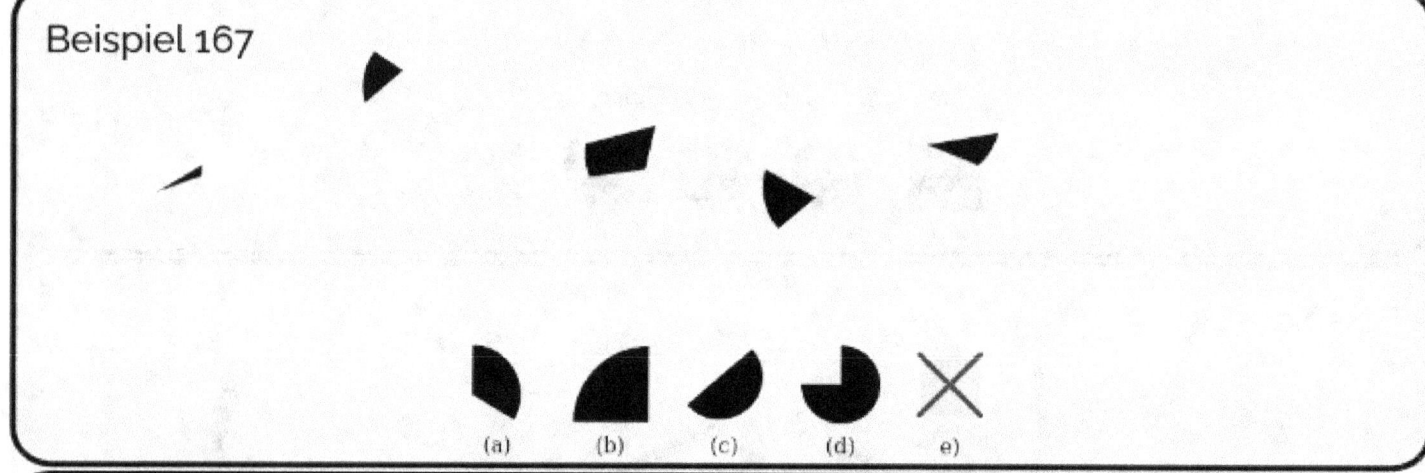

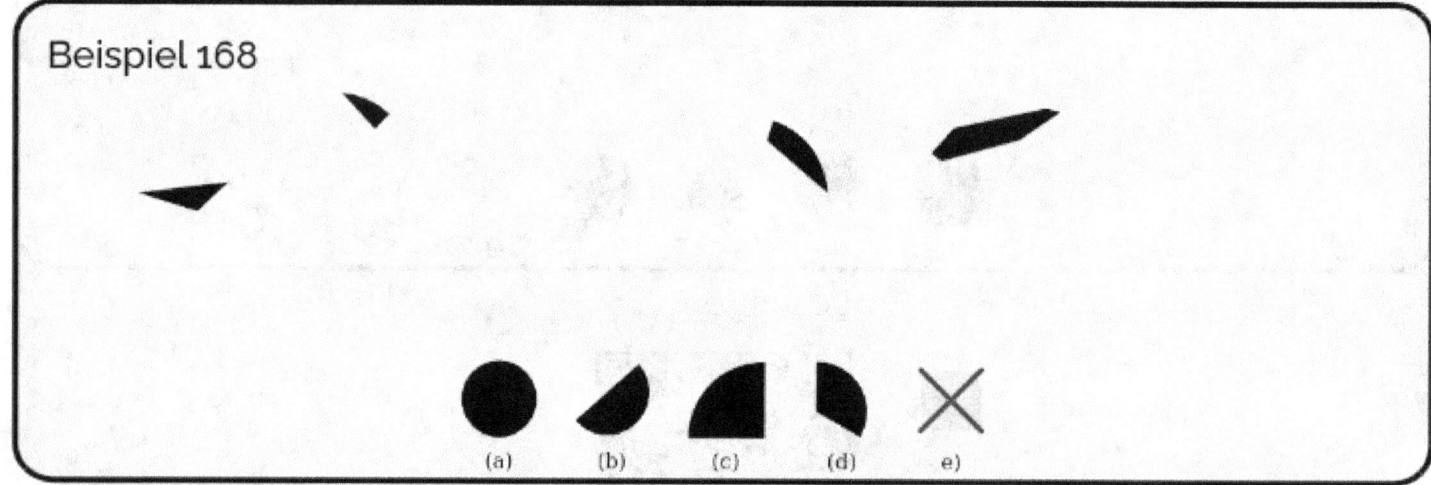

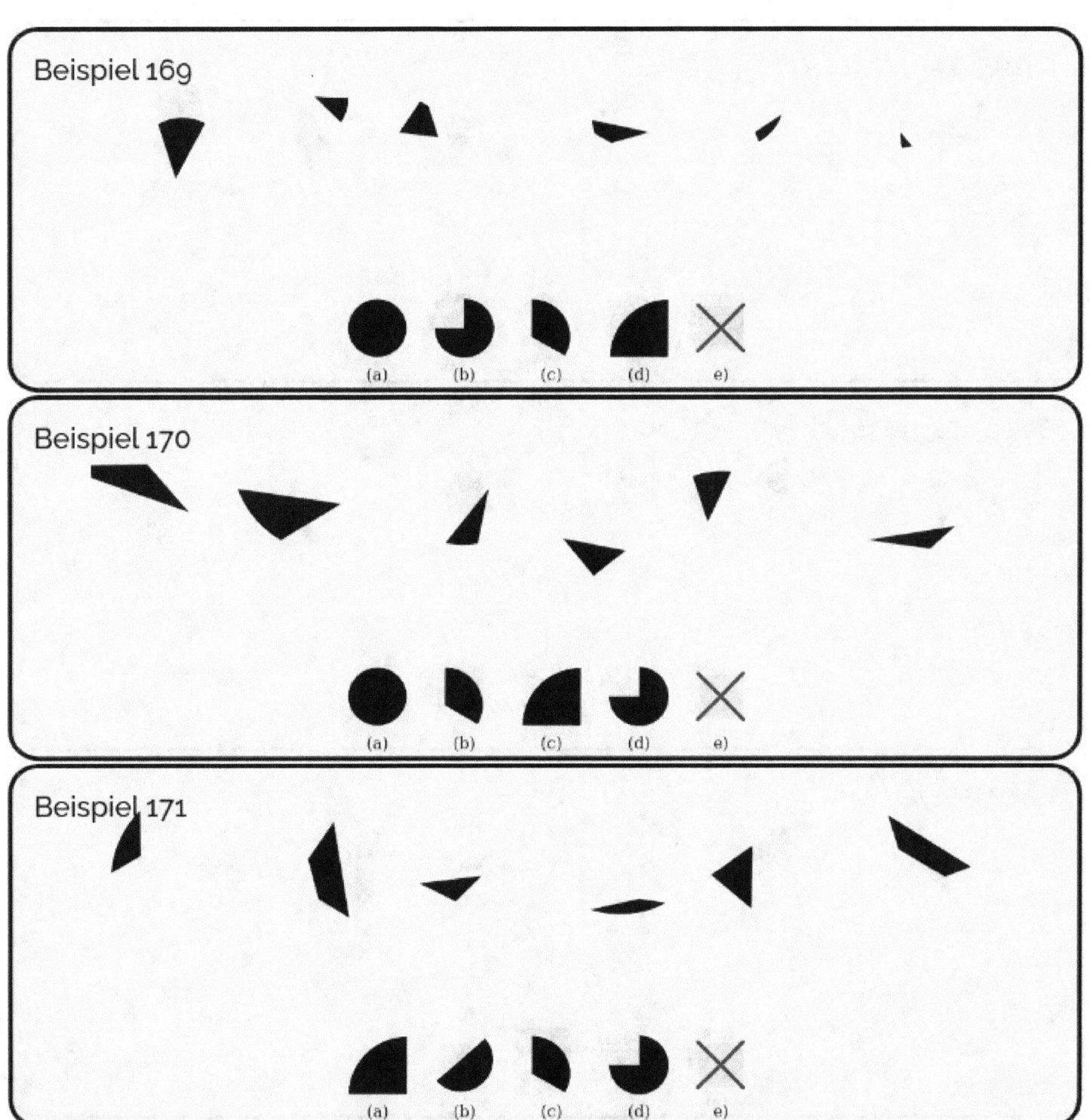

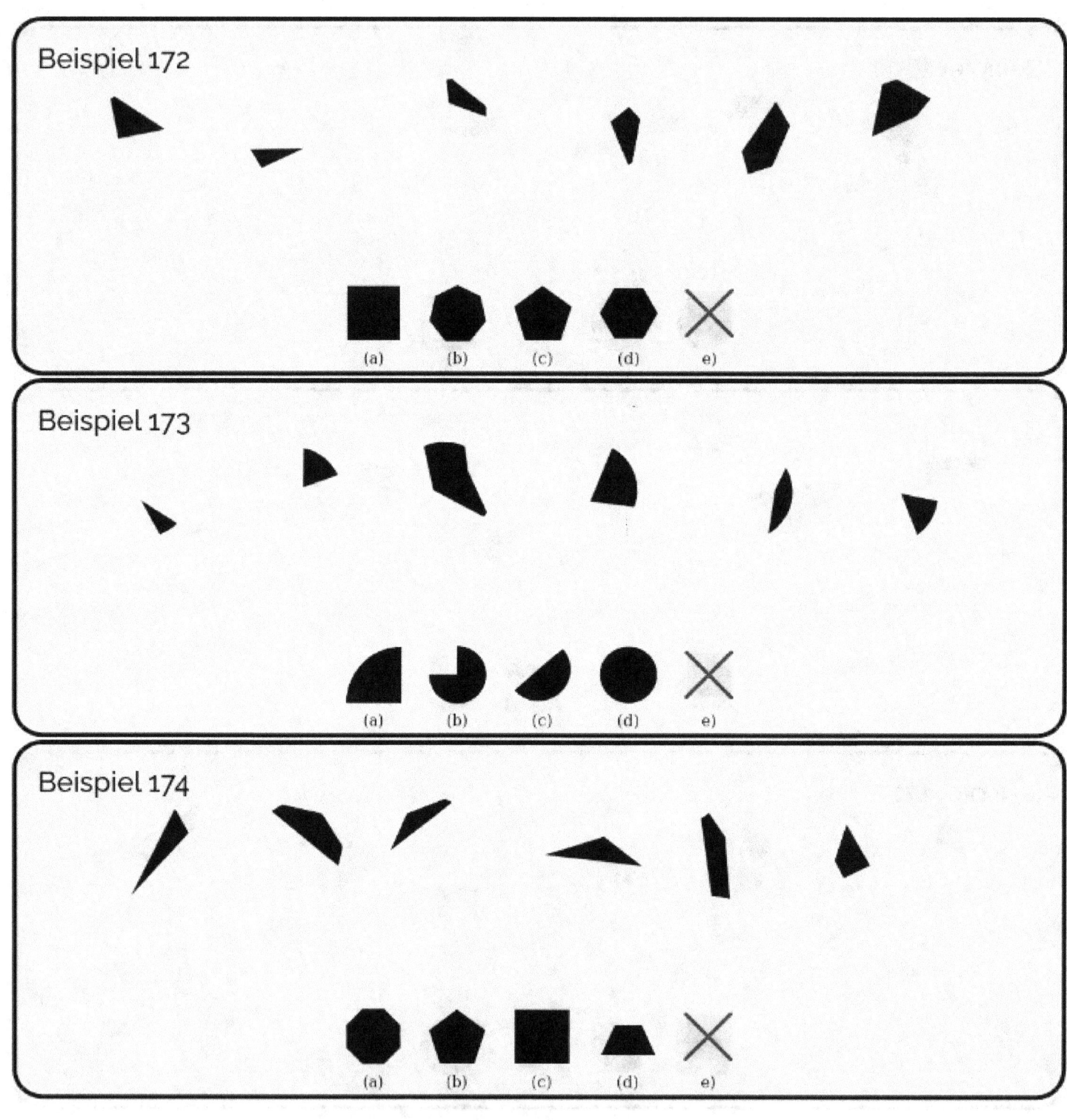

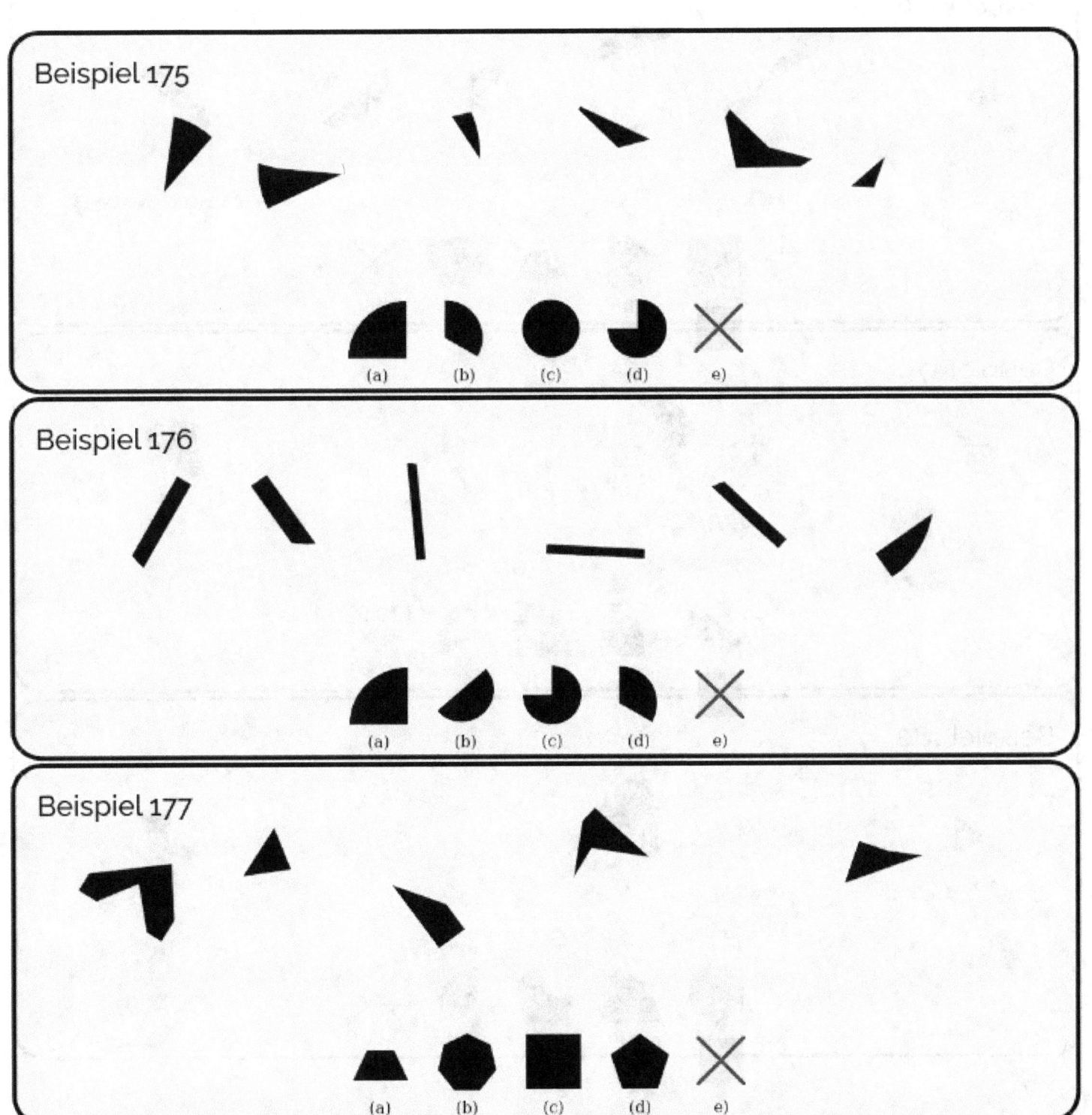

Beispiel 178

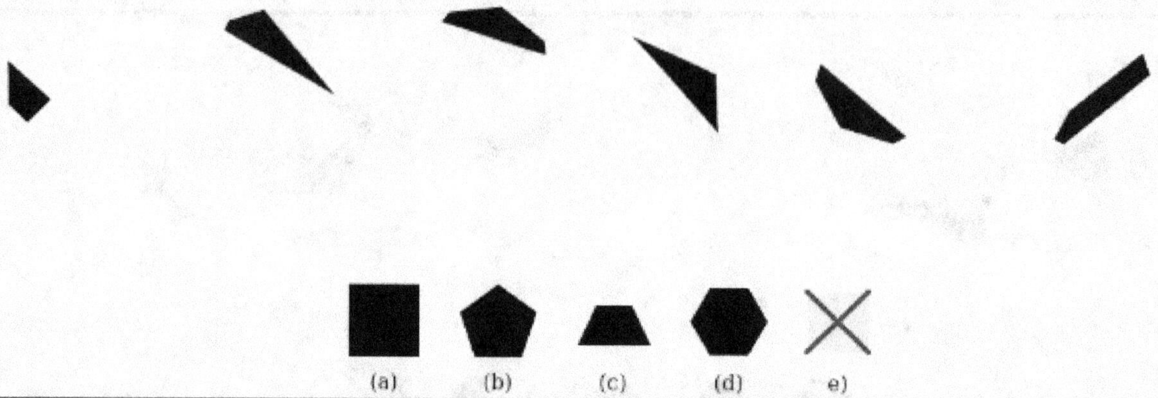

Beispiel 179

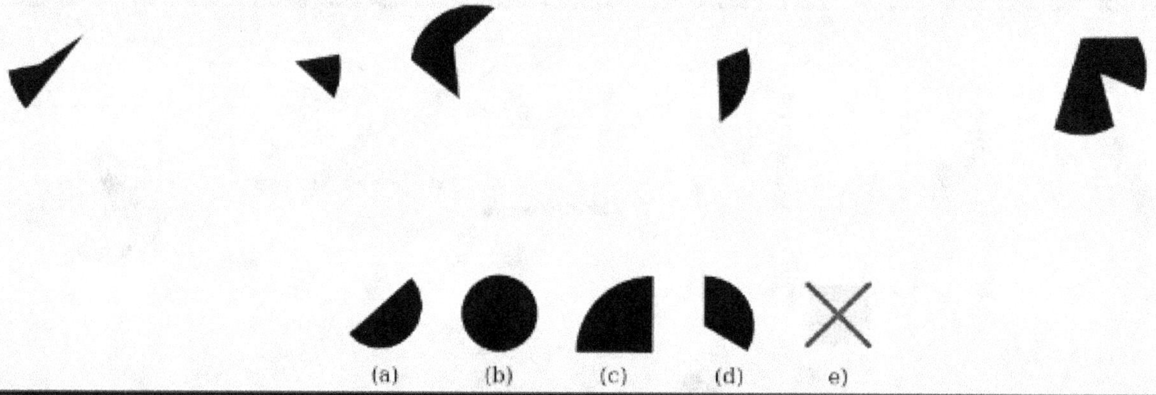

Beispiel 180

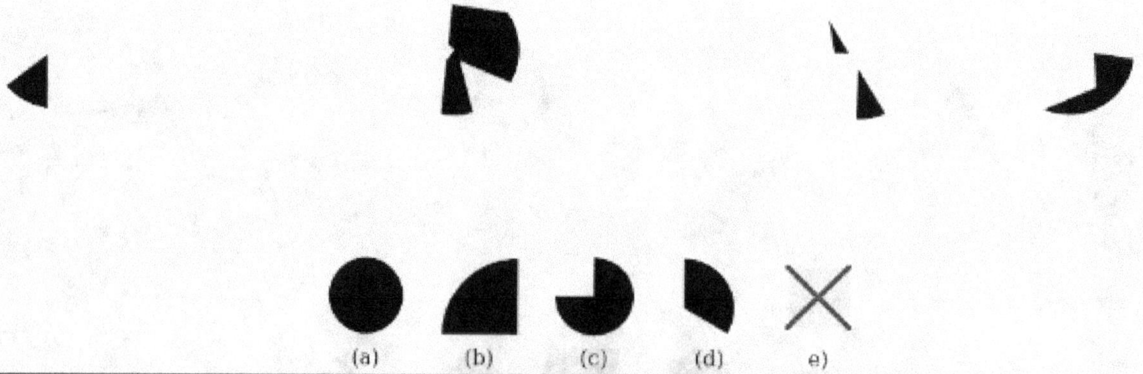

Lösungen:

Figuren Zusammensetzen - Sim 13

Beispiele Nr. 181 - 195

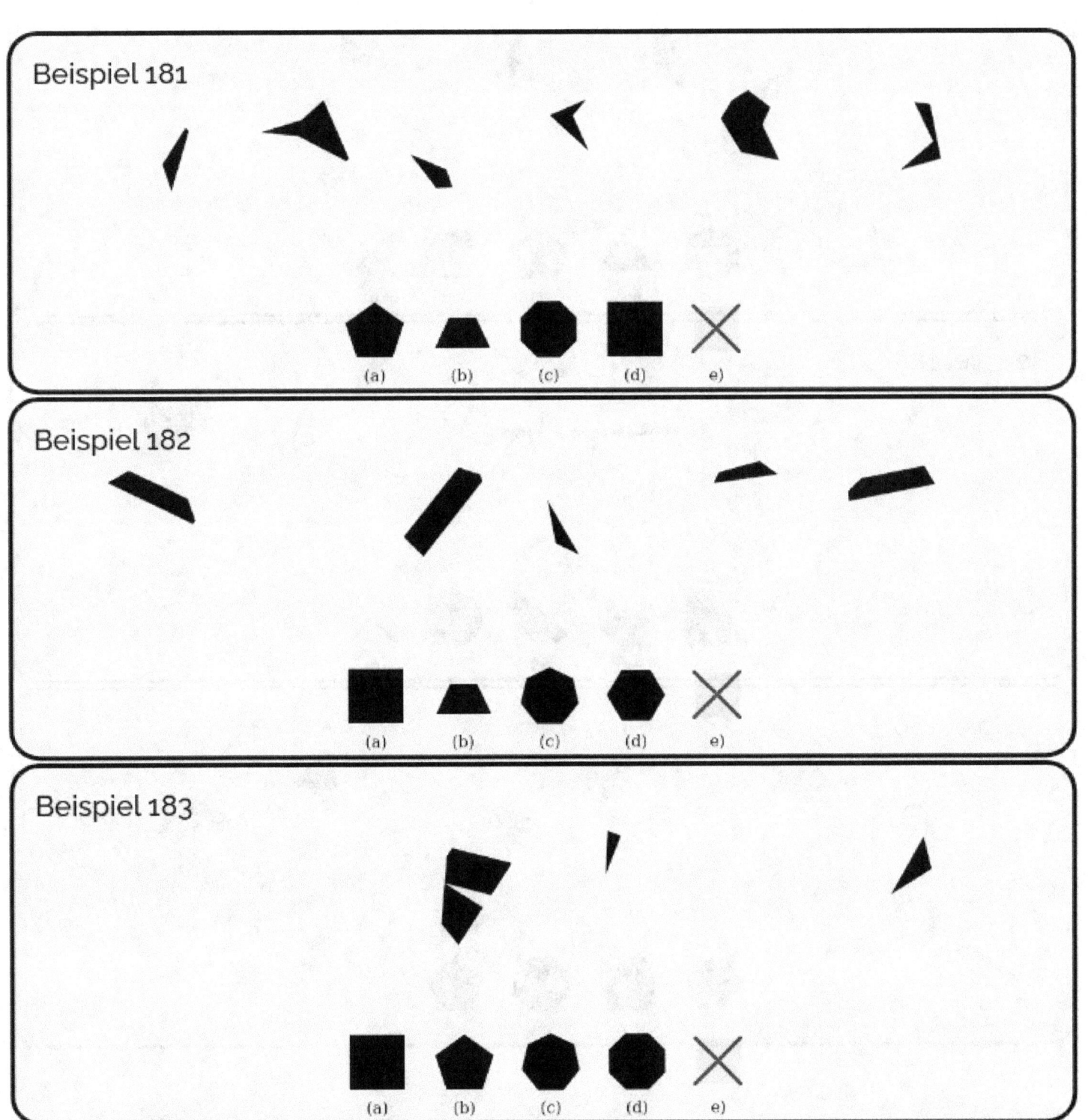

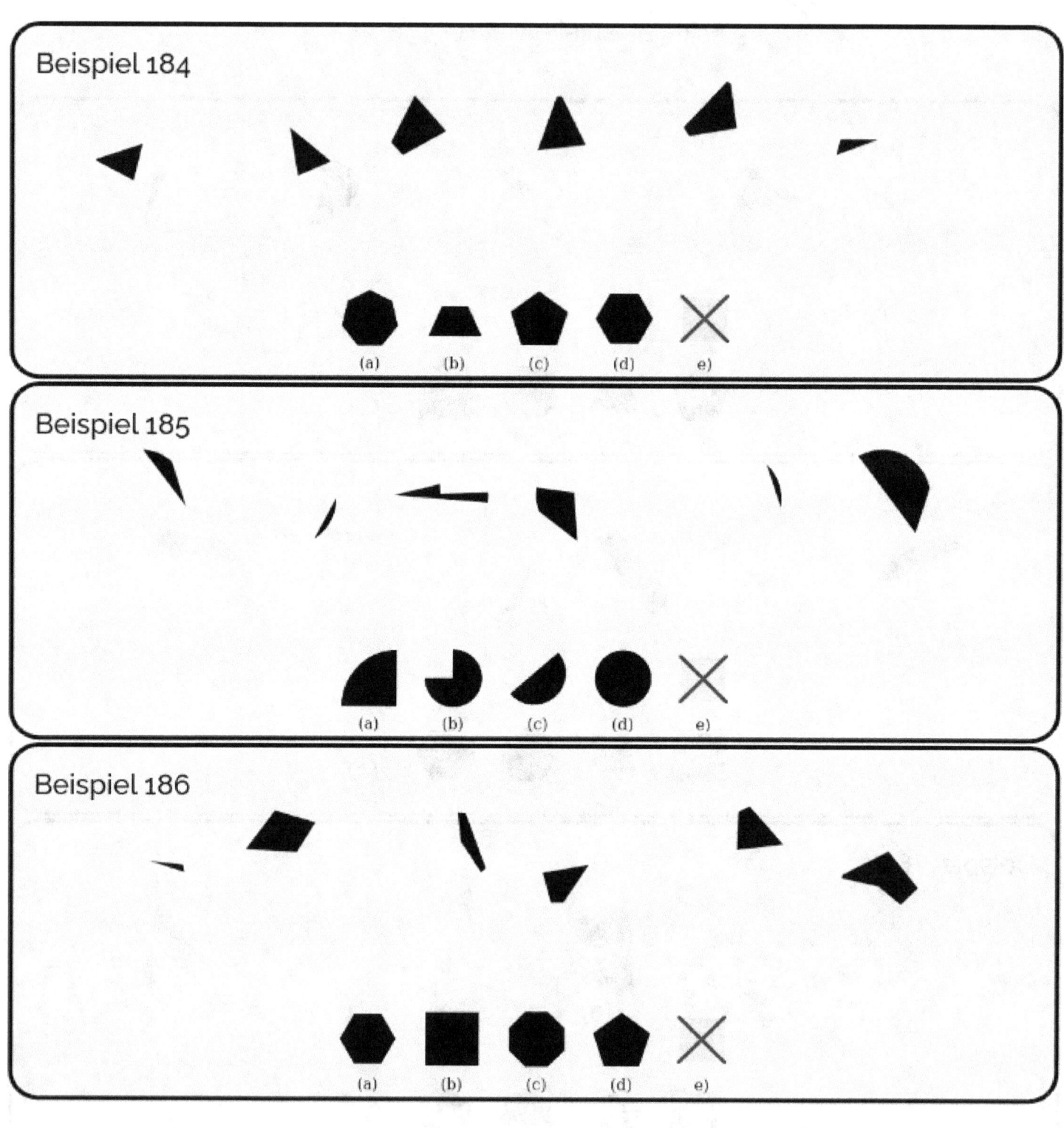

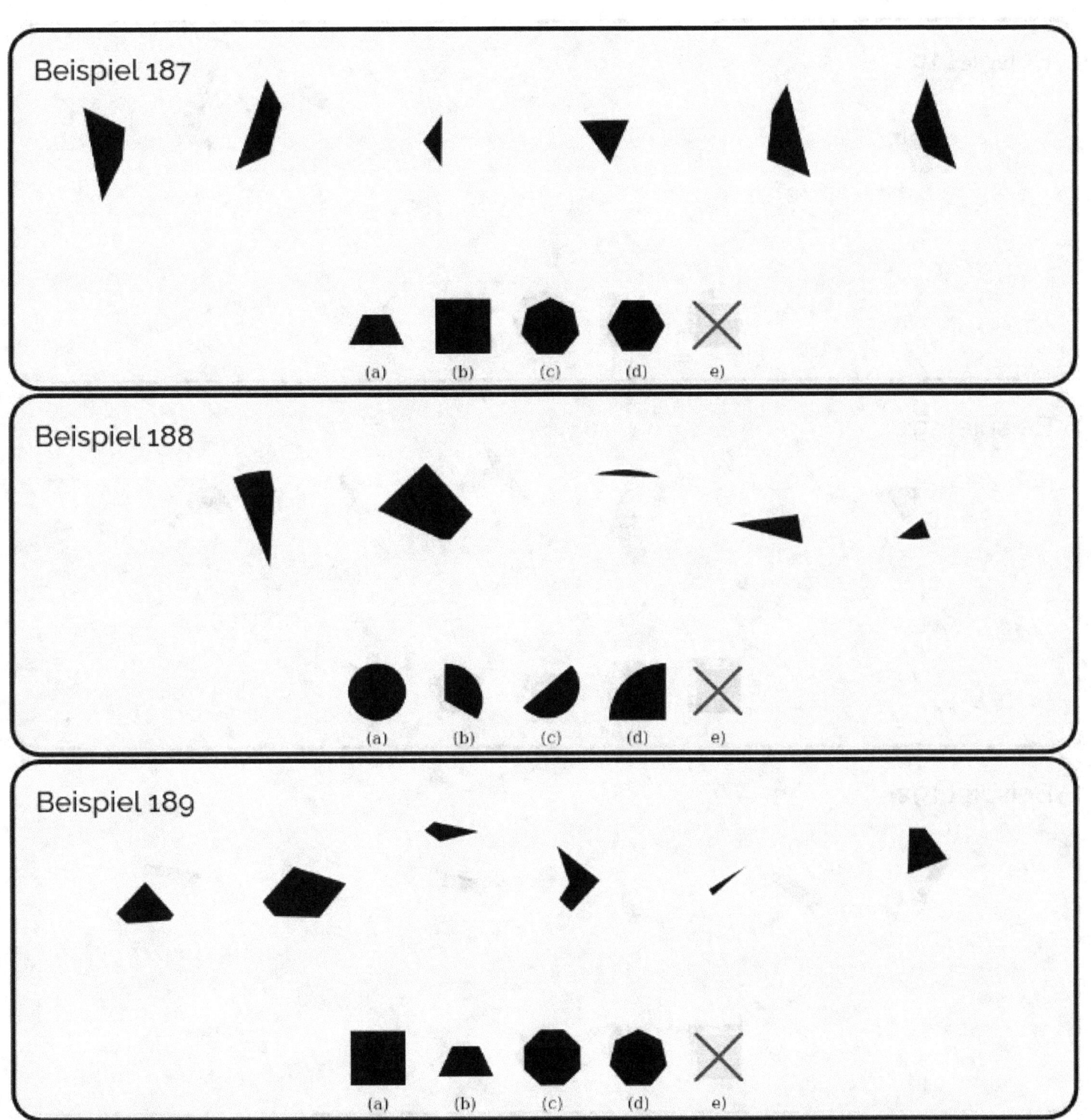

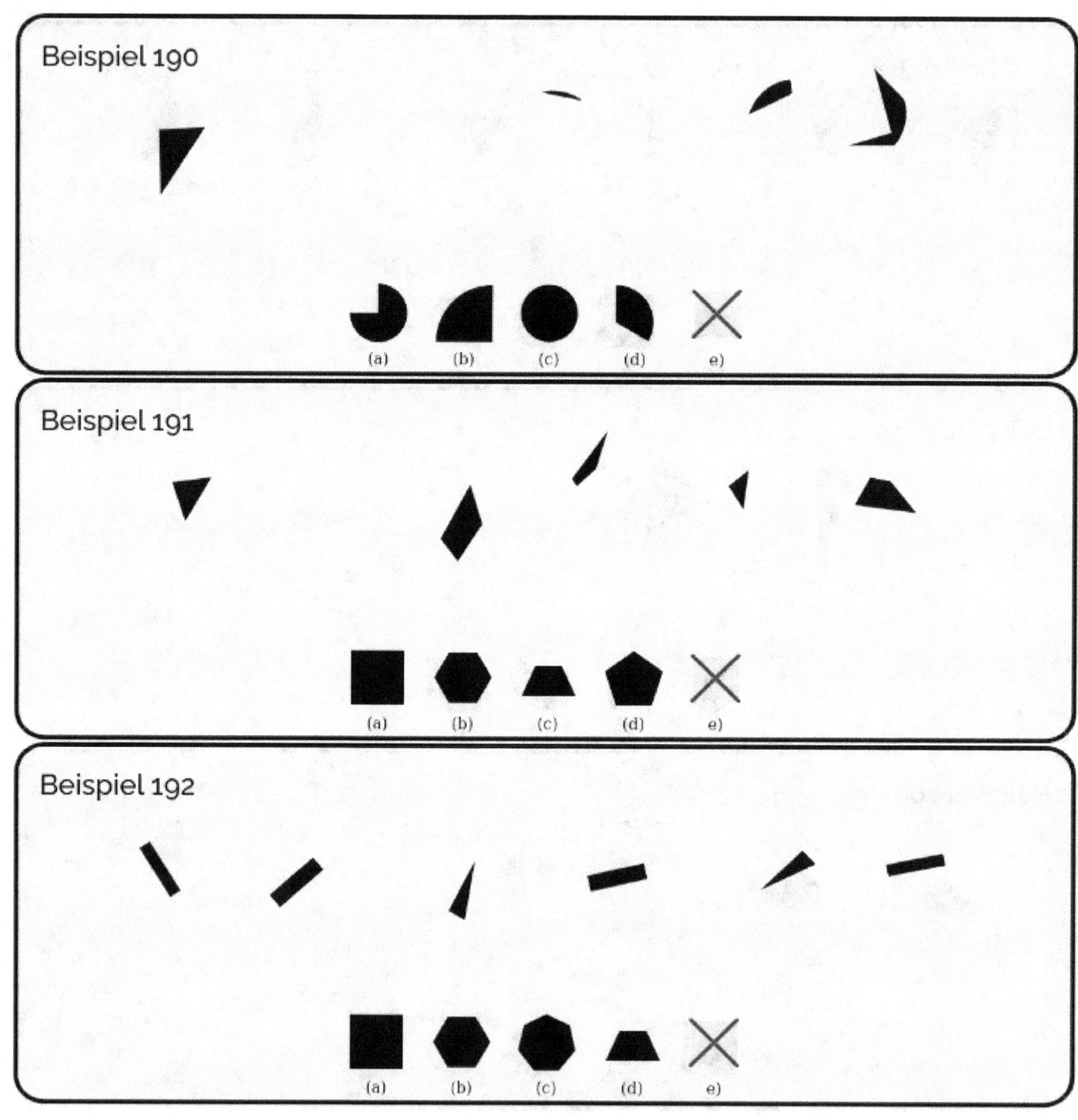

Beispiel 193

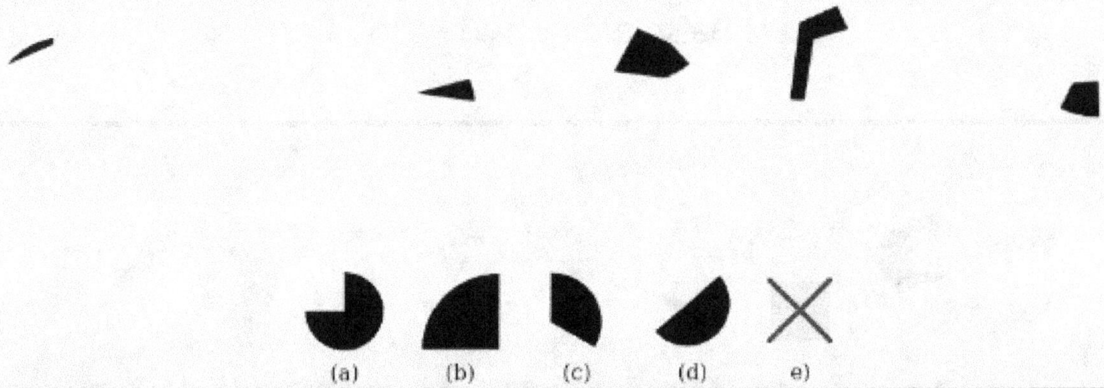

Beispiel 194

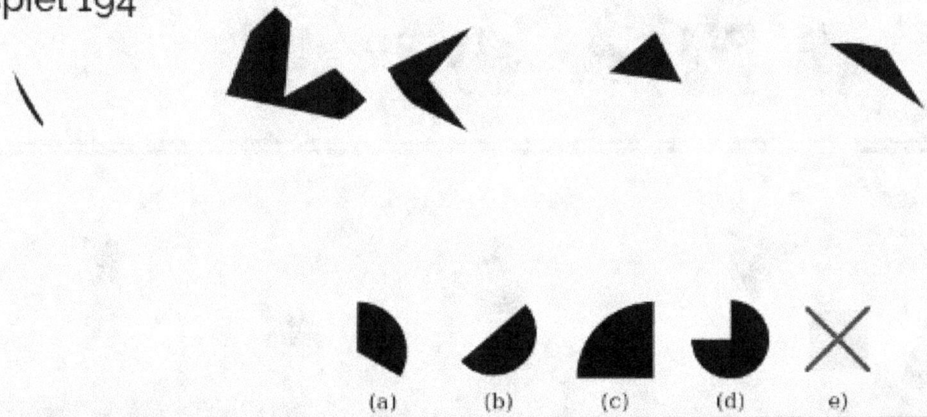

Beispiel 195

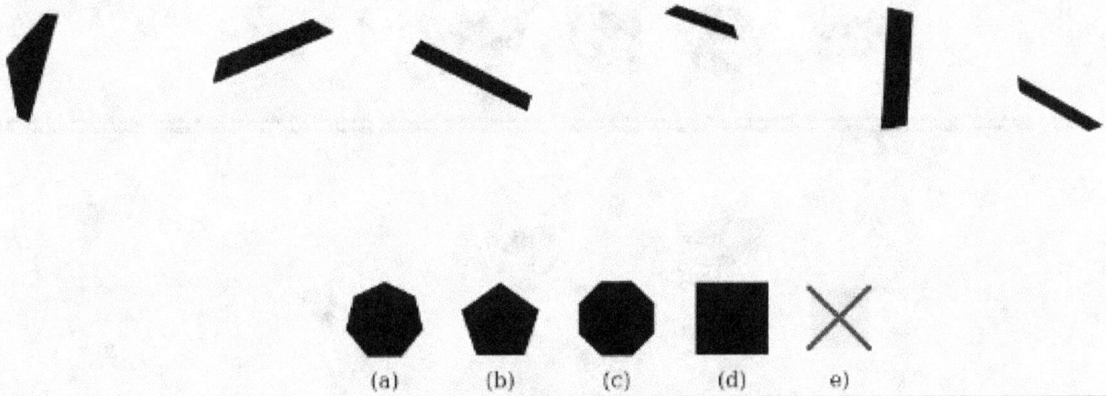

Lösungen:

Figuren Zusammensetzen - Sim 14

Beispiele Nr. 196 - 210

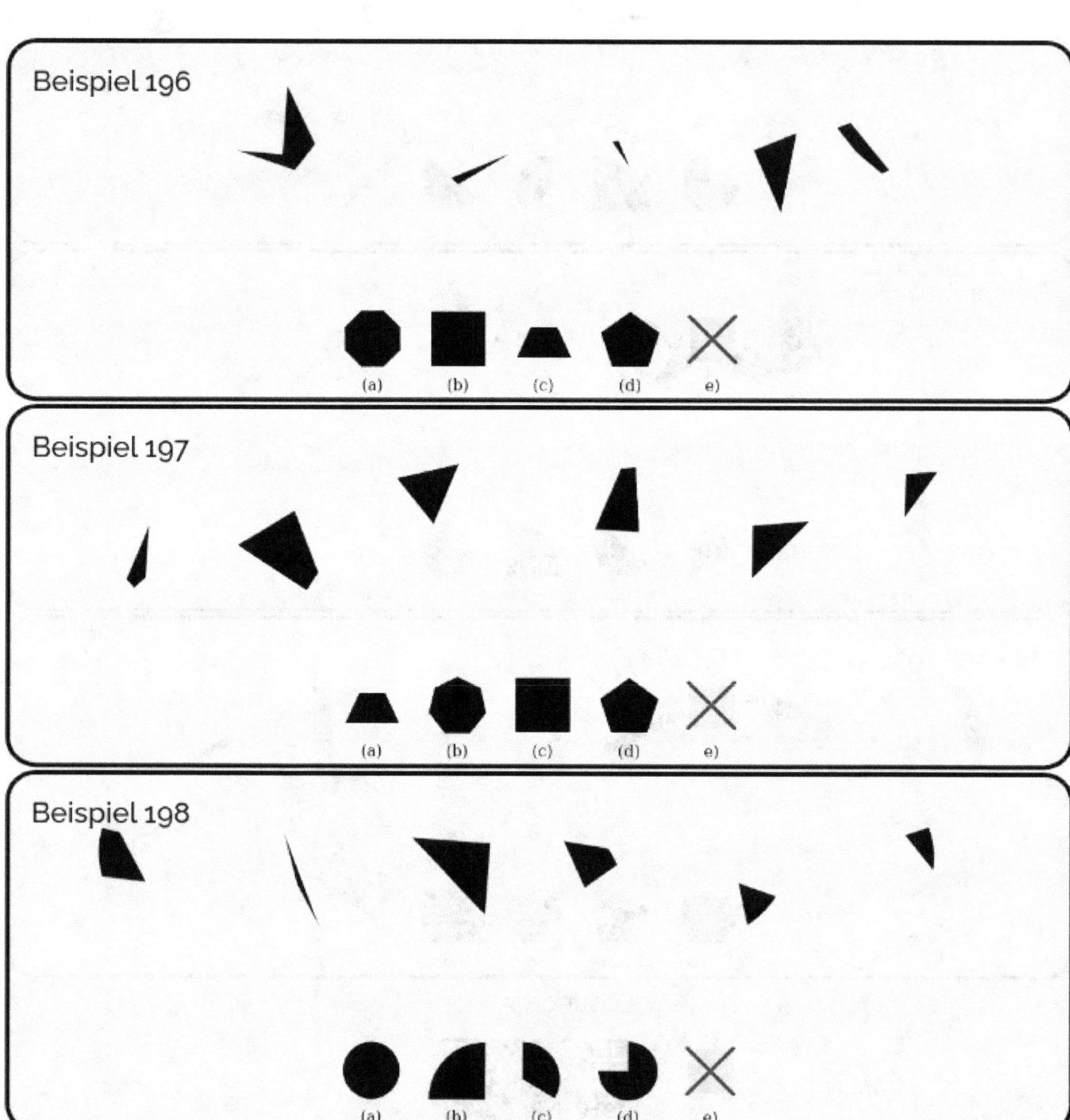

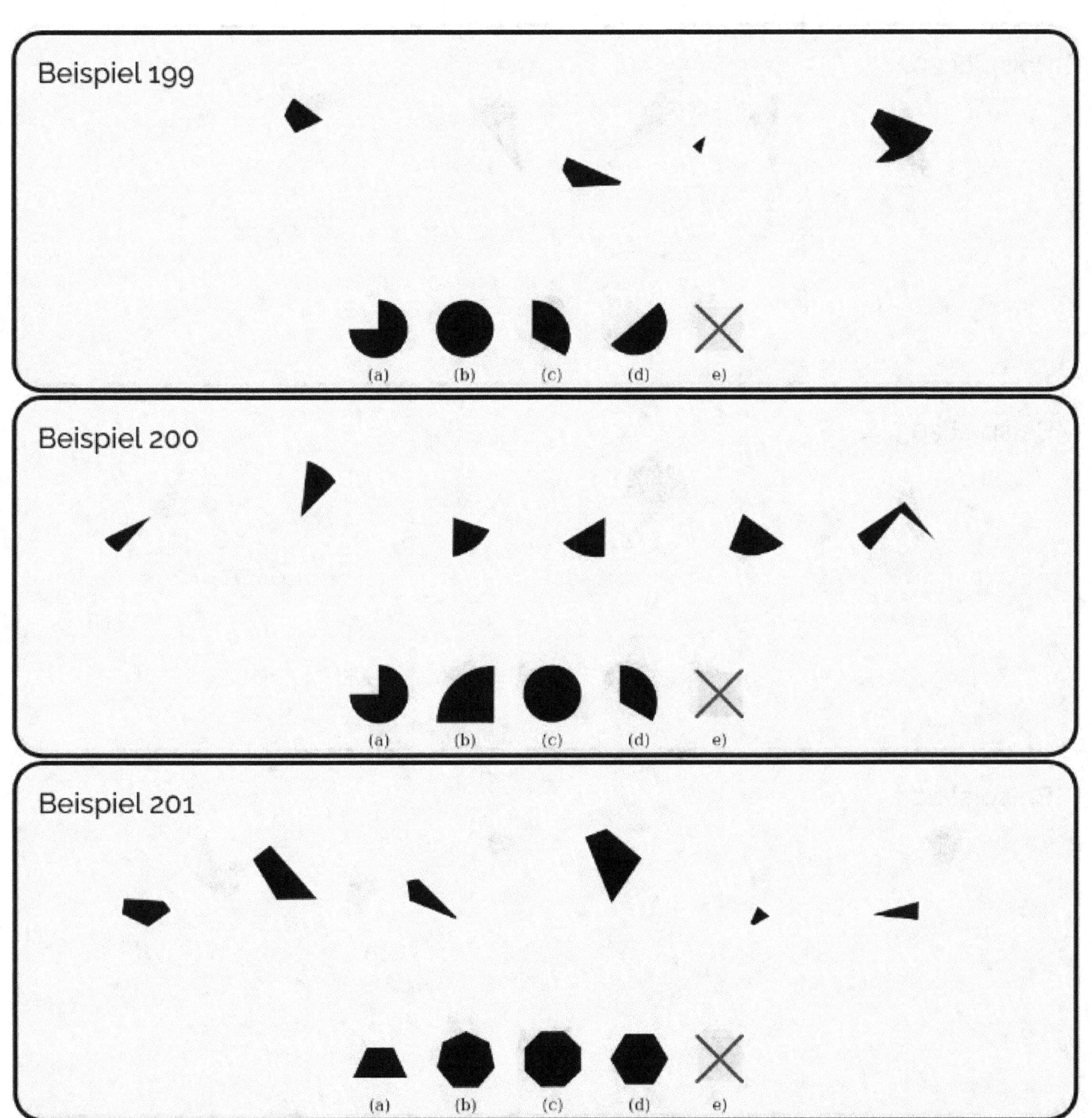

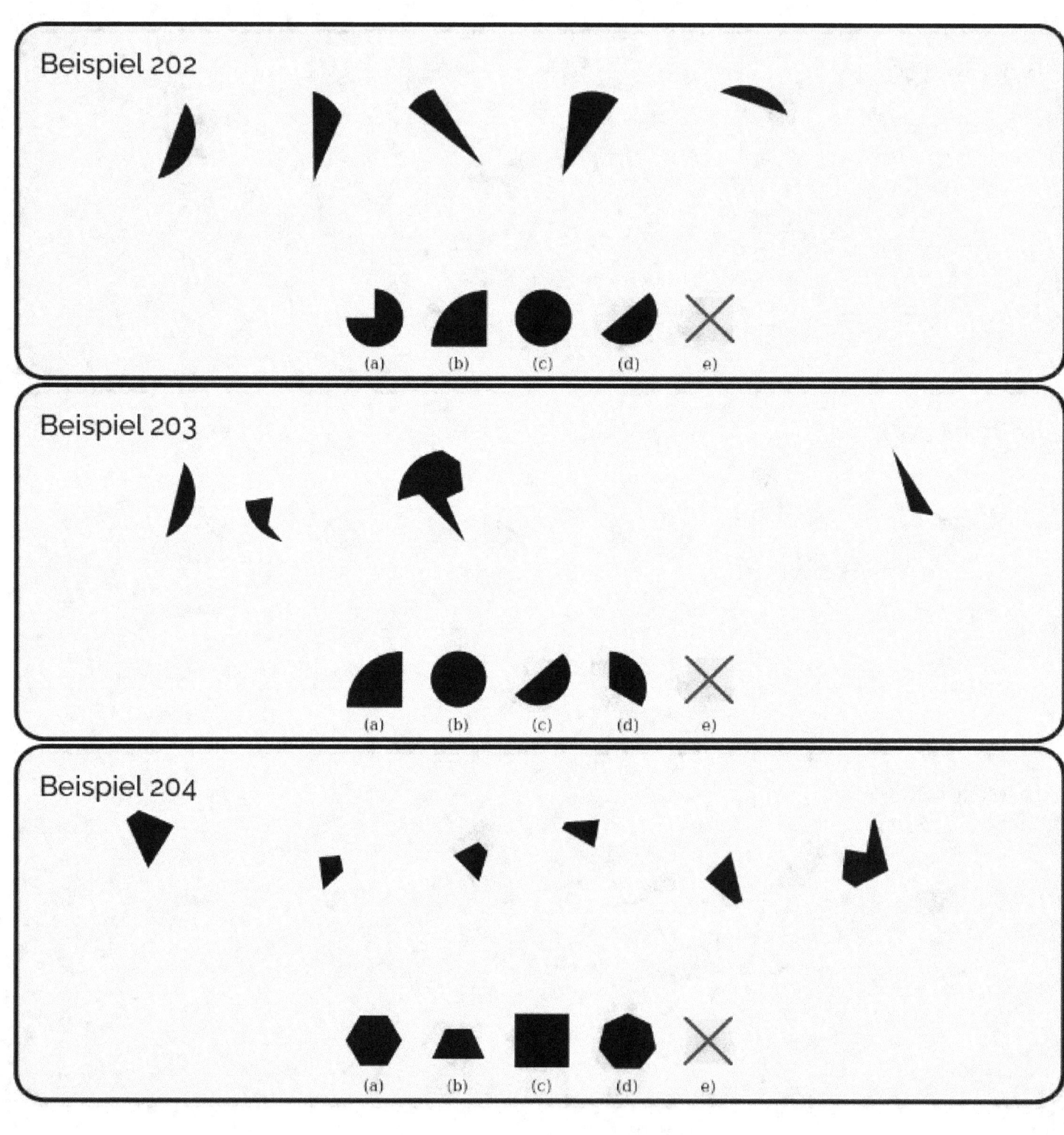

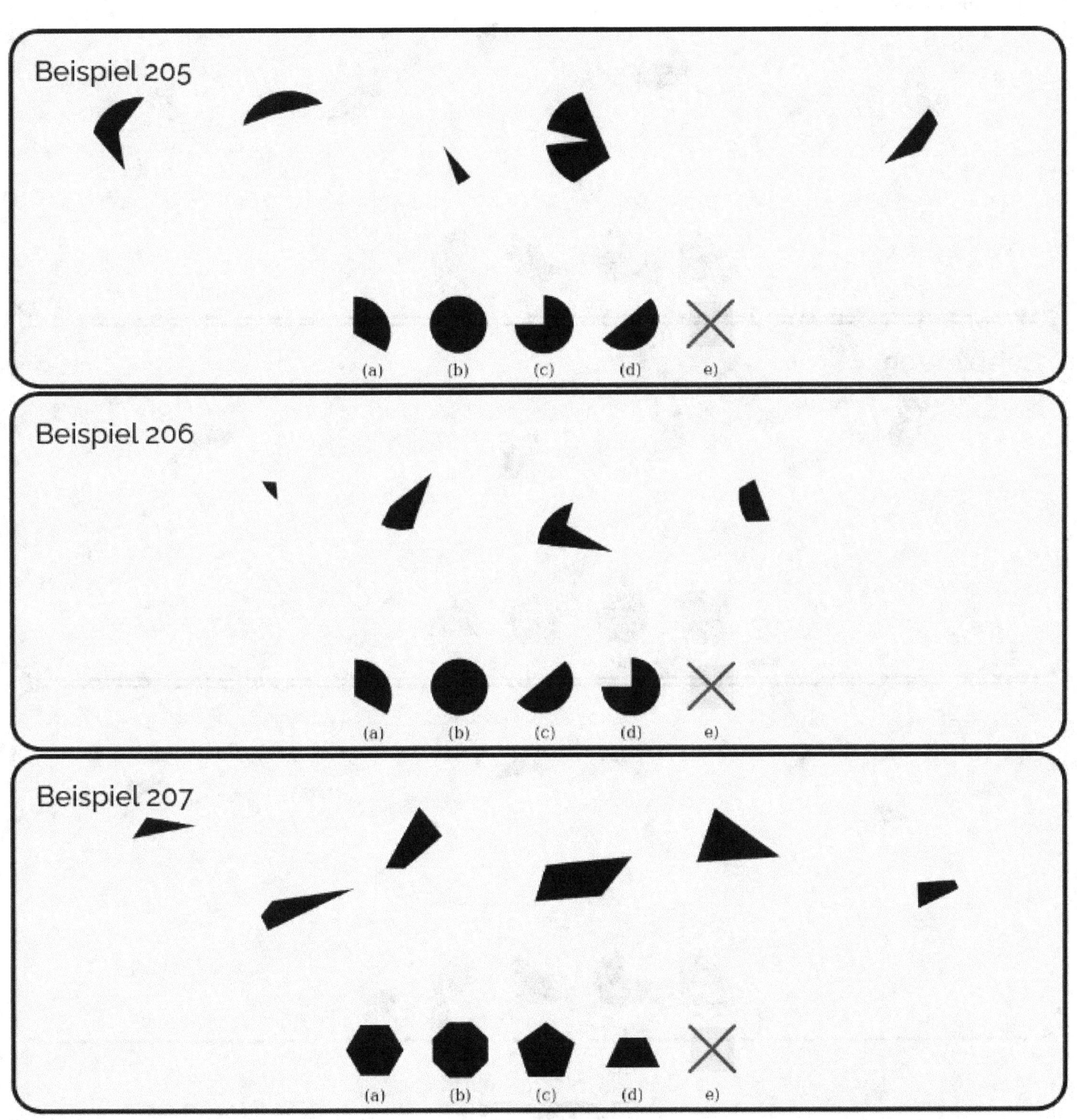

Beispiel 208

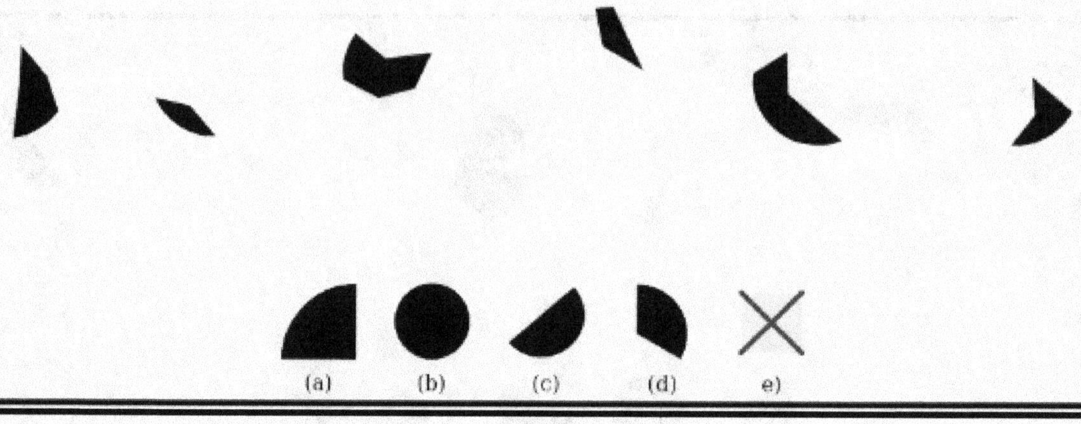

Beispiel 209

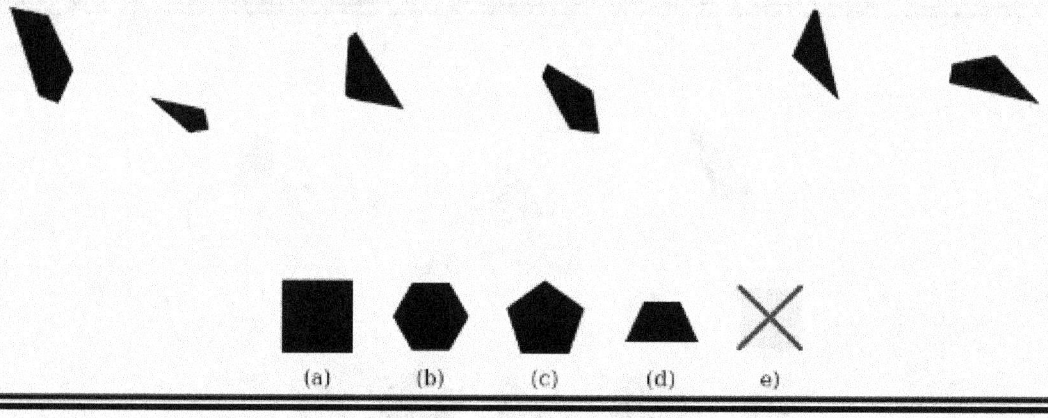

Beispiel 210

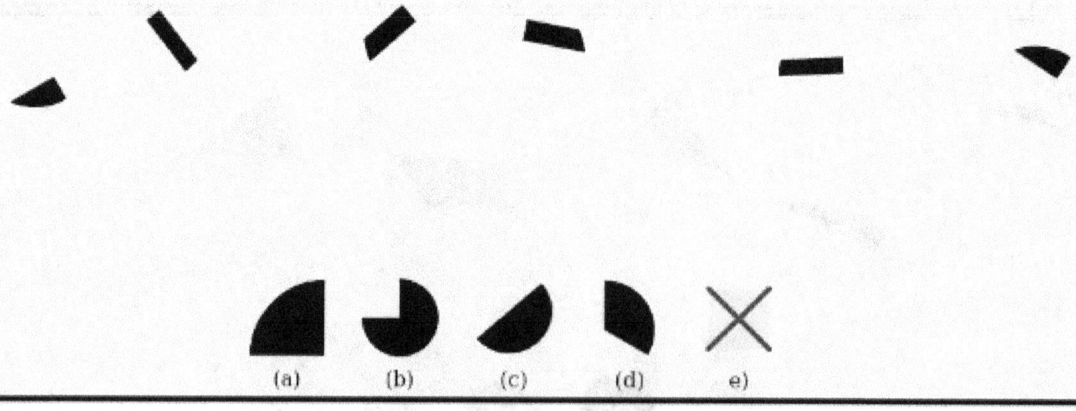

Lösungen:

Figuren Zusammensetzen - Sim 15

Beispiele Nr. 211 - 225

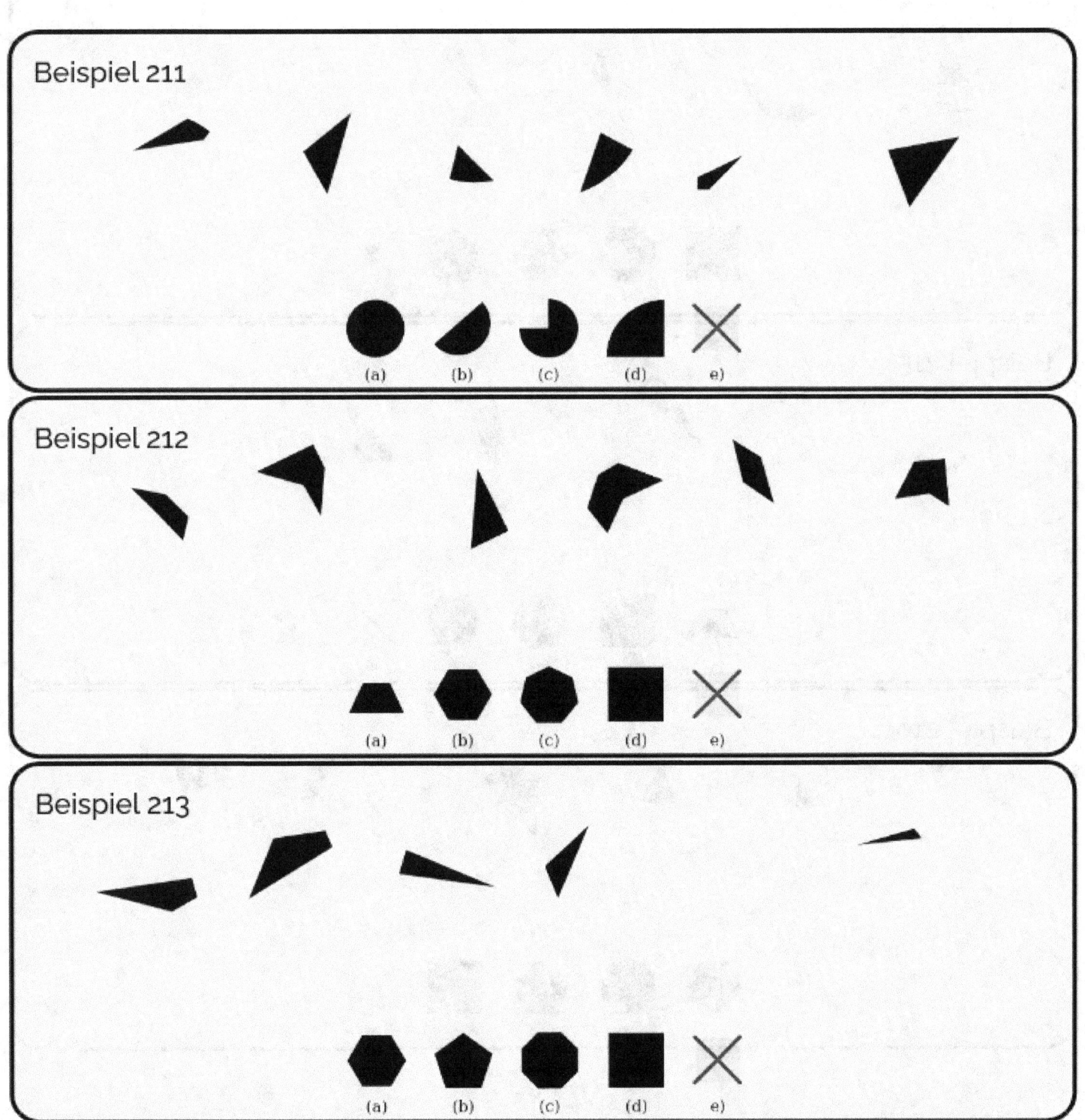

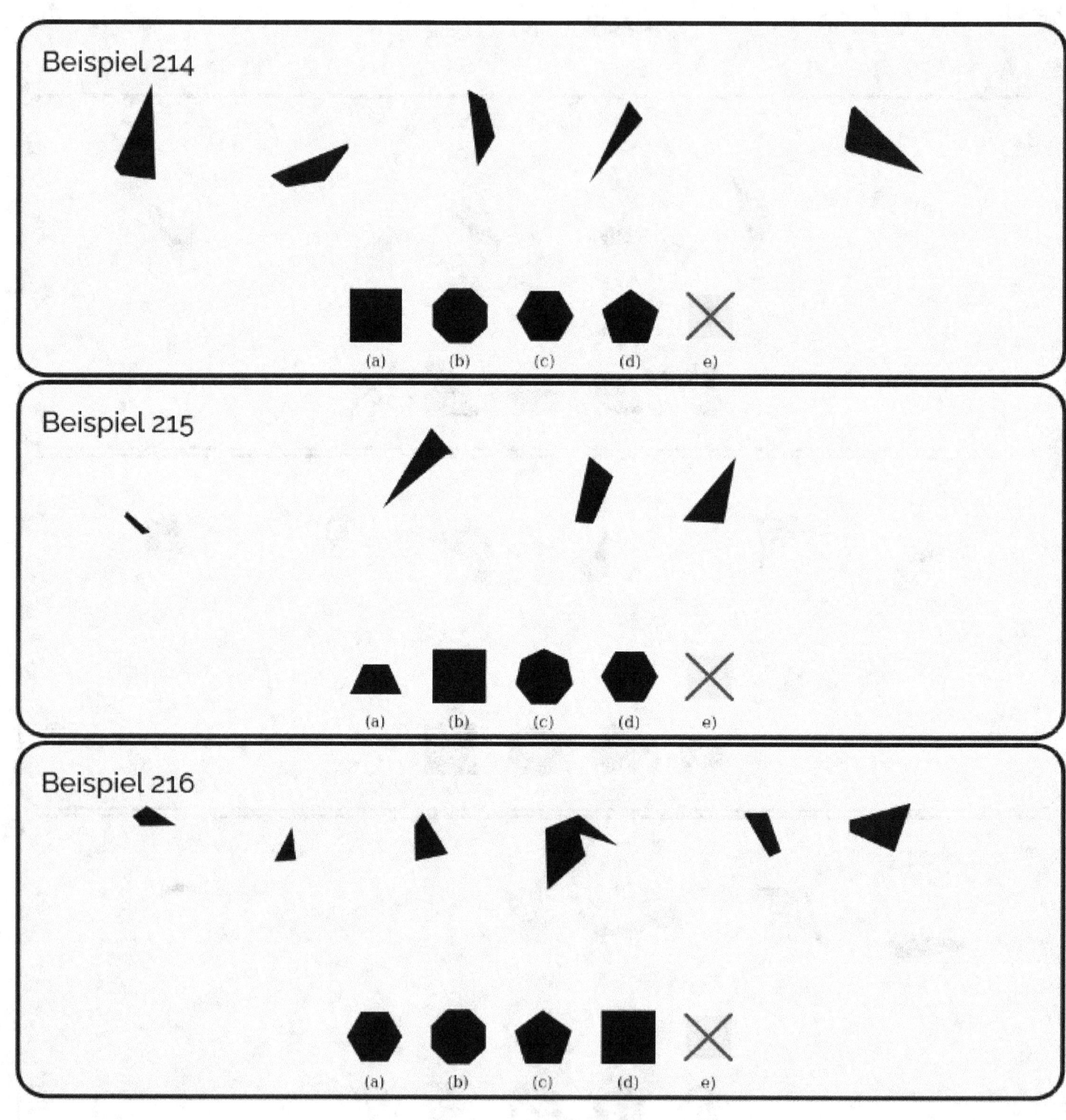

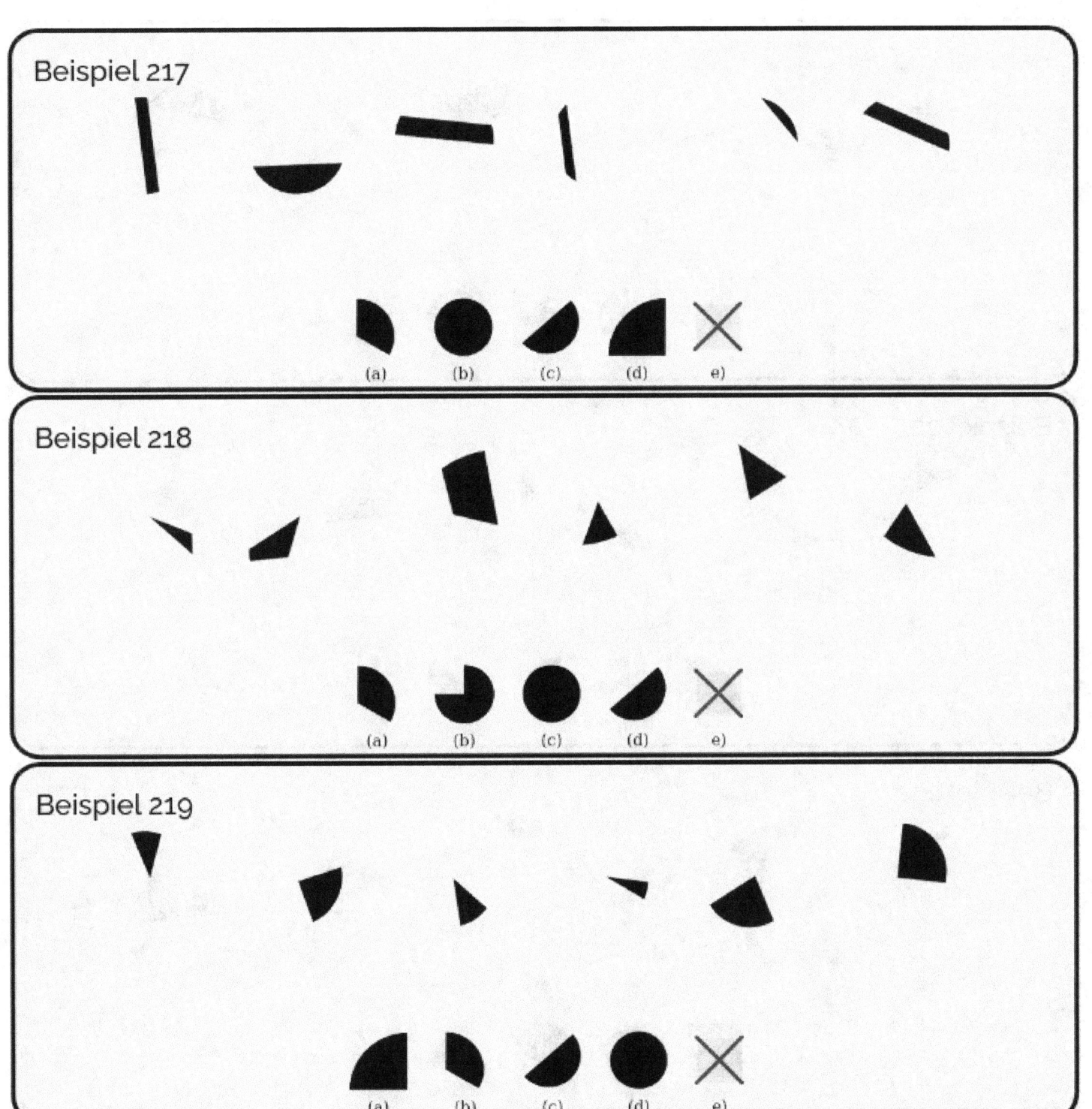

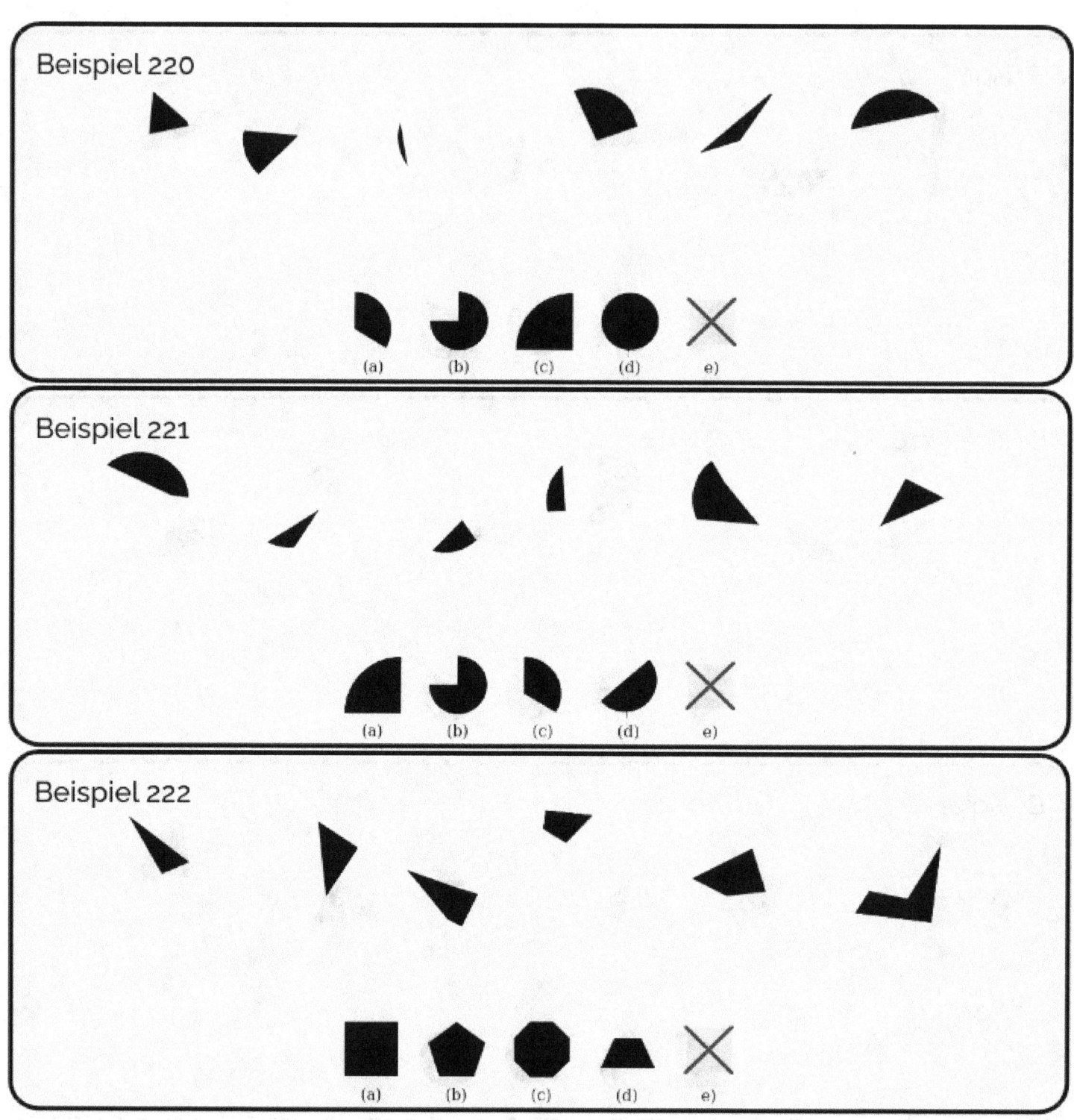

Beispiel 223

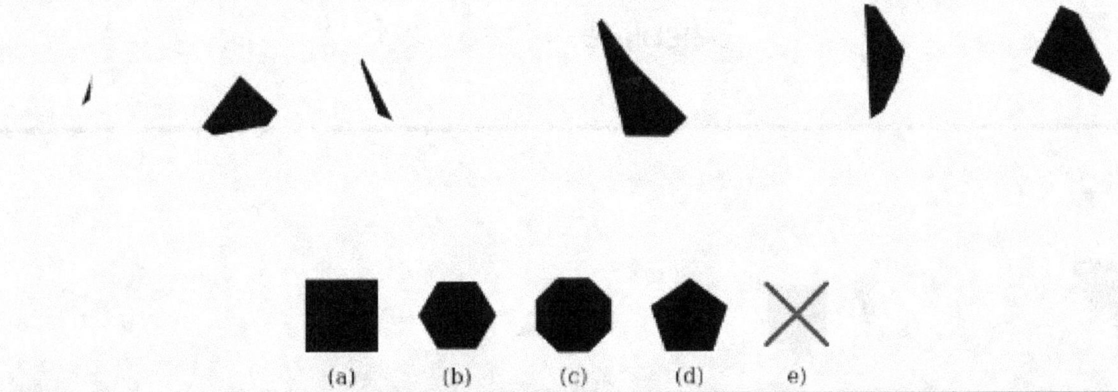

Beispiel 224

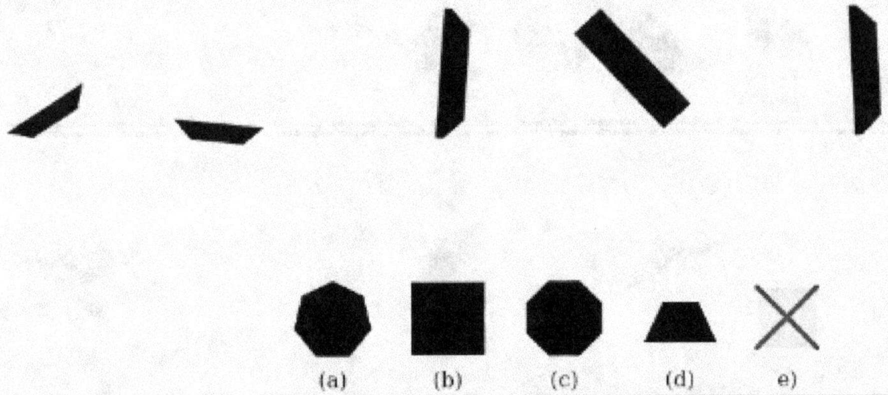

Beispiel 225

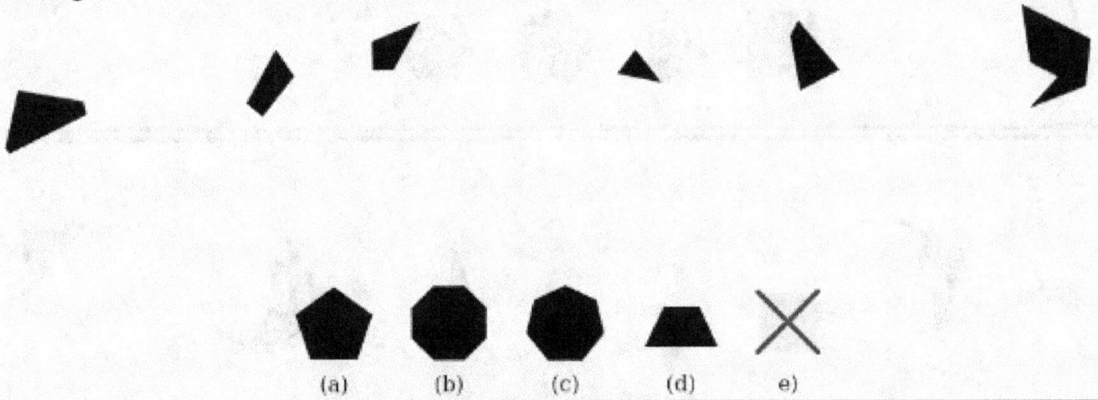

Lösungen:

Figuren Zusammensetzen - Sim 16

Beispiele Nr. 226 - 240

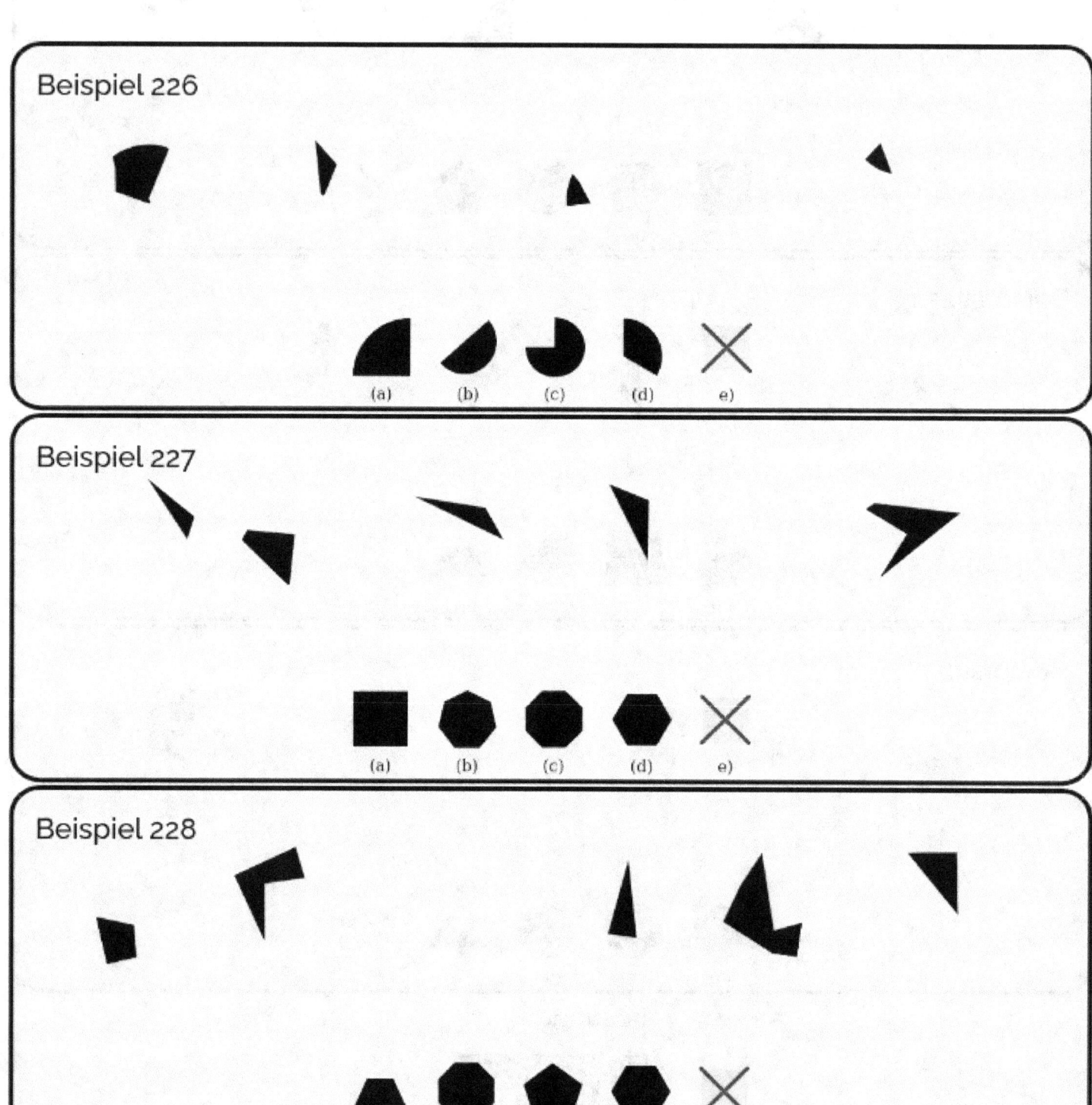

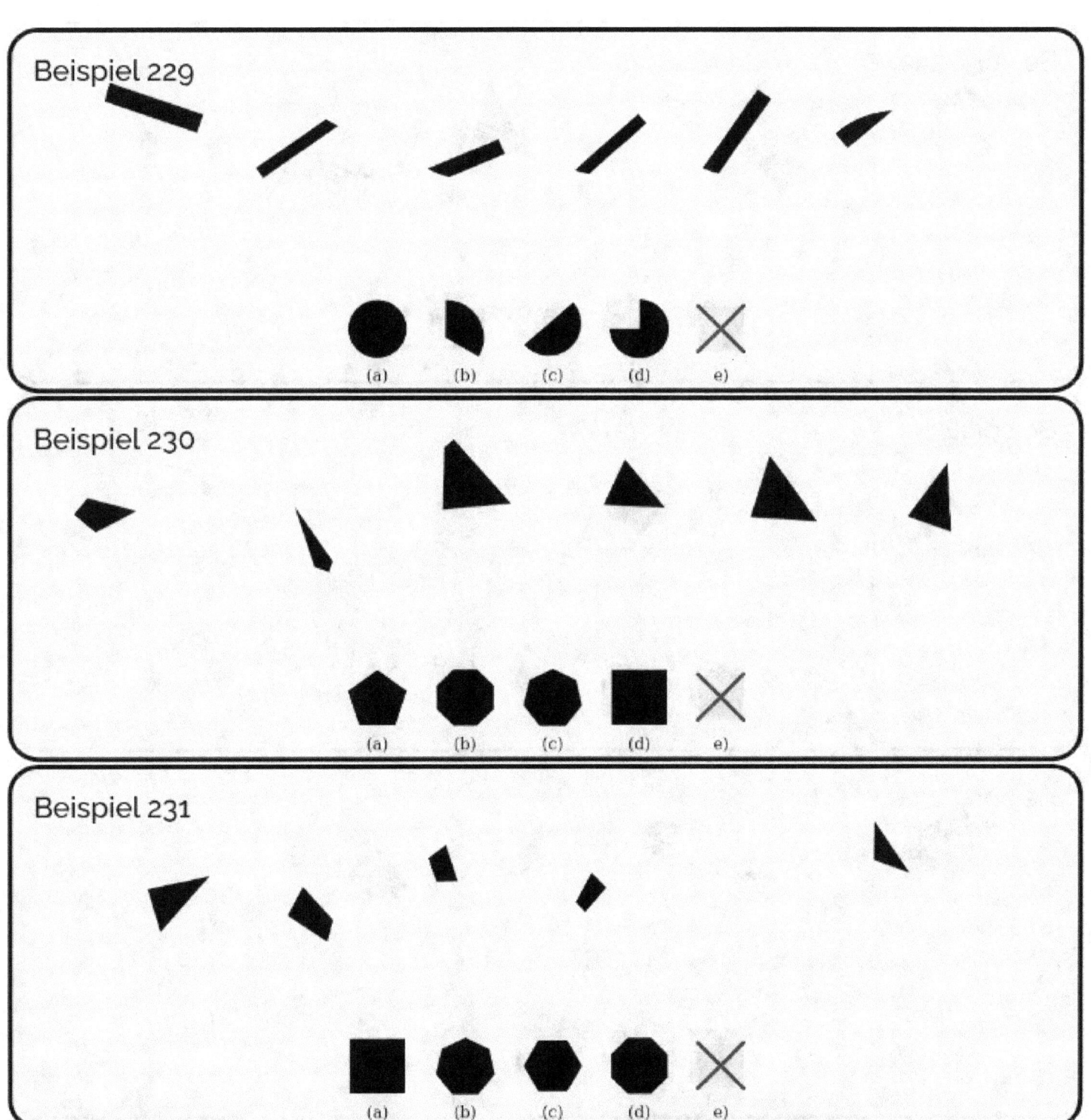

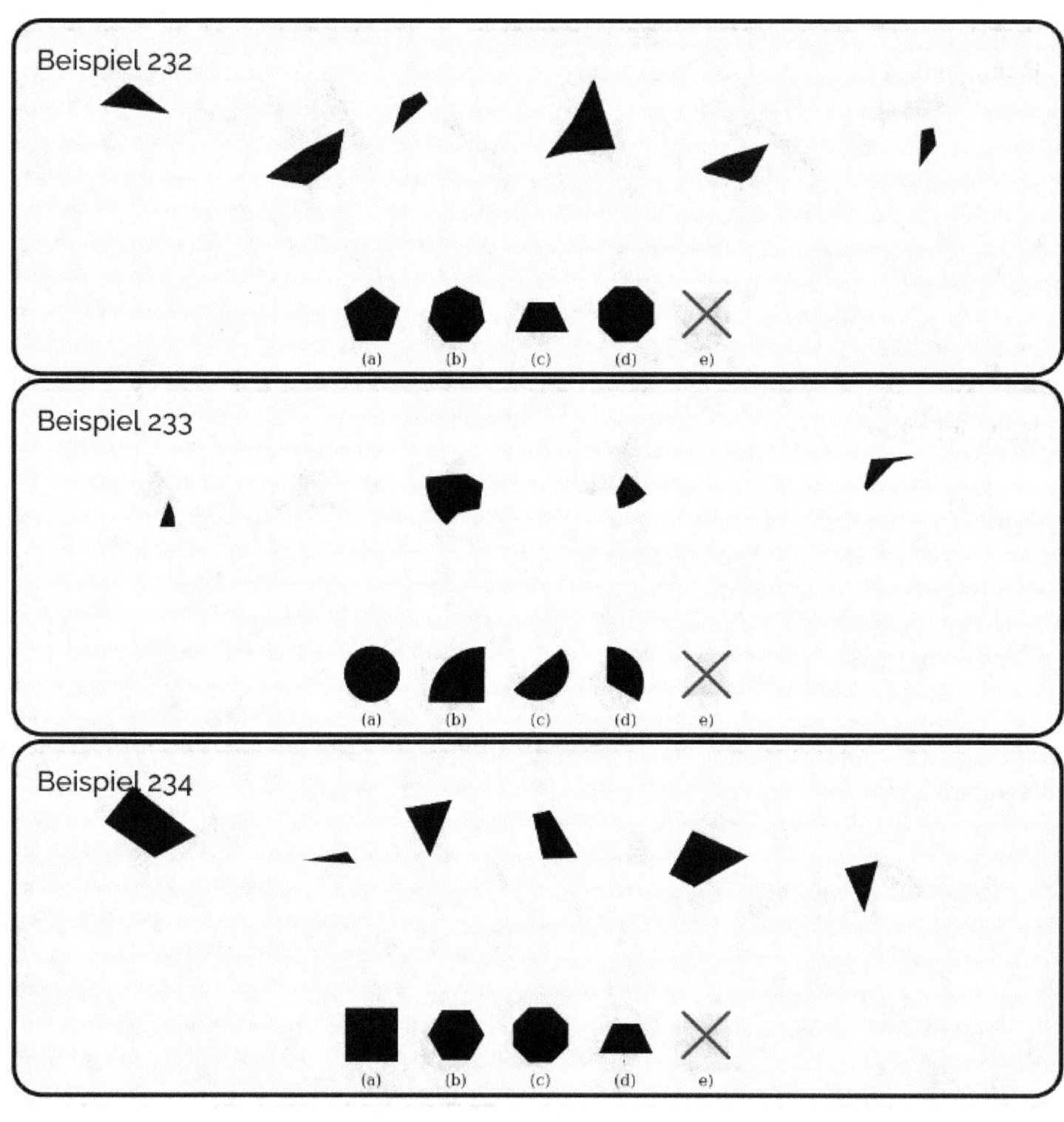

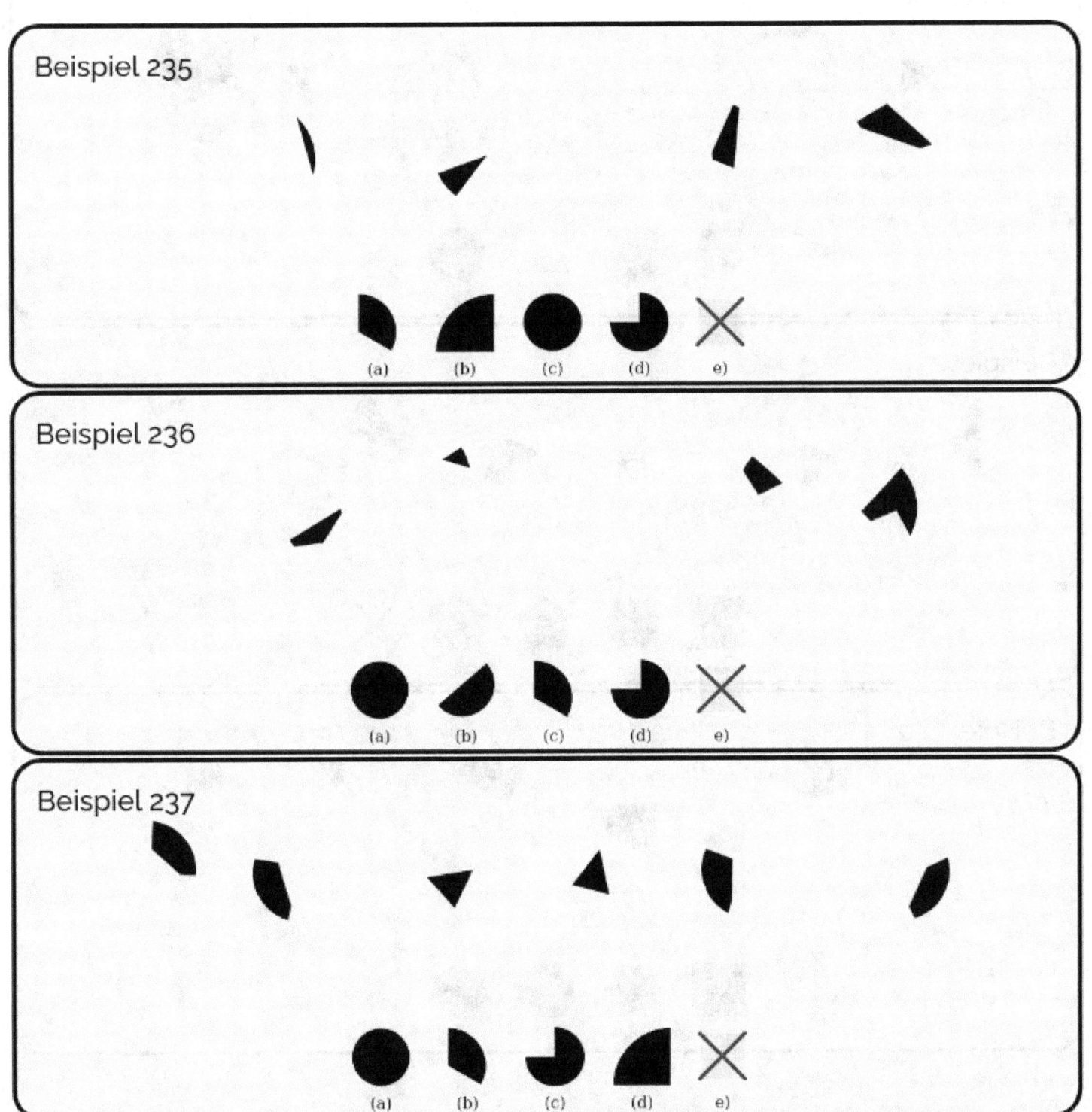

Beispiel 238

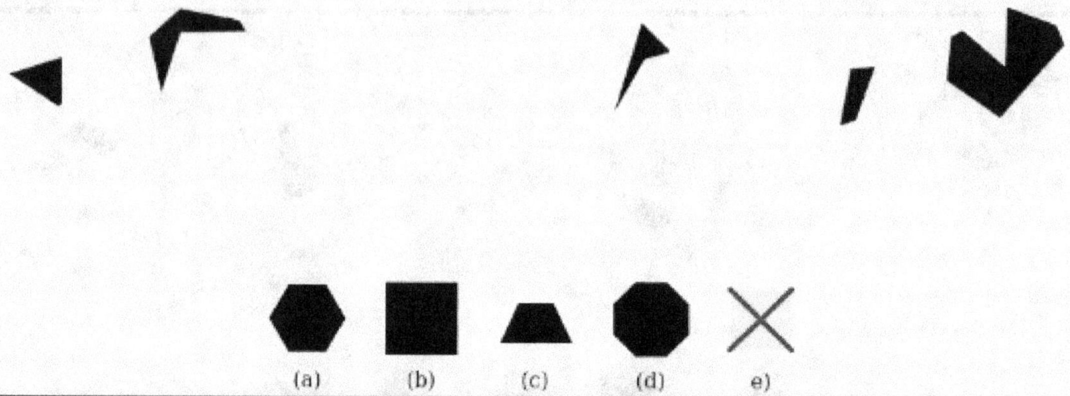

Beispiel 239

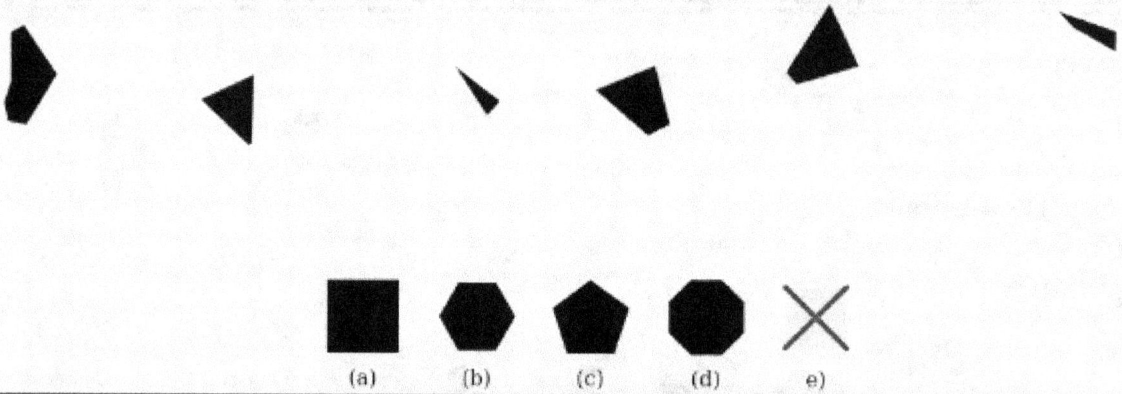

Beispiel 240

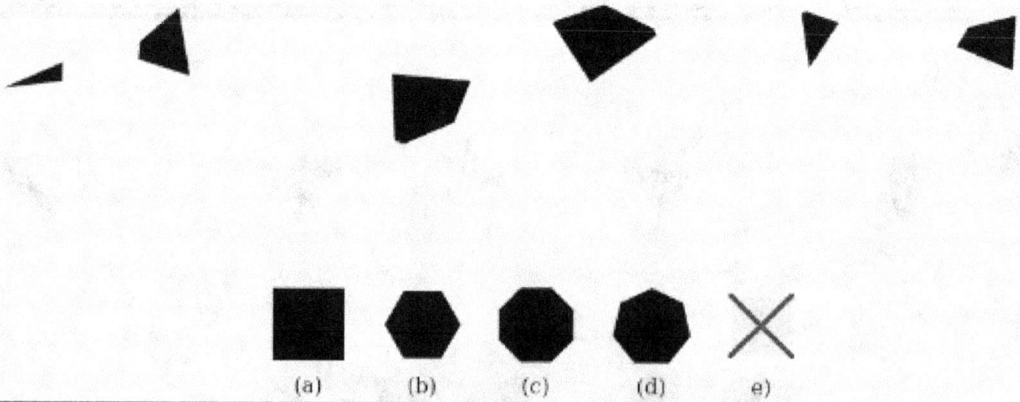

Lösungen:

Figuren Zusammensetzen - Sim 17

Beispiele Nr. 241 - 255

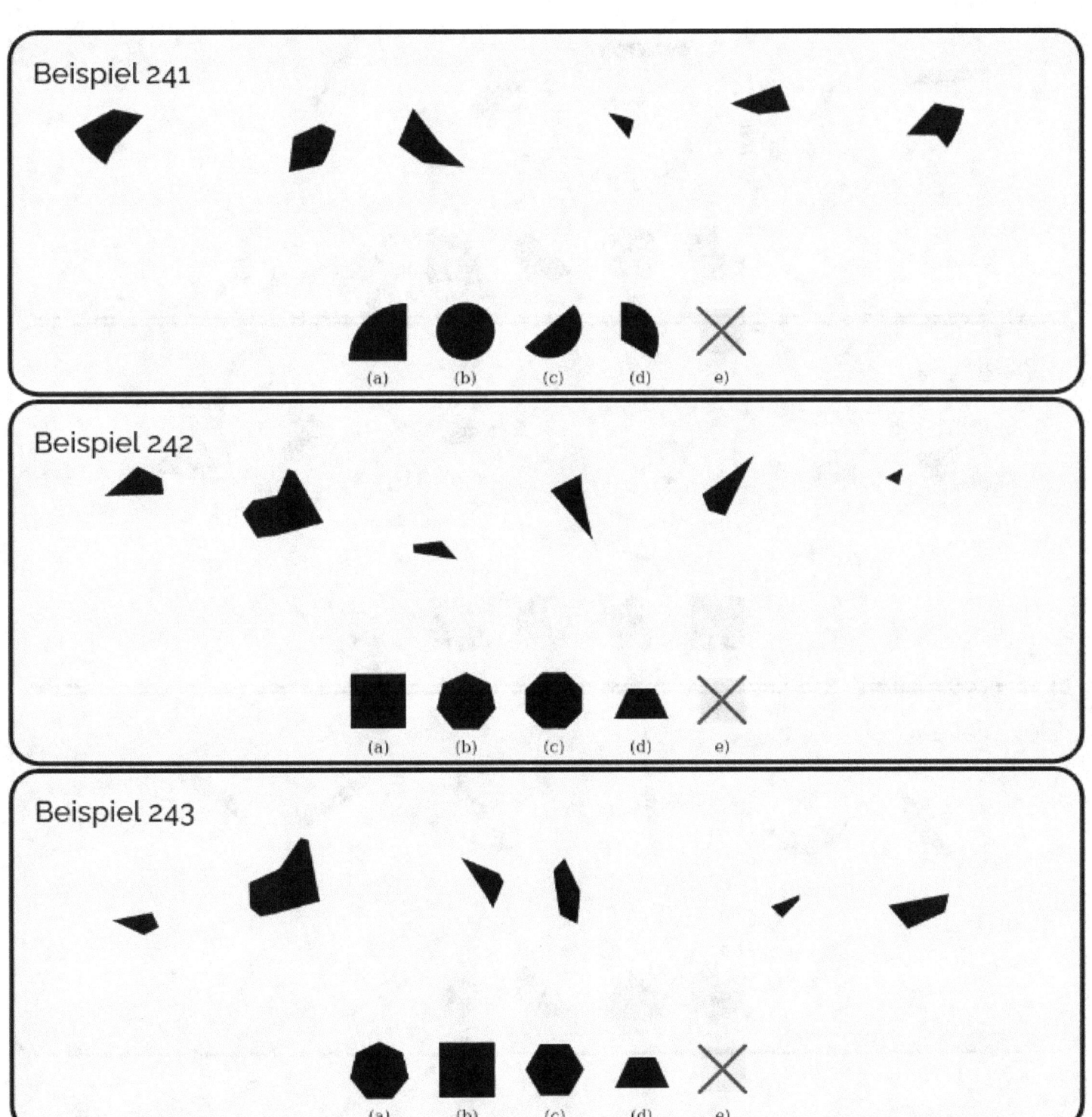

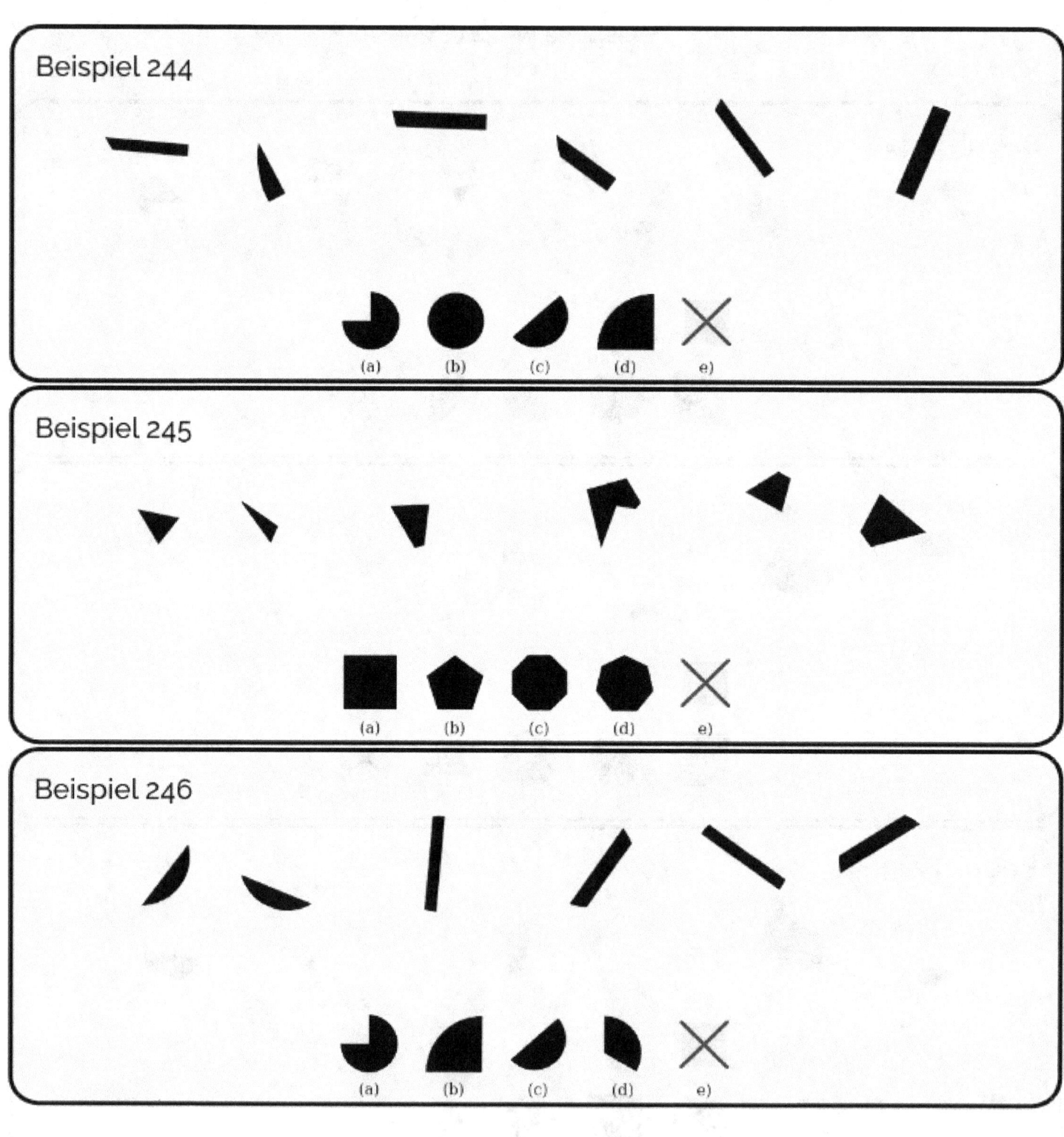

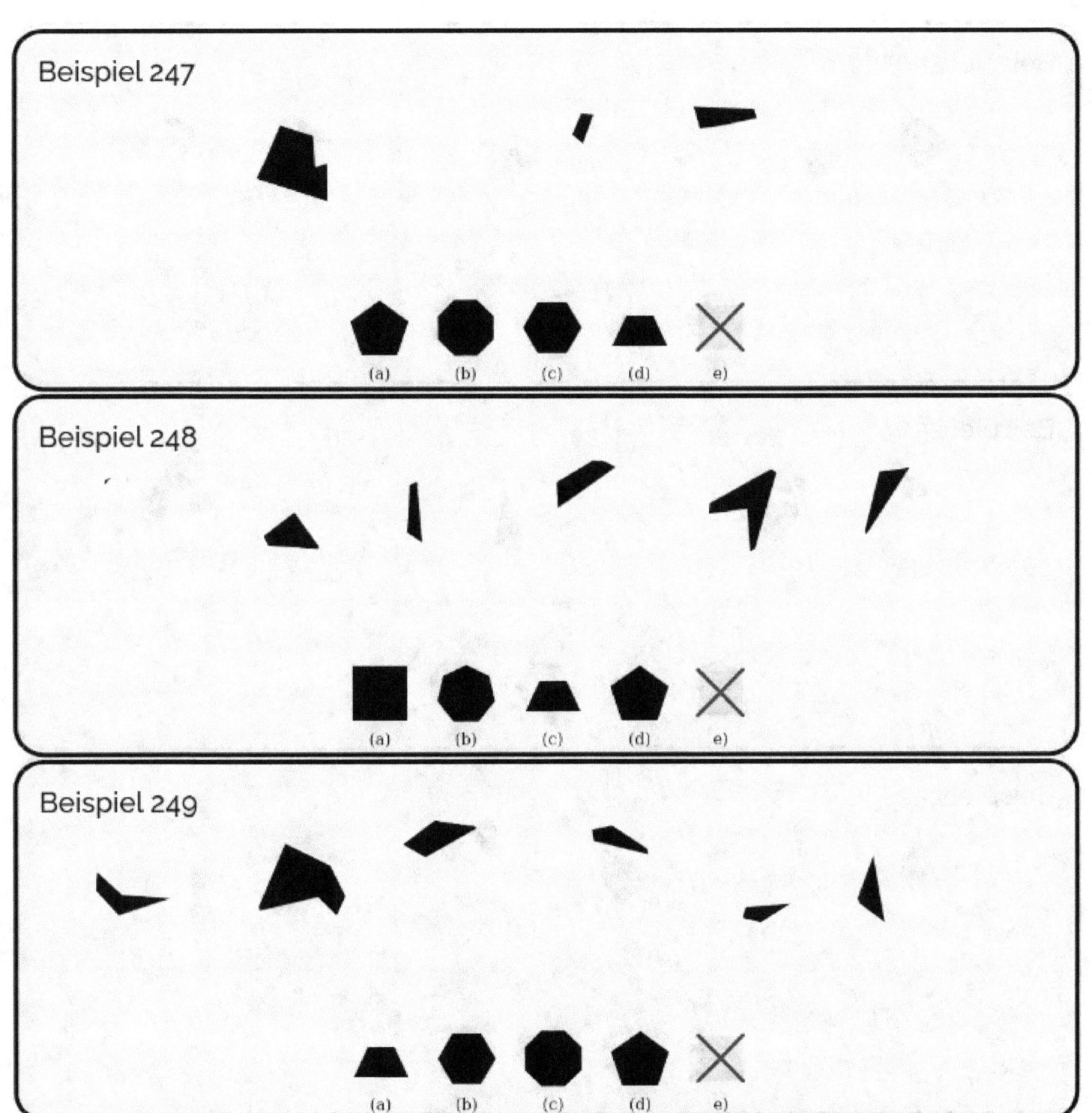

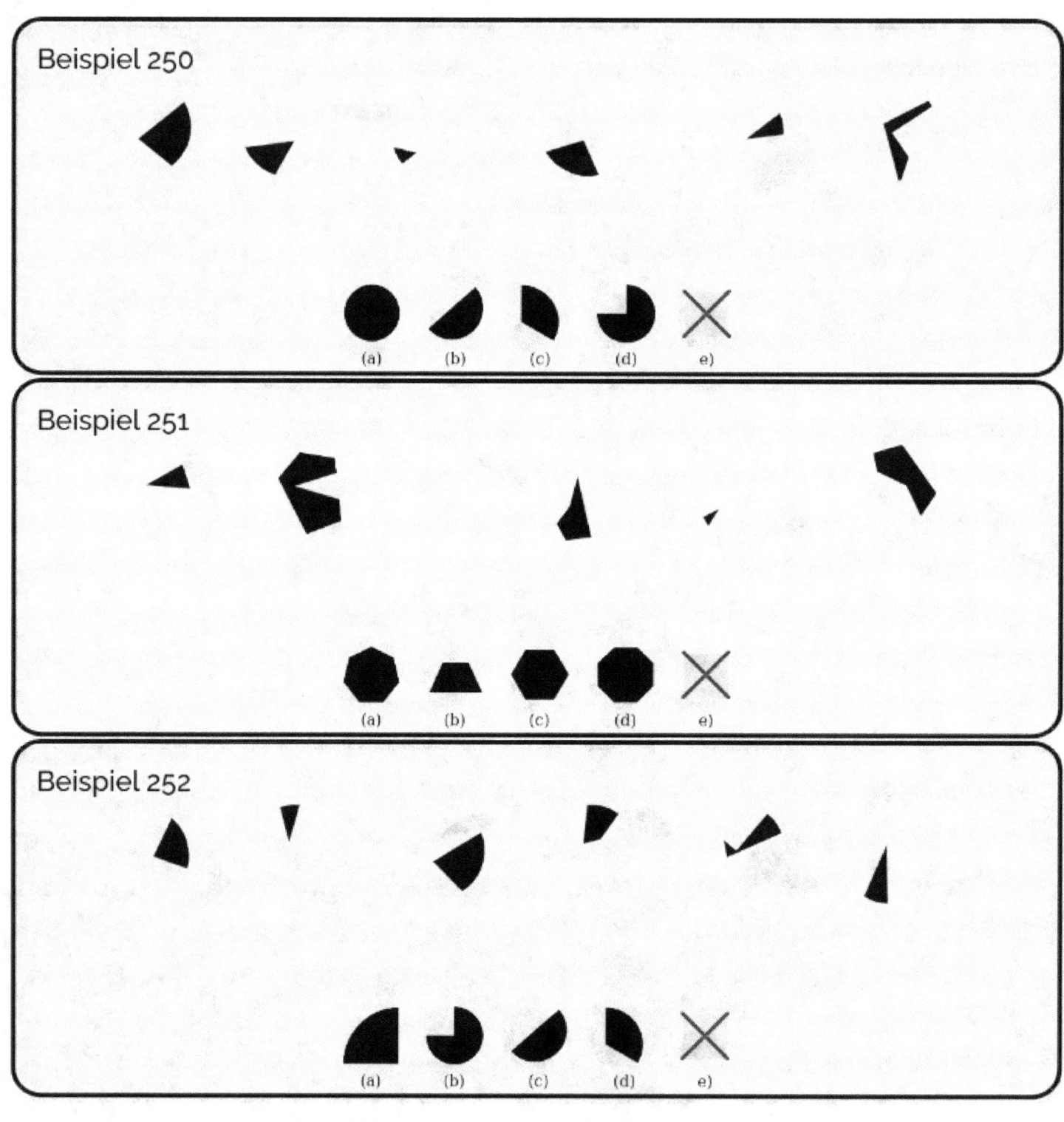

Beispiel 253

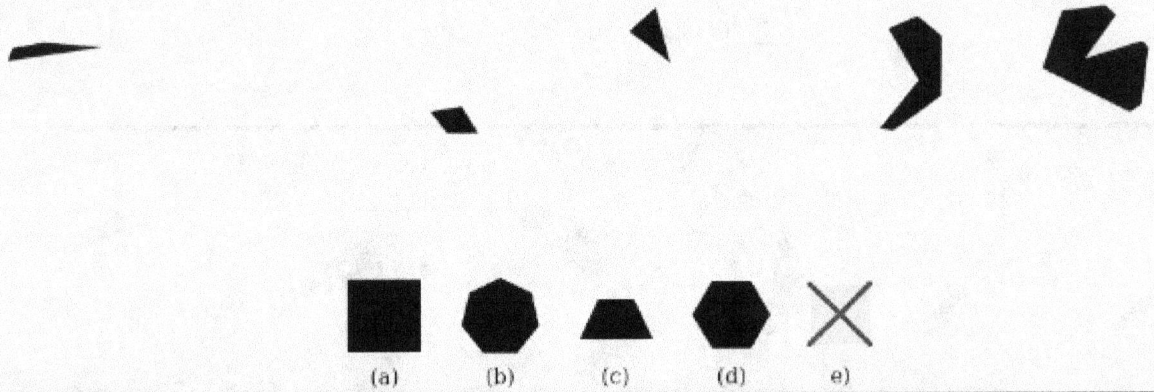

Beispiel 254

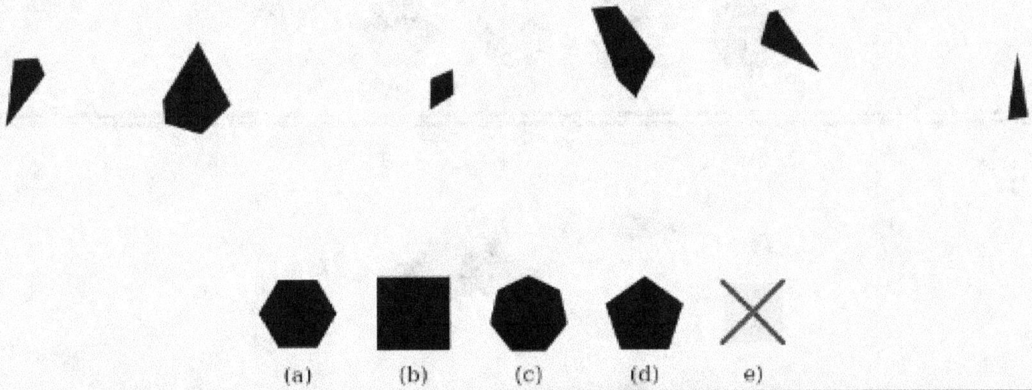

Beispiel 255

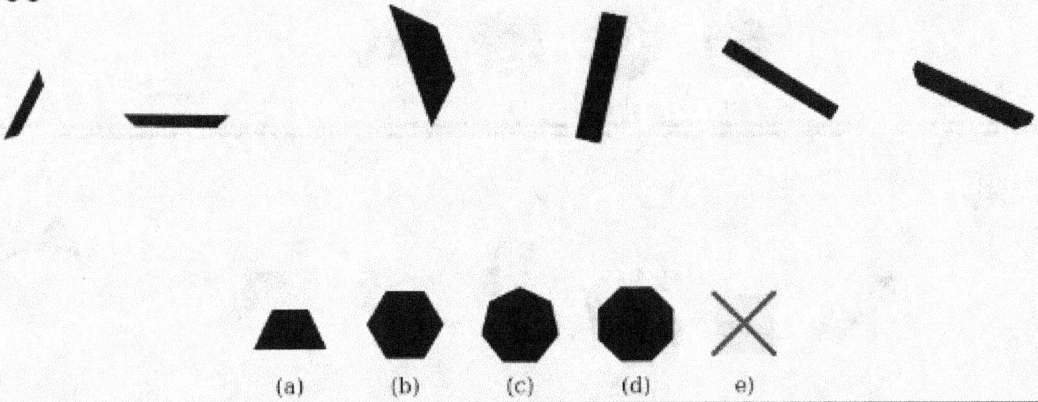

Lösungen:

Figuren Zusammensetzen - Sim 18

Beispiele Nr. 256 - 270

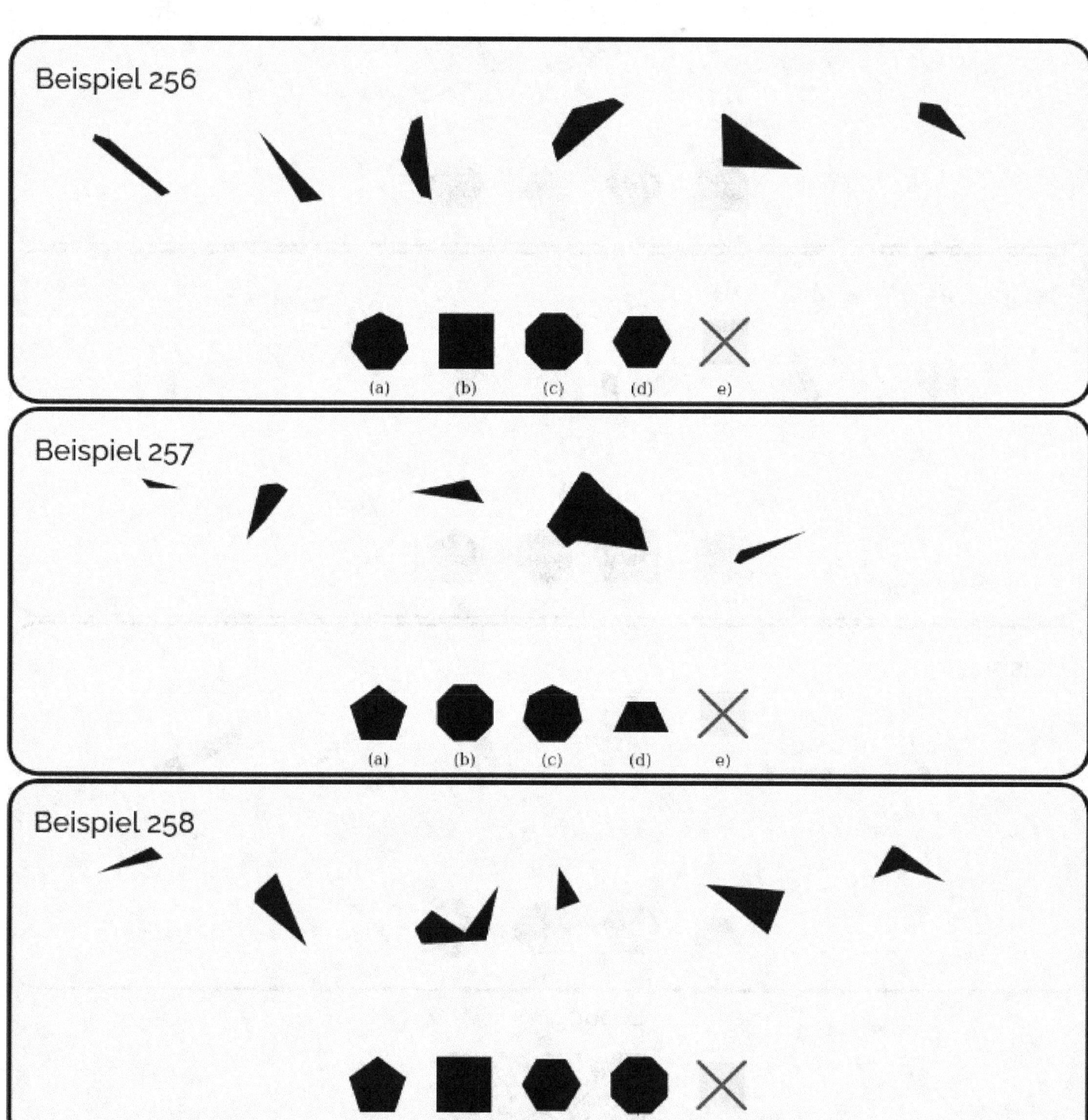

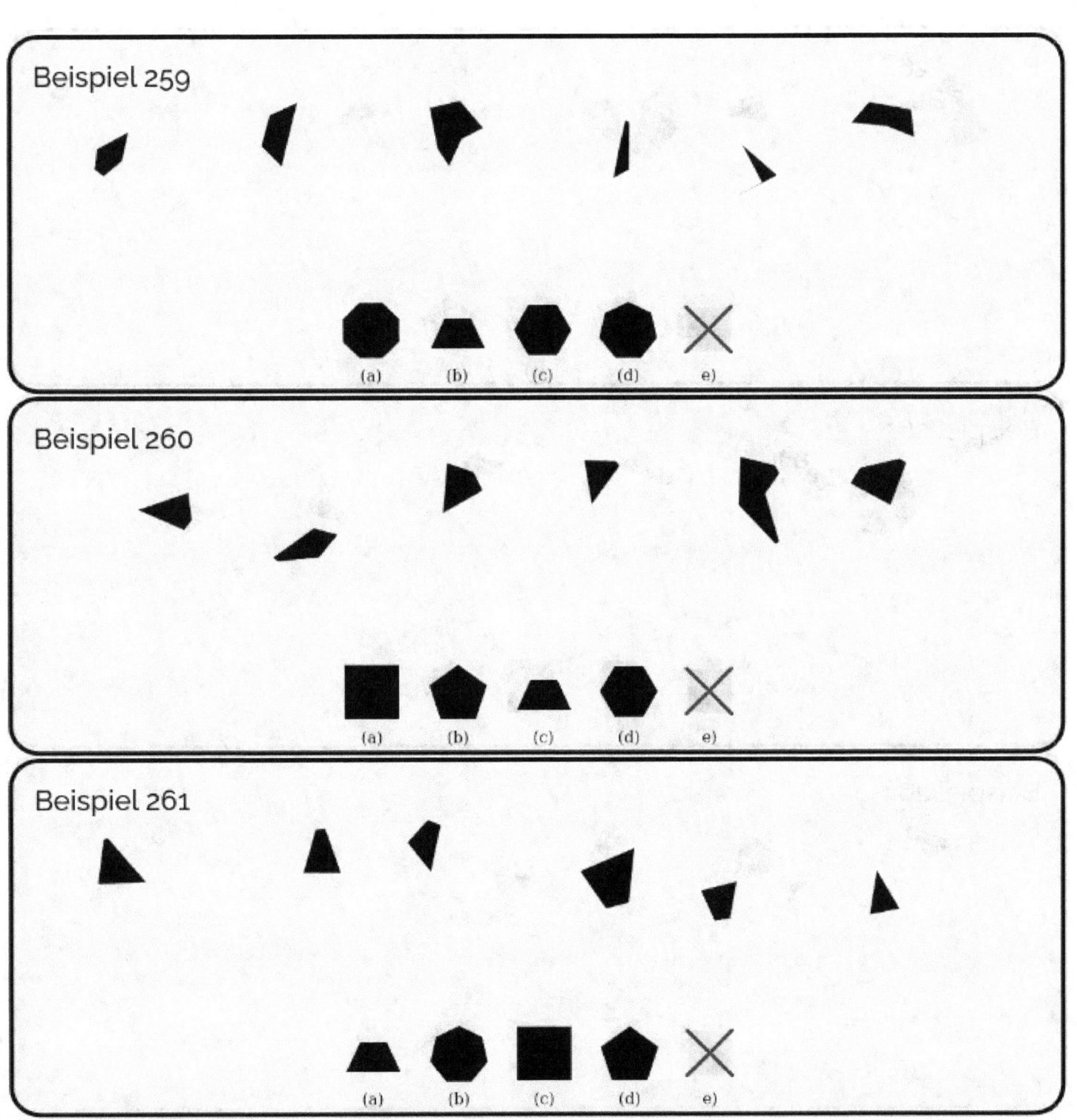

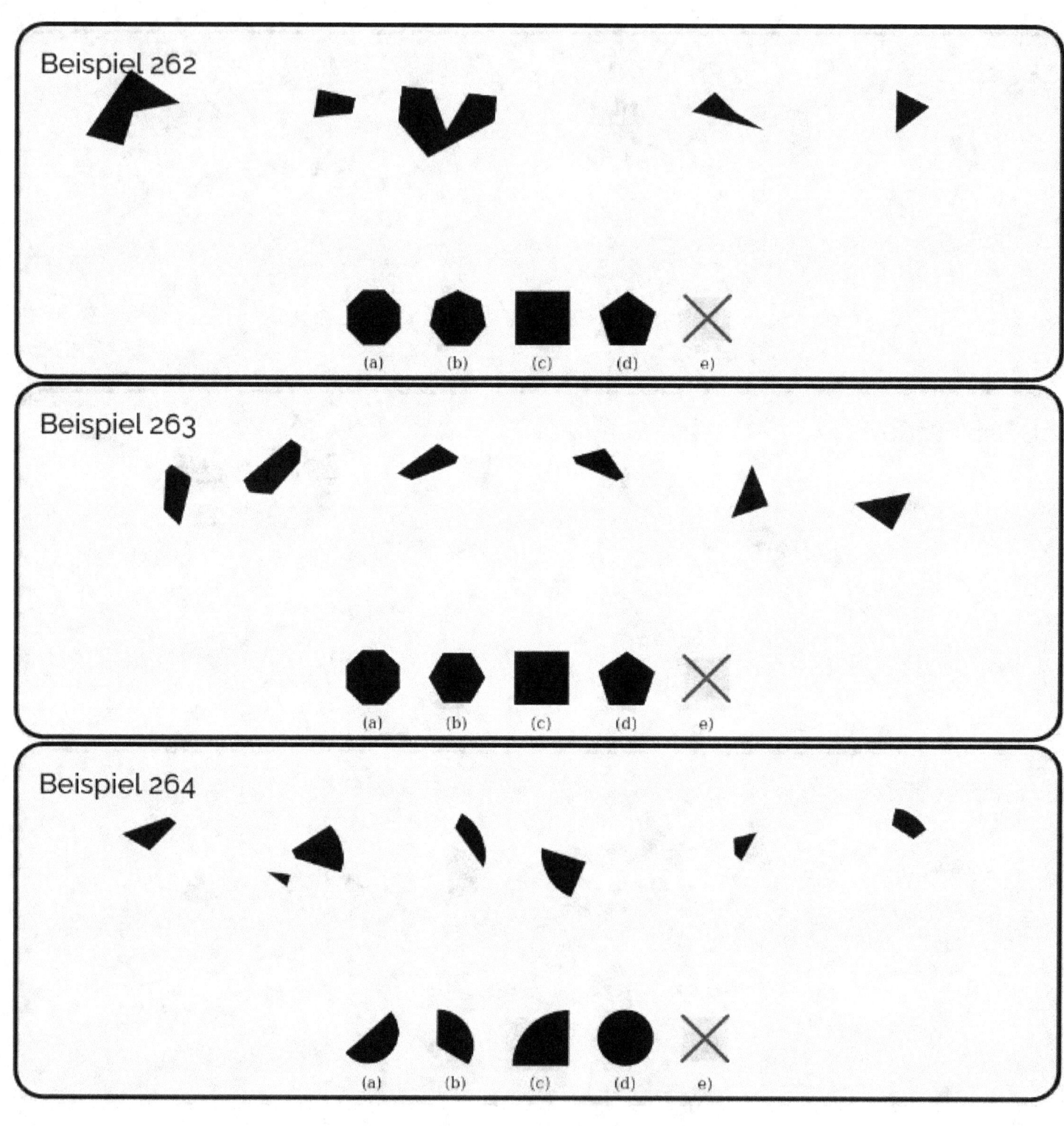

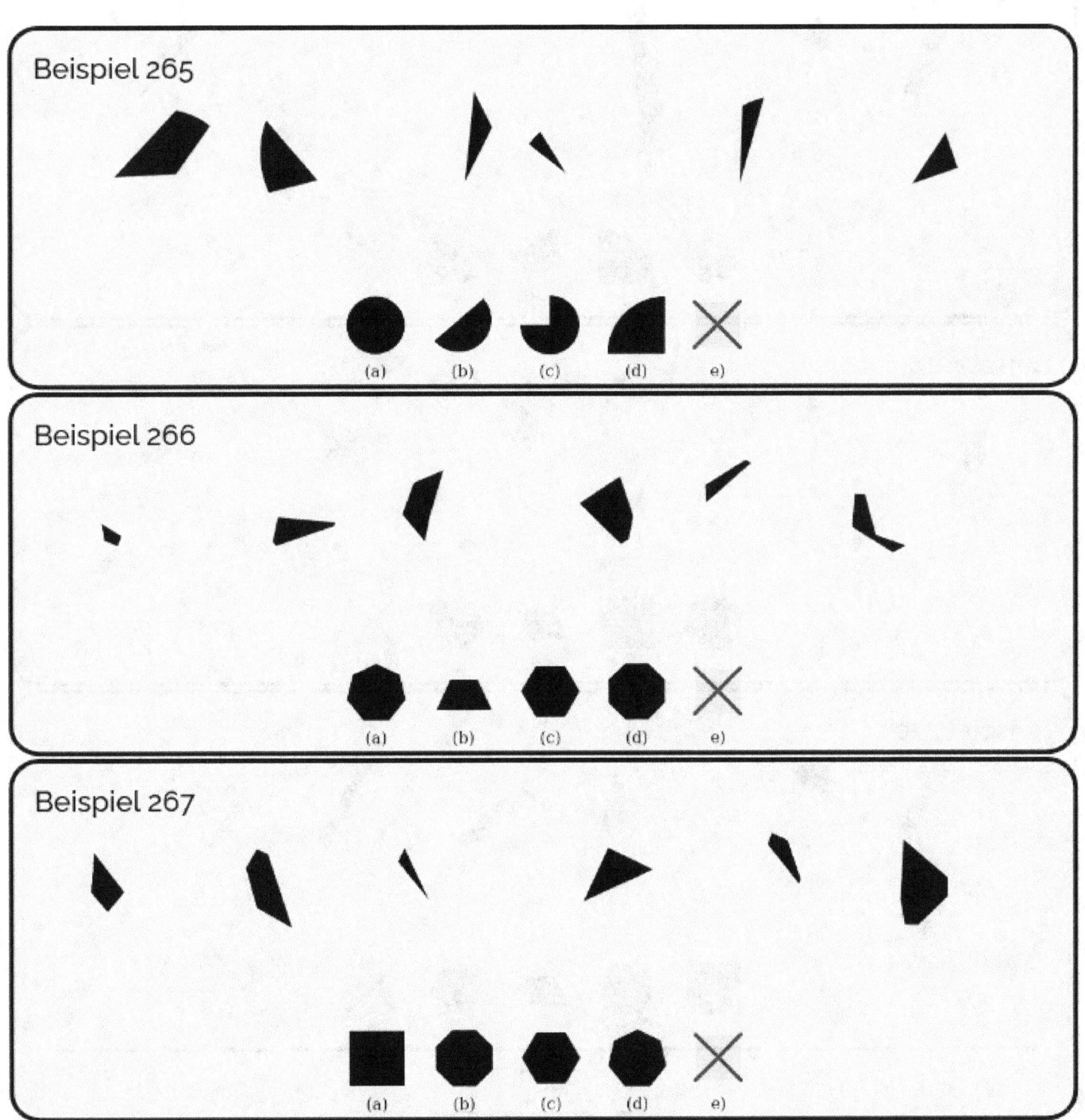

Beispiel 268

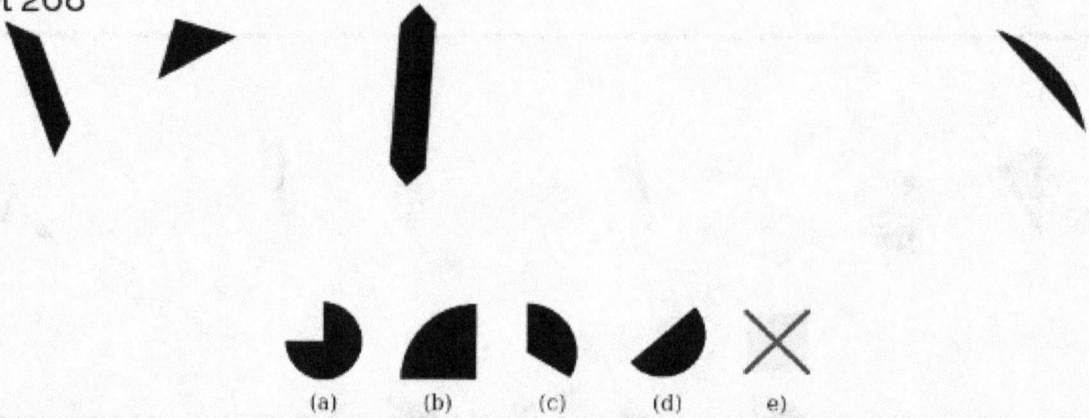

(a) (b) (c) (d) e)

Beispiel 269

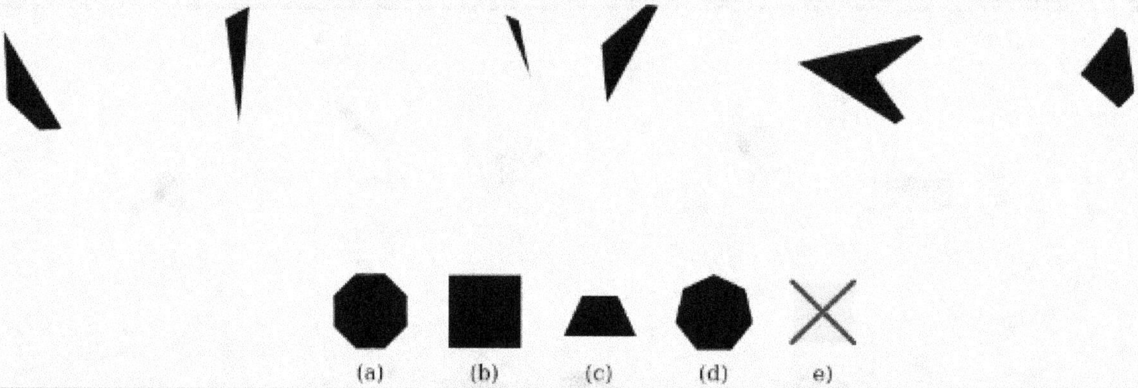

(a) (b) (c) (d) e)

Beispiel 270

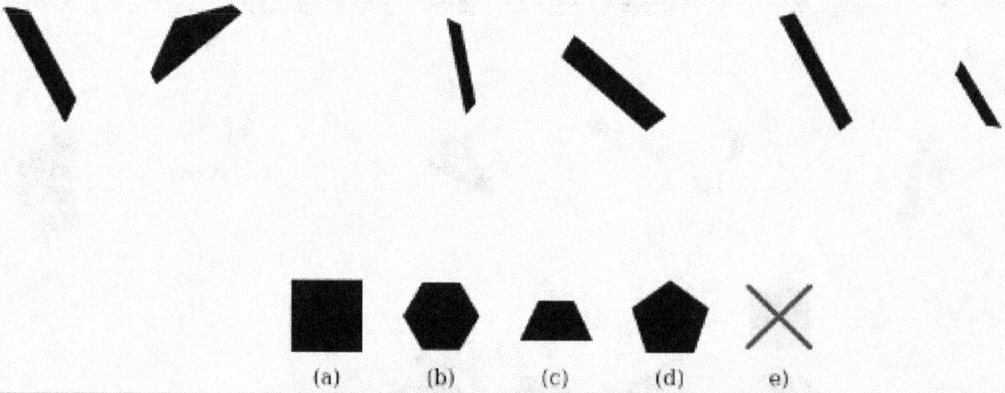

(a) (b) (c) (d) e)

Lösungen:

Figuren Zusammensetzen - Sim 19

Beispiele Nr. 271 - 285

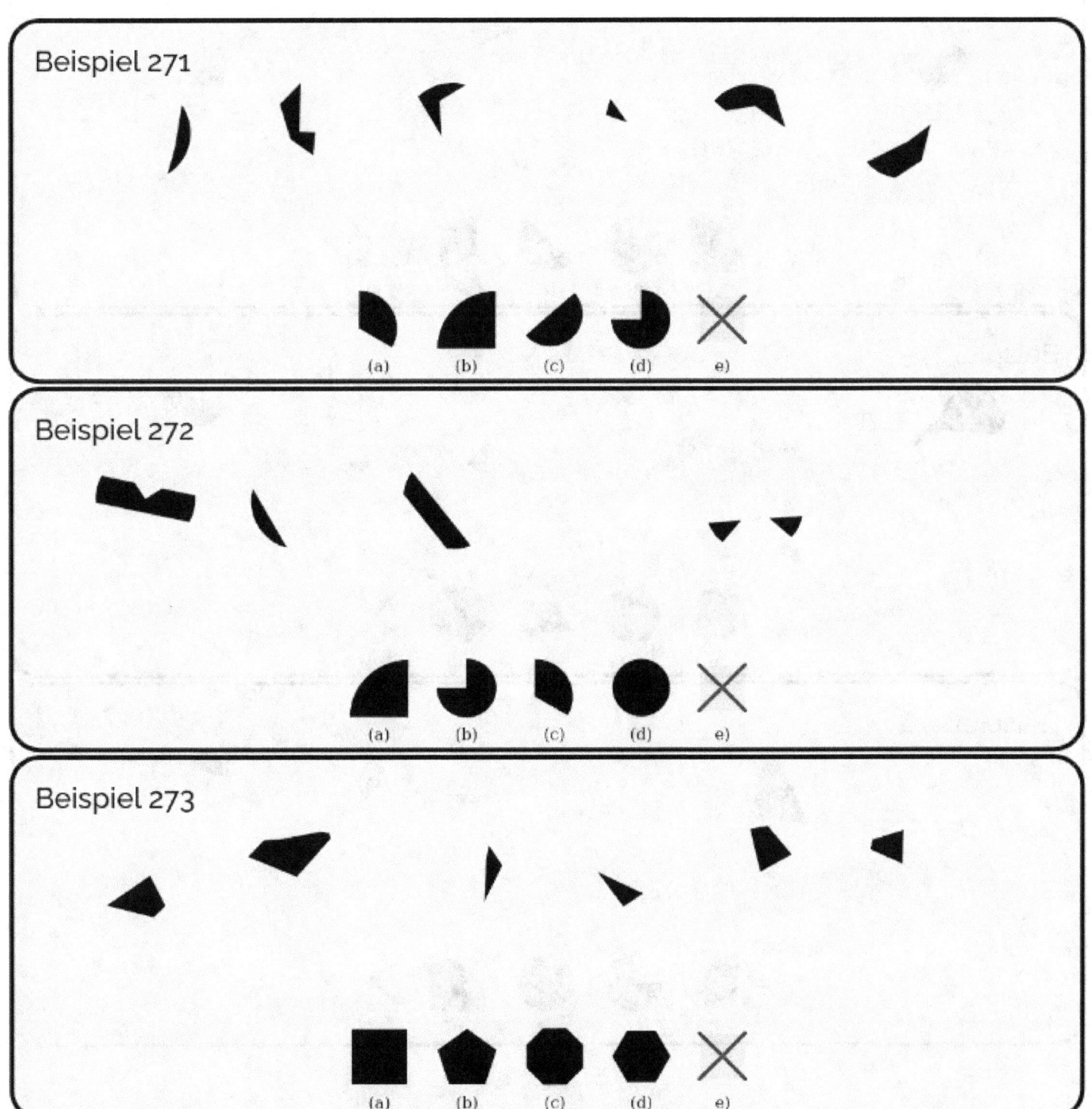

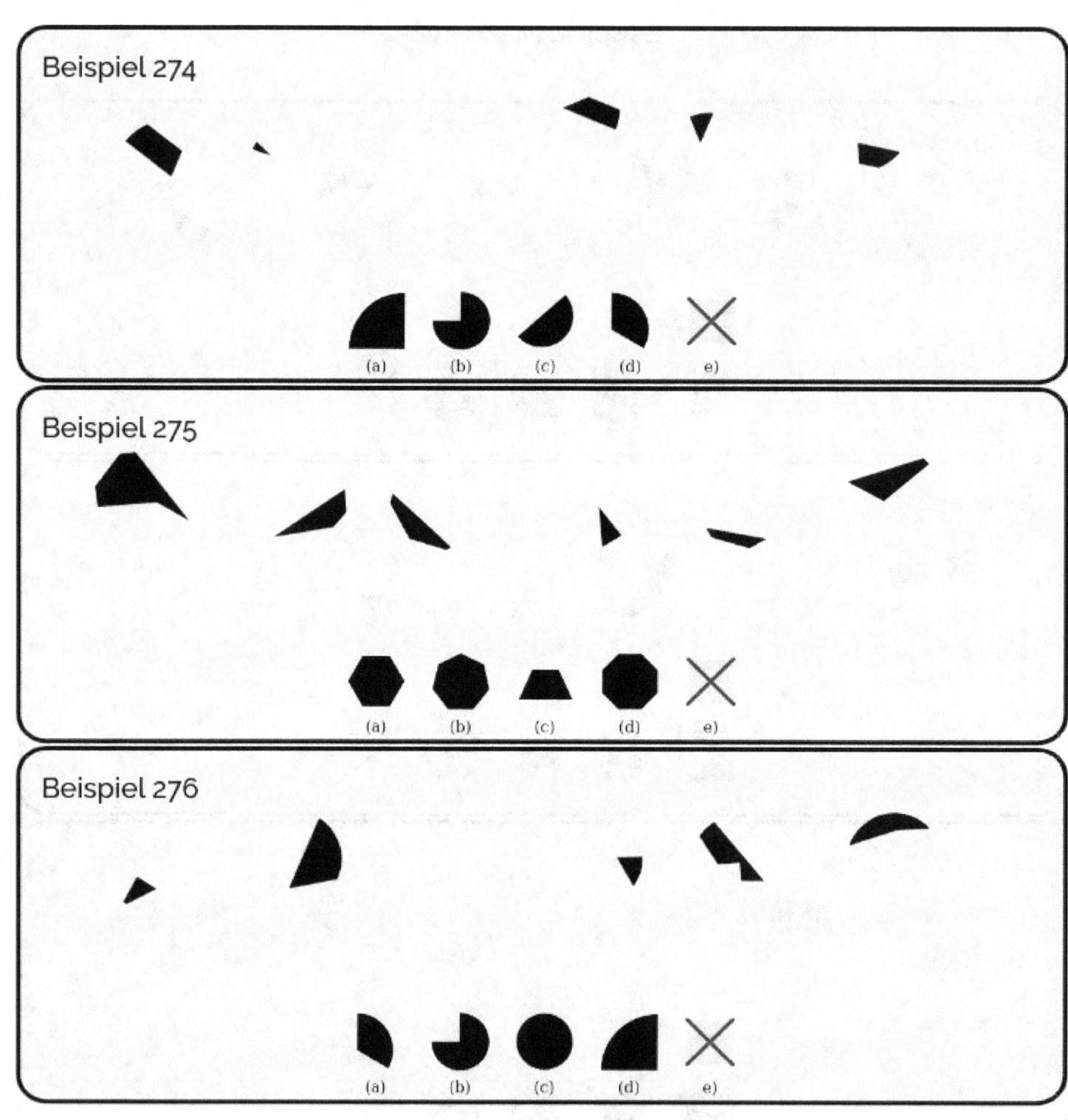

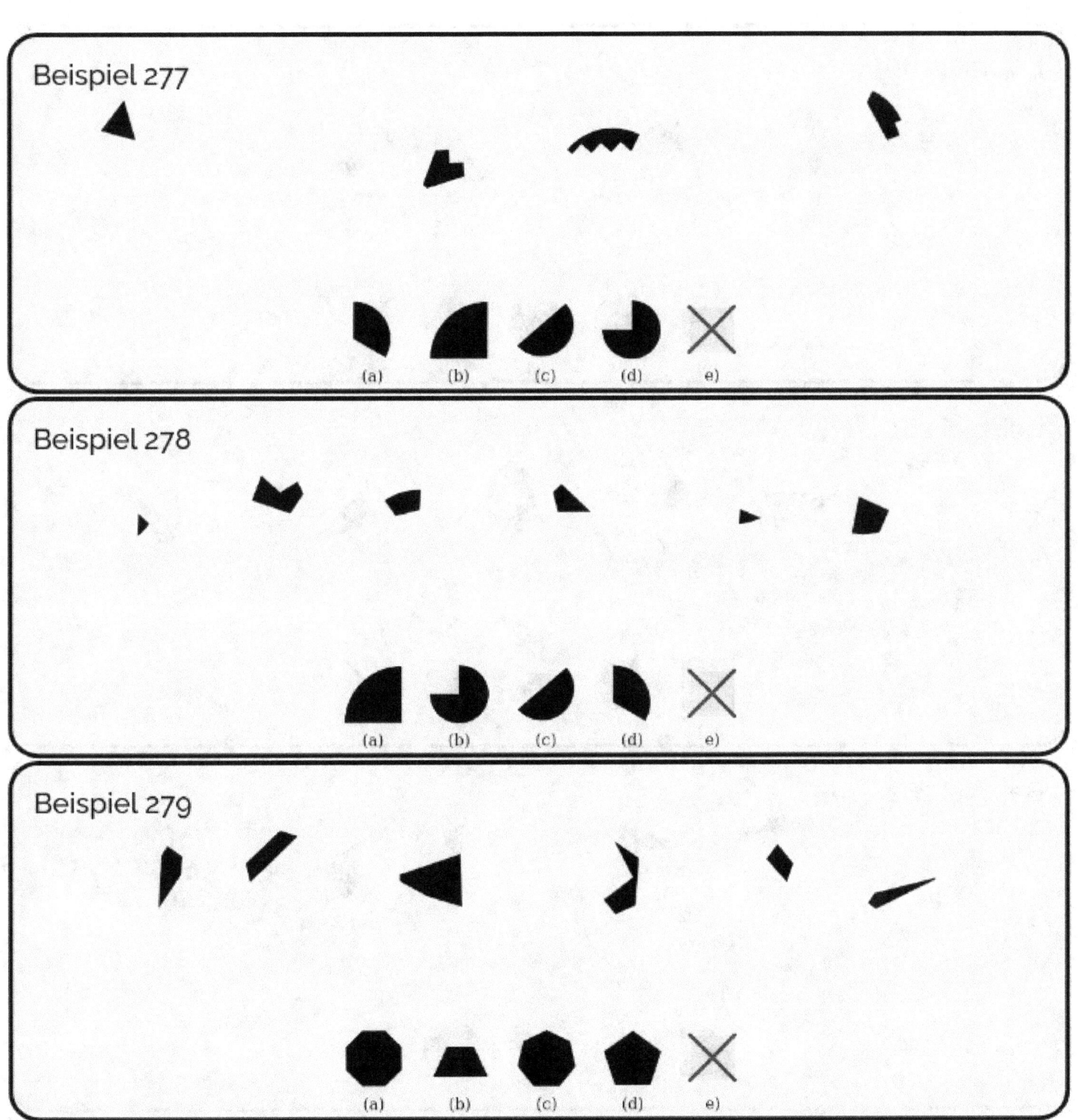

Beispiel 280

Beispiel 281

Beispiel 282

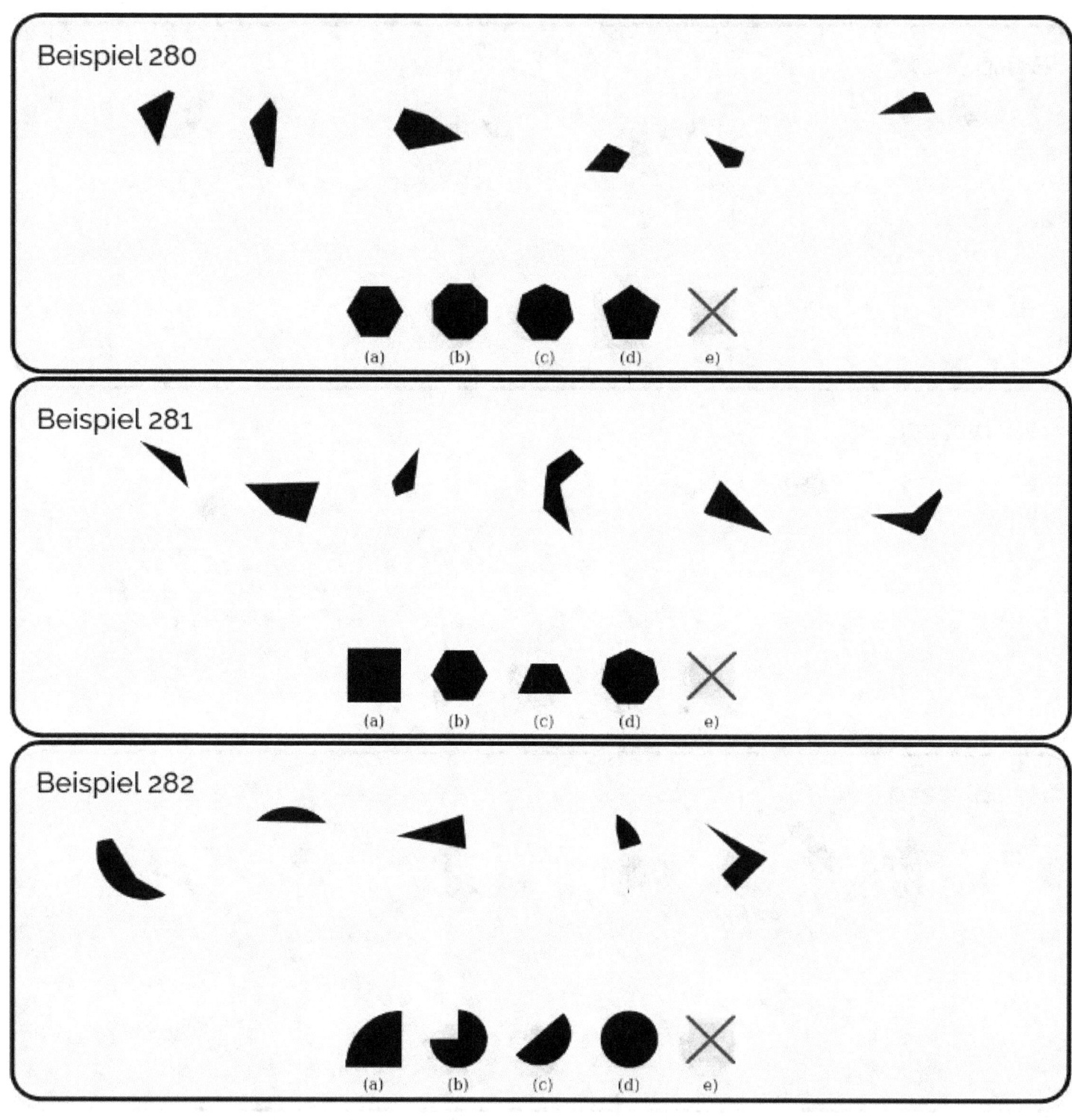

Beispiel 283

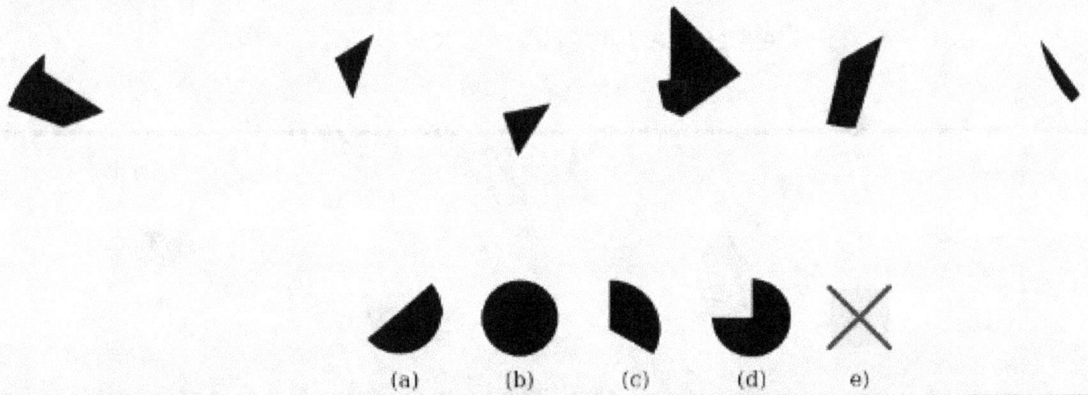

Beispiel 284

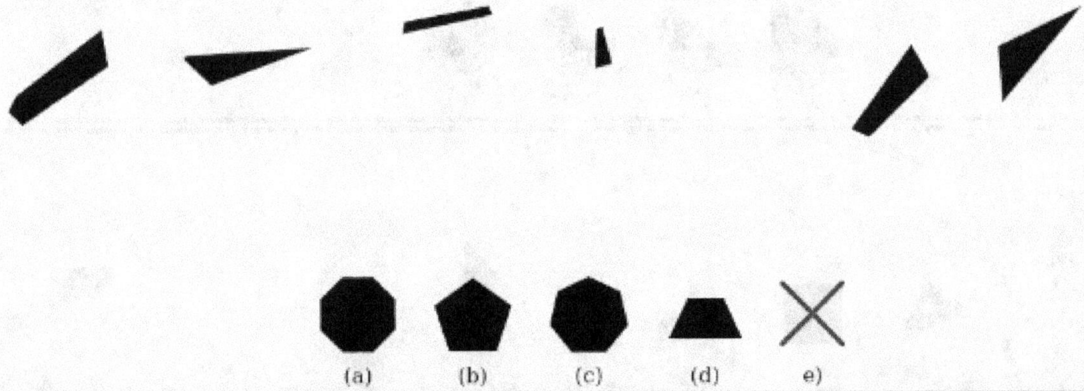

Beispiel 285

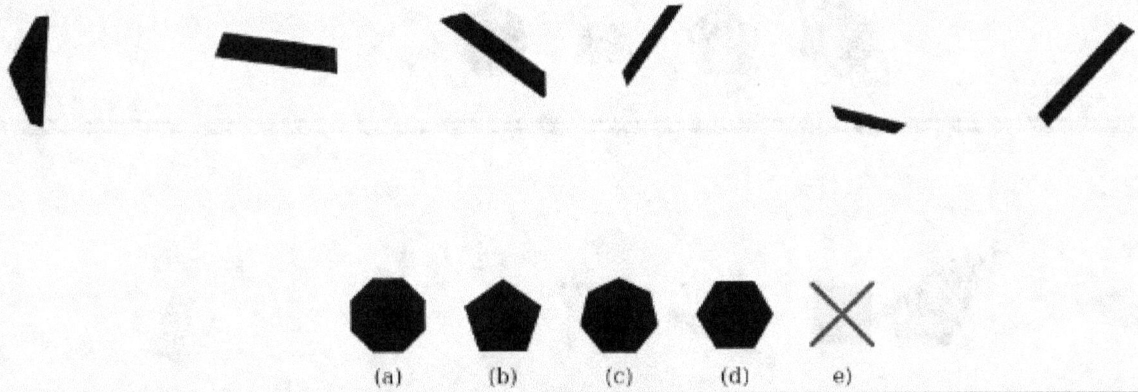

Lösungen:

Figuren Zusammensetzen - Sim 20

Beispiele Nr. 286 - 300

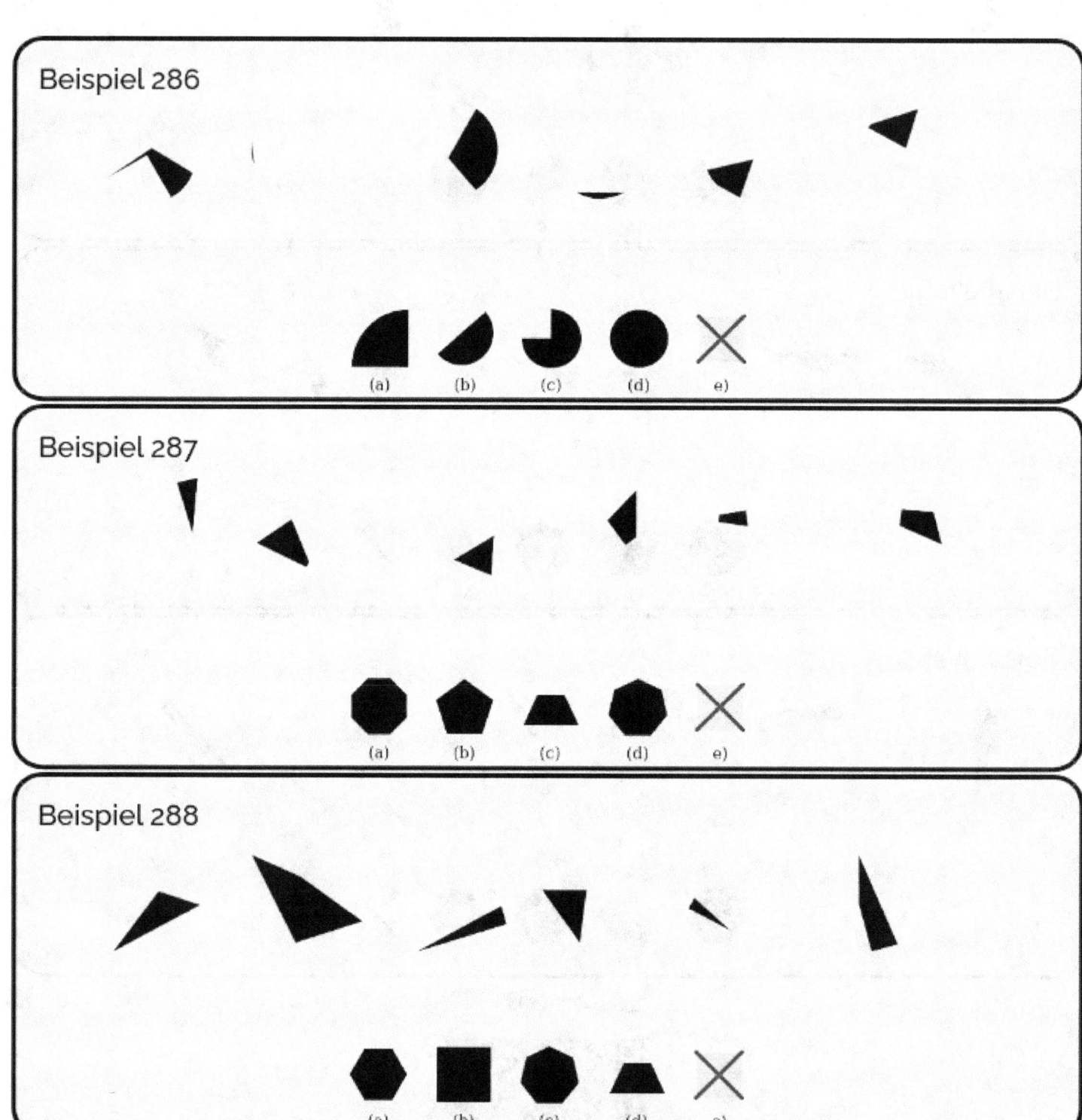

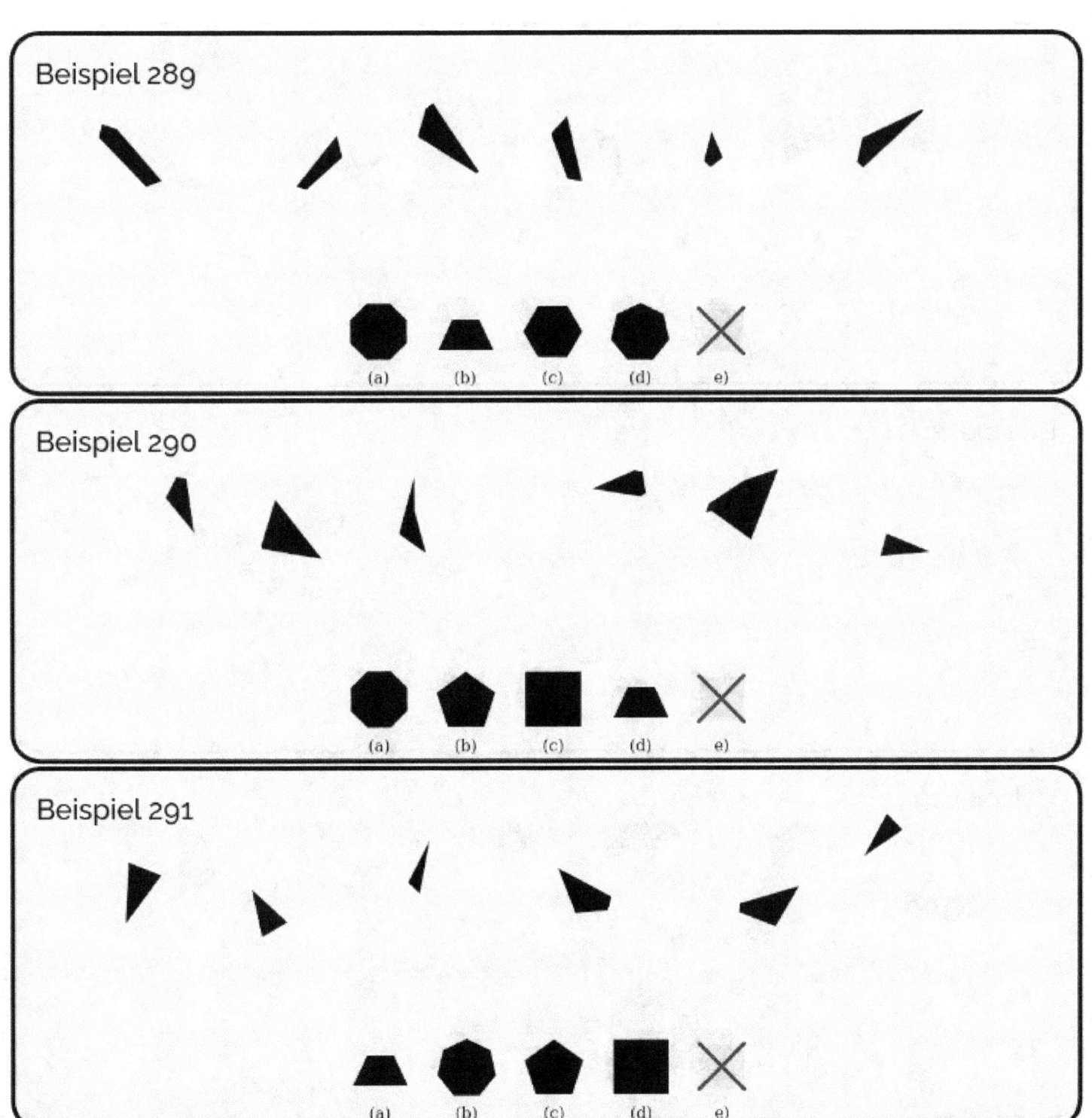

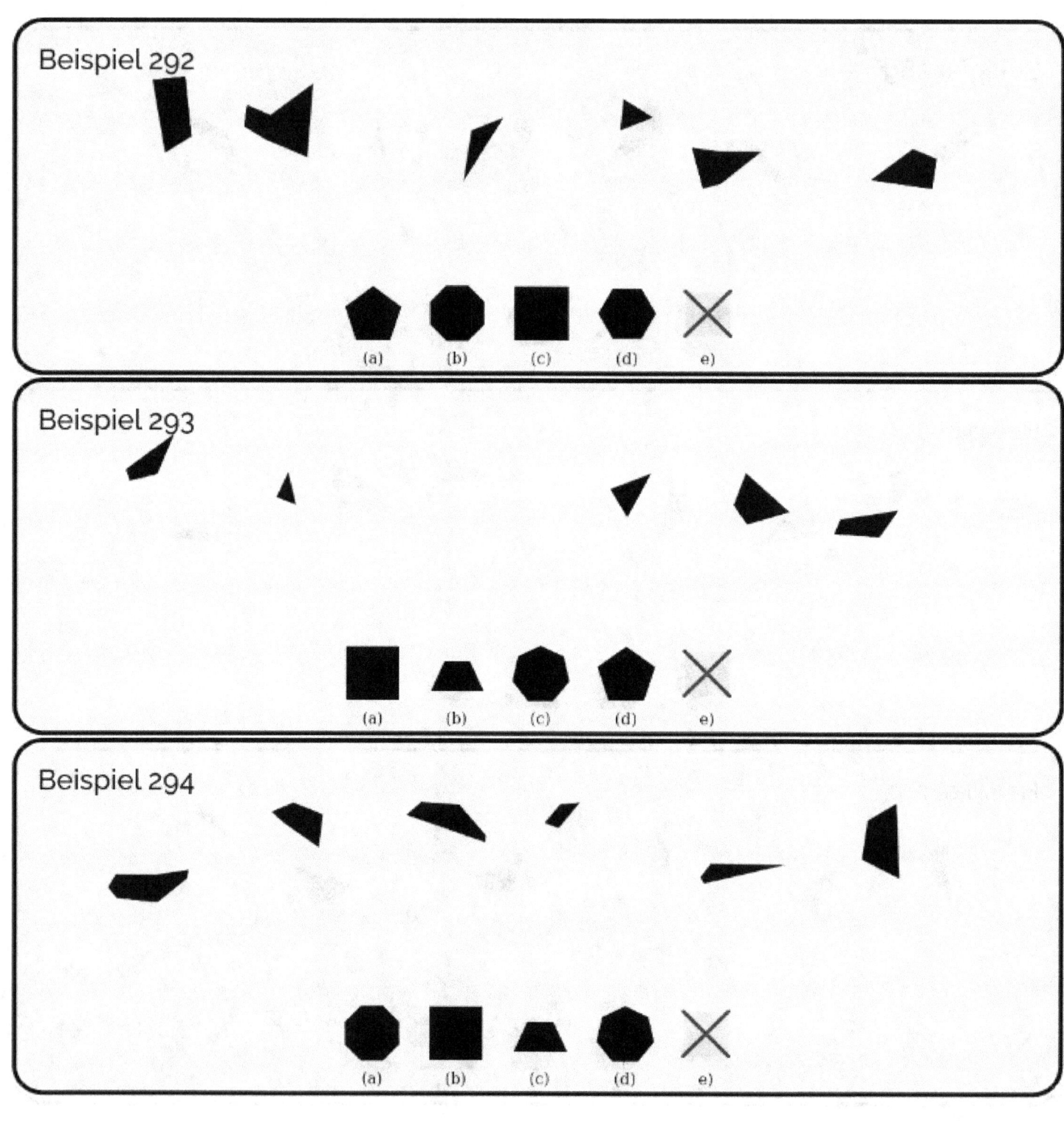

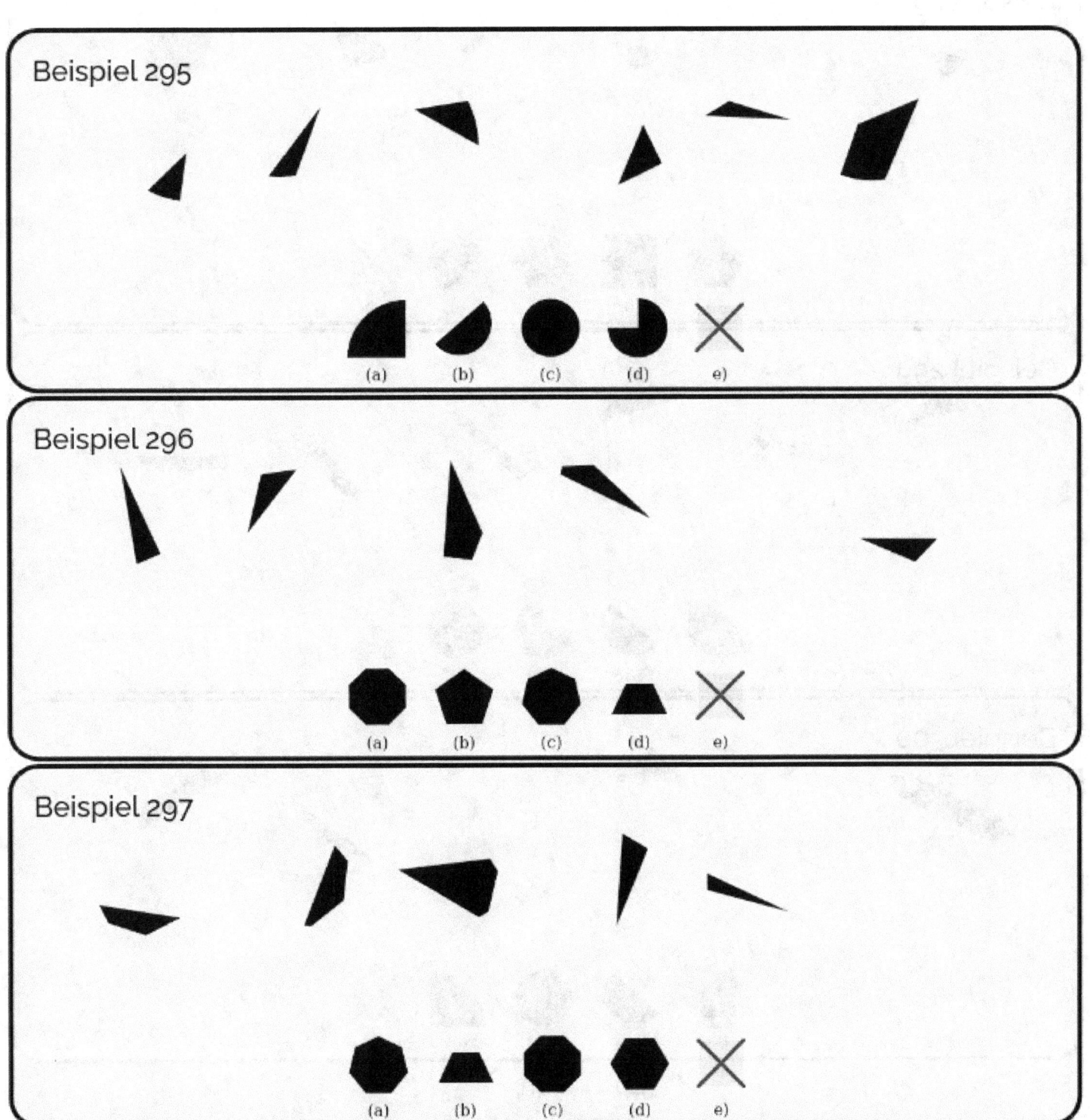

Beispiel 298

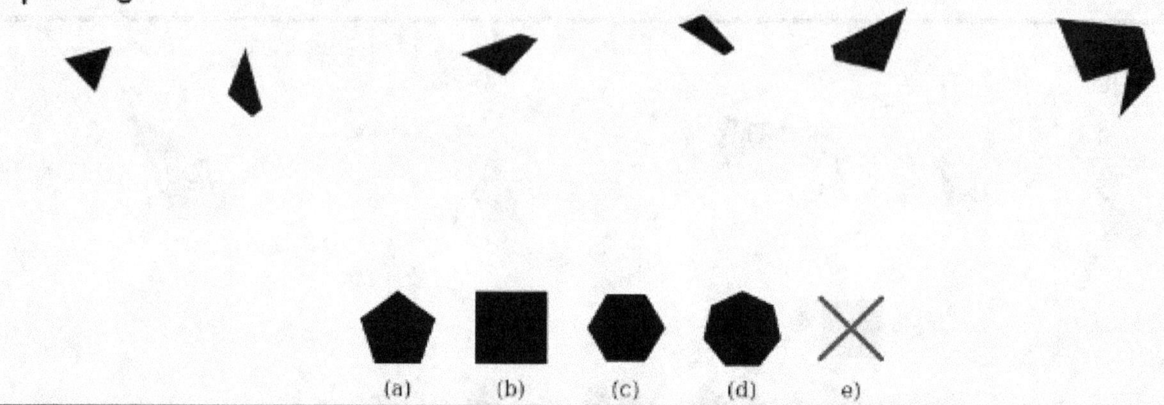

Beispiel 299

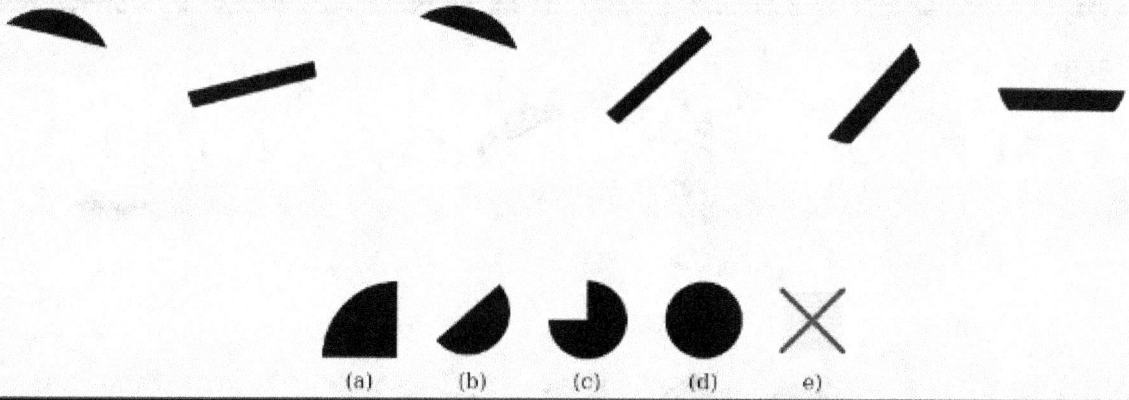

Beispiel 300

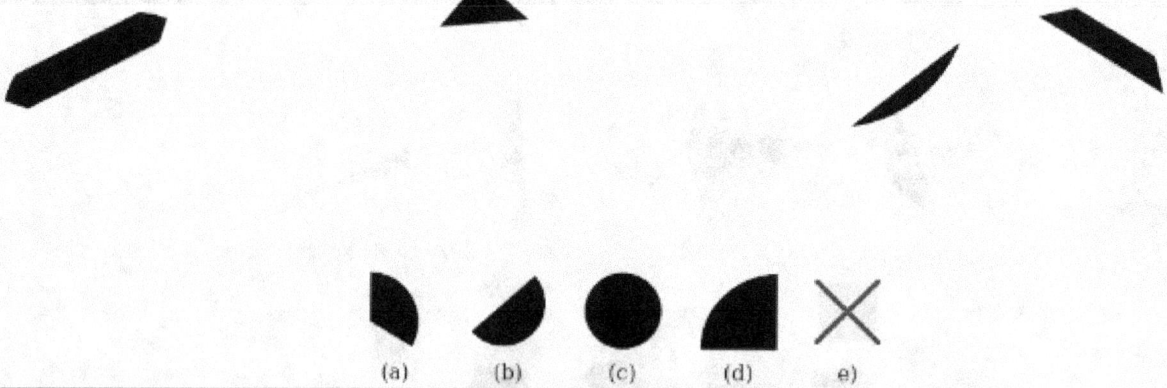

Lösungen:

Figuren Zusammensetzen - Sim 21

Beispiele Nr. 301 - 315

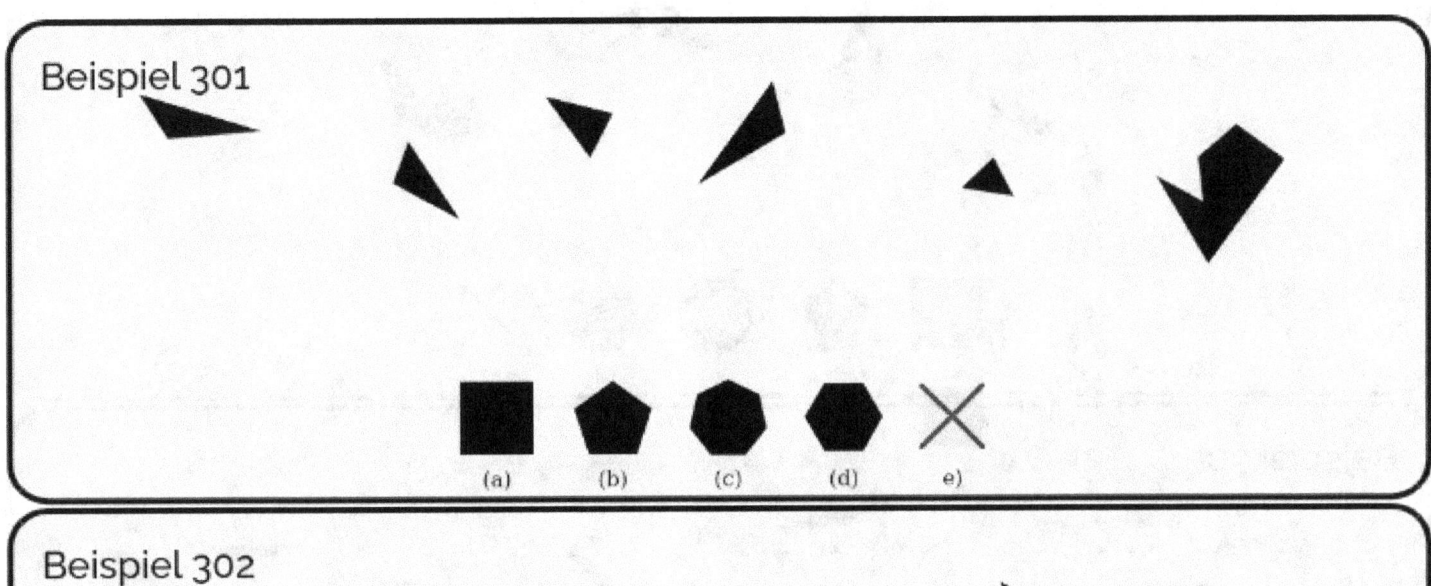

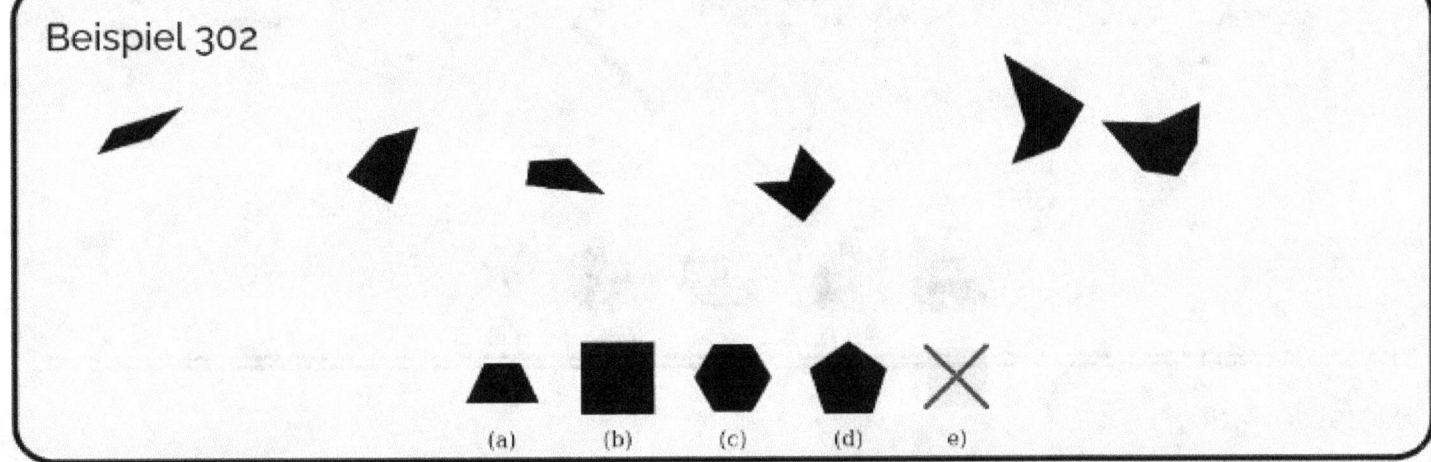

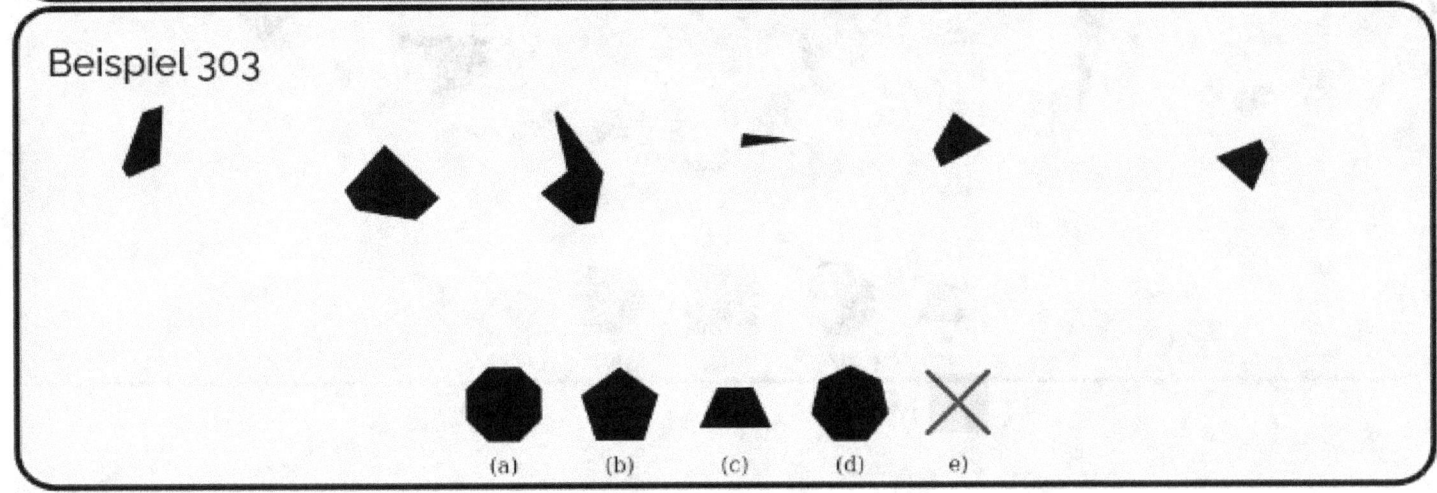

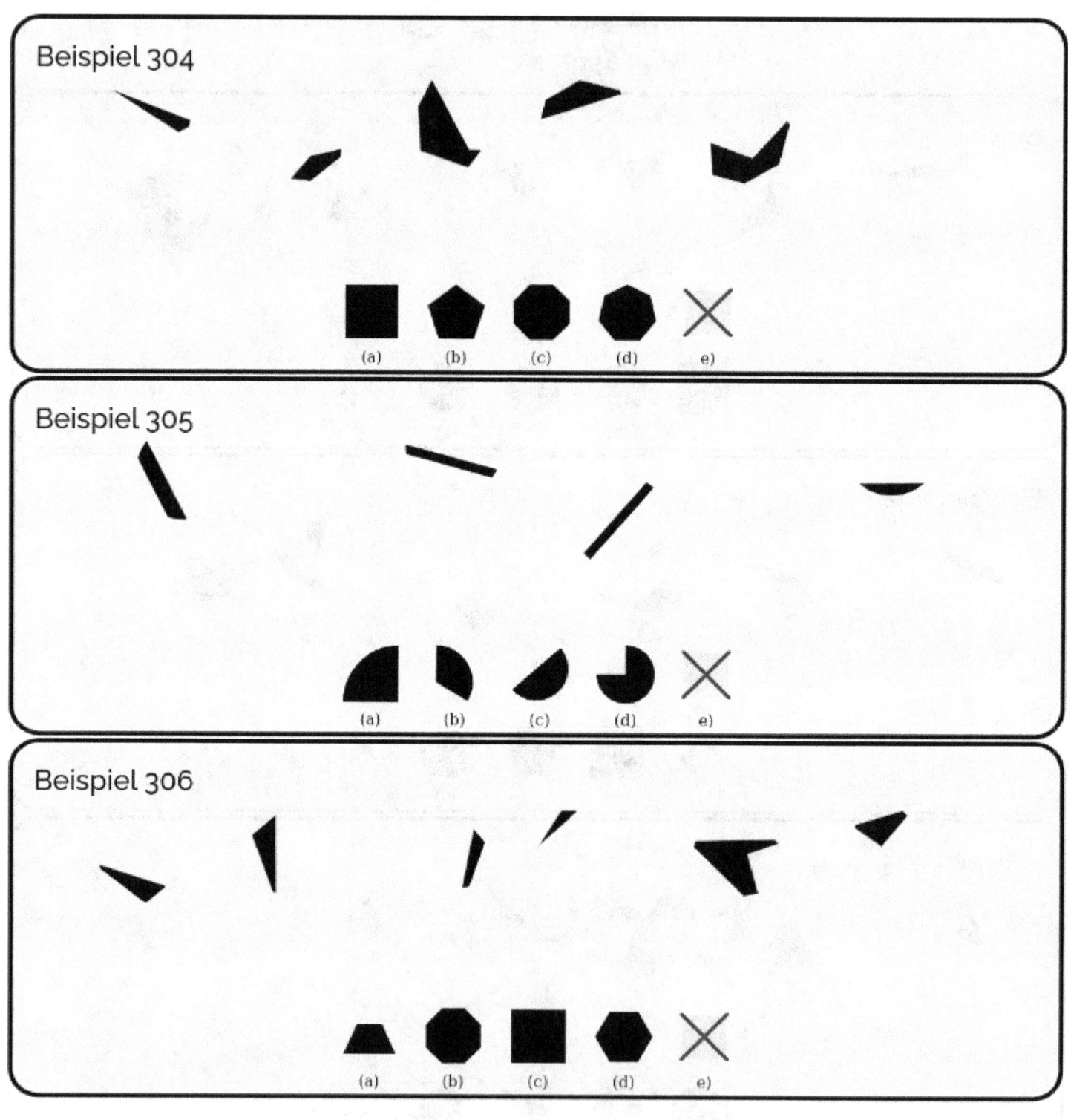

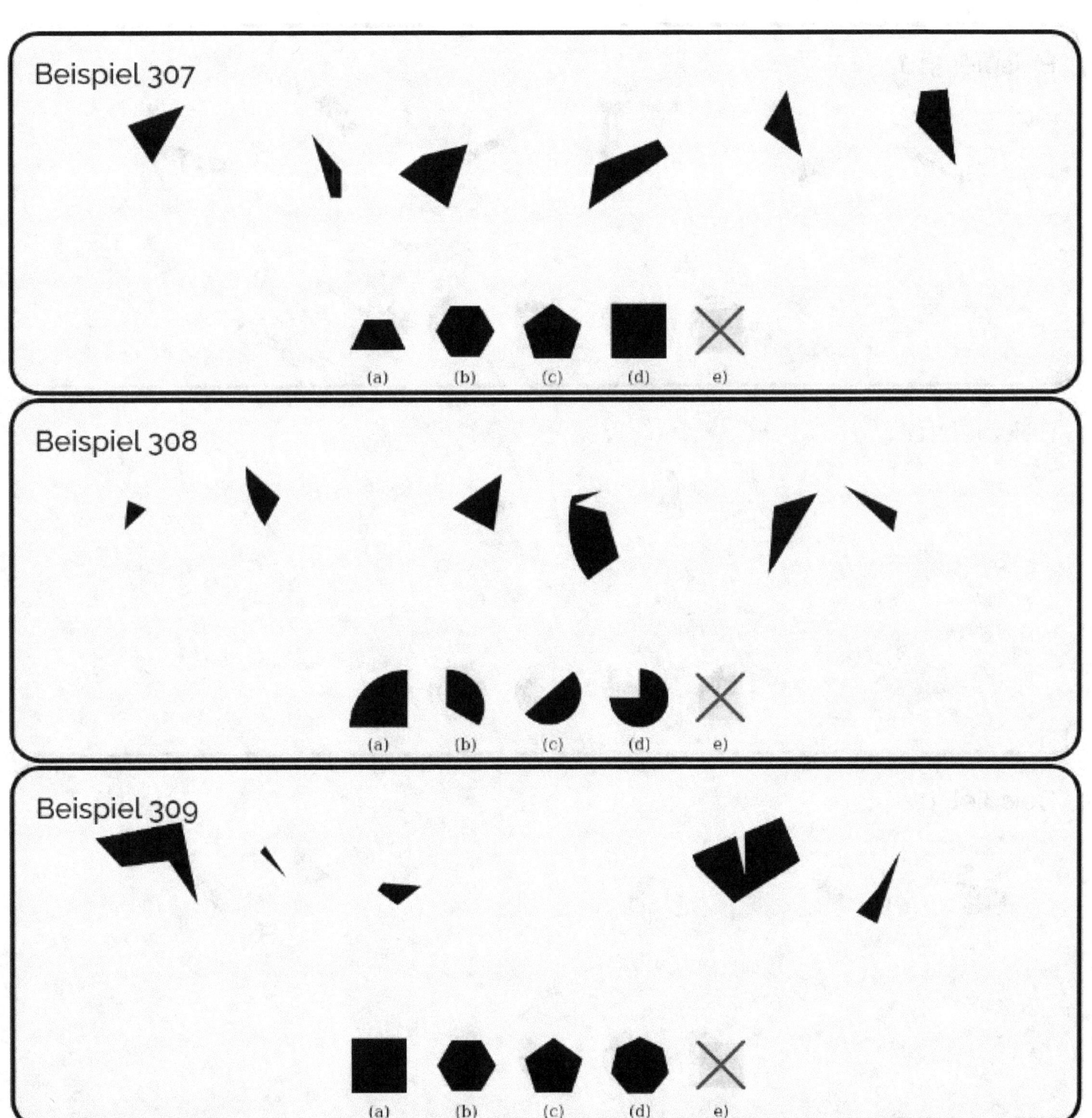

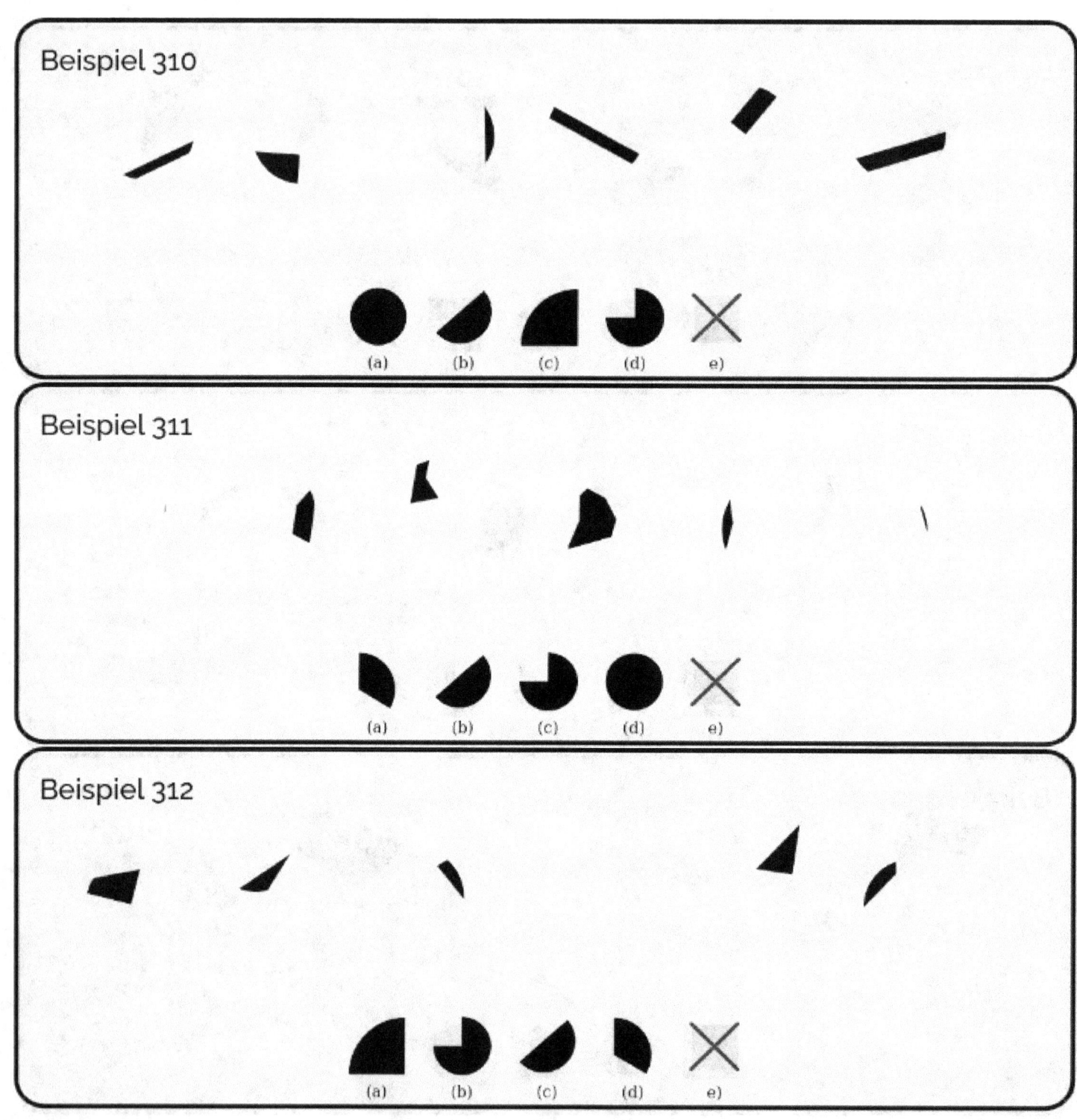

Beispiel 313

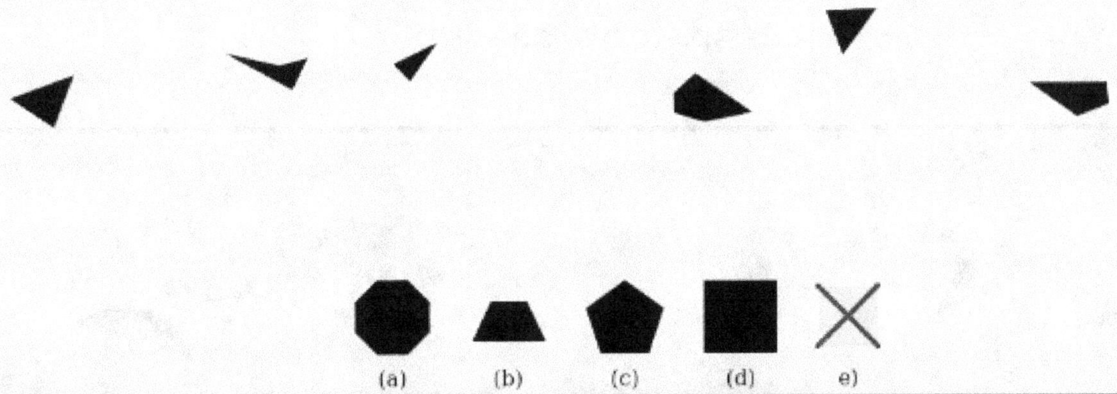

Beispiel 314

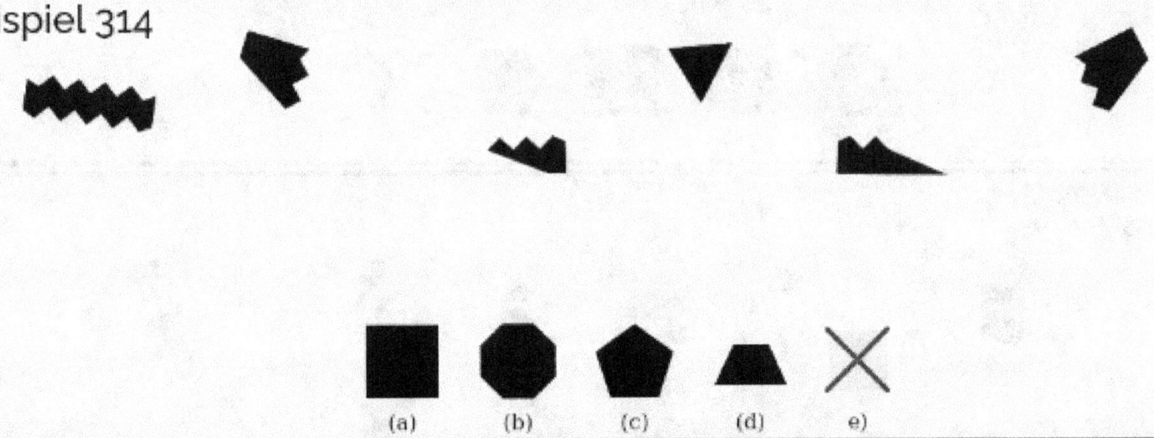

Beispiel 315

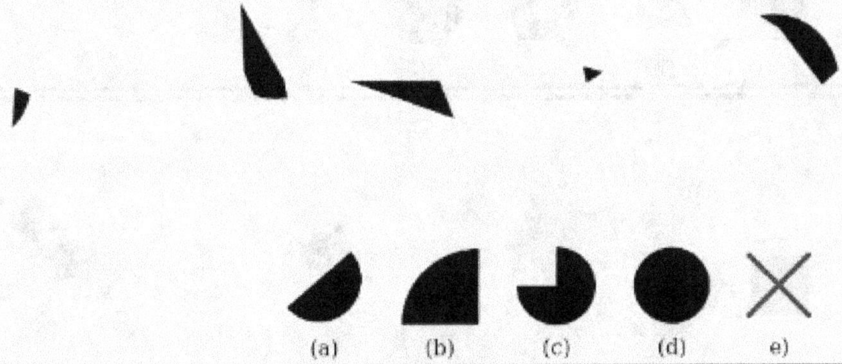

Lösungen:

Figuren Zusammensetzen - Sim 22

Beispiele Nr. 316 - 330

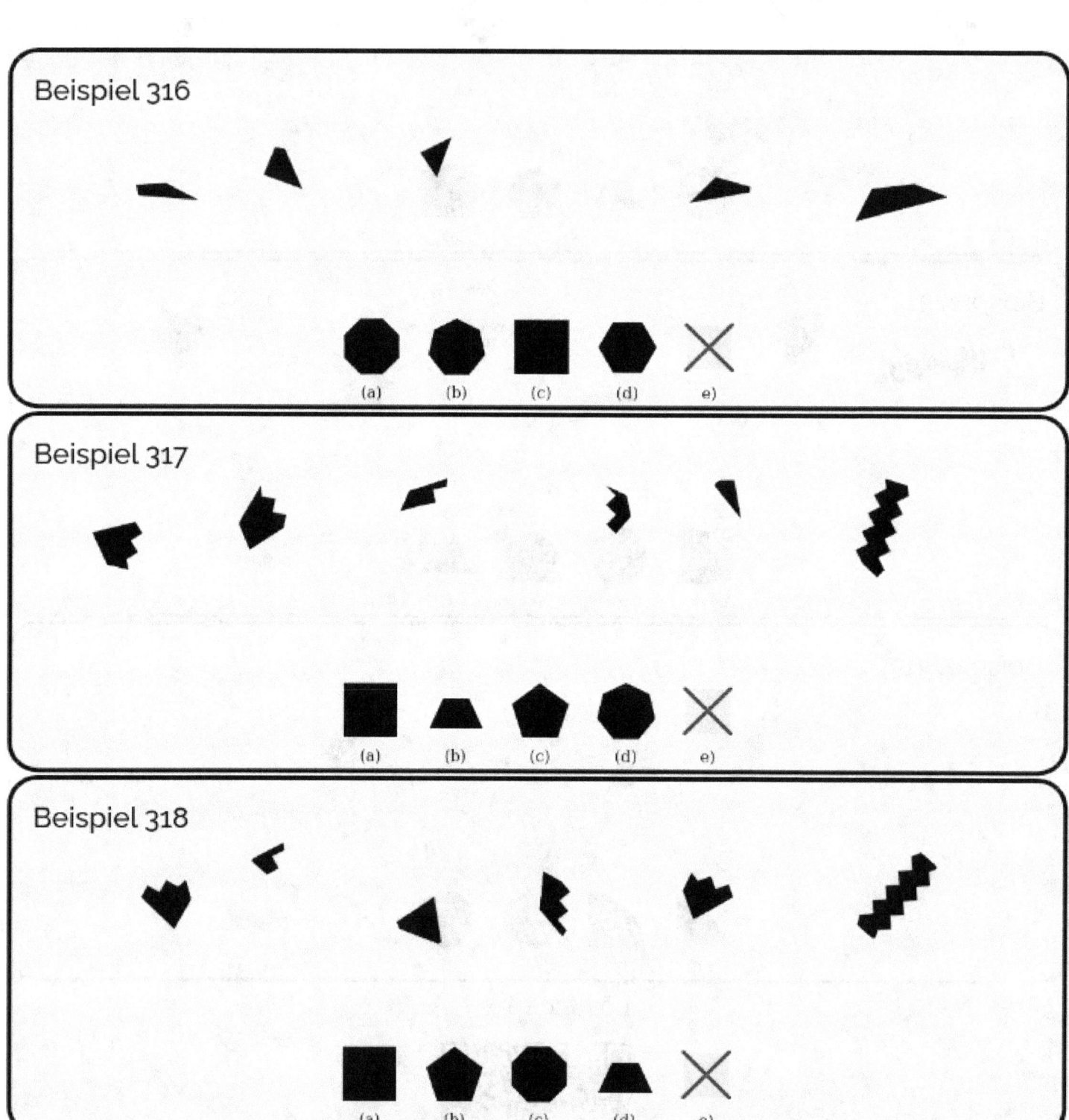

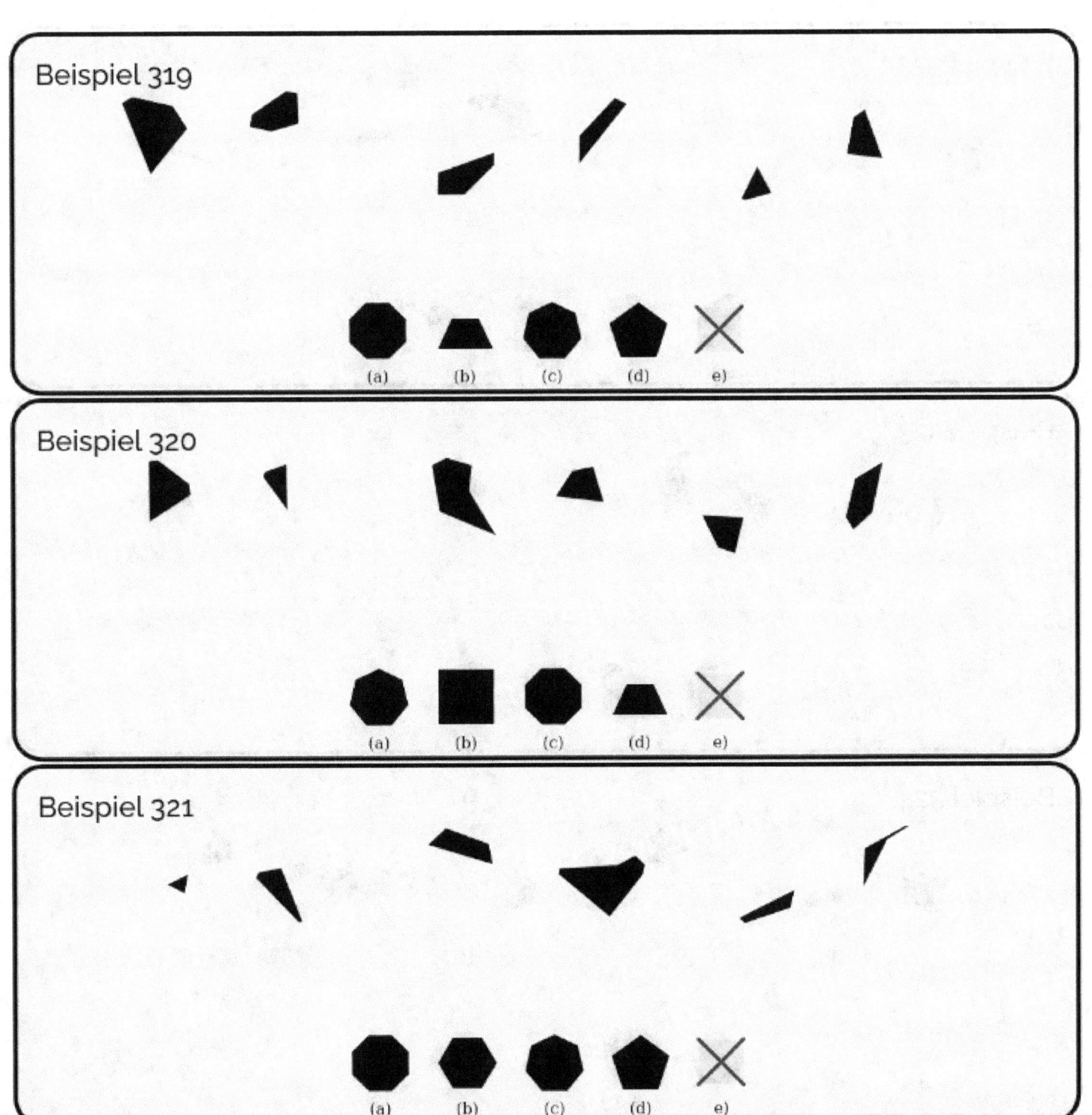

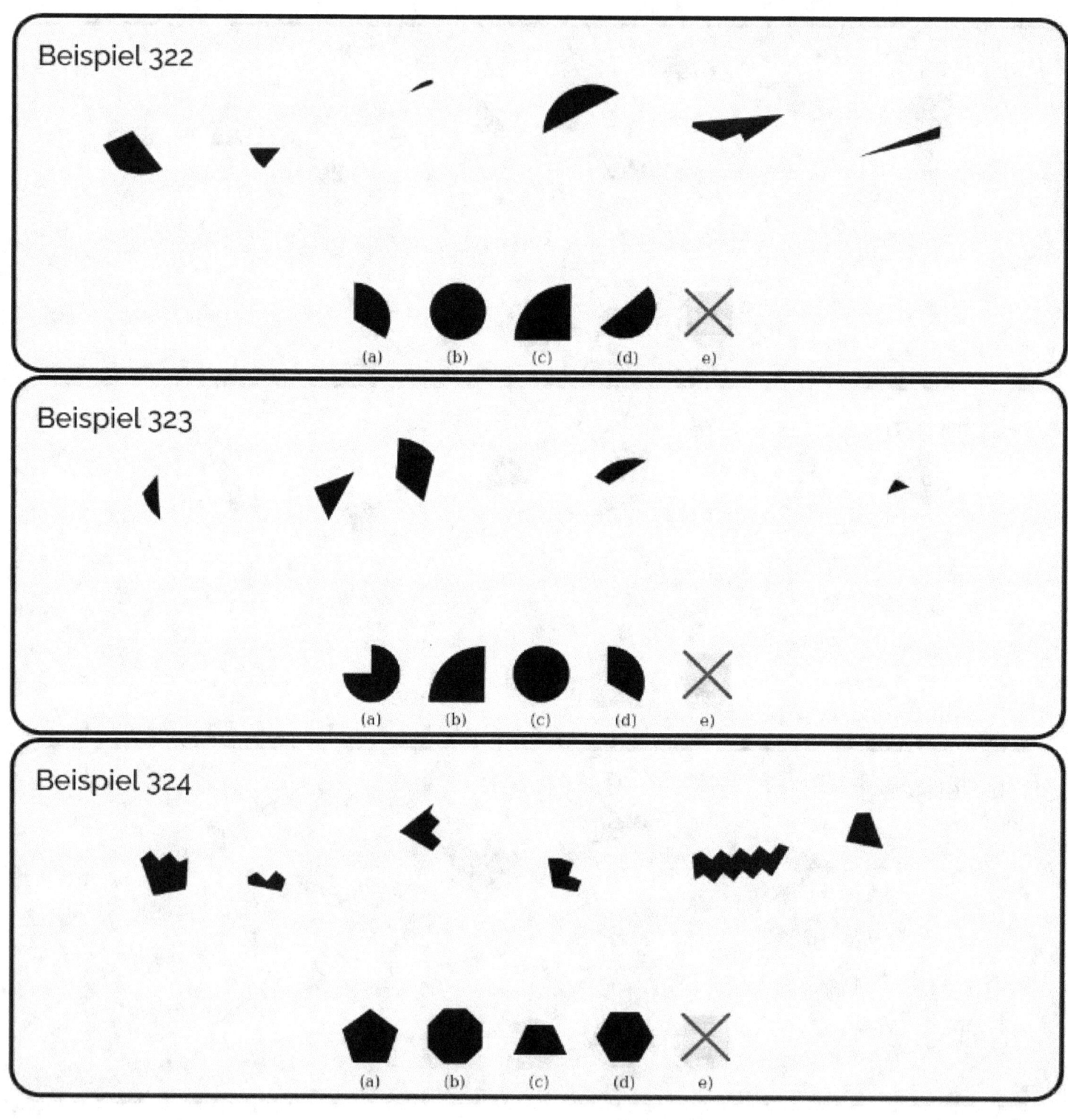

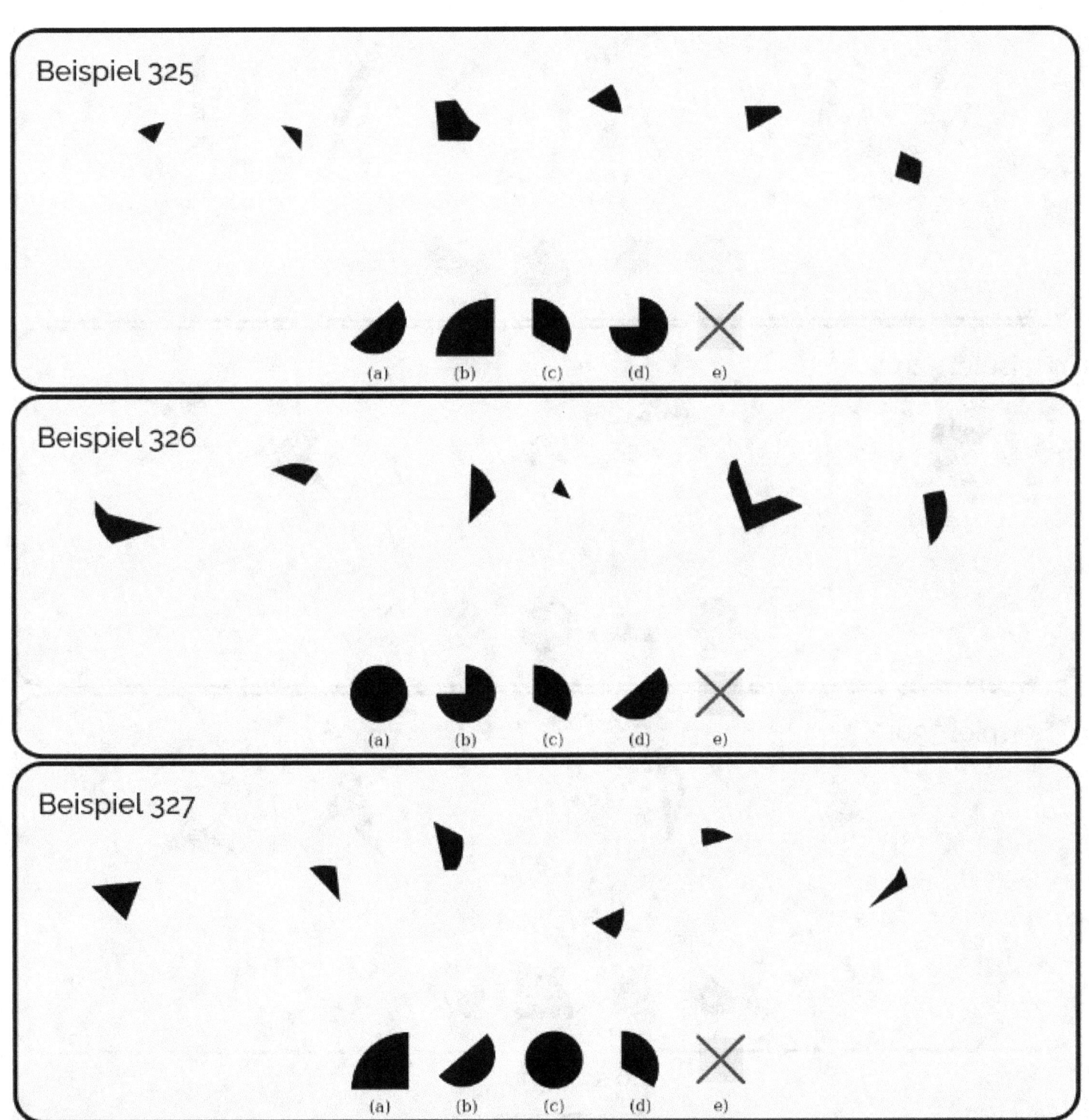

Beispiel 328

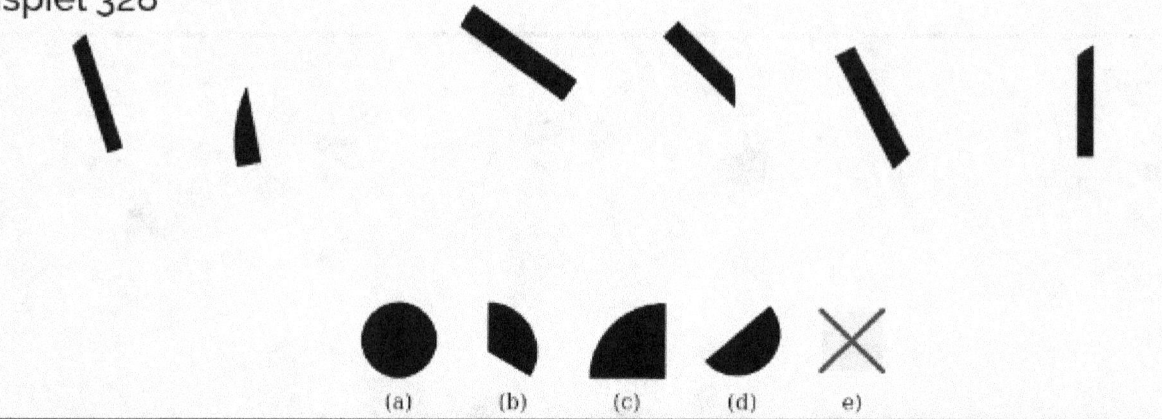

(a) (b) (c) (d) e)

Beispiel 329

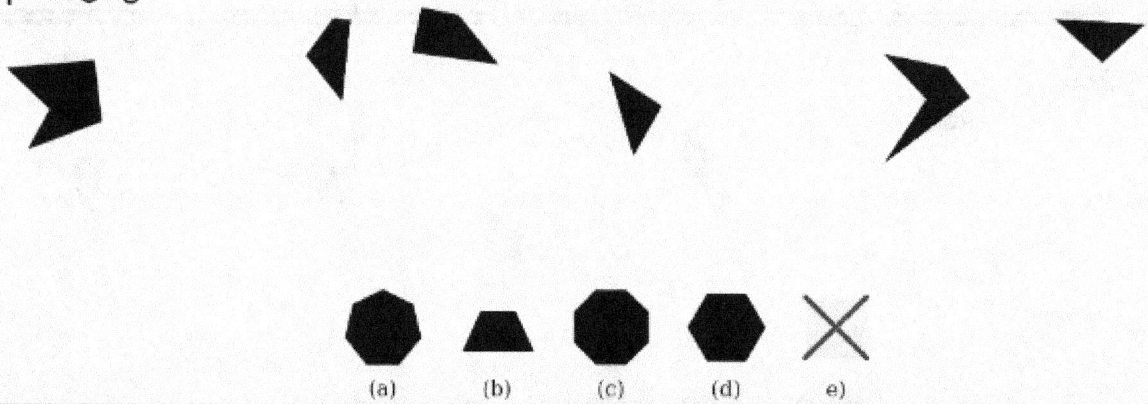

(a) (b) (c) (d) e)

Beispiel 330

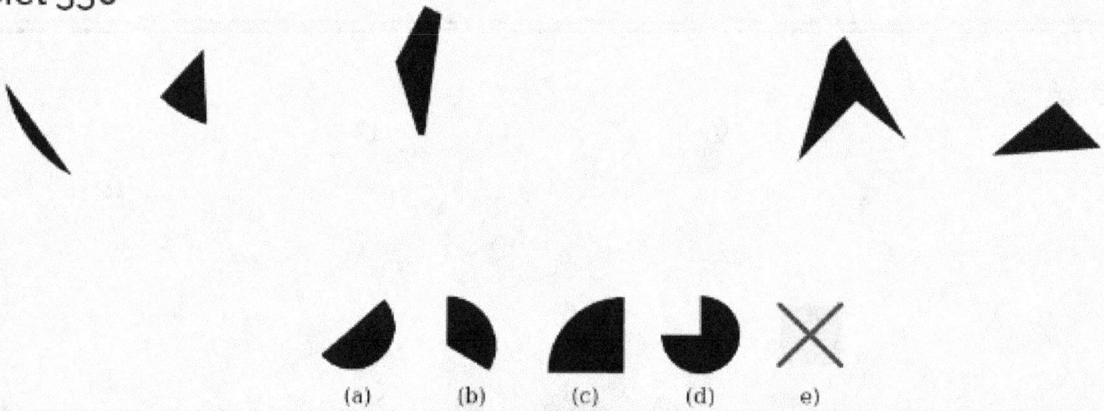

(a) (b) (c) (d) e)

Lösungen:

Figuren Zusammensetzen - Sim 23

Beispiele Nr. 331 - 345

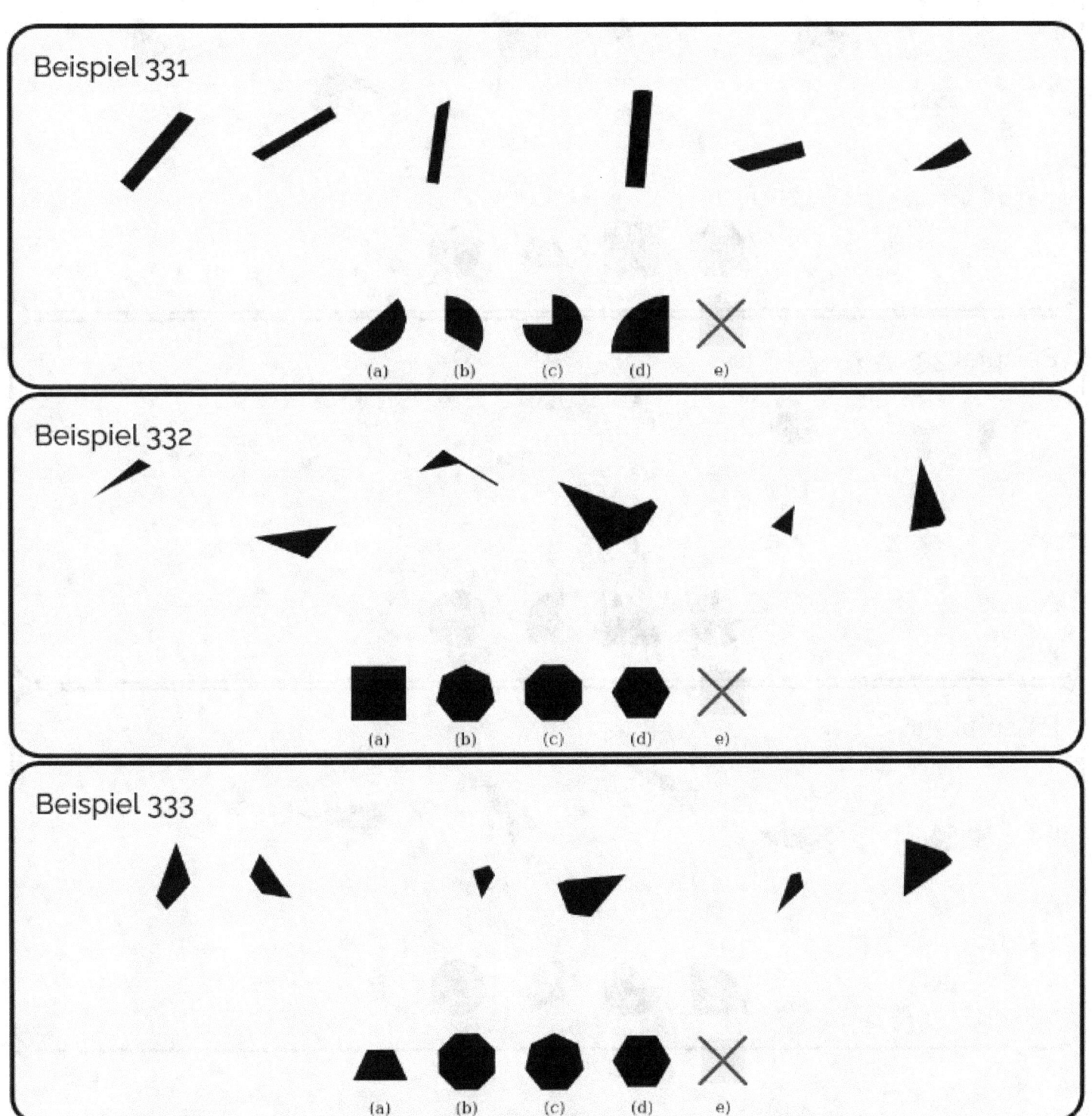

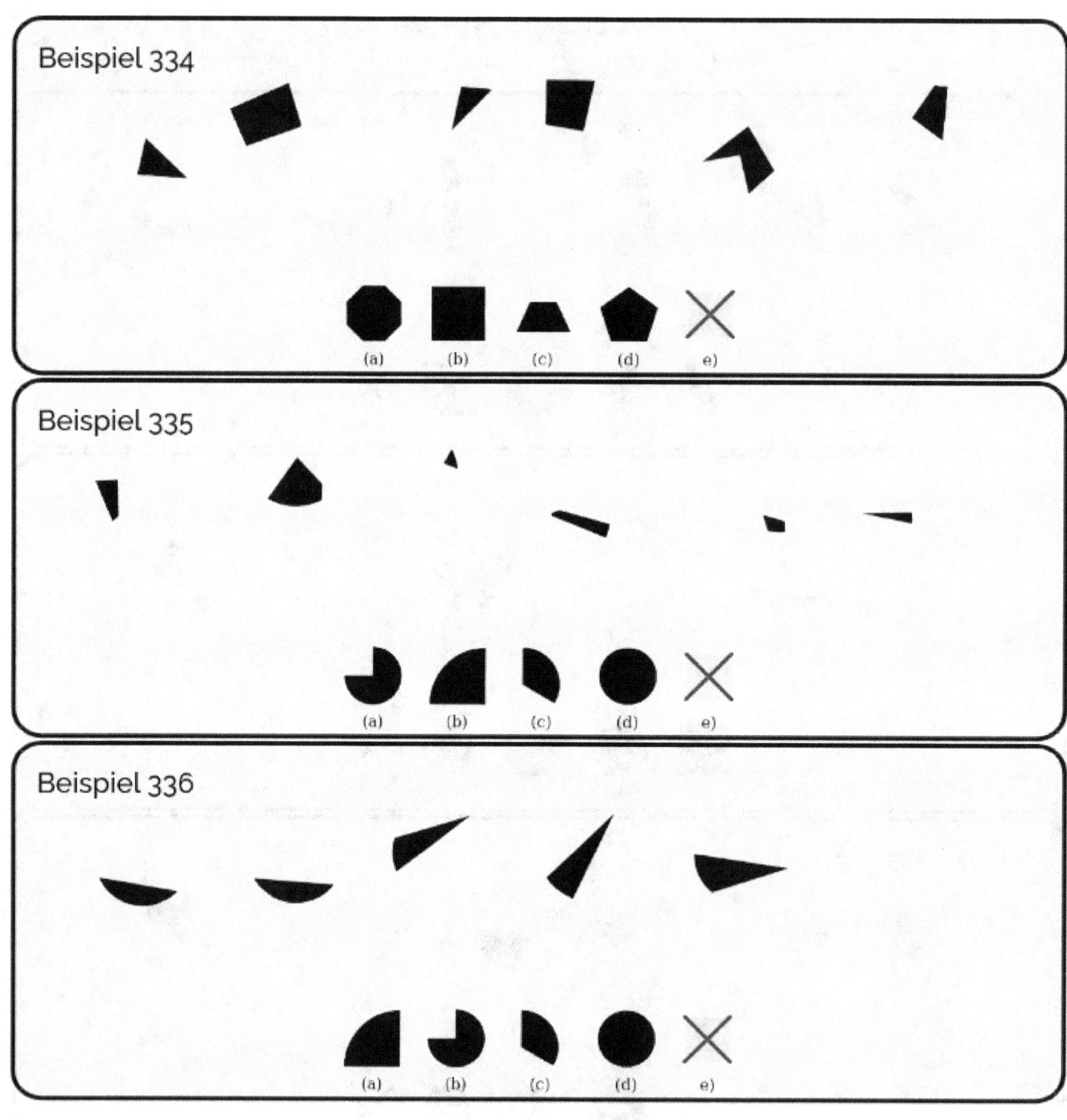

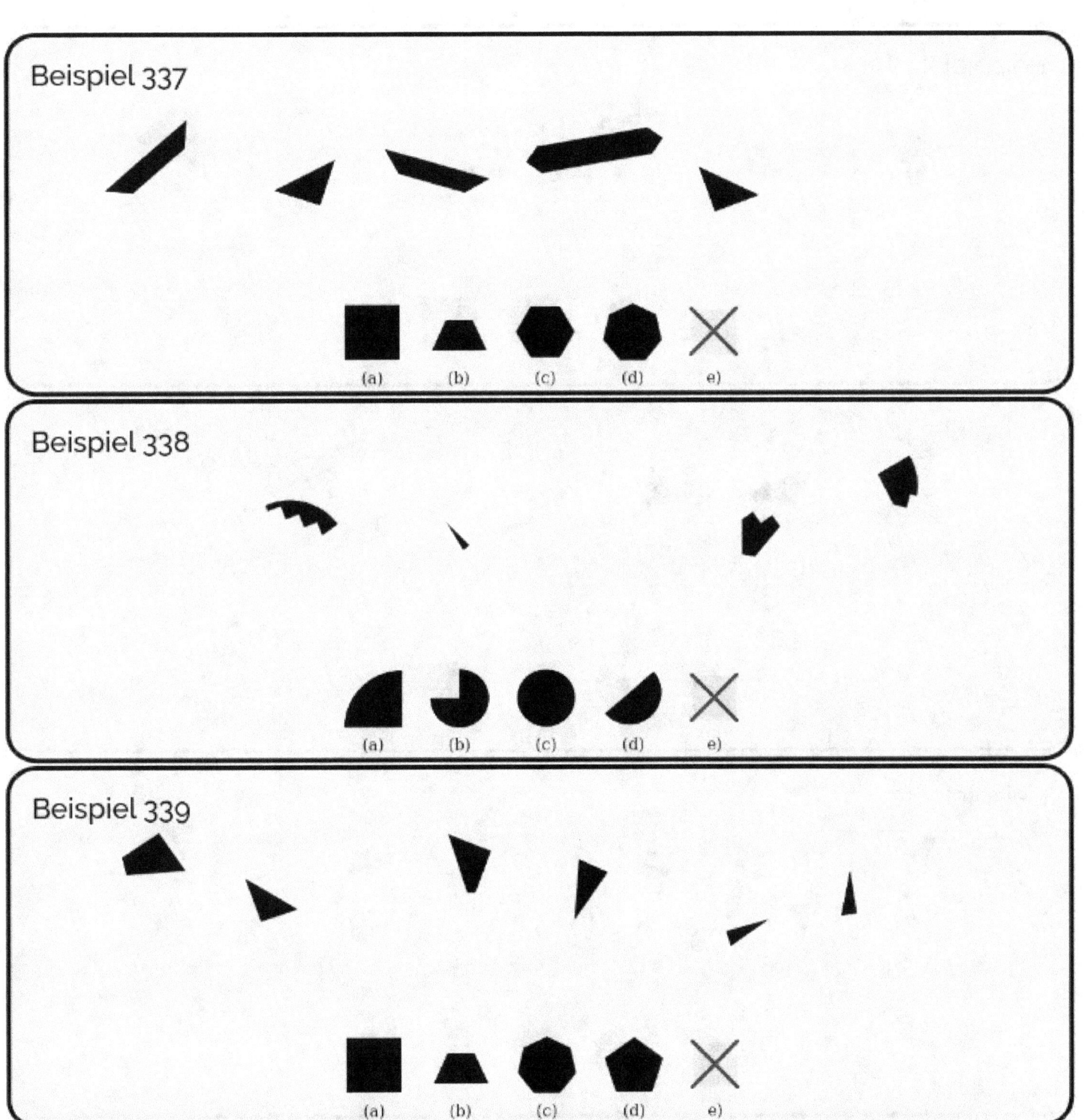

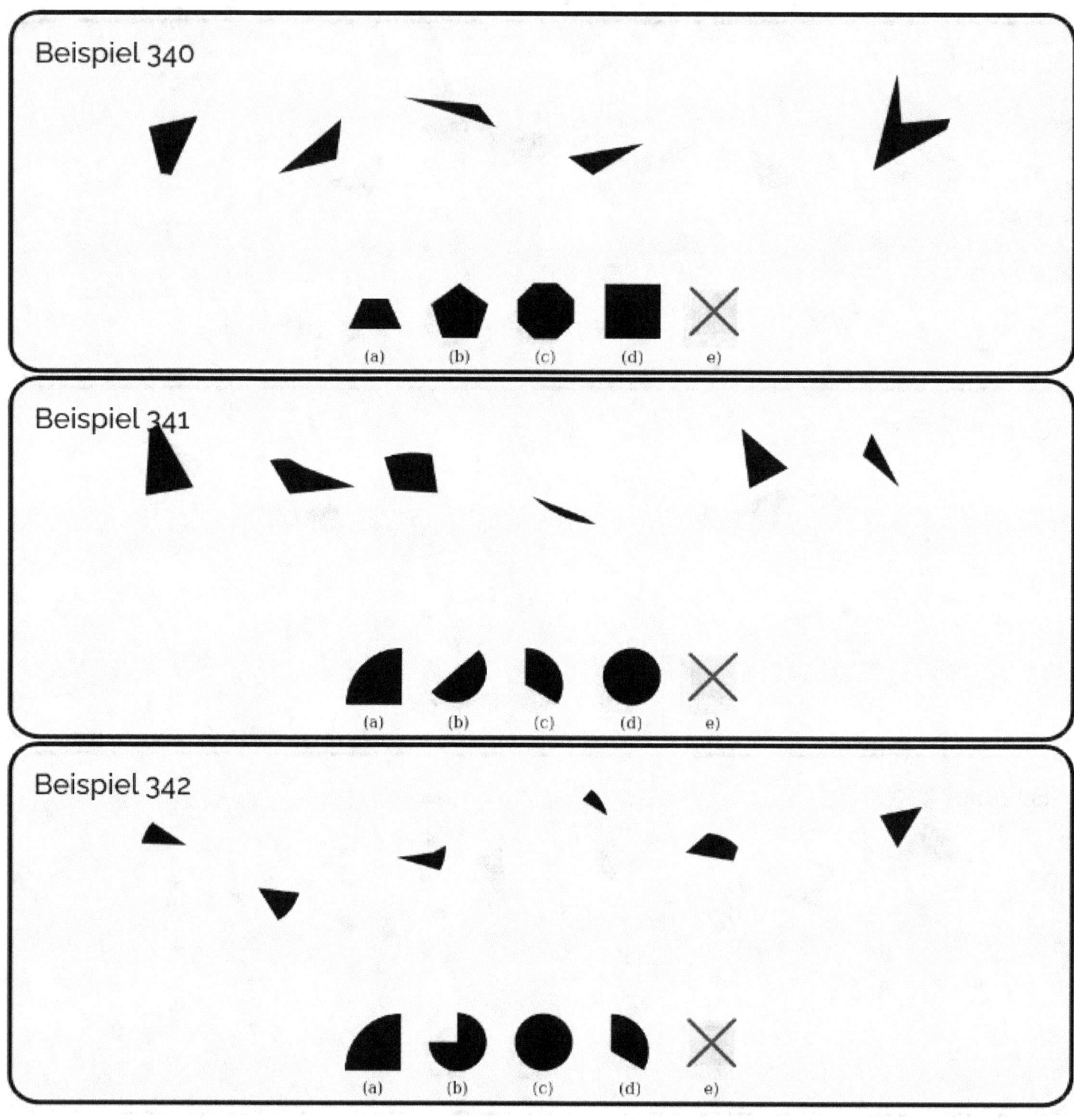

Beispiel 343

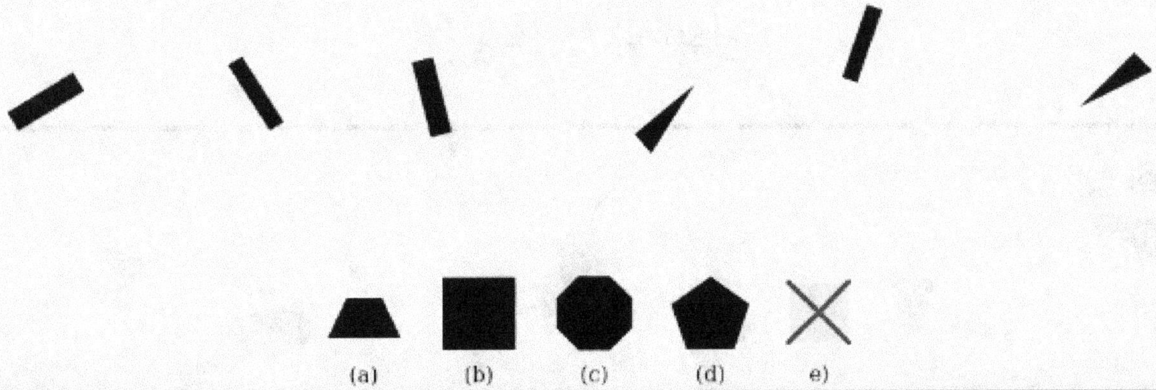

(a) (b) (c) (d) e)

Beispiel 344

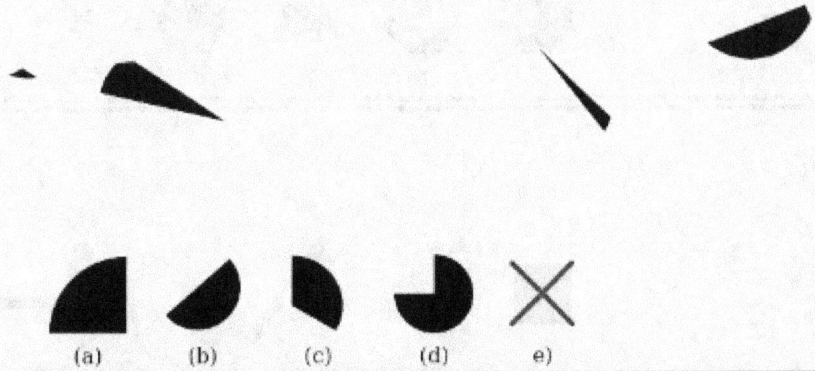

(a) (b) (c) (d) e)

Beispiel 345

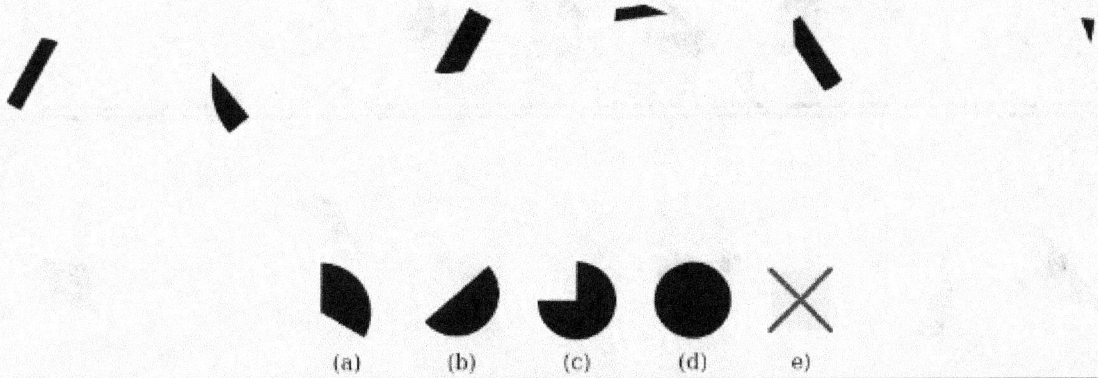

(a) (b) (c) (d) e)

Lösungen:

Figuren Zusammensetzen - Sim 24

Beispiele Nr. 346 - 360

Beispiel 346

Beispiel 347

Beispiel 348

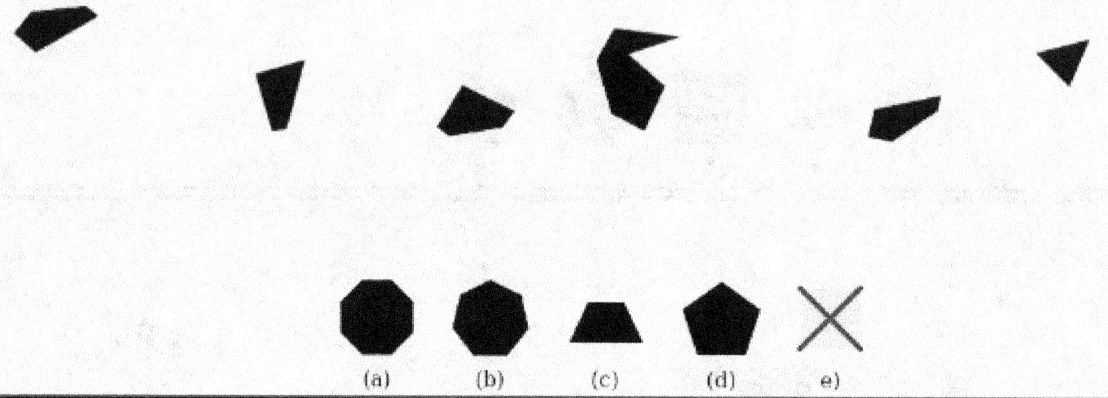

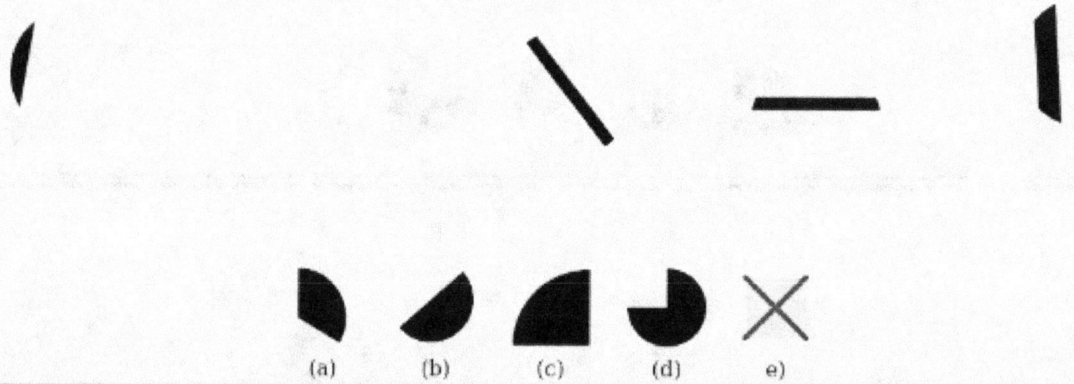

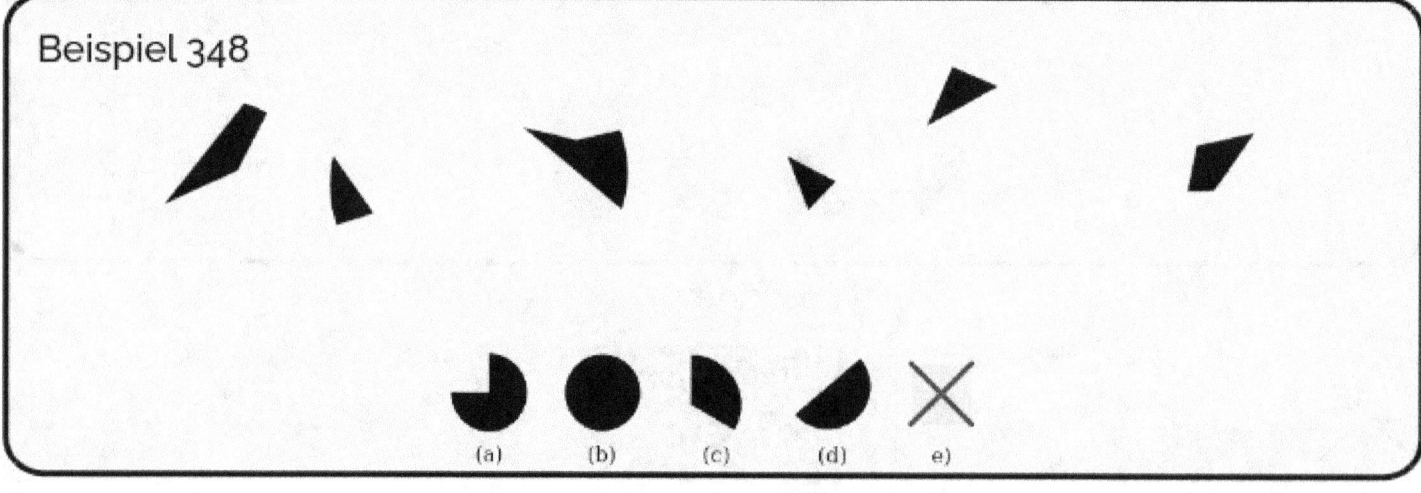

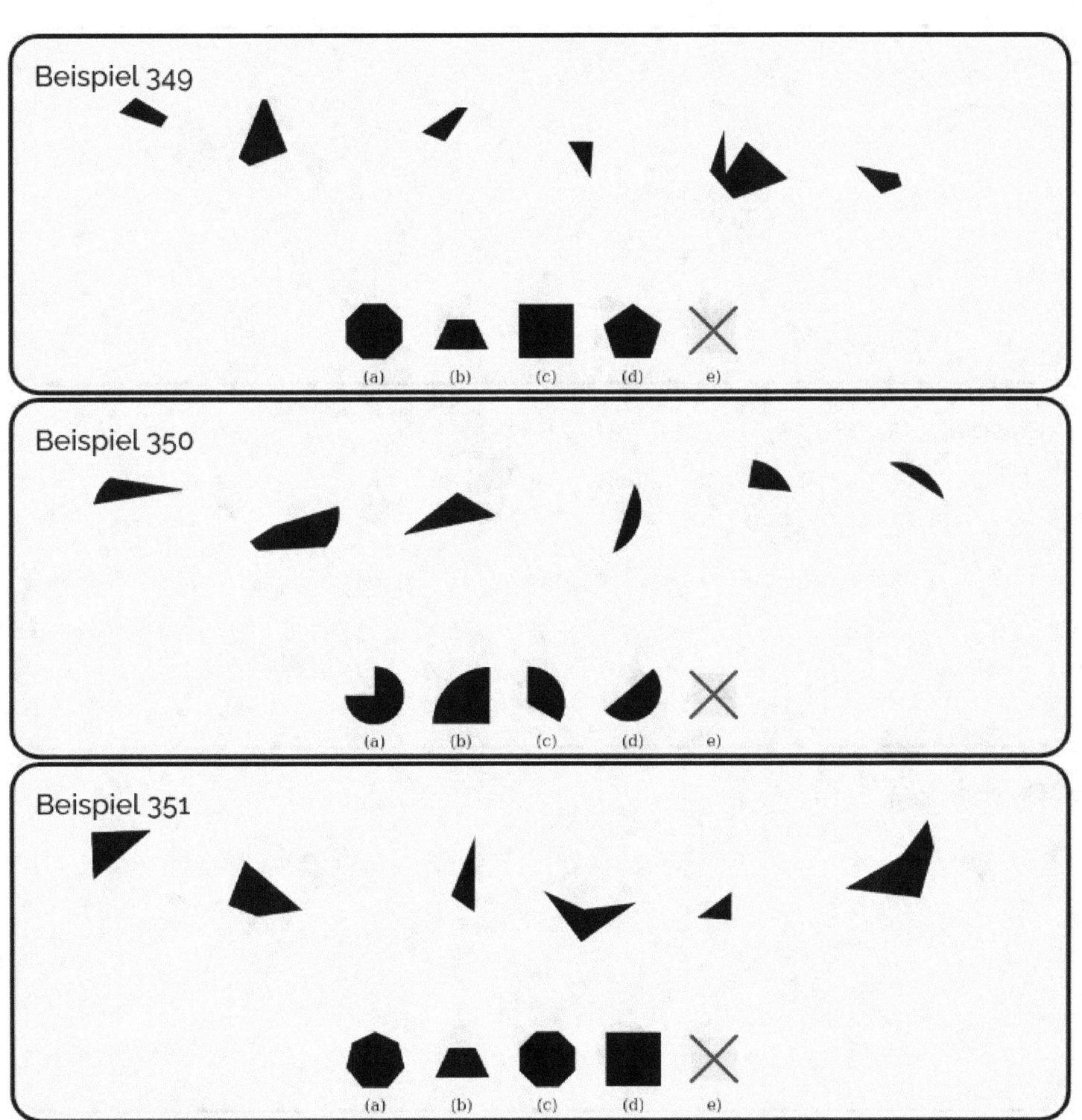

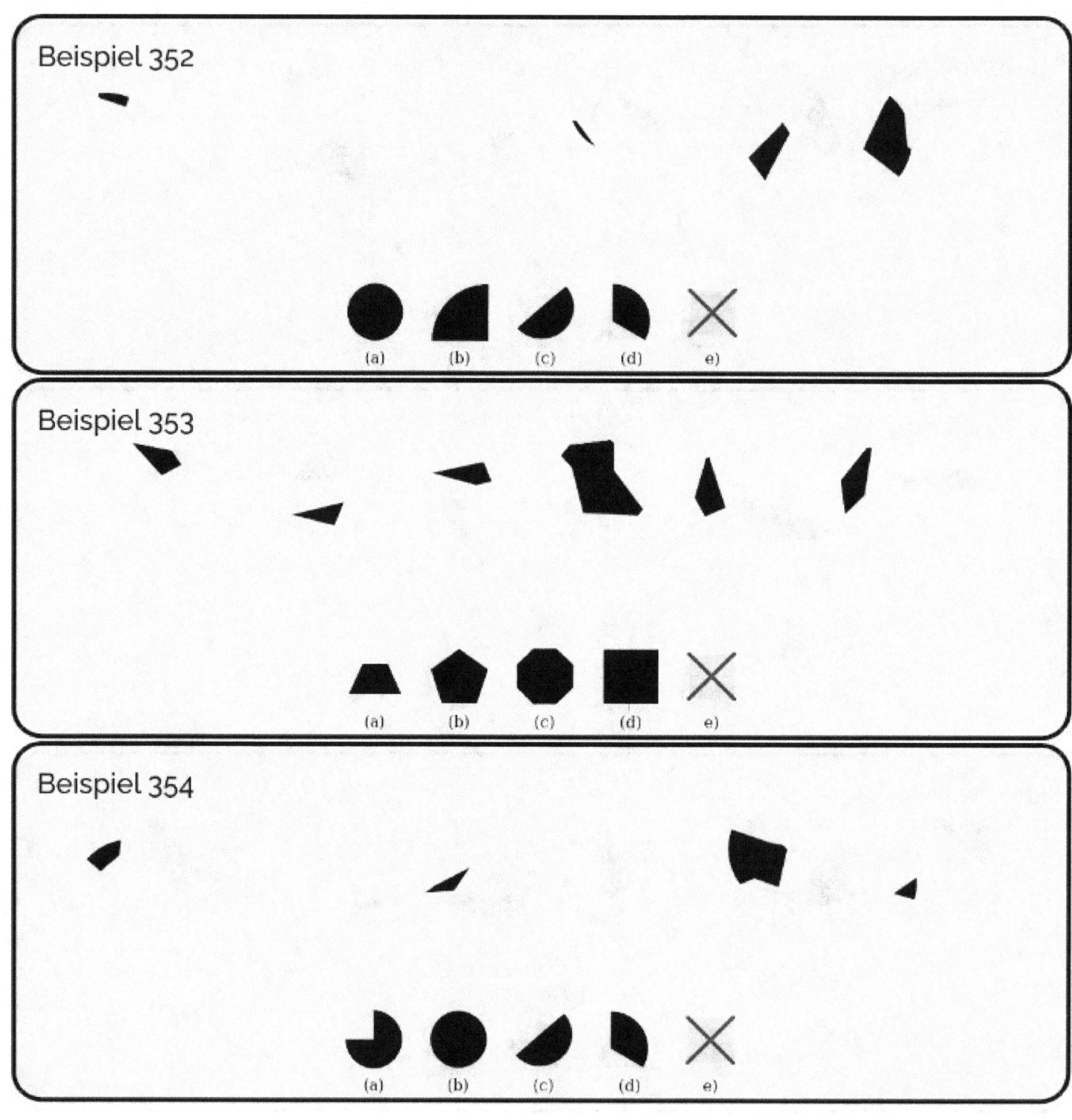

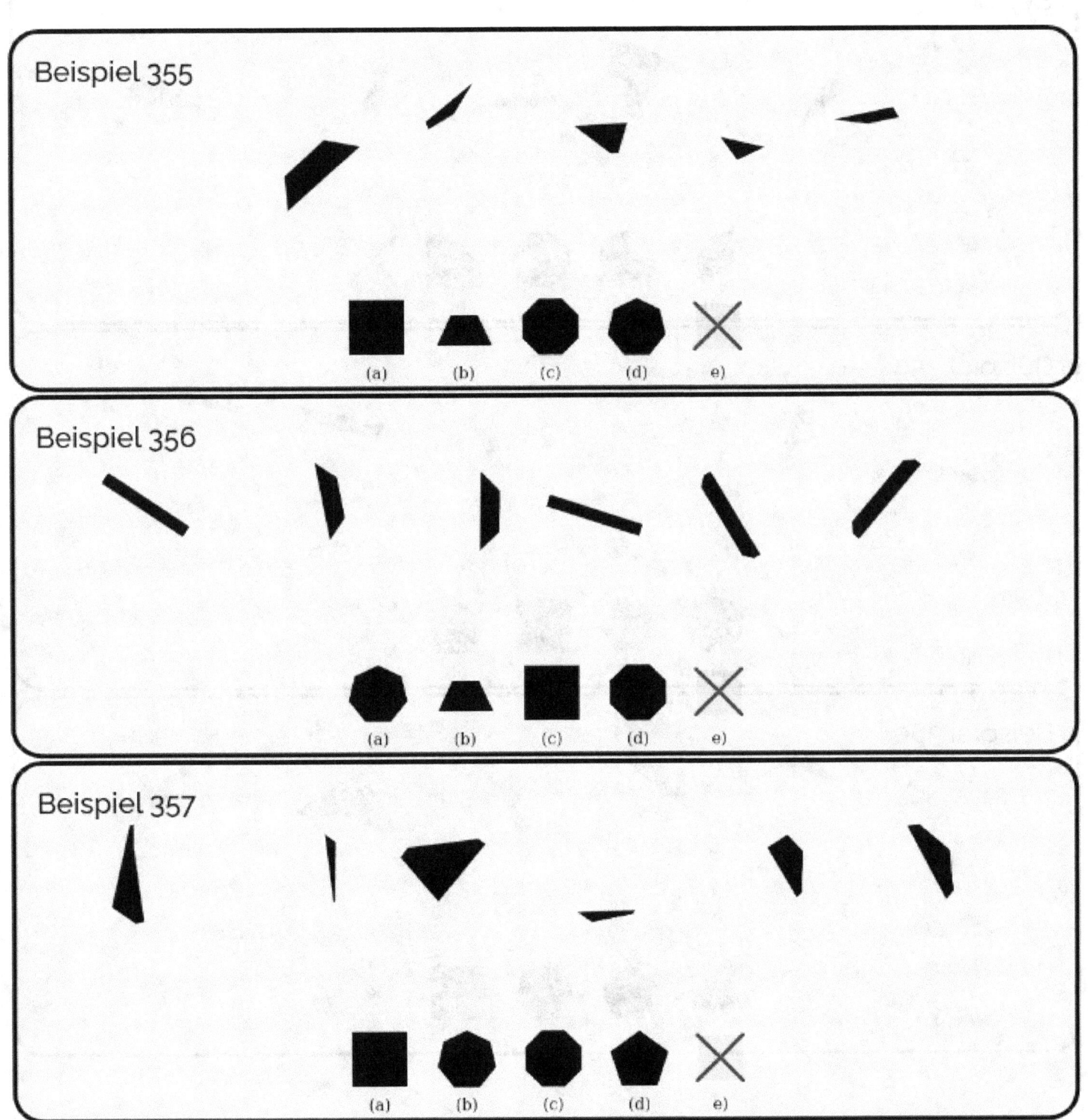

Beispiel 358

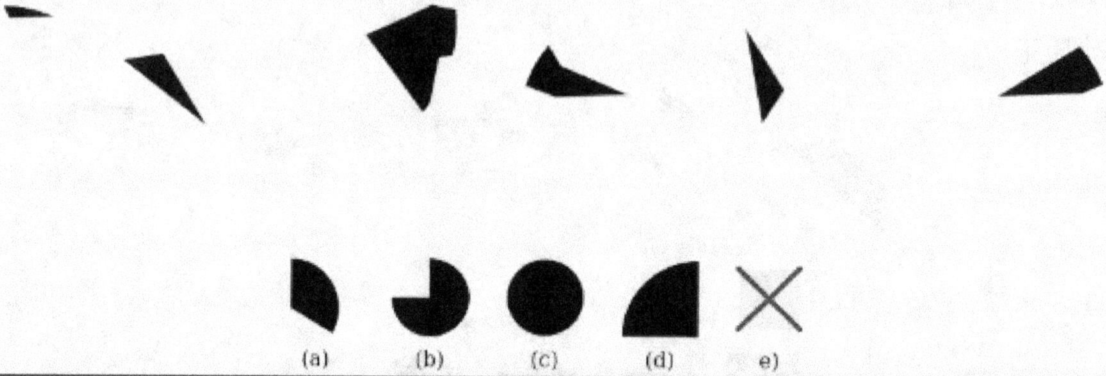

Beispiel 359

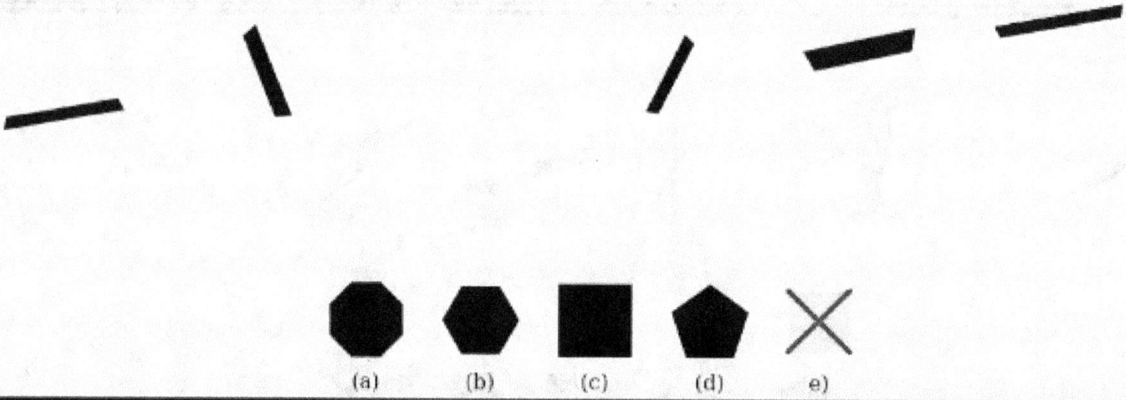

Beispiel 360

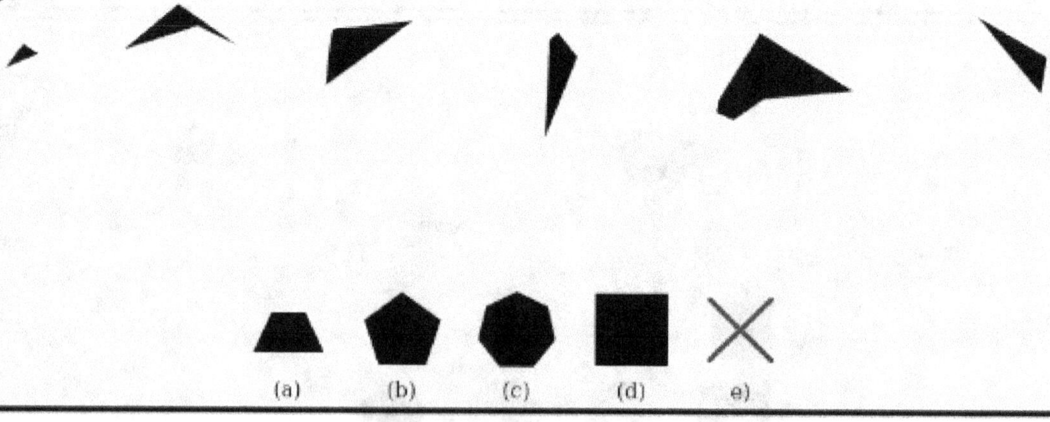

Lösungen:

Figuren Zusammensetzen - Sim 25

Beispiele Nr. 361 - 375

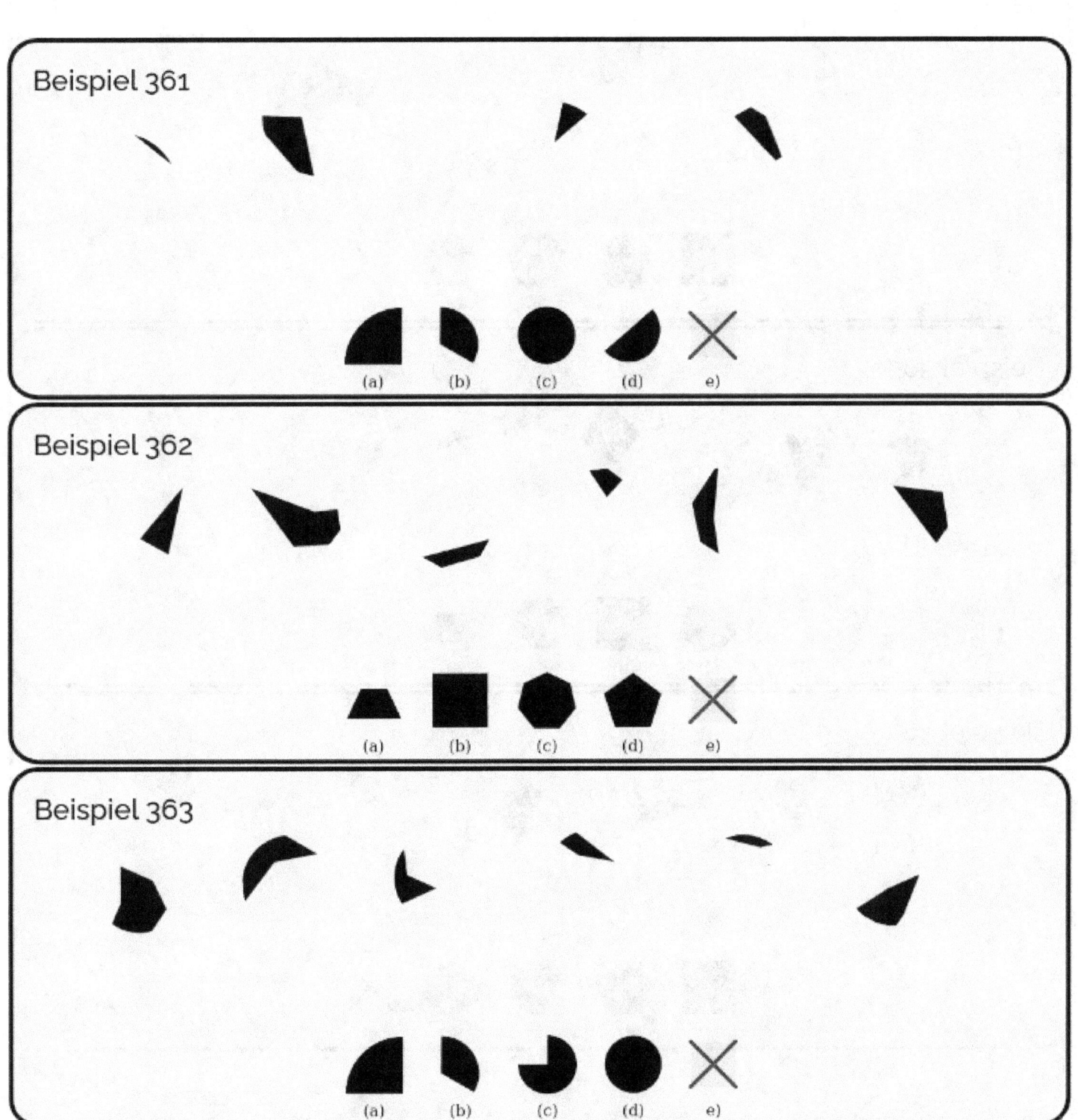

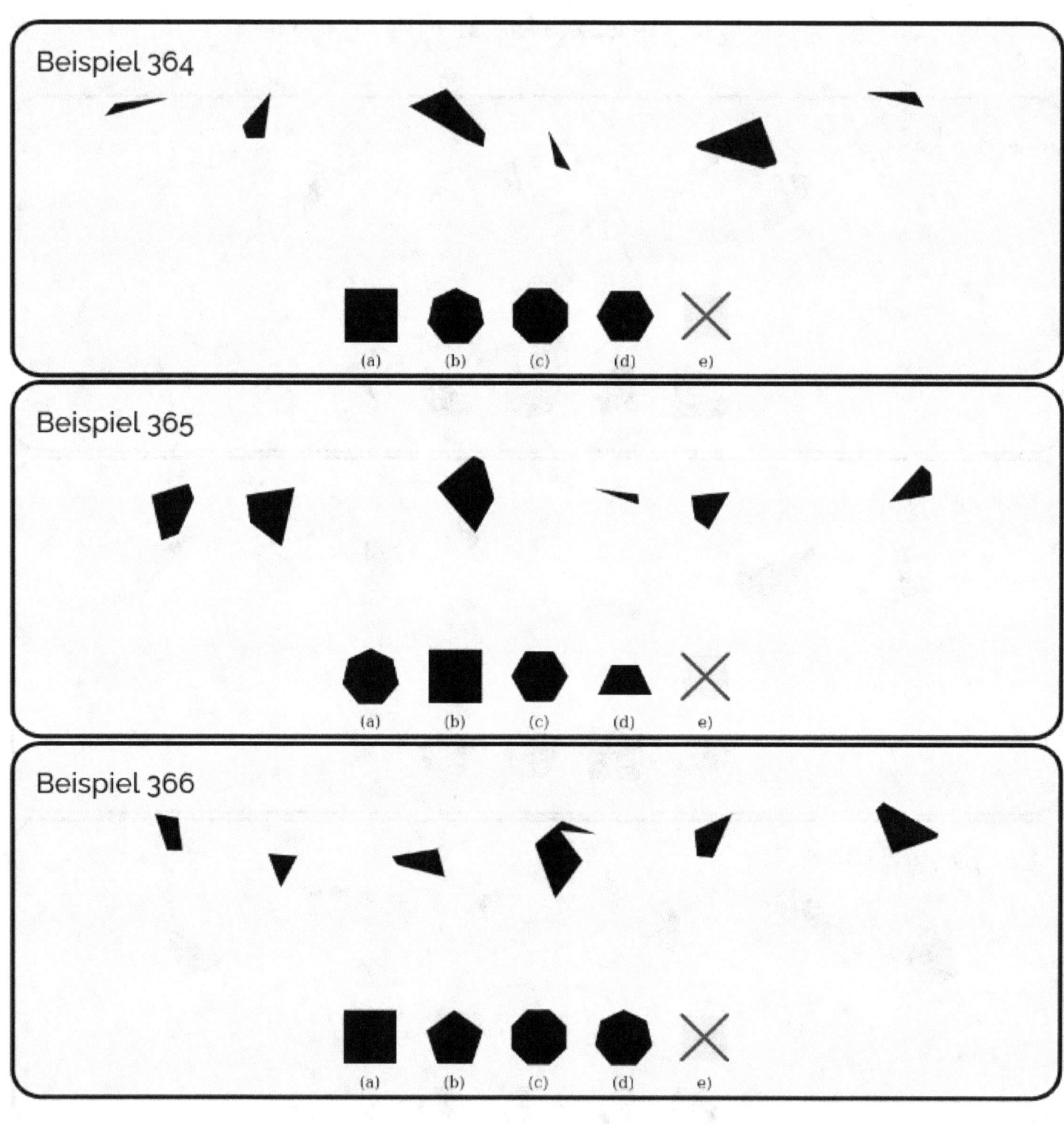

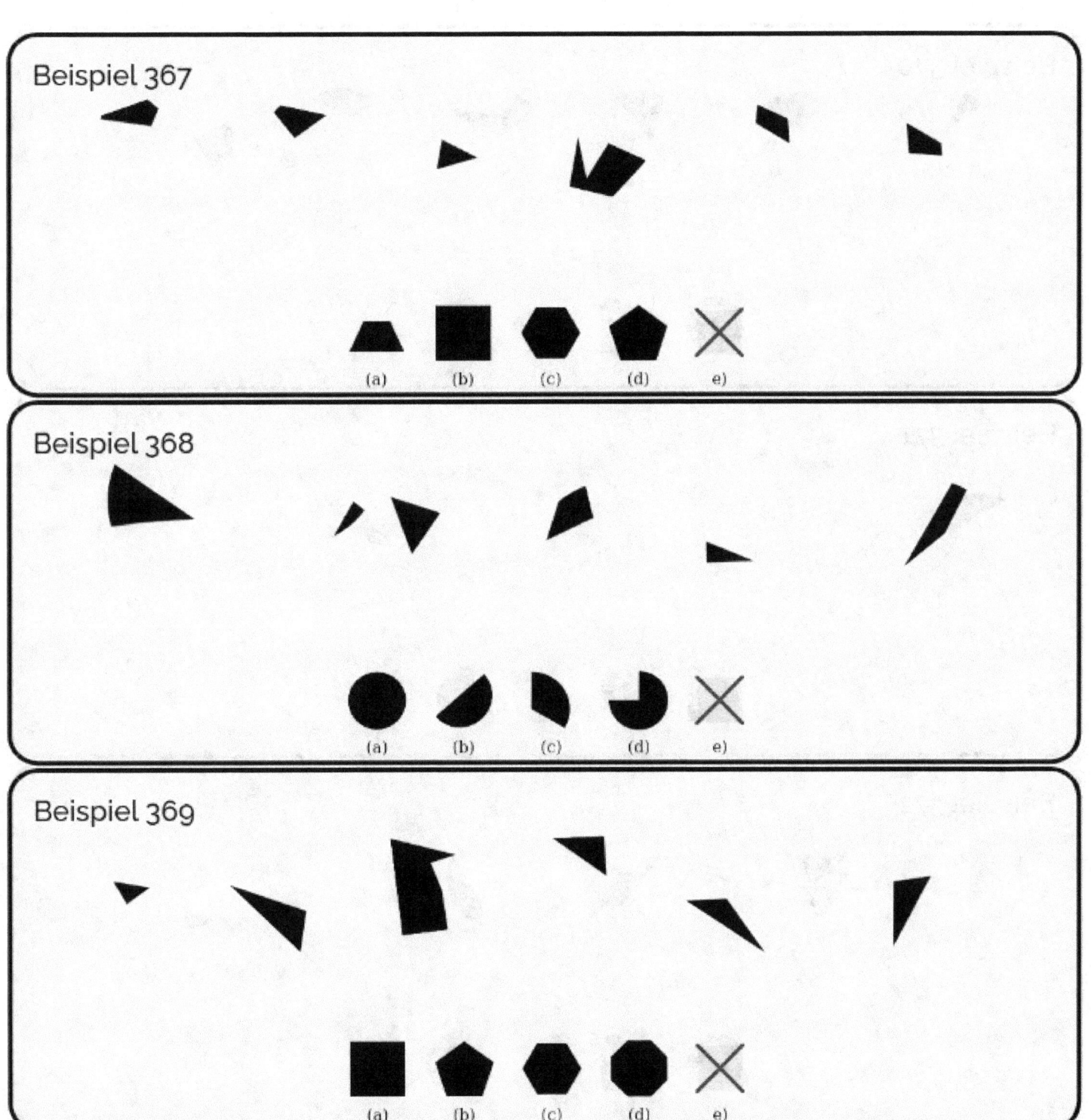

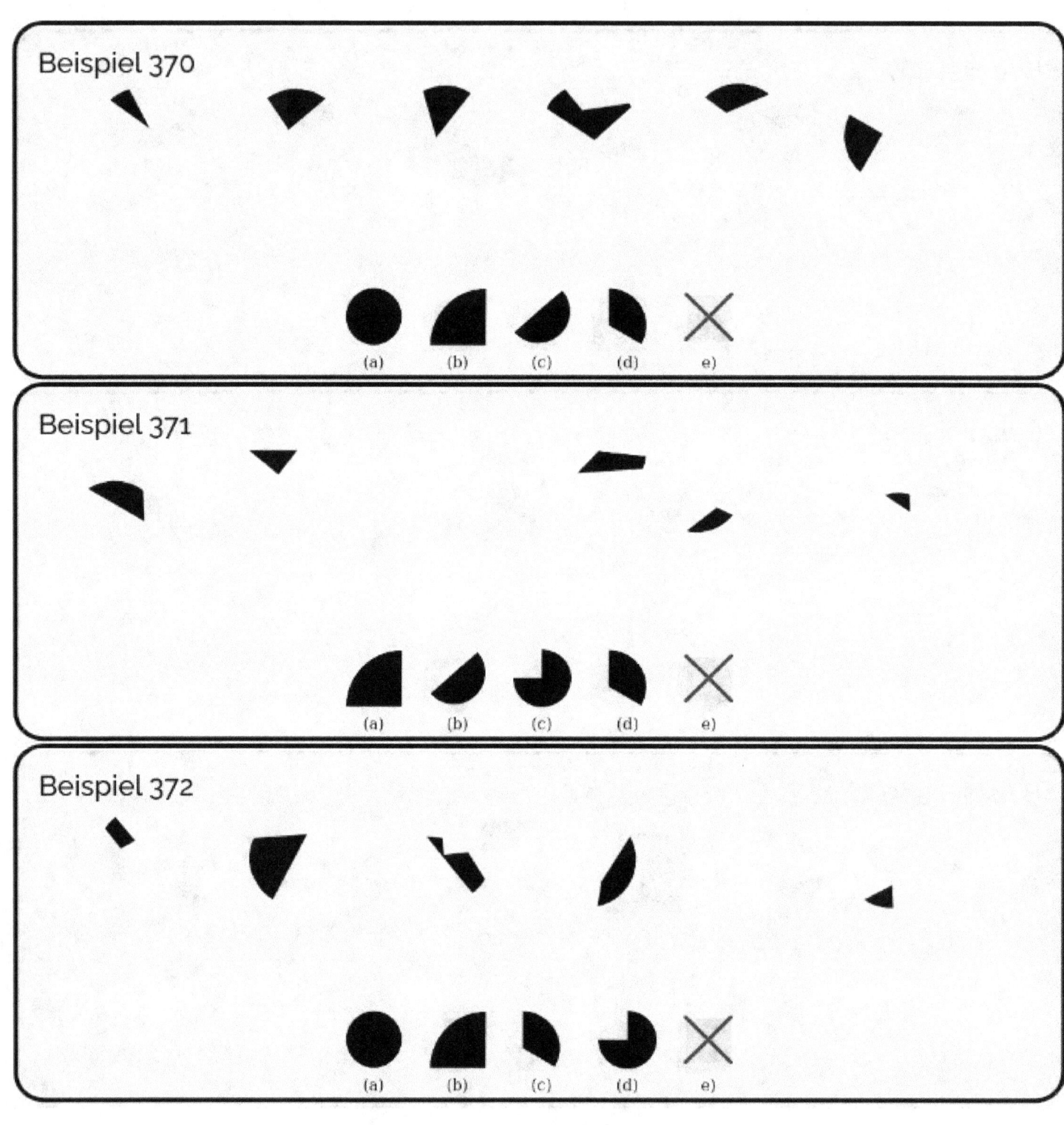

Beispiel 373

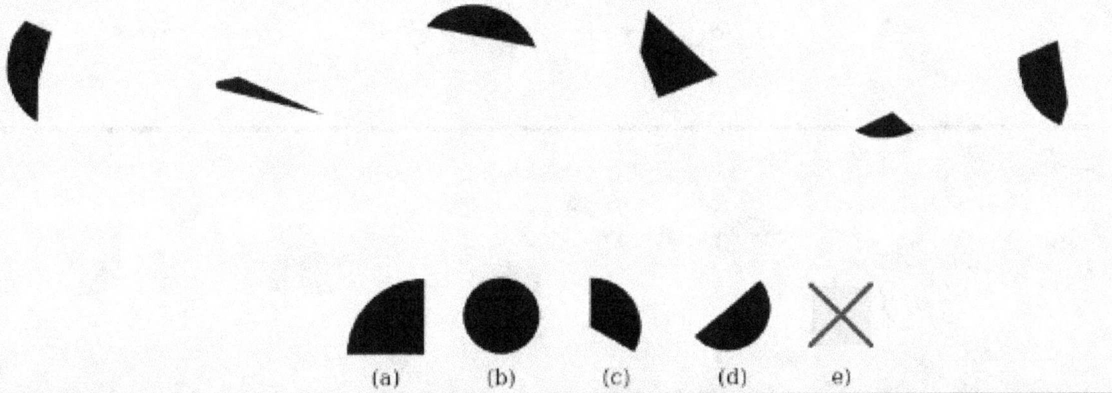

Beispiel 374

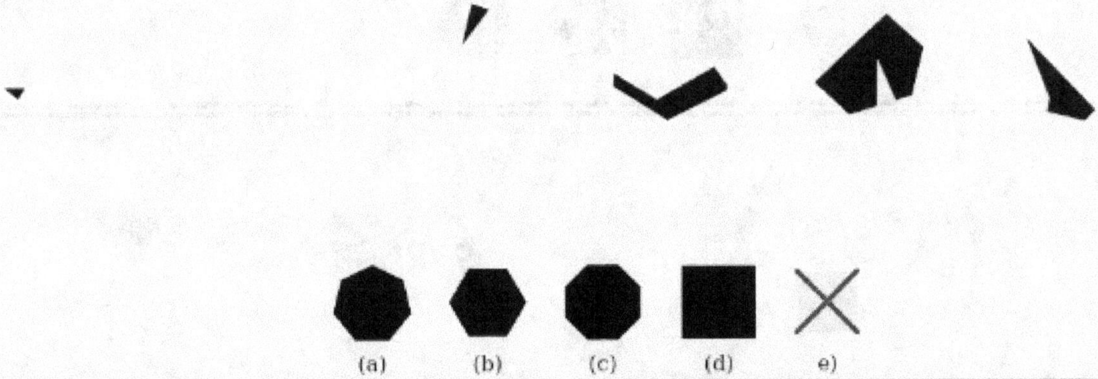

Beispiel 375

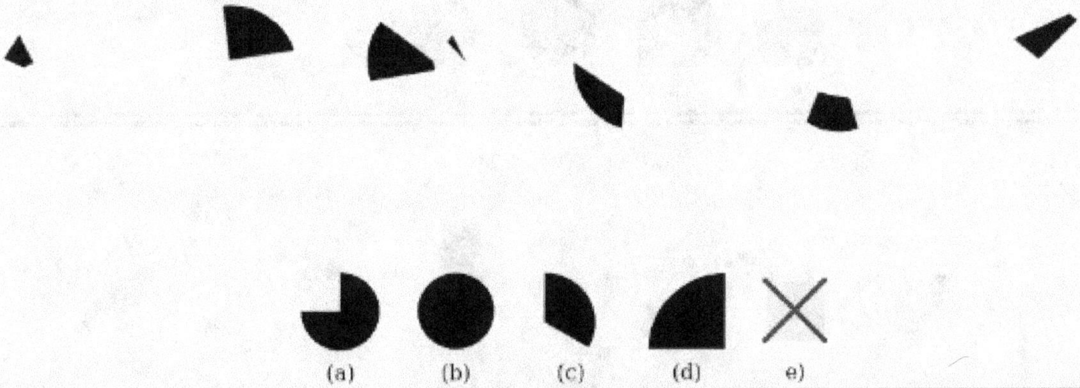

Lösungen:

Figuren Zusammensetzen - Sim 26

Beispiele Nr. 376 - 390

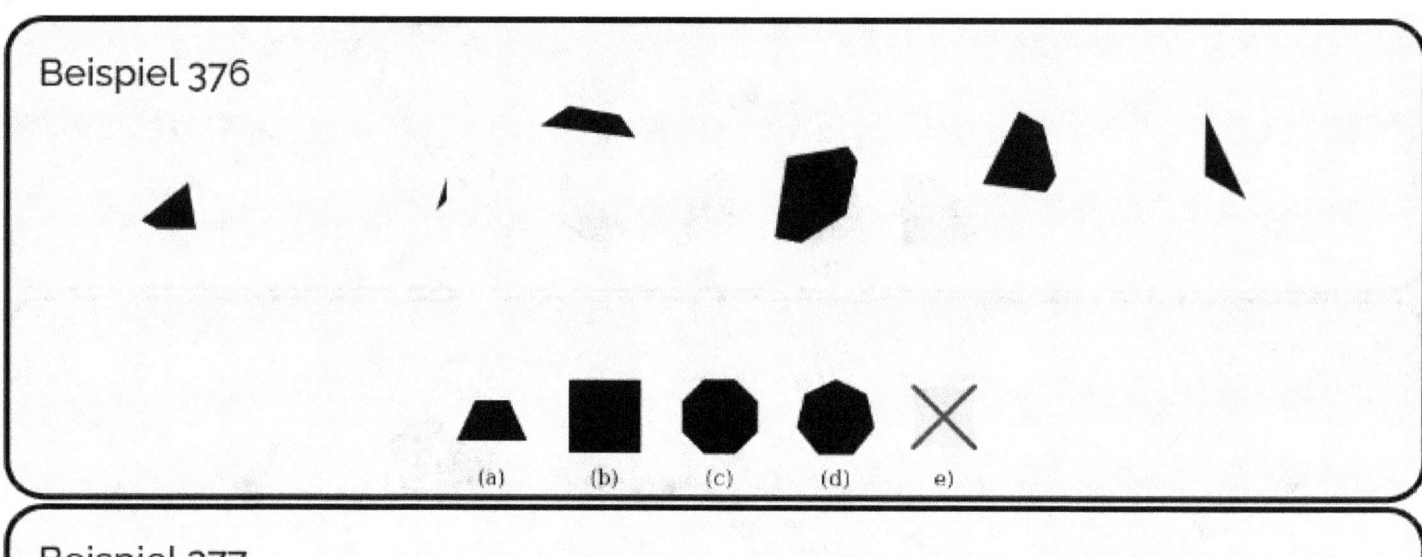

Beispiel 376

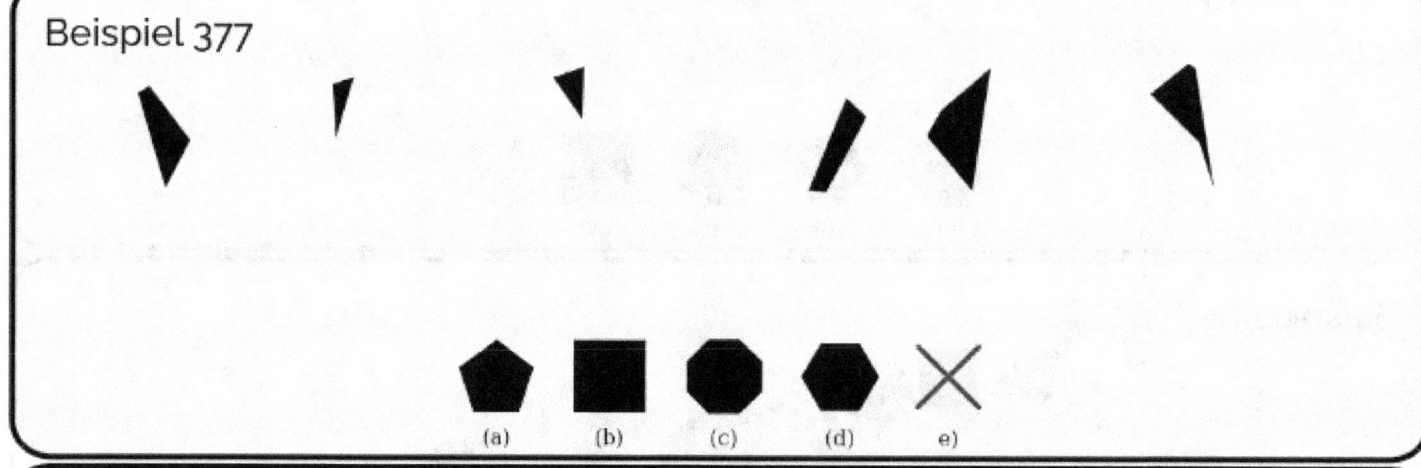

Beispiel 377

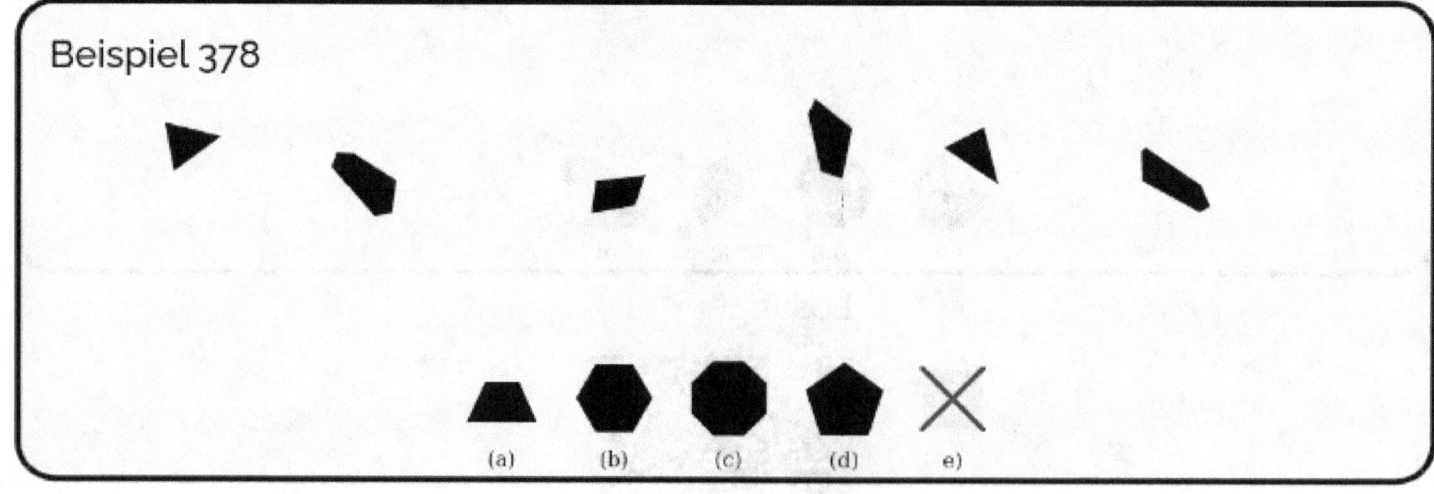

Beispiel 378

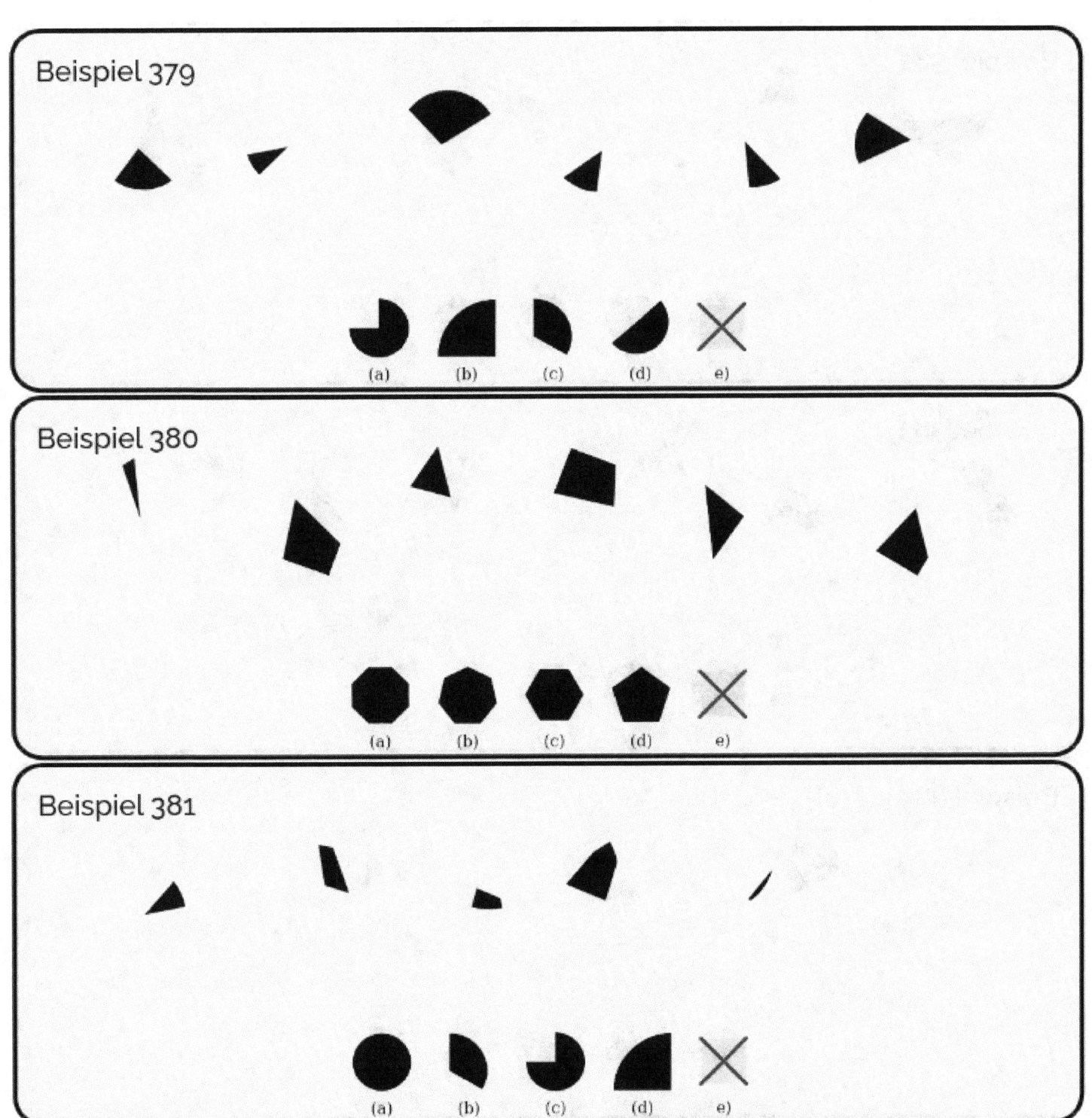

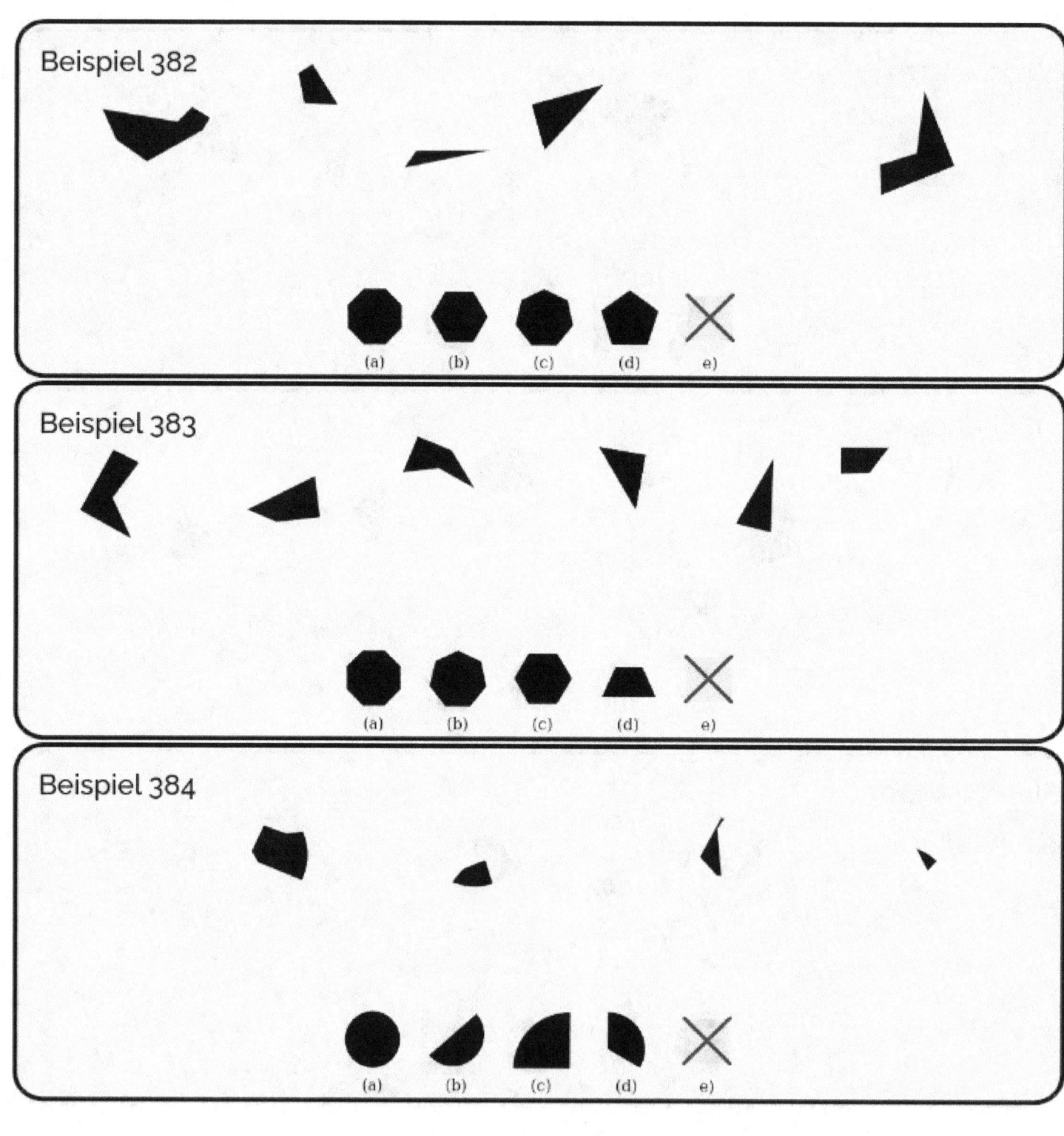

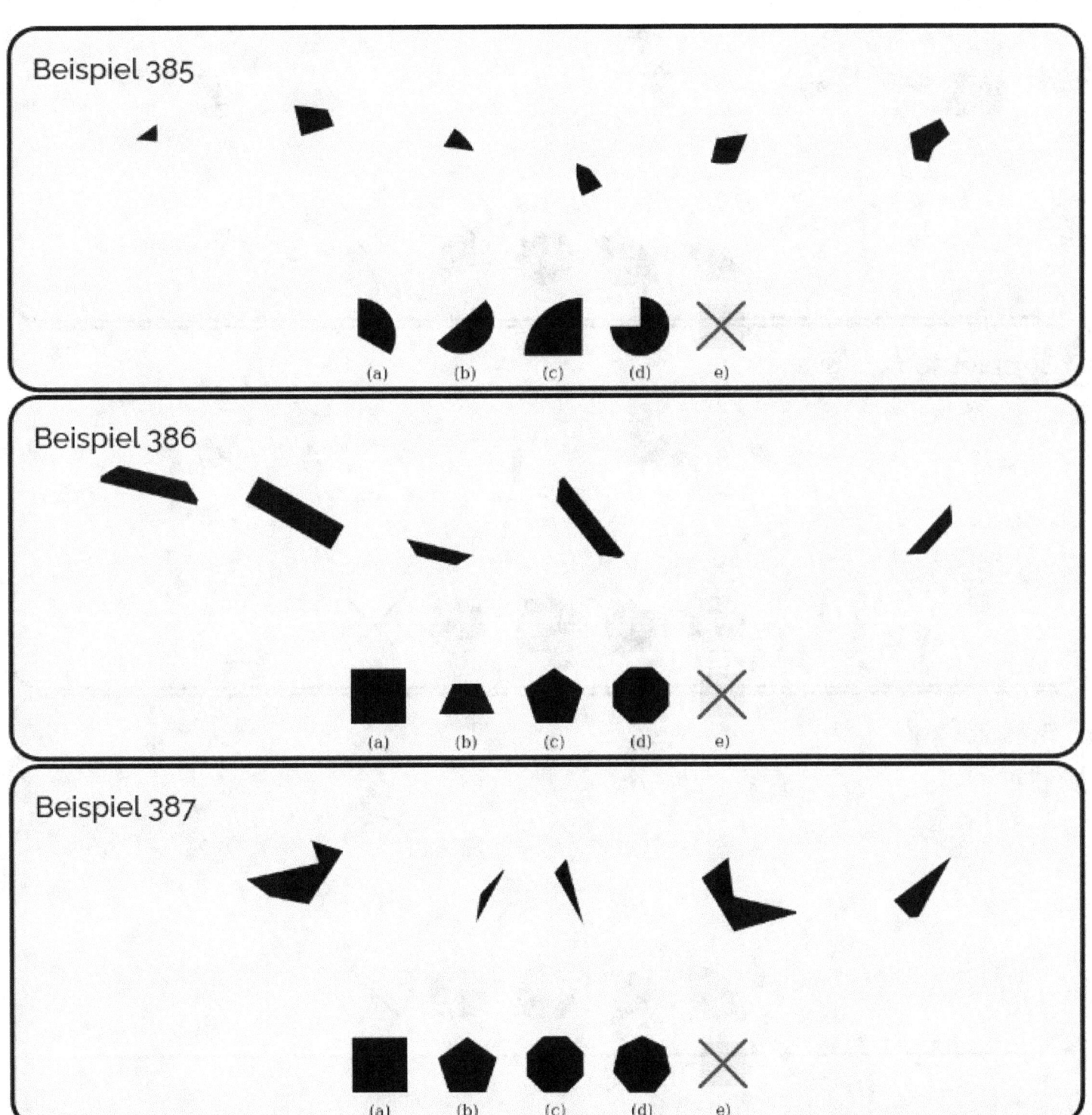

Beispiel 388

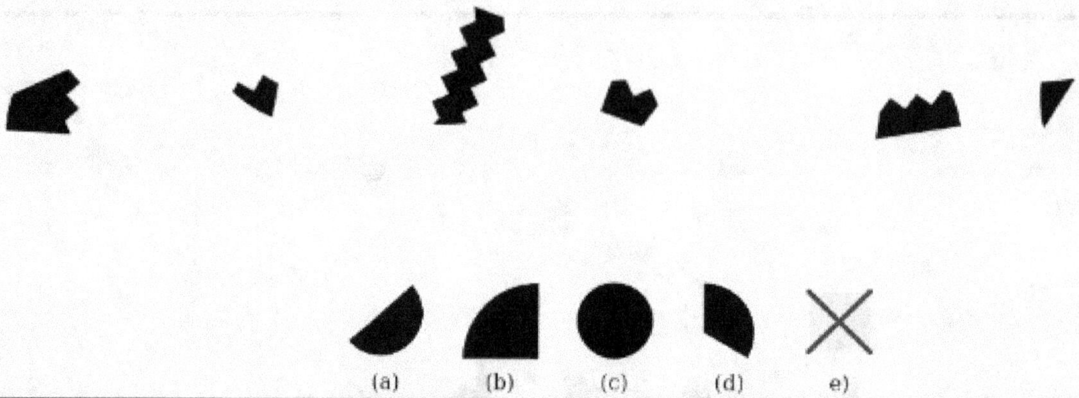

Beispiel 389

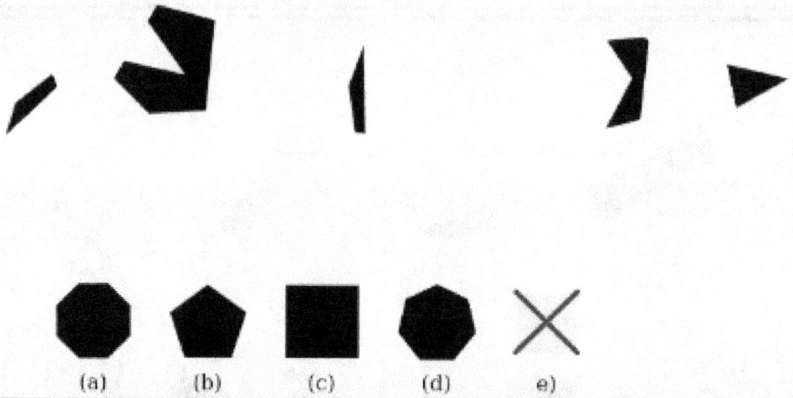

Beispiel 390

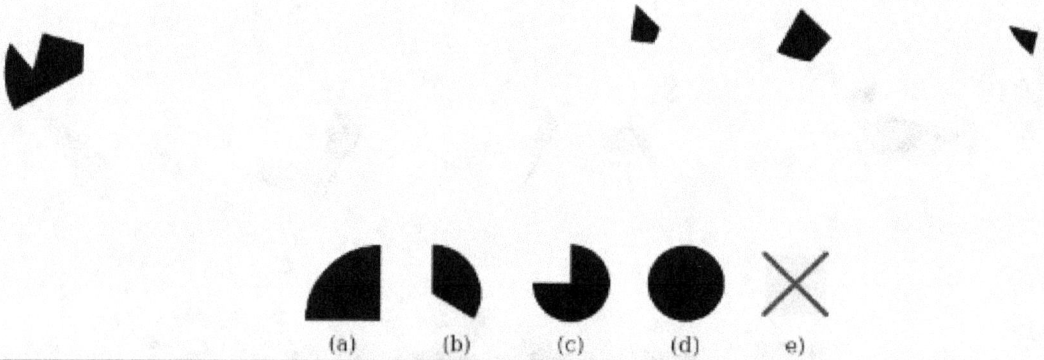

Lösungen:

Figuren Zusammensetzen - Sim 27

Beispiele Nr. 391 - 405

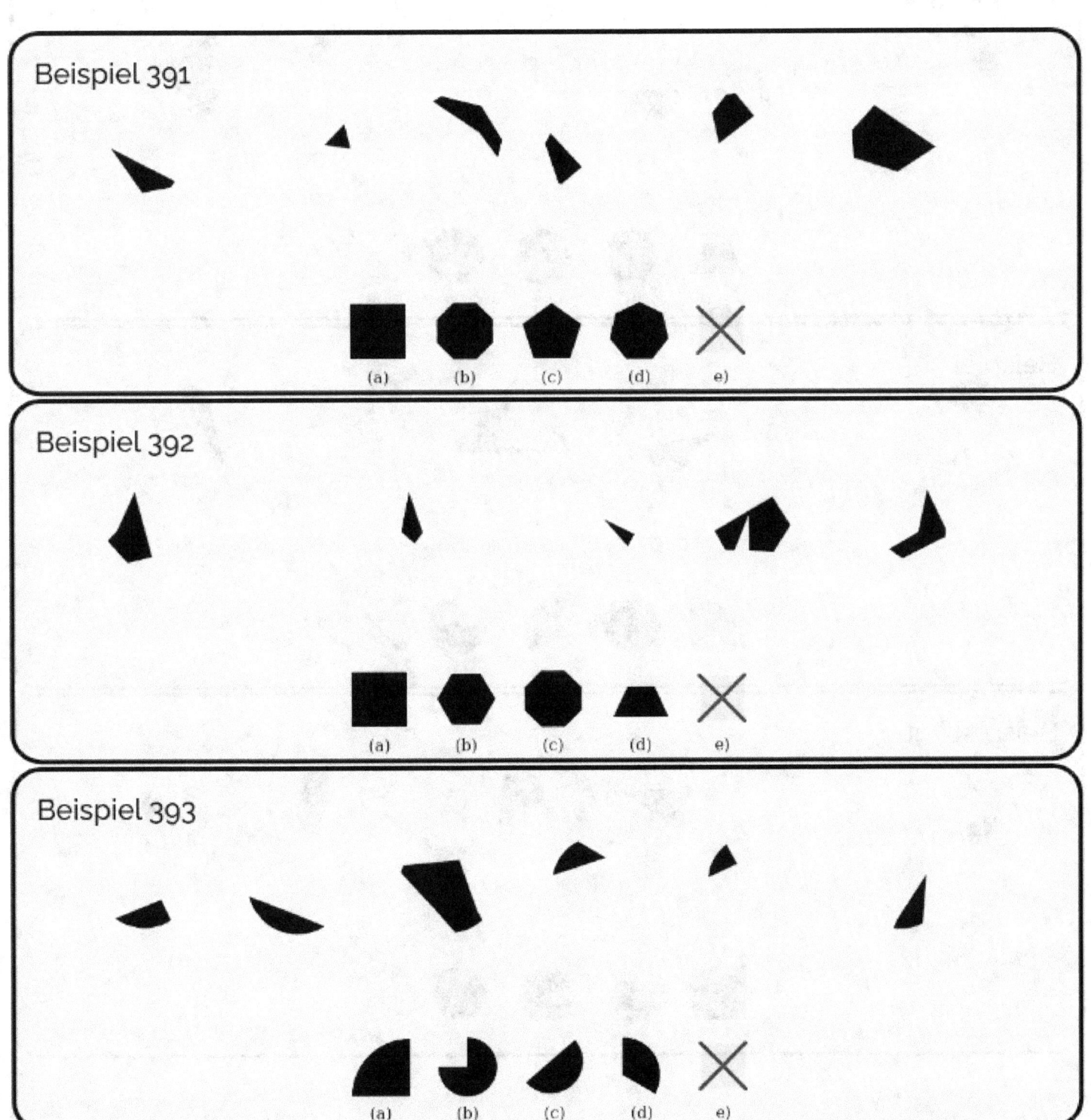

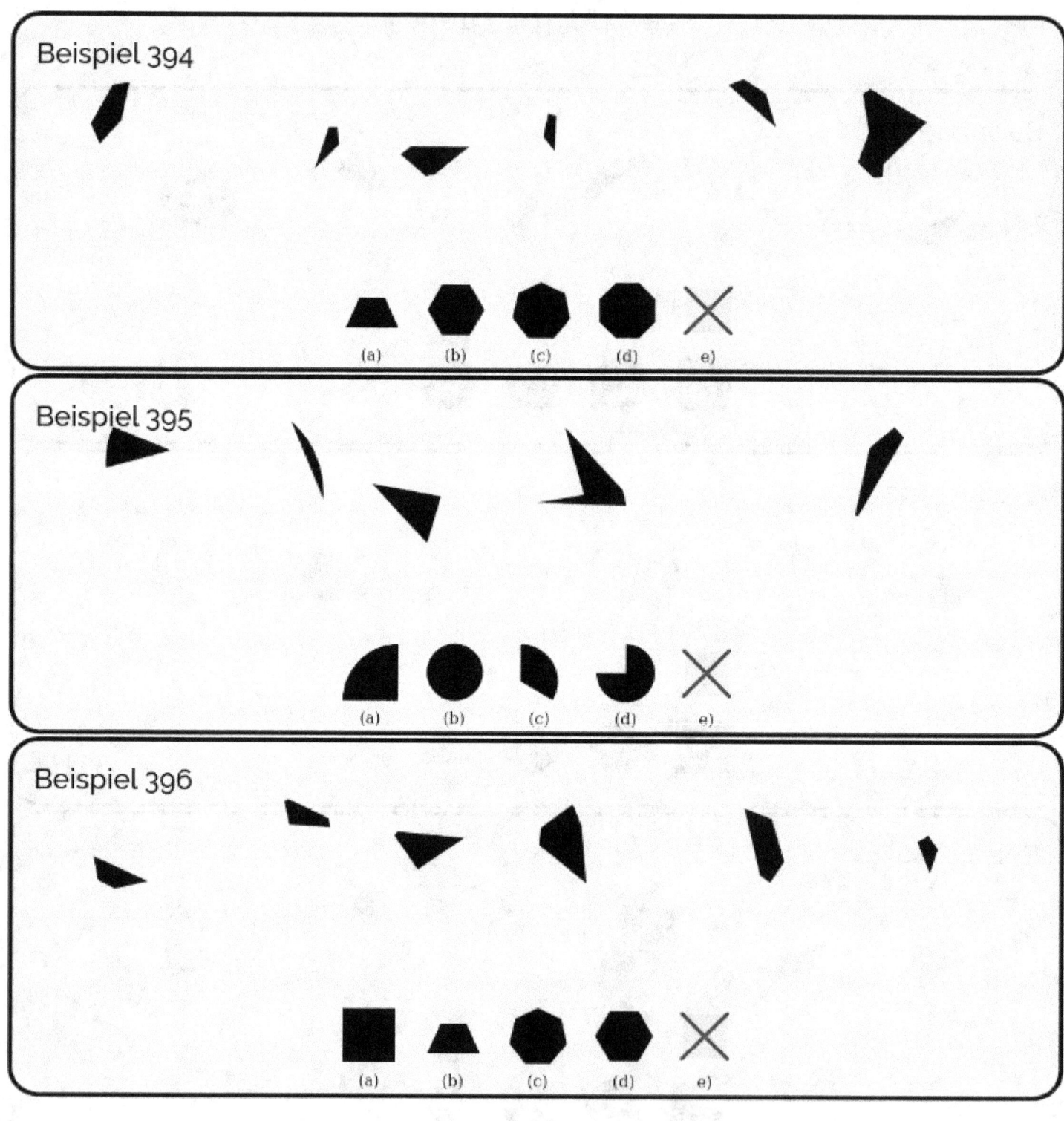

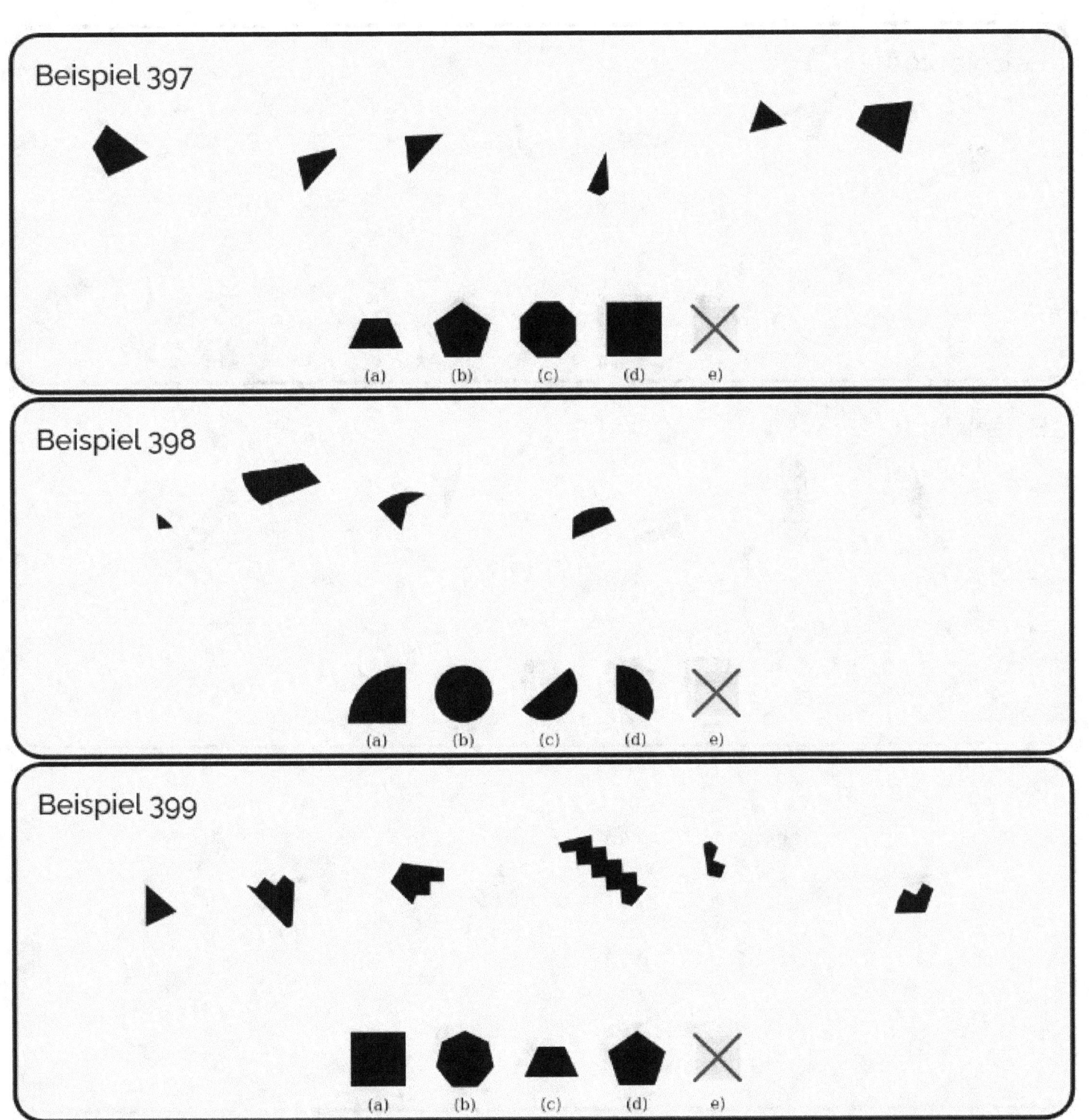

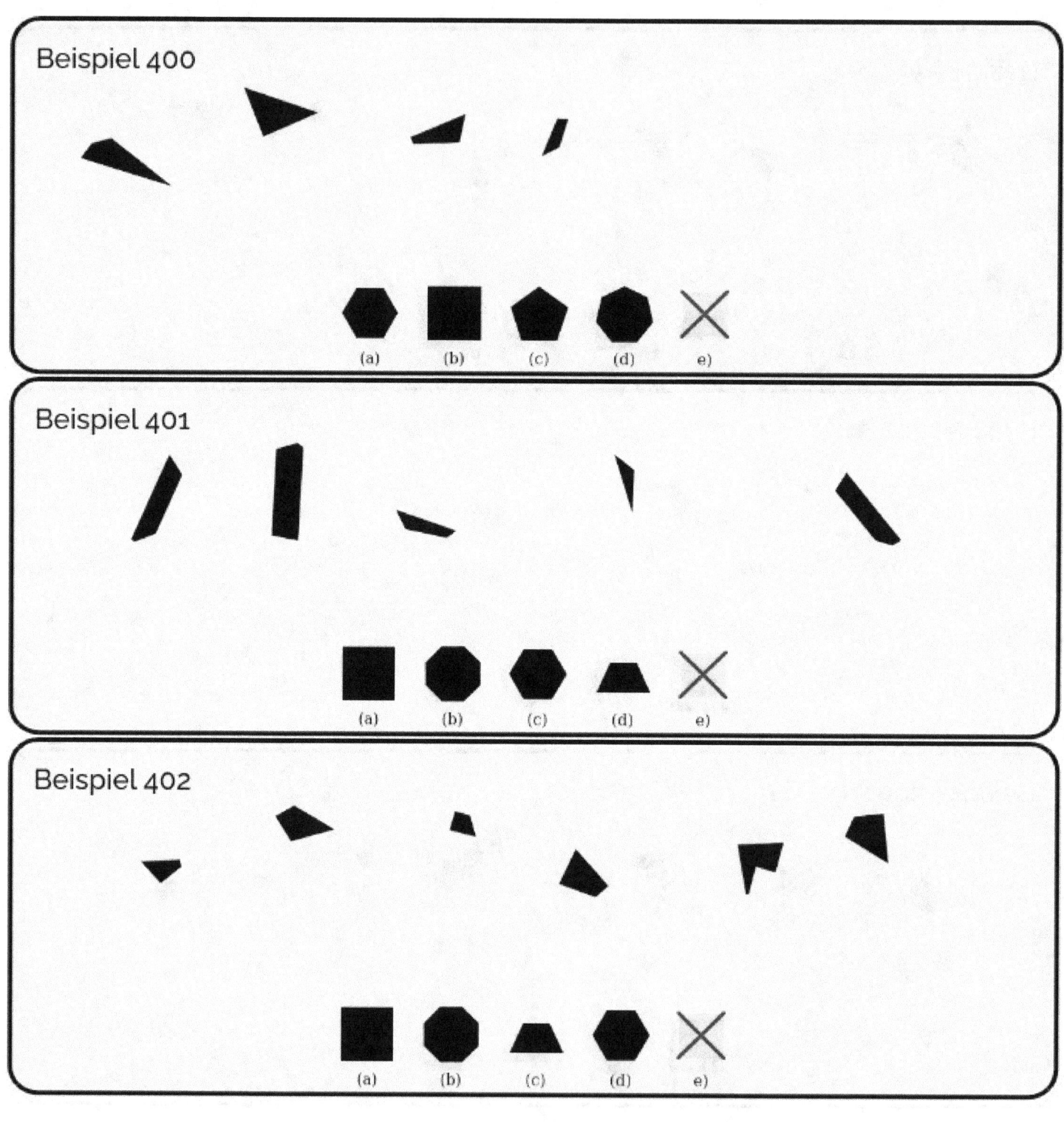

Beispiel 403

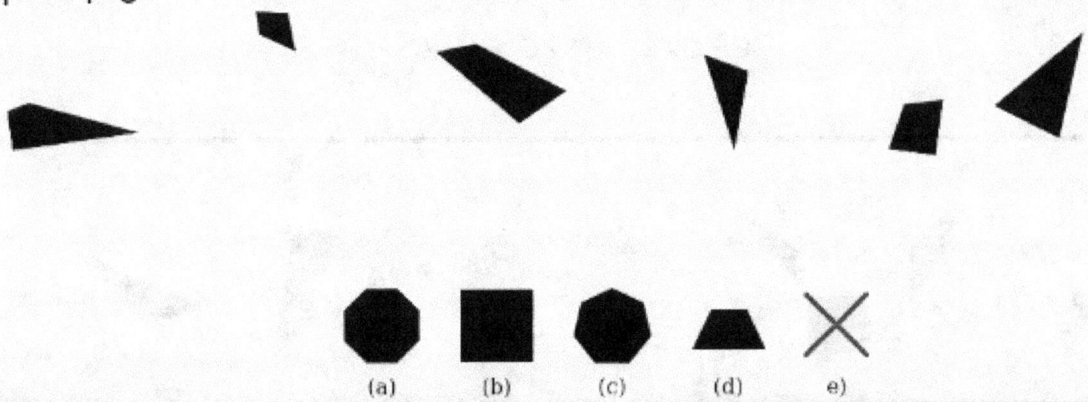

(a) (b) (c) (d) e)

Beispiel 404

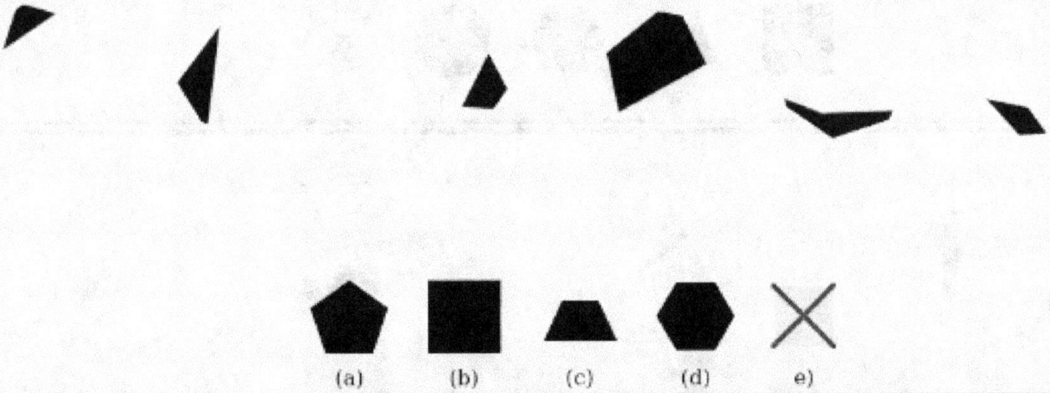

(a) (b) (c) (d) e)

Beispiel 405

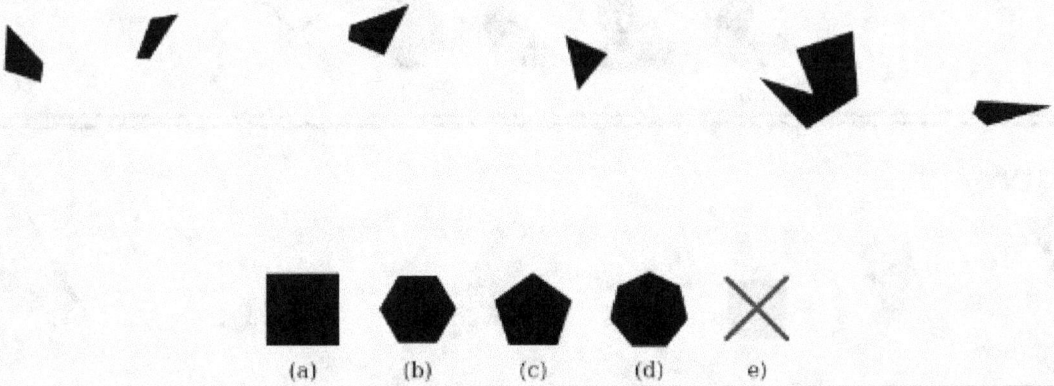

(a) (b) (c) (d) e)

Lösungen:

Figuren Zusammensetzen - Sim 28

Beispiele Nr. 406 - 420

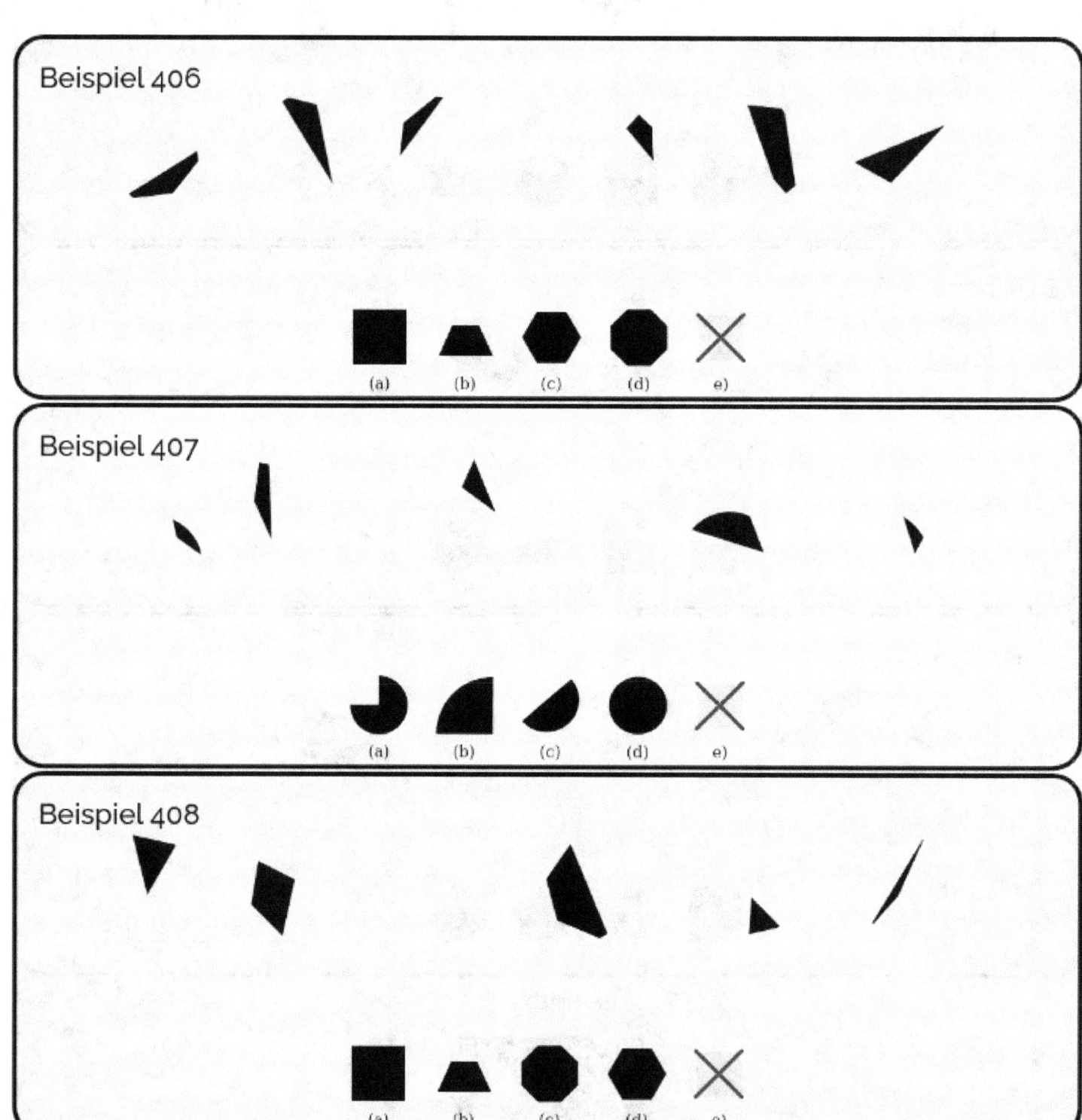

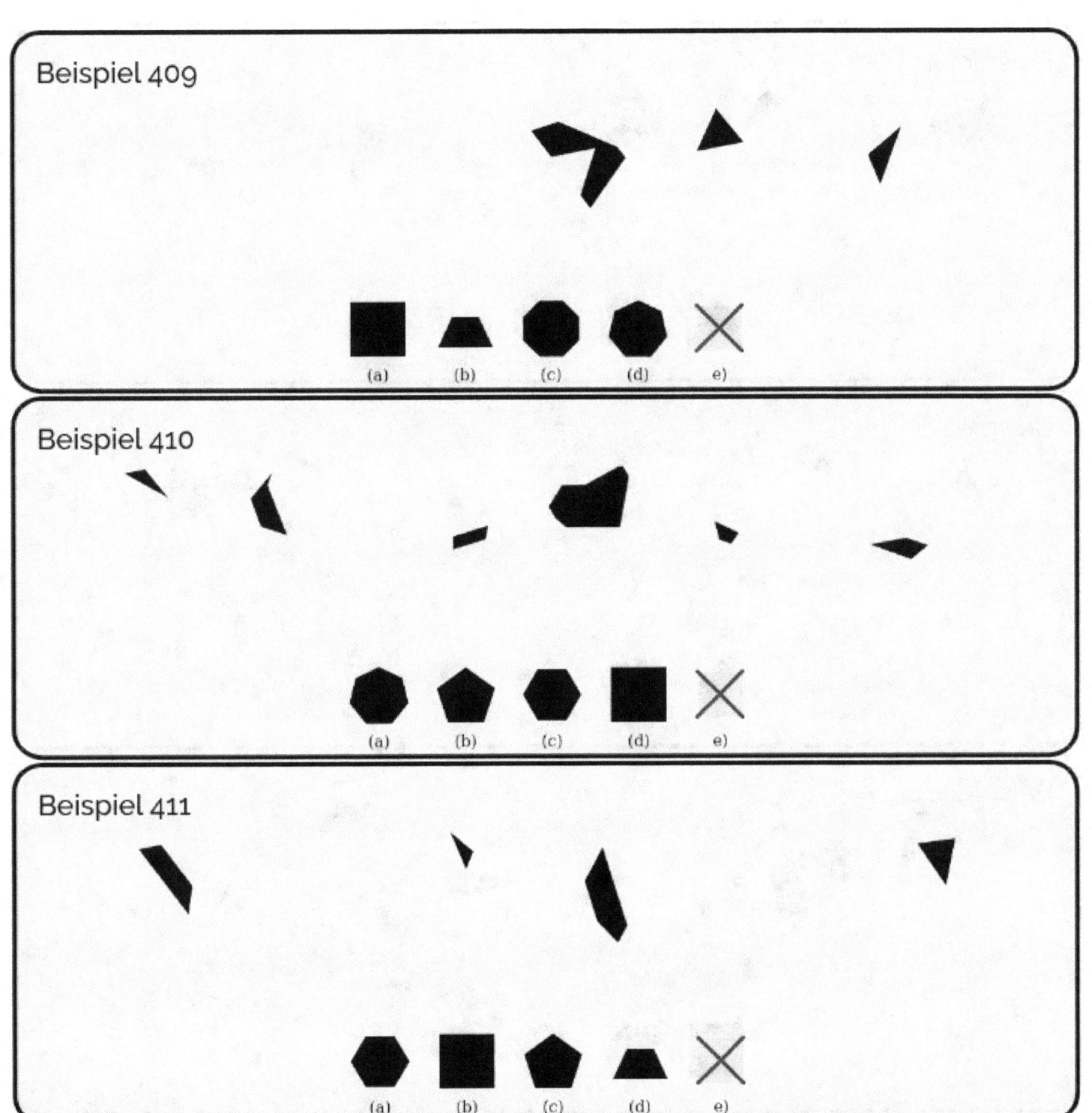

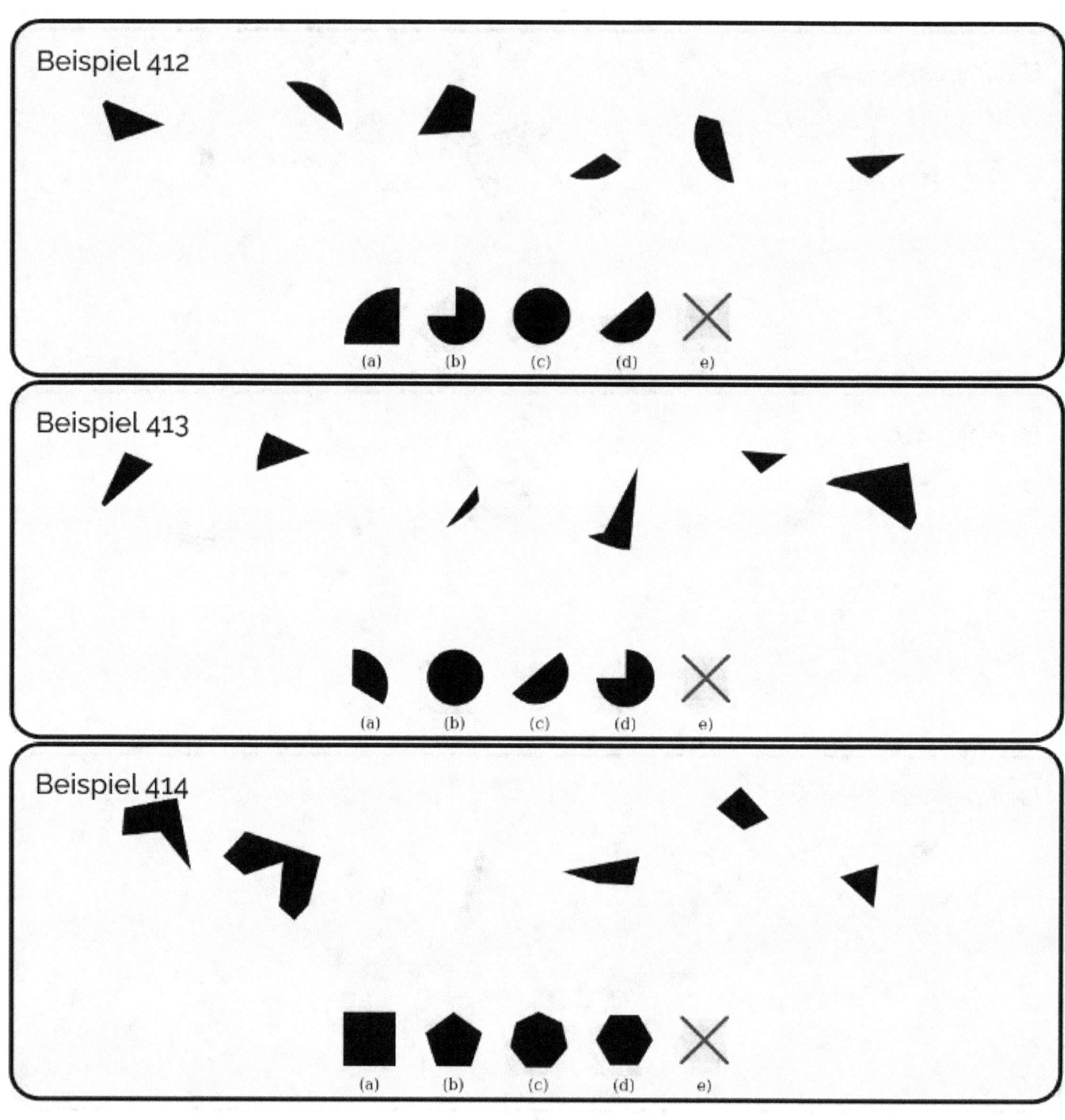

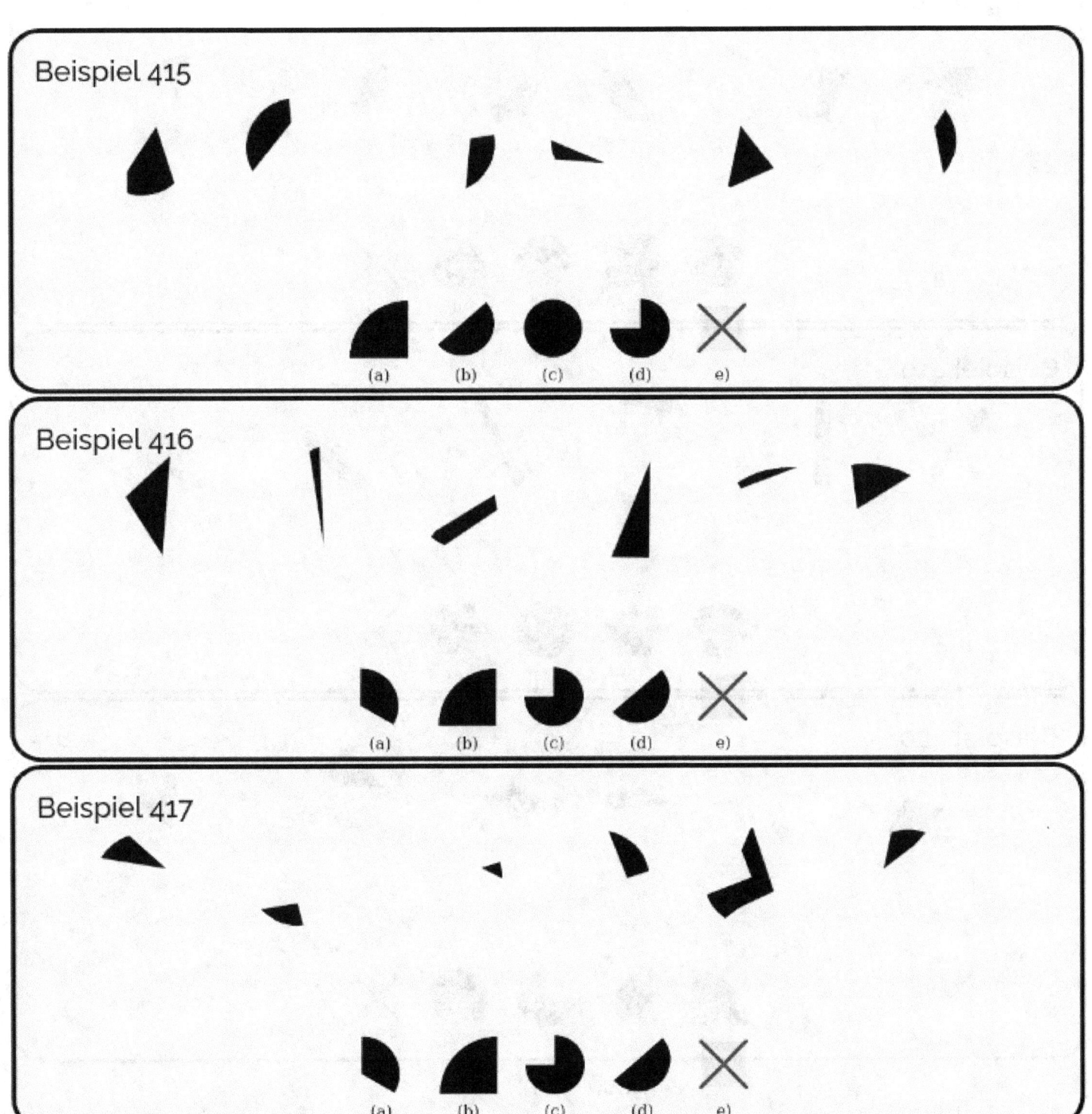

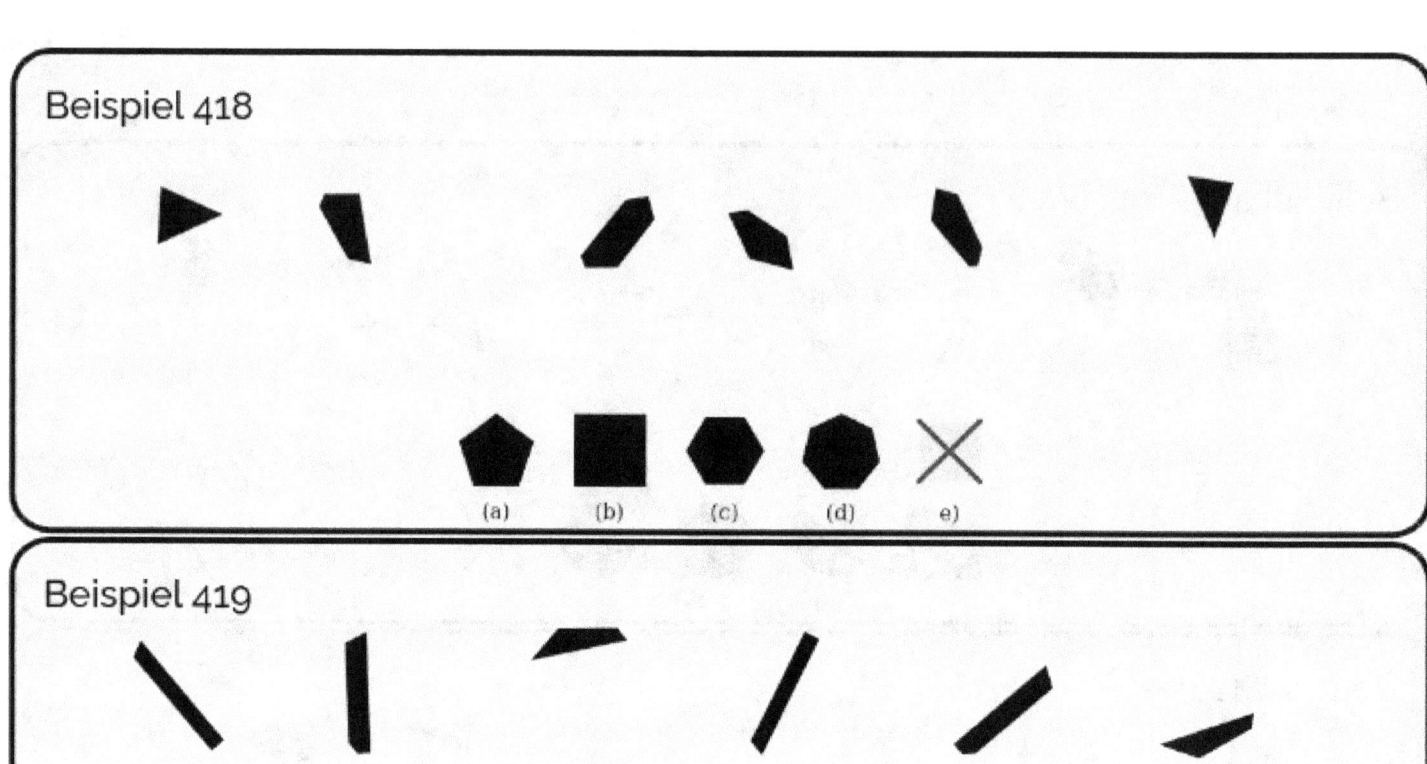

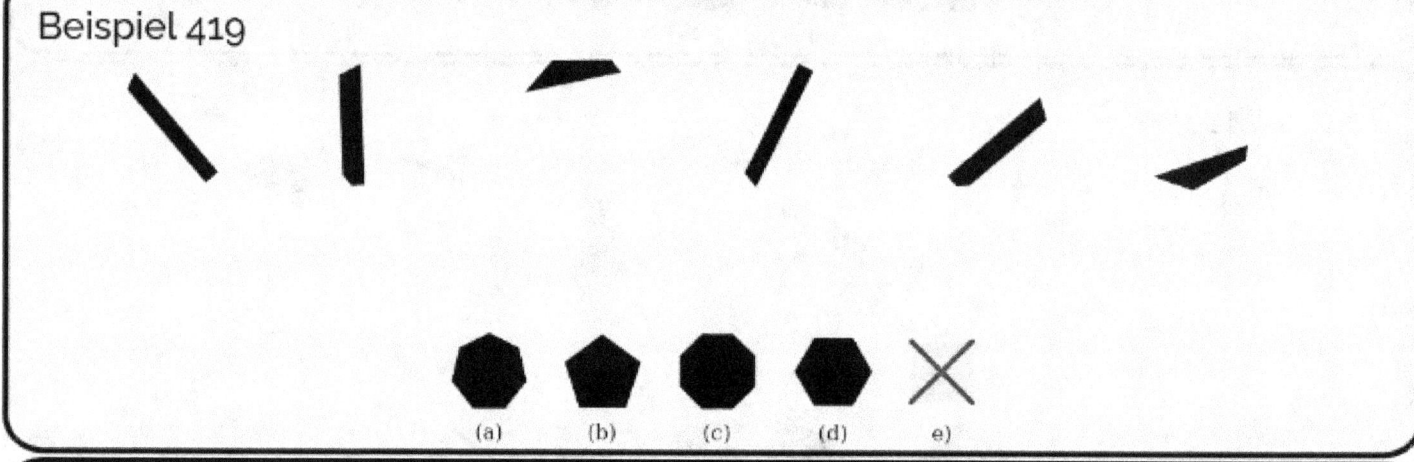

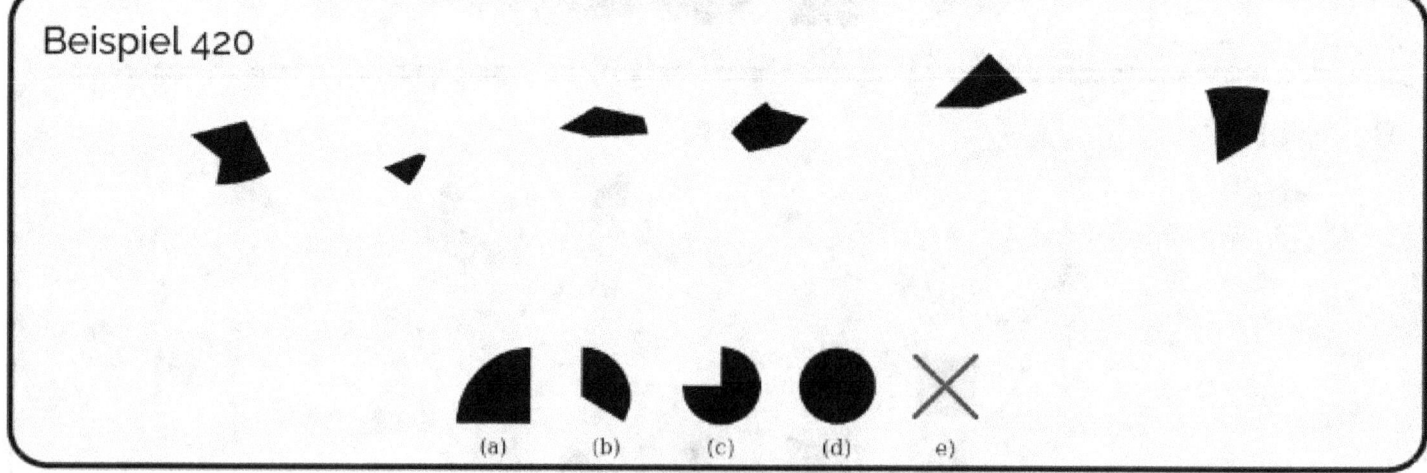

Lösungen:

Figuren Zusammensetzen - Sim 29

Beispiele Nr. 421 - 435

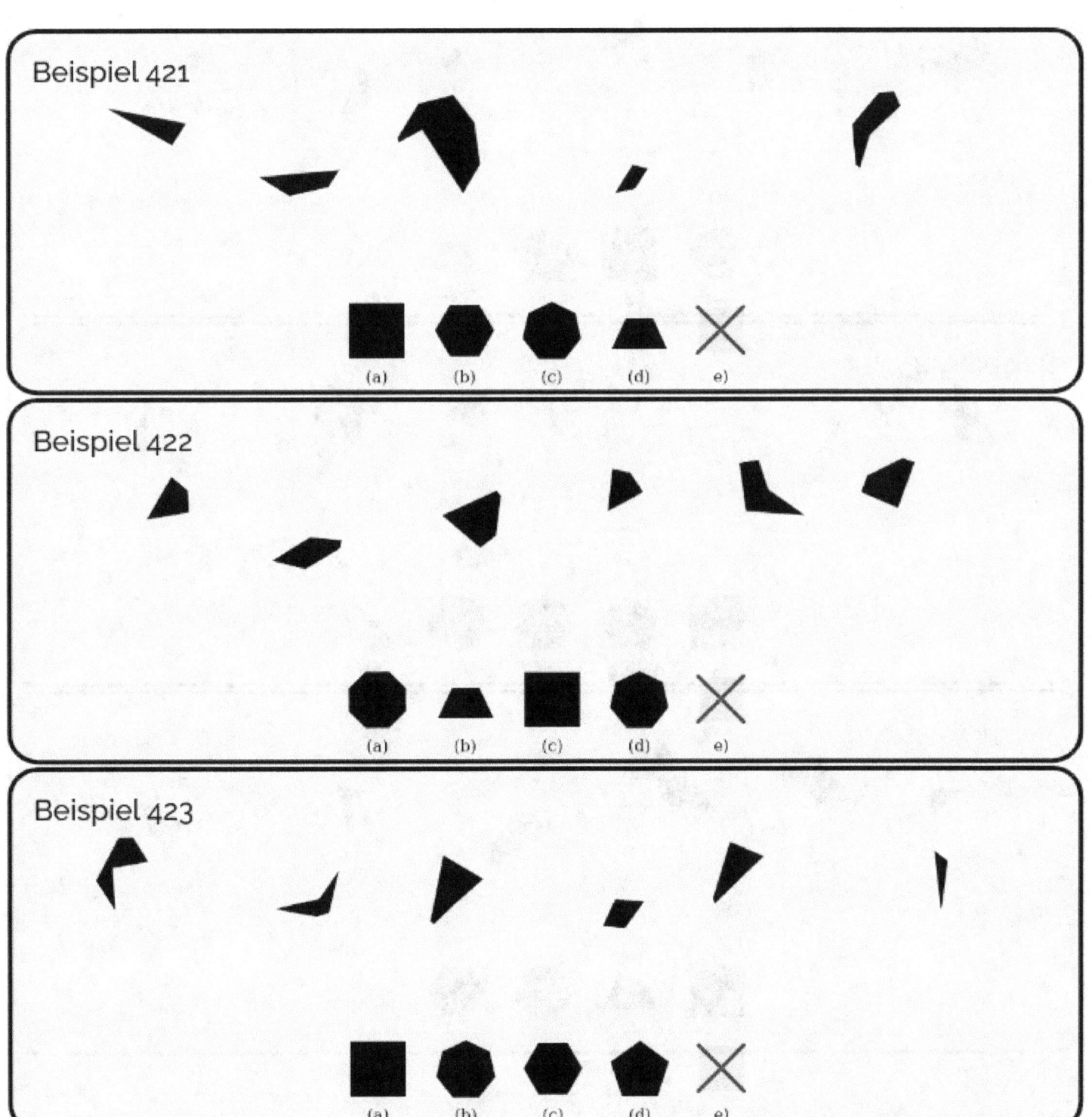

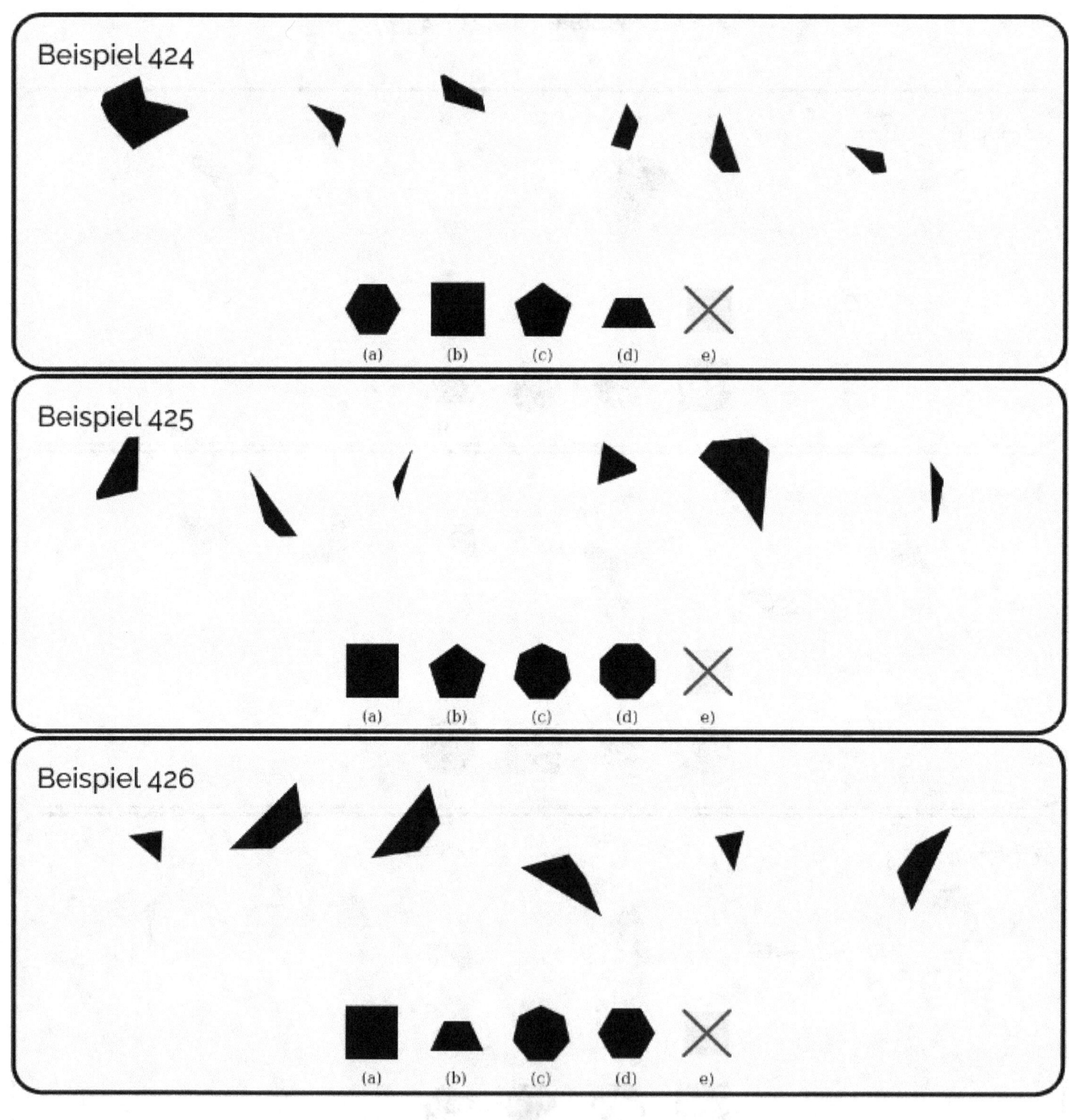

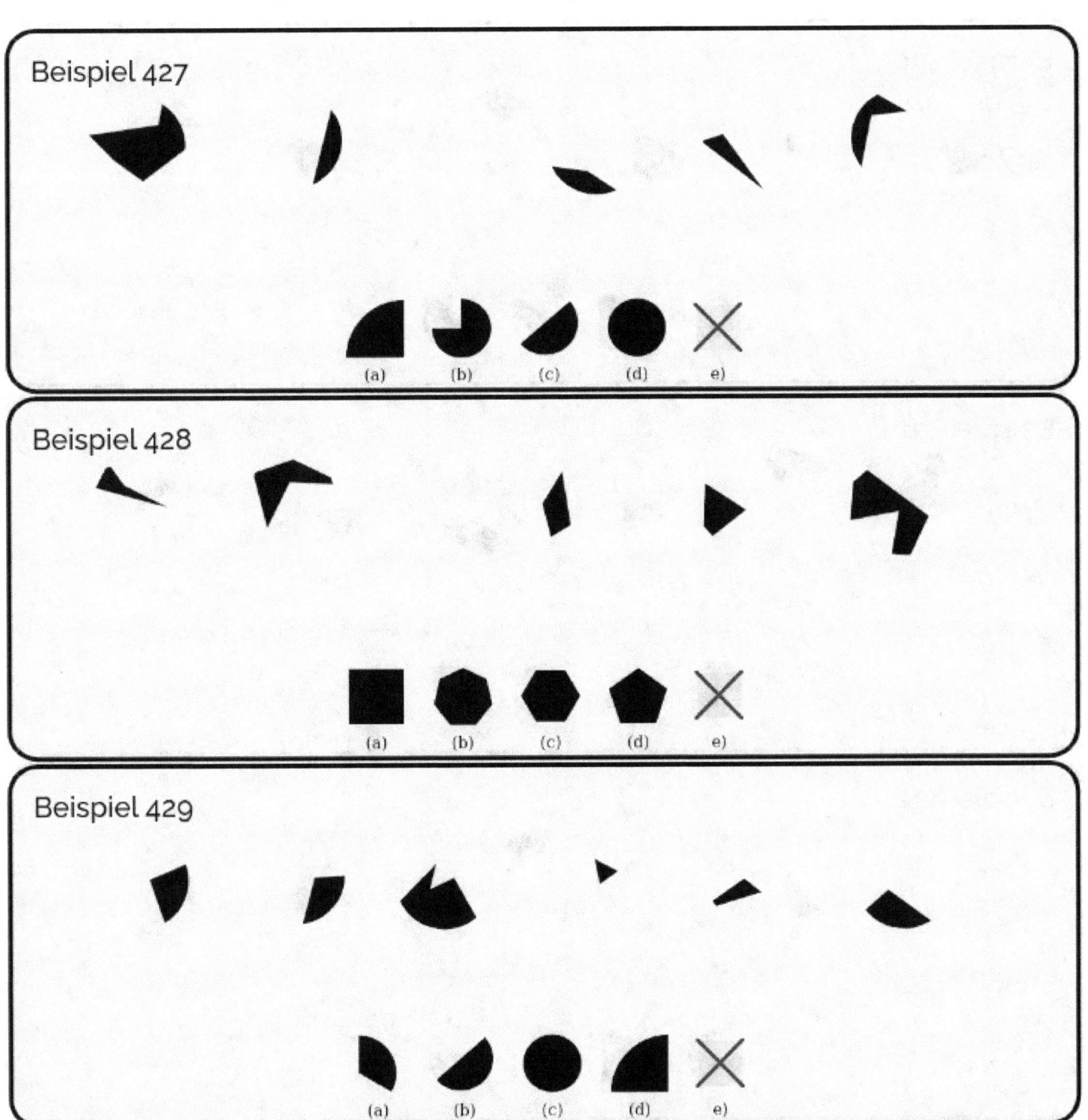

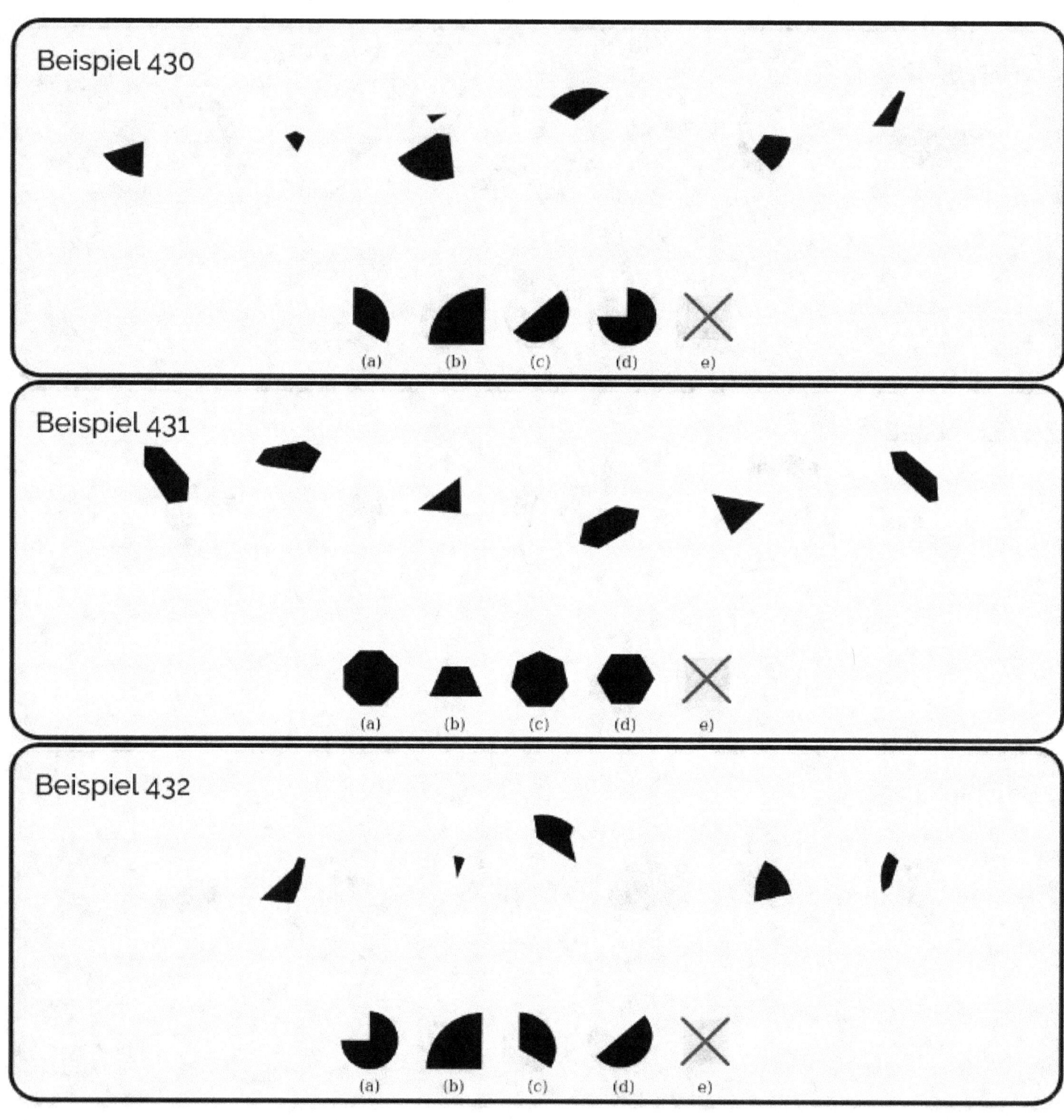

Beispiel 433

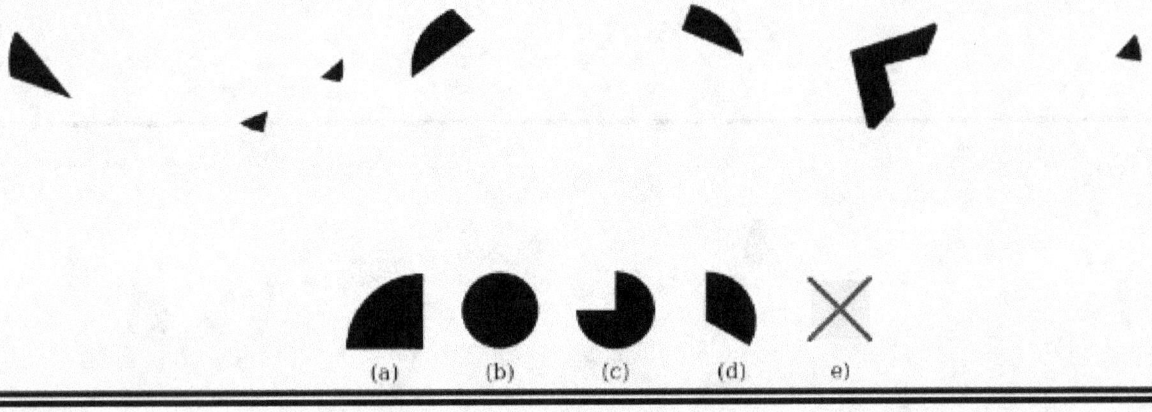

Beispiel 434

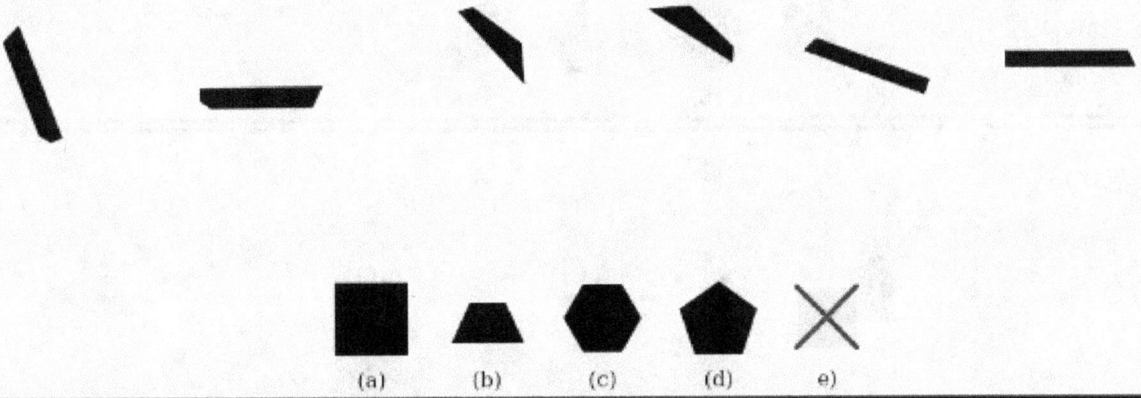

Beispiel 435

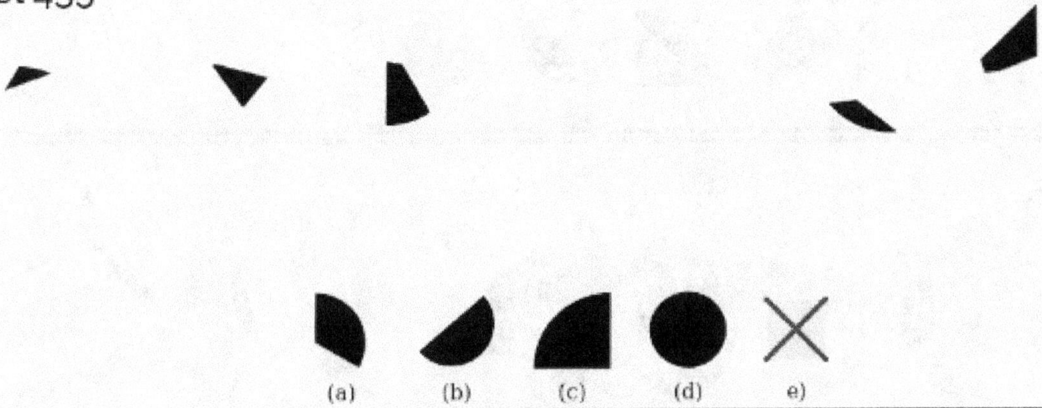

Lösungen:

Figuren Zusammensetzen - Sim 30

Beispiele Nr. 436 - 450

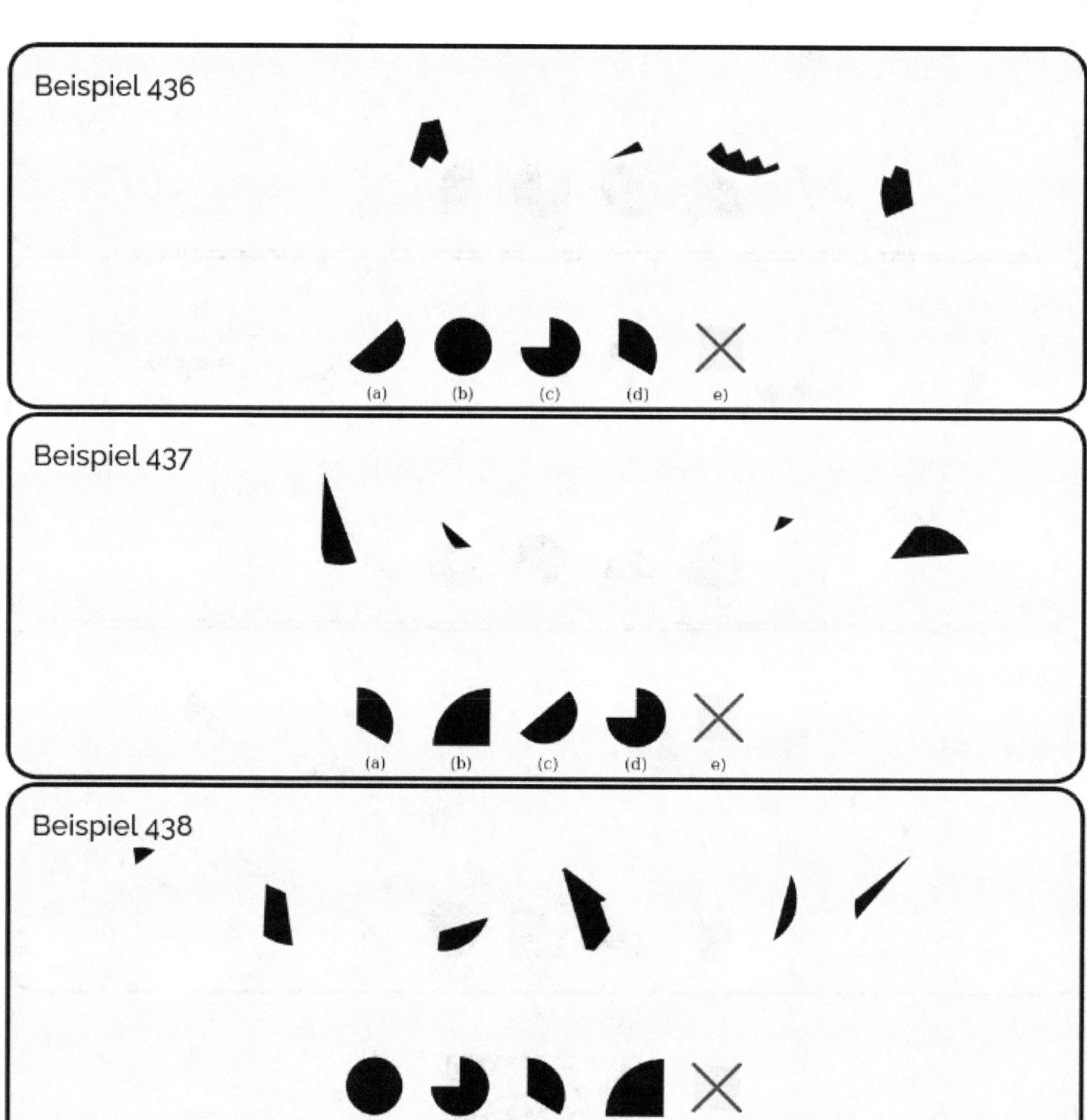

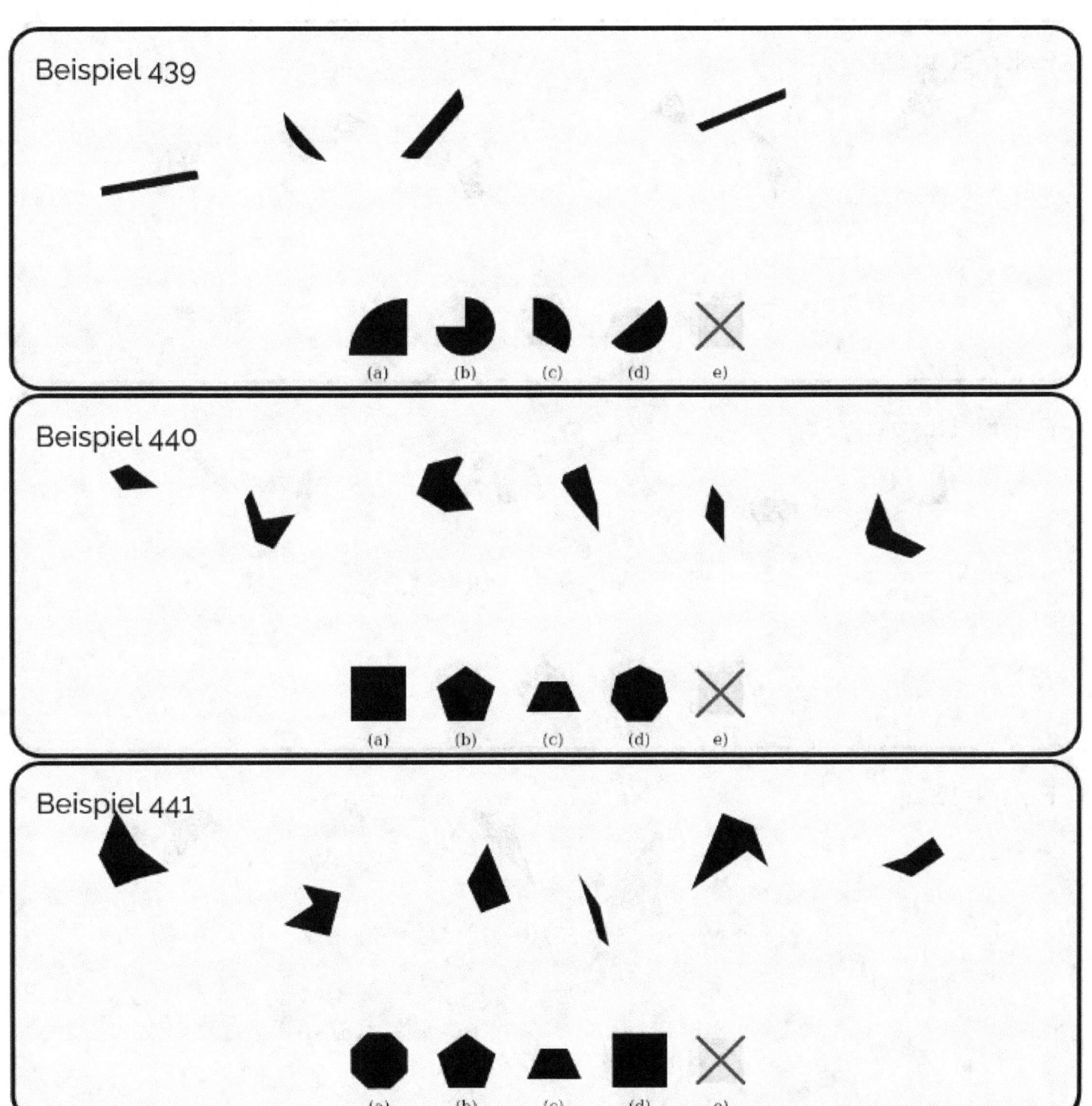

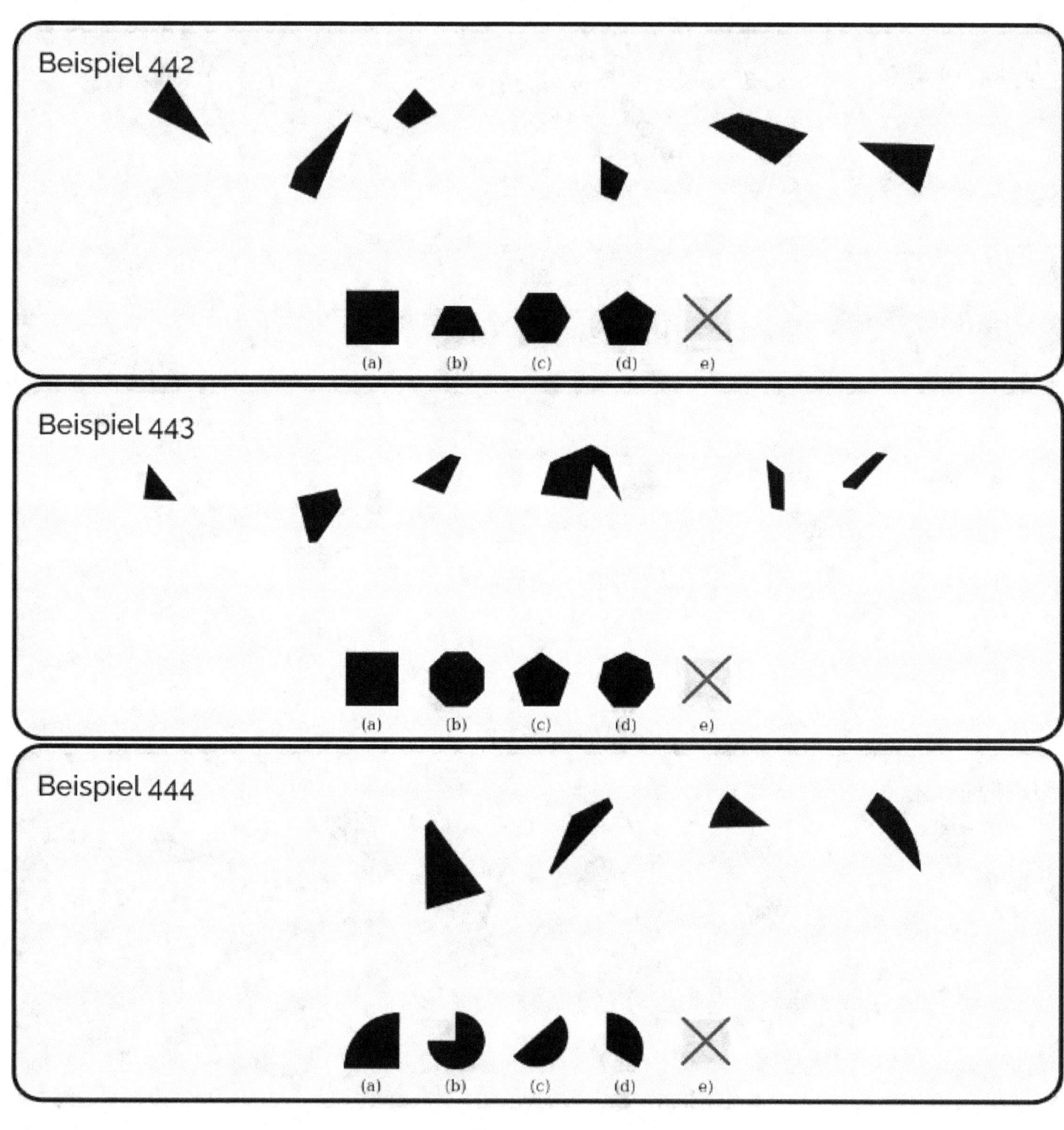

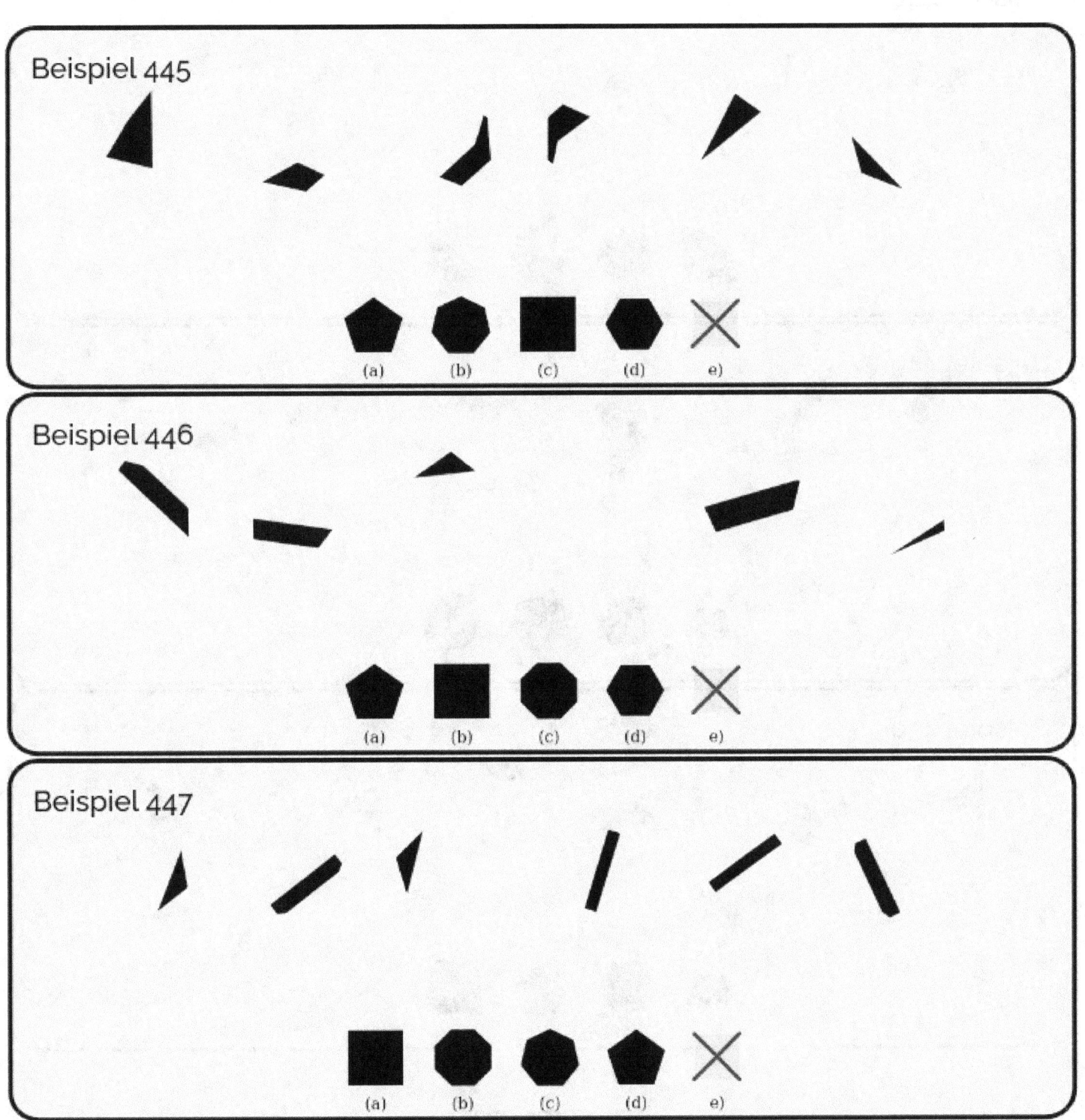

Beispiel 448

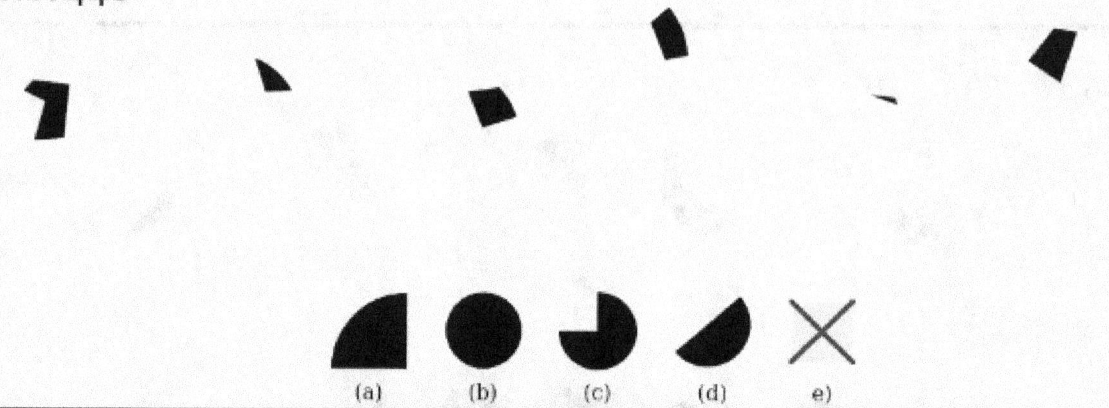

Beispiel 449

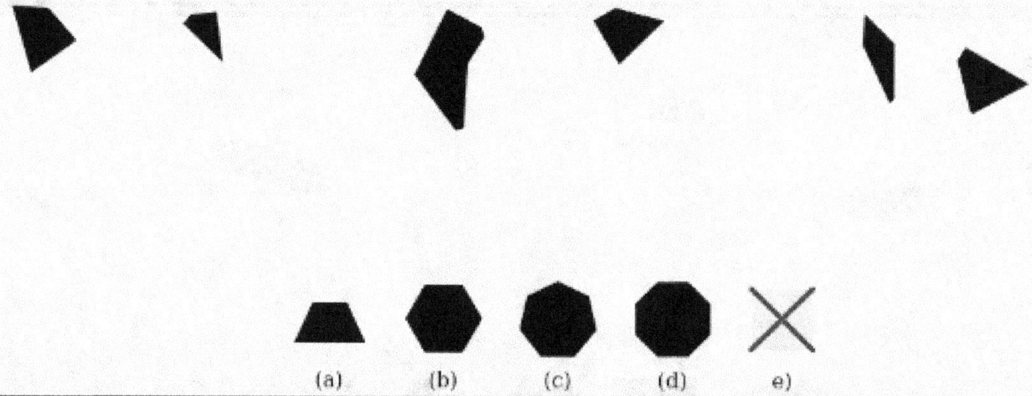

Beispiel 450

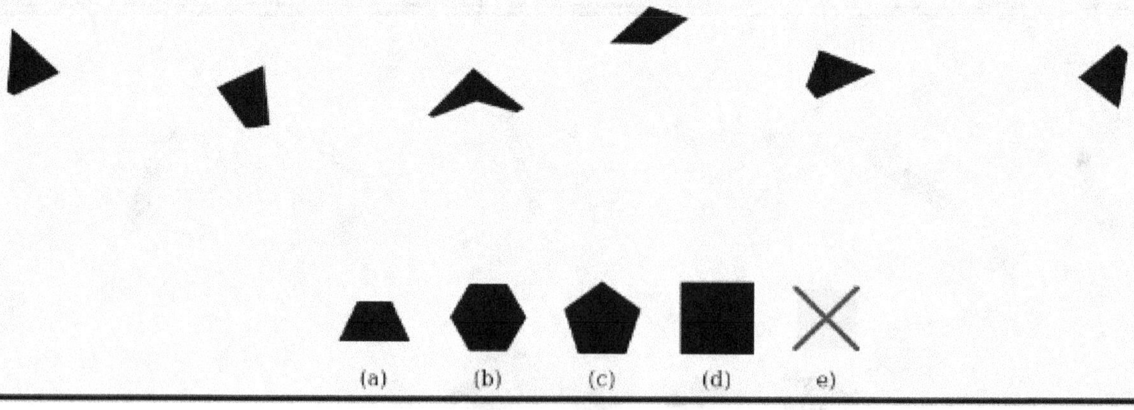

Lösungen:

Figuren Zusammensetzen - Sim 31

Beispiele Nr. 451 - 465

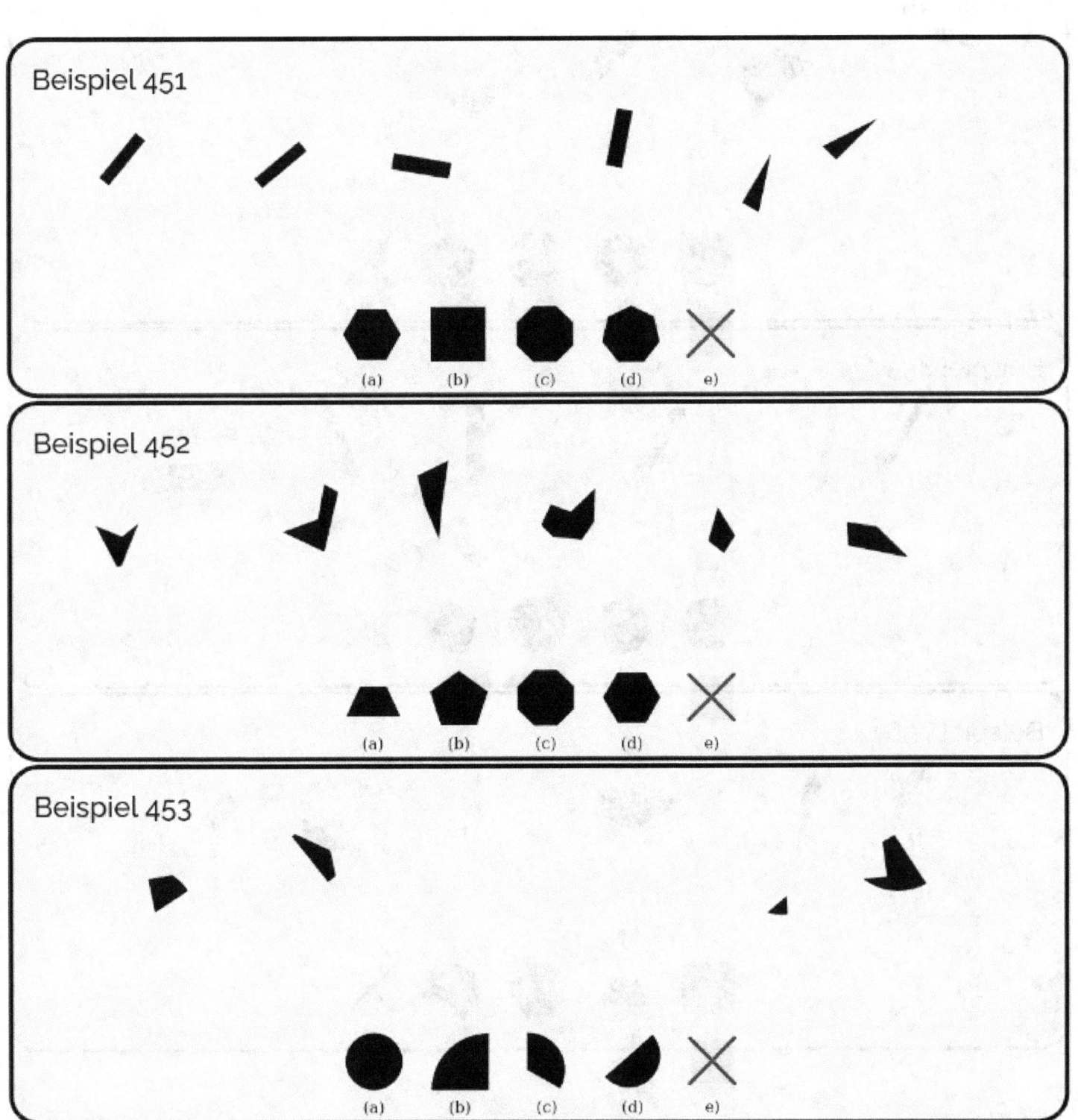

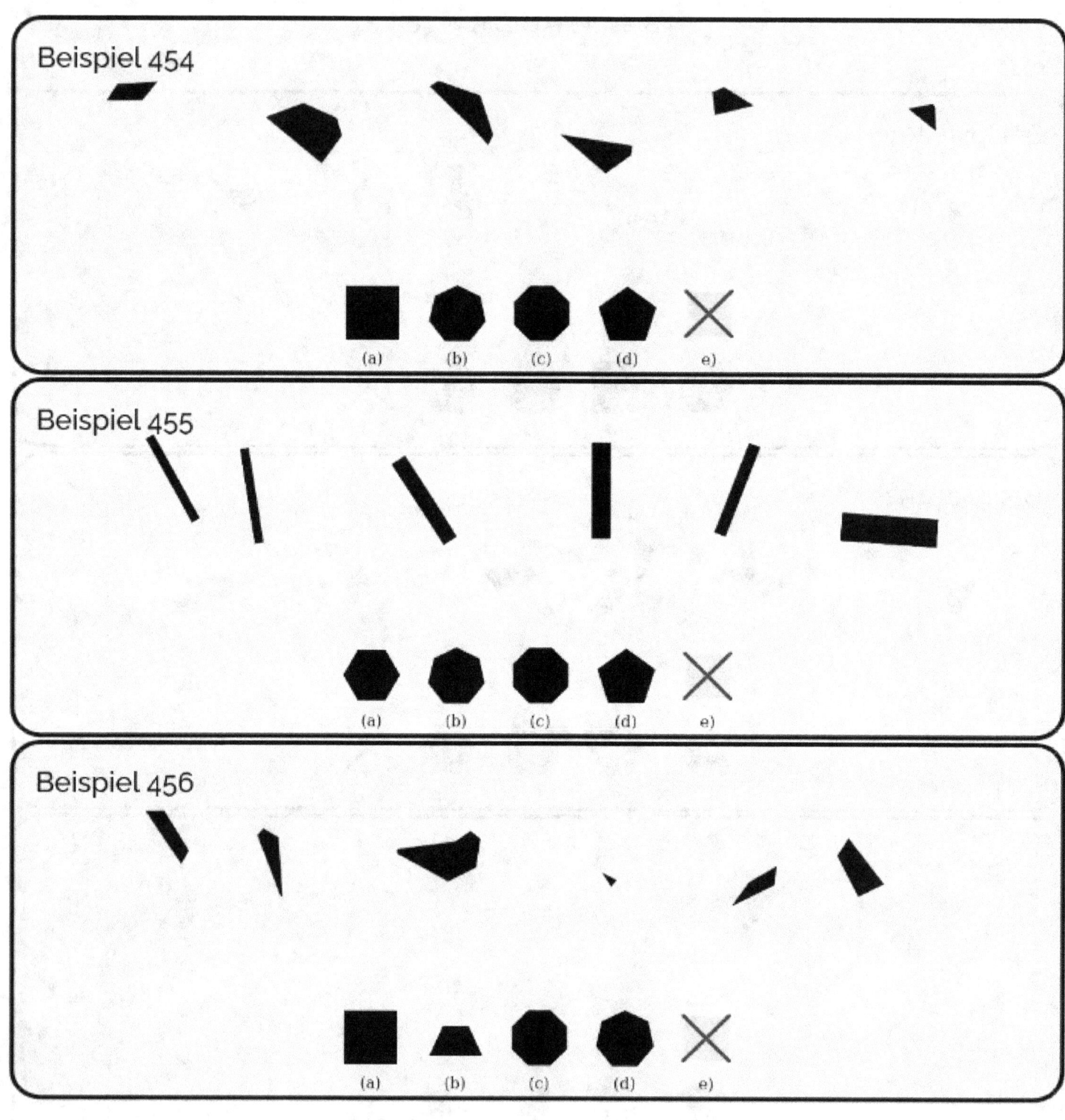

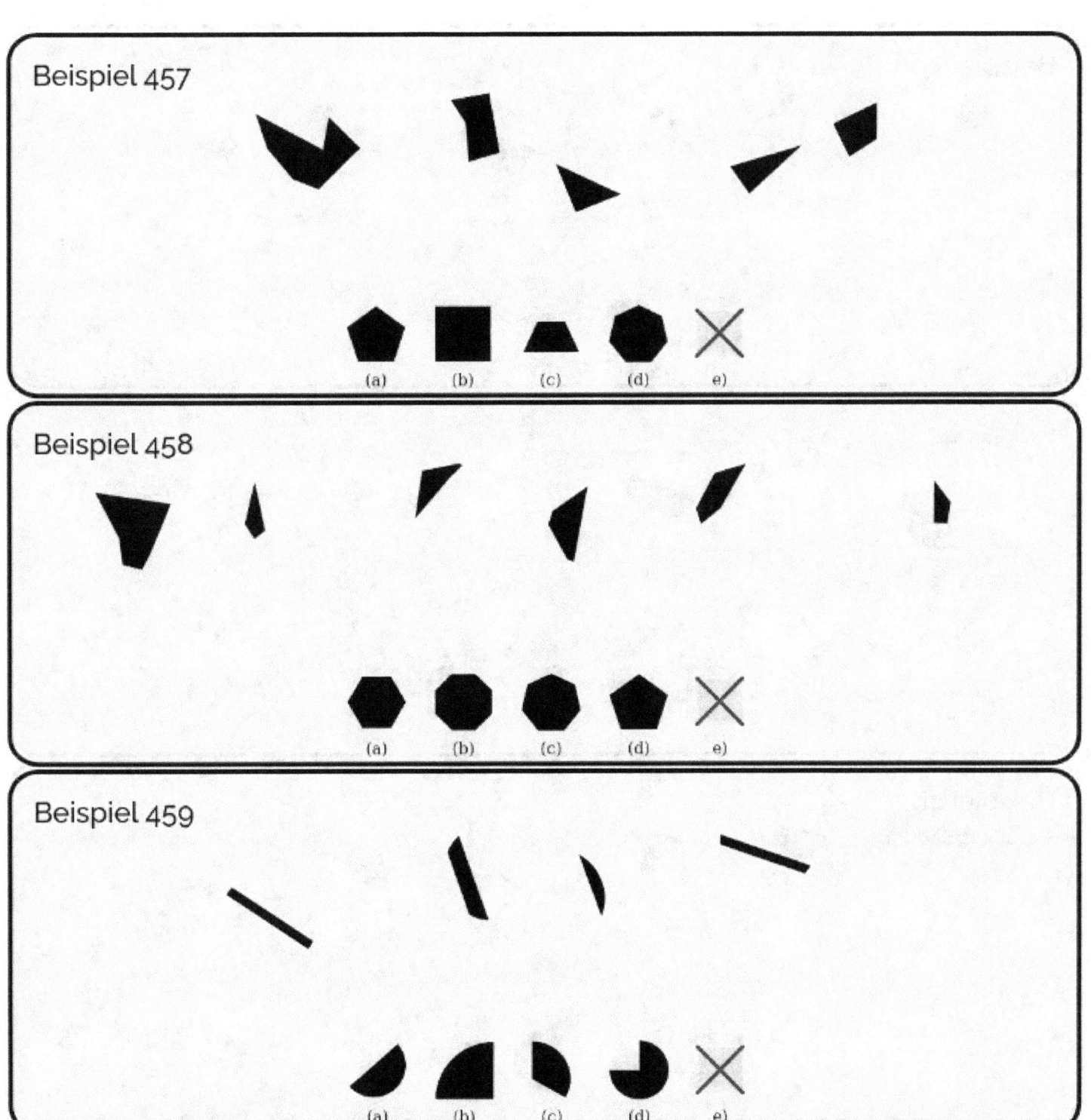

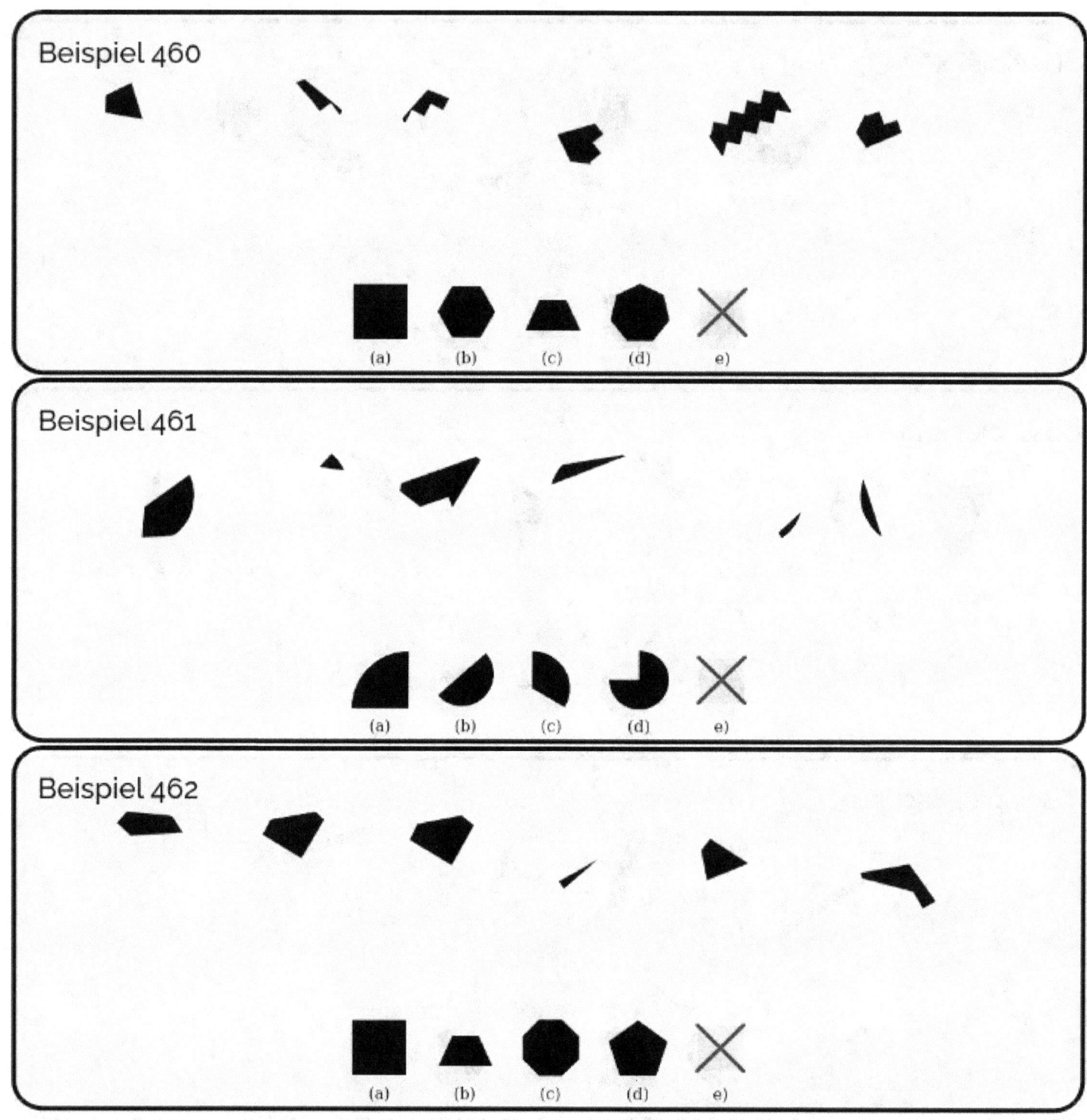

Beispiel 463

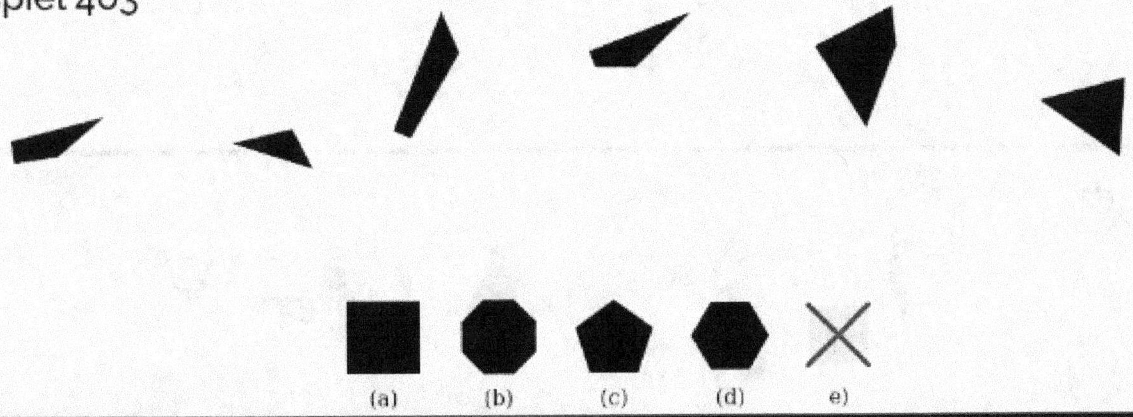

Beispiel 464

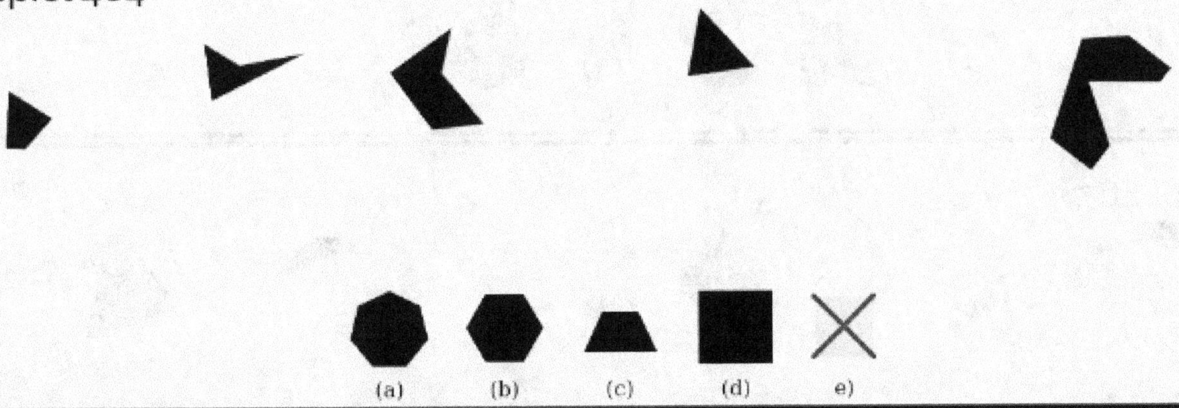

Beispiel 465

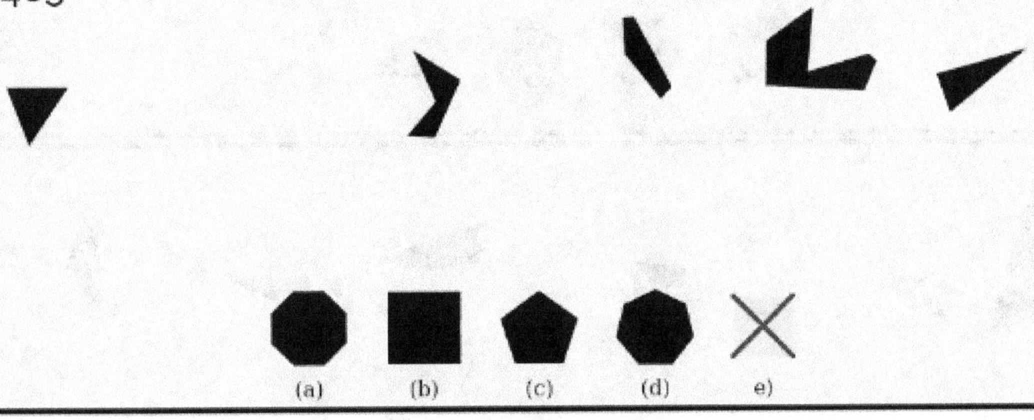

Lösungen:

Figuren Zusammensetzen - Sim 32

Beispiele Nr. 466 - 480

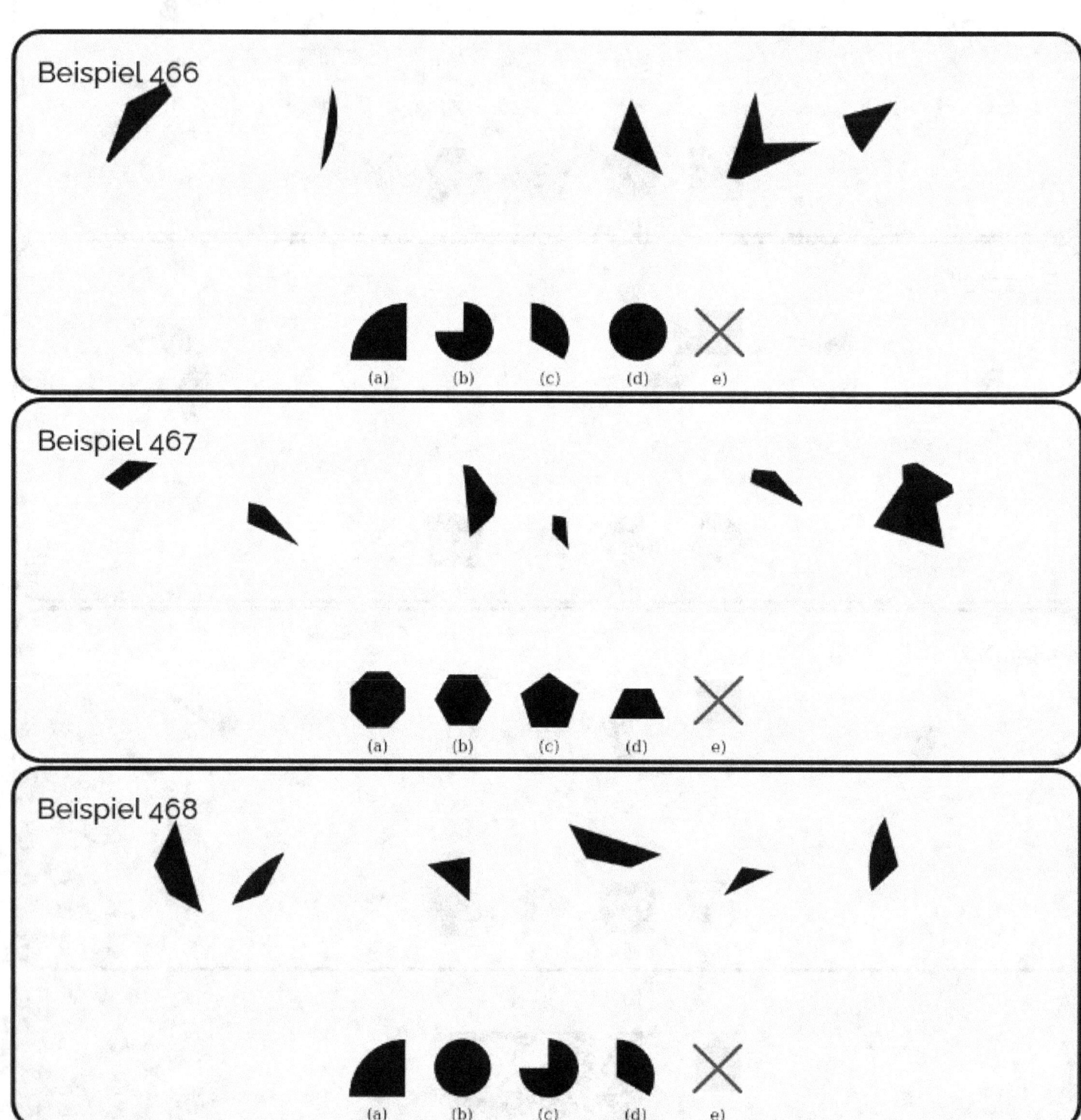

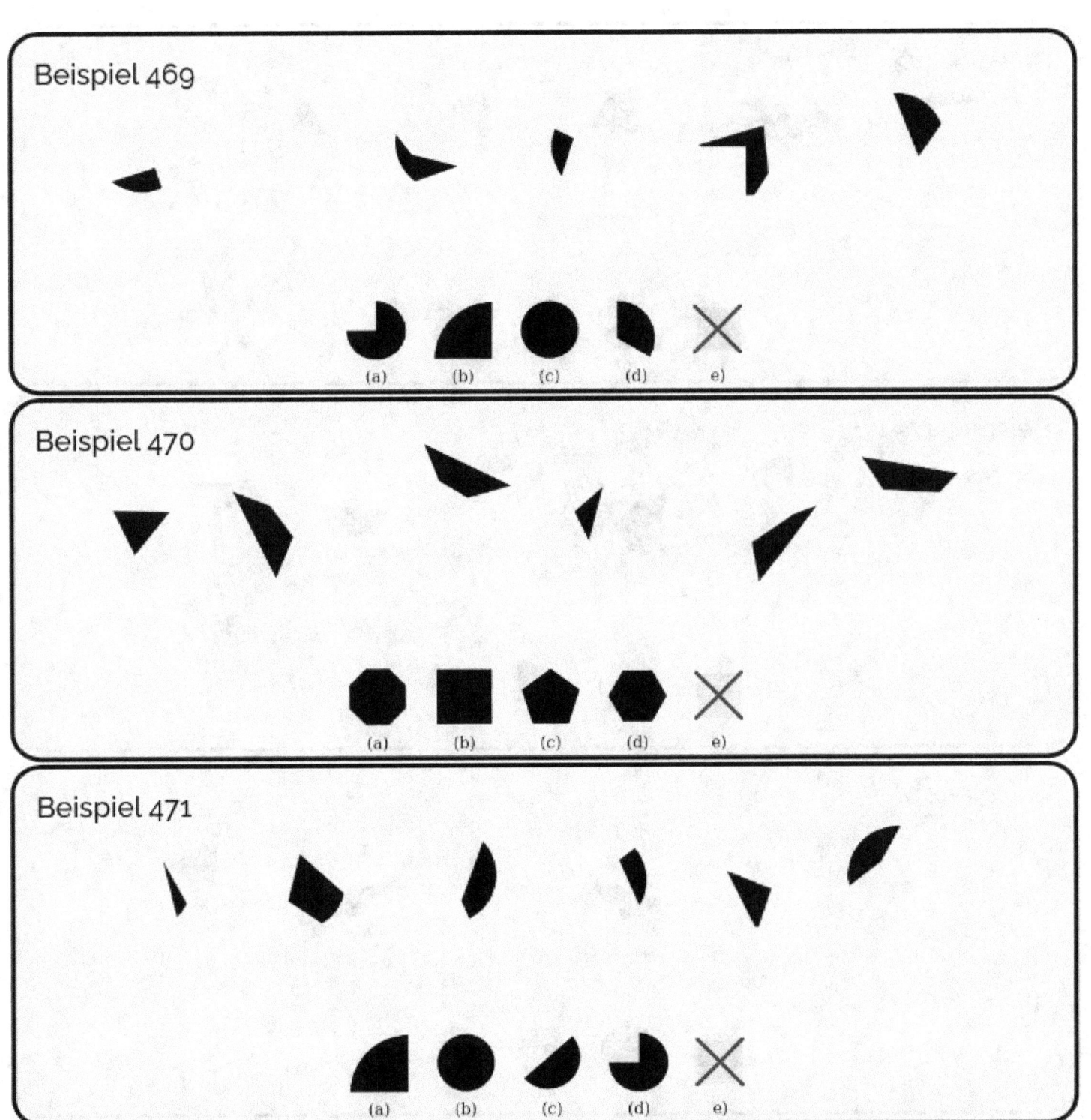

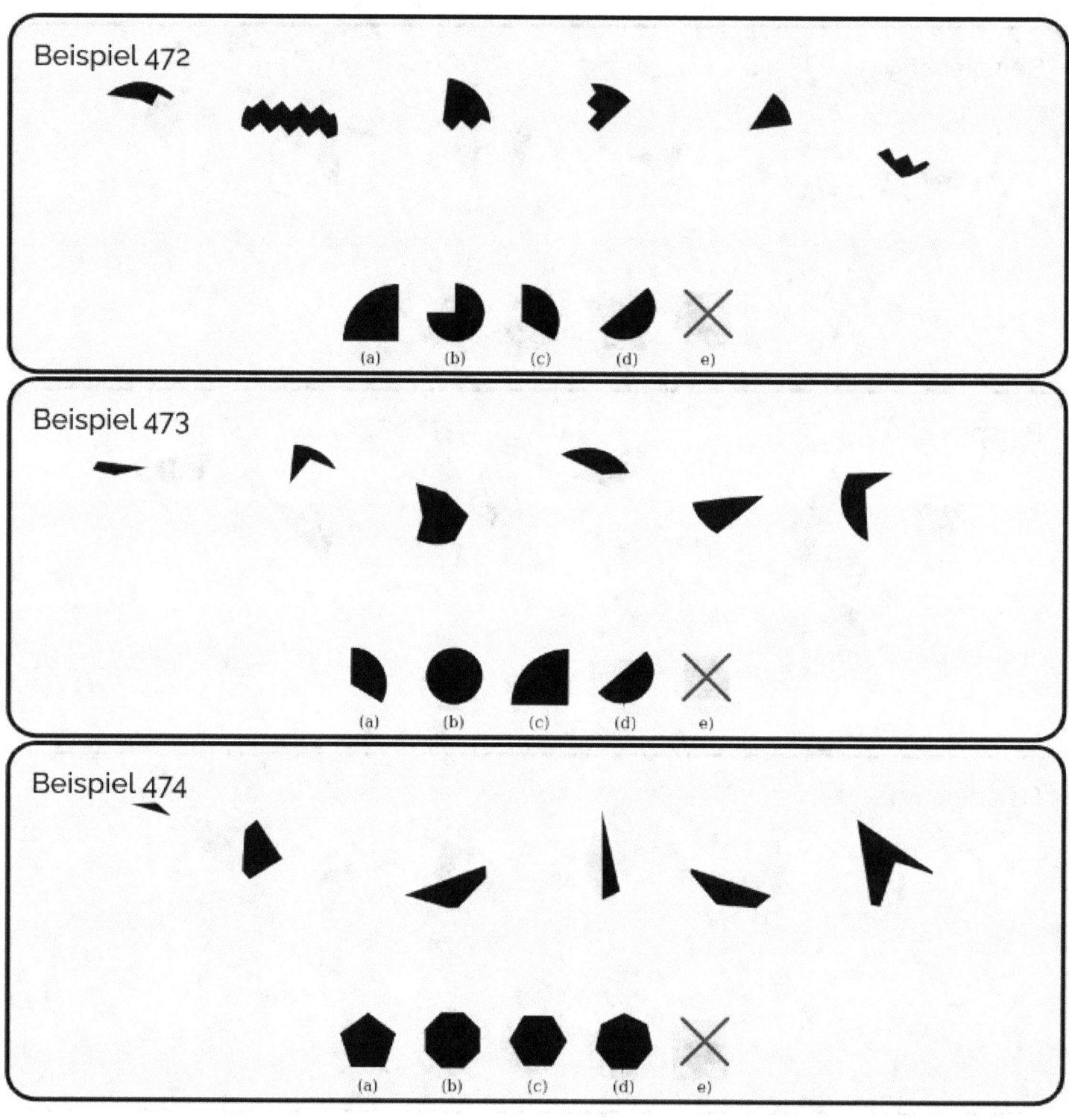

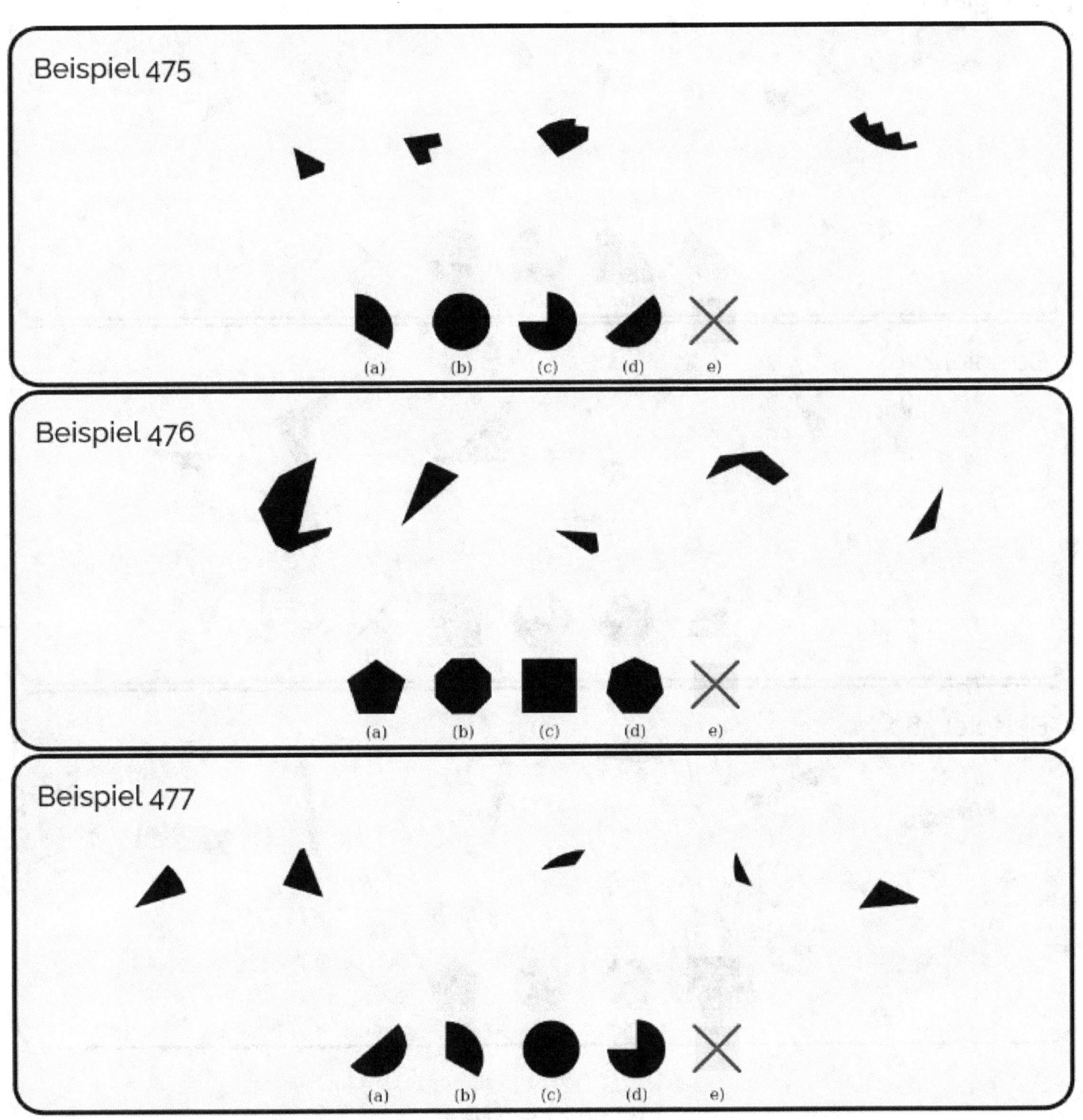

Beispiel 478

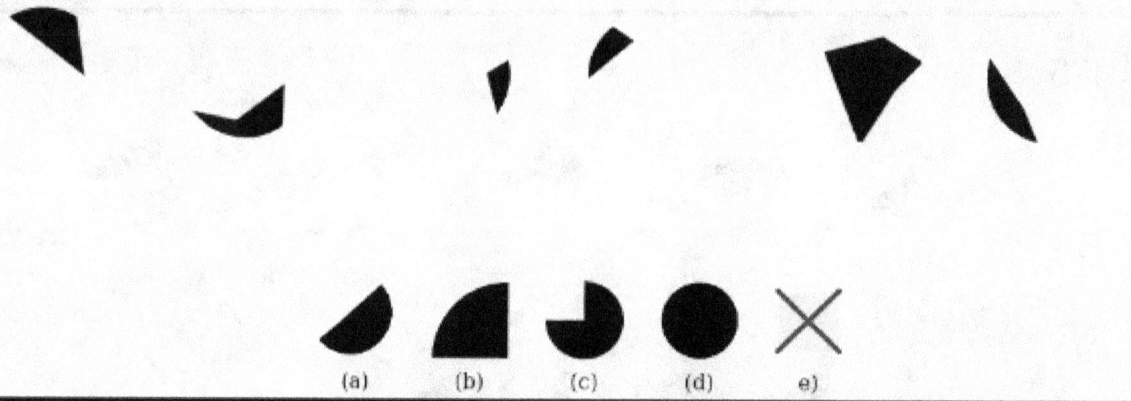

Beispiel 479

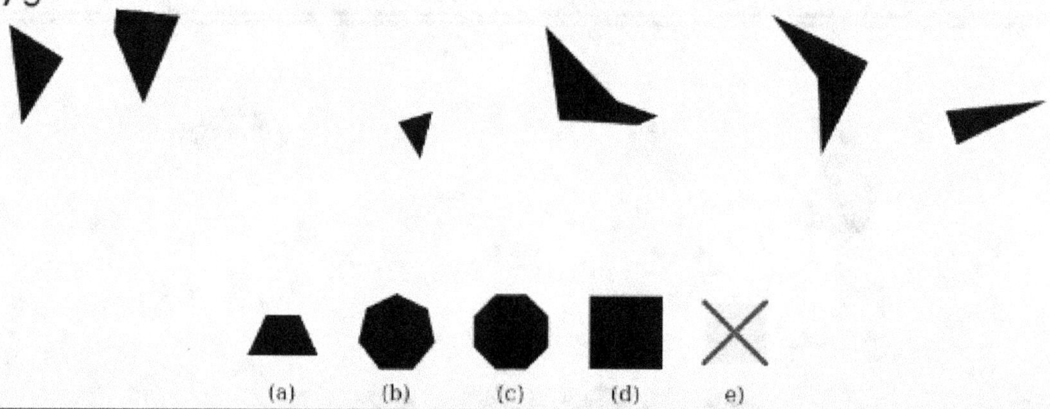

Beispiel 480

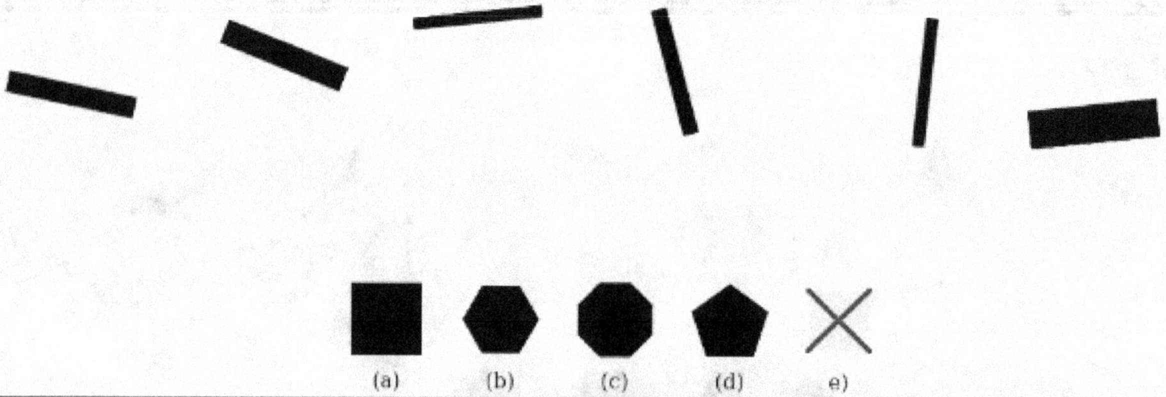

Lösungen:

Figuren Zusammensetzen - Sim 33

Beispiele Nr. 481 - 495

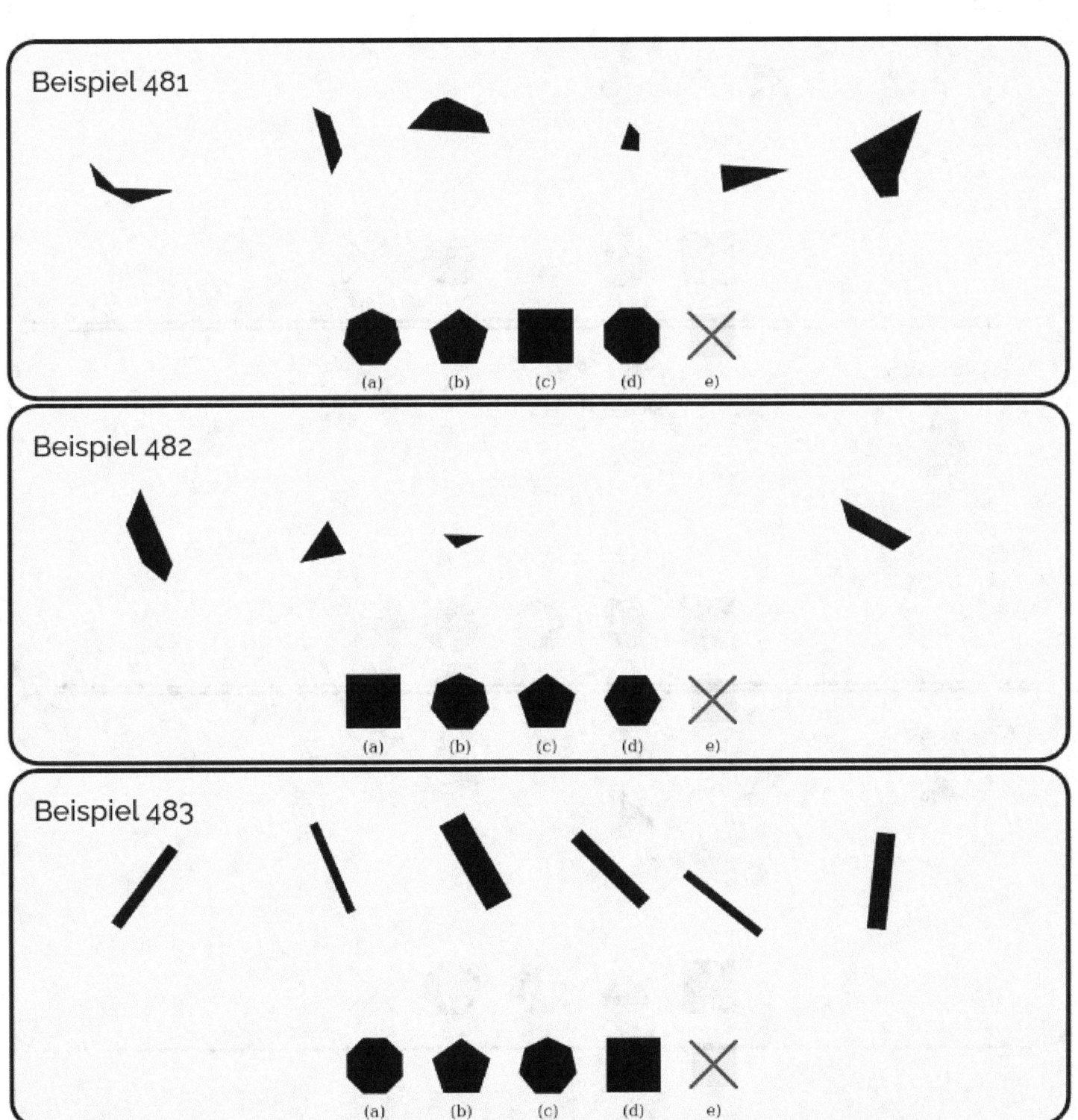

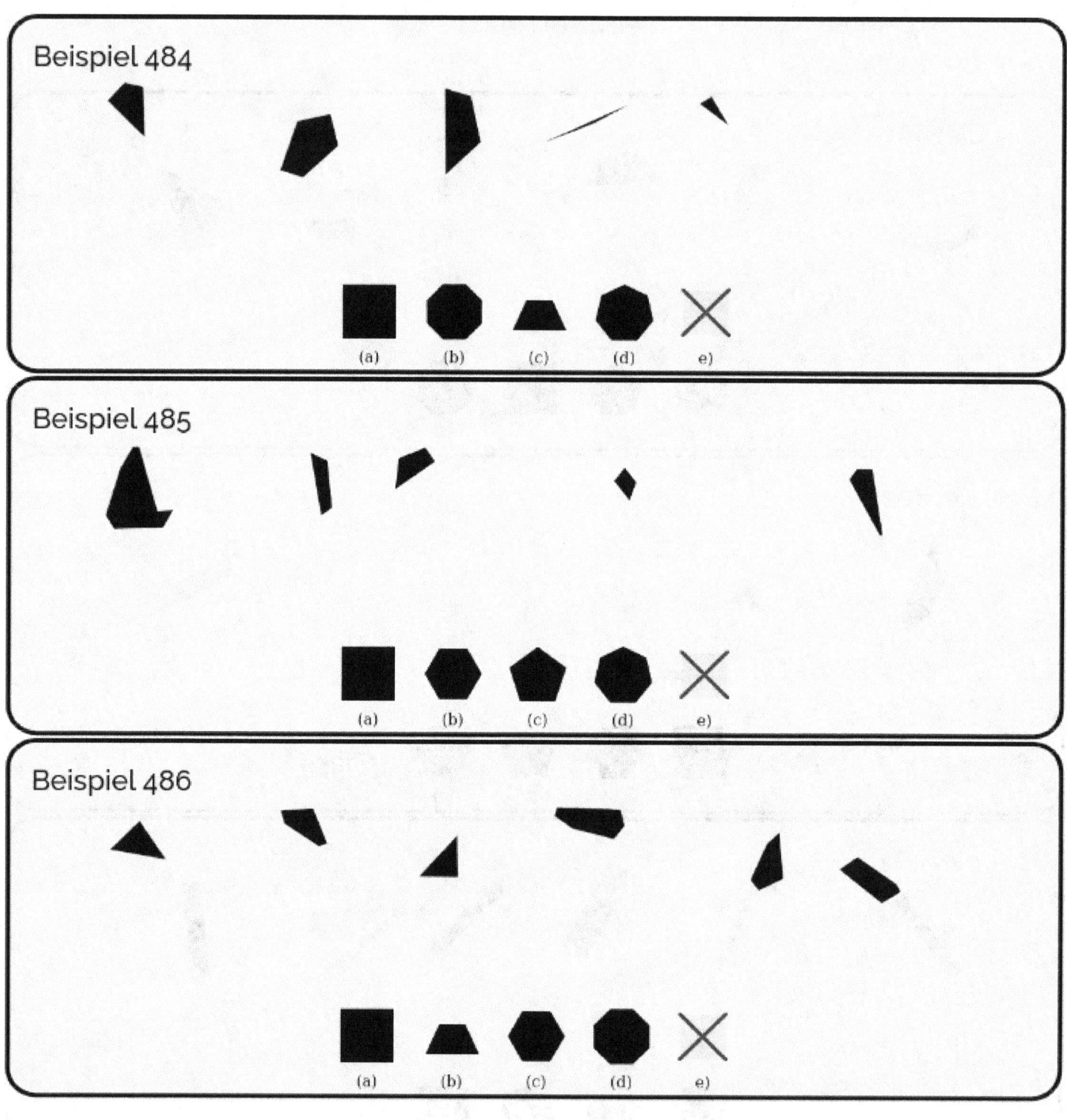

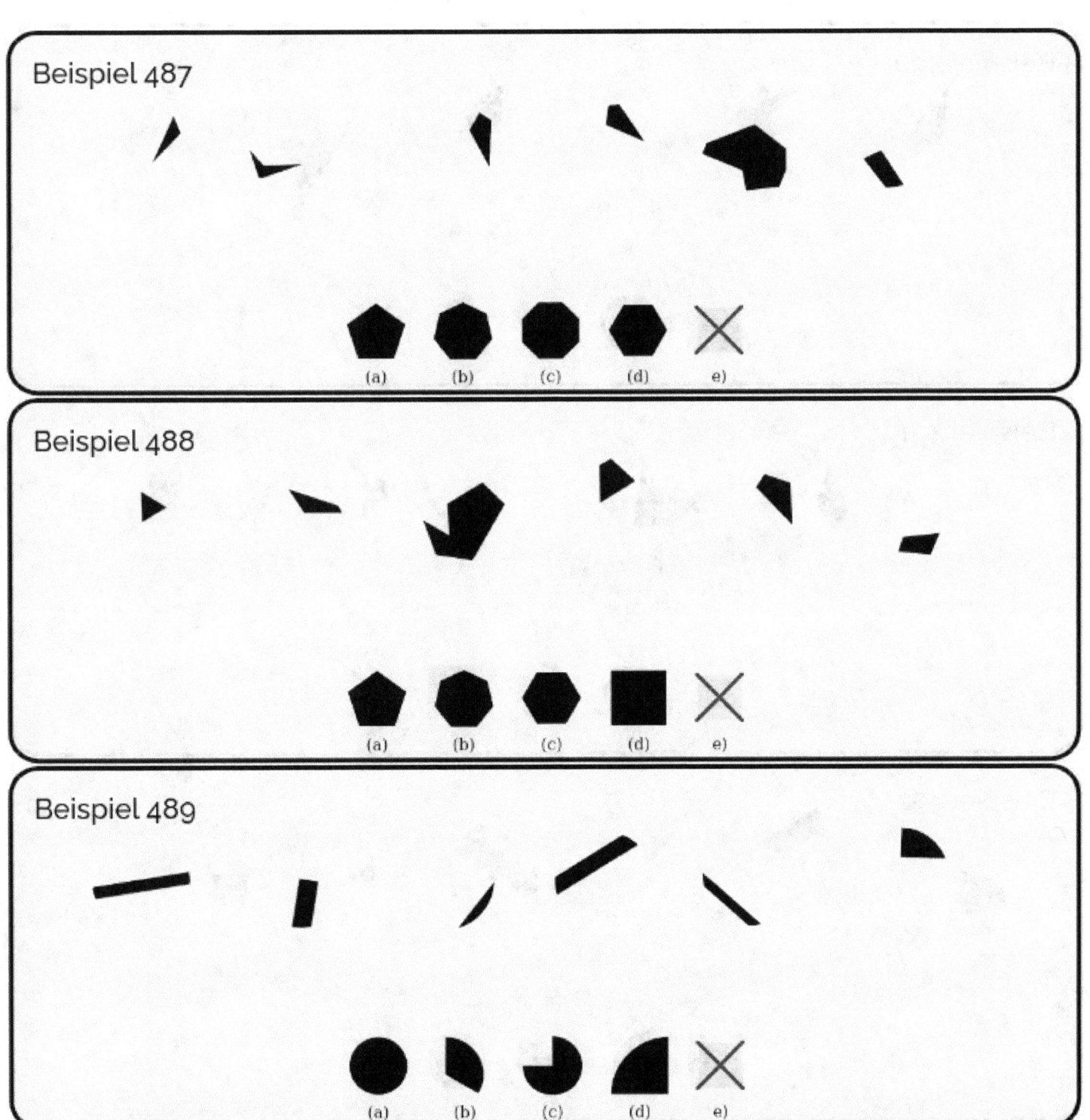

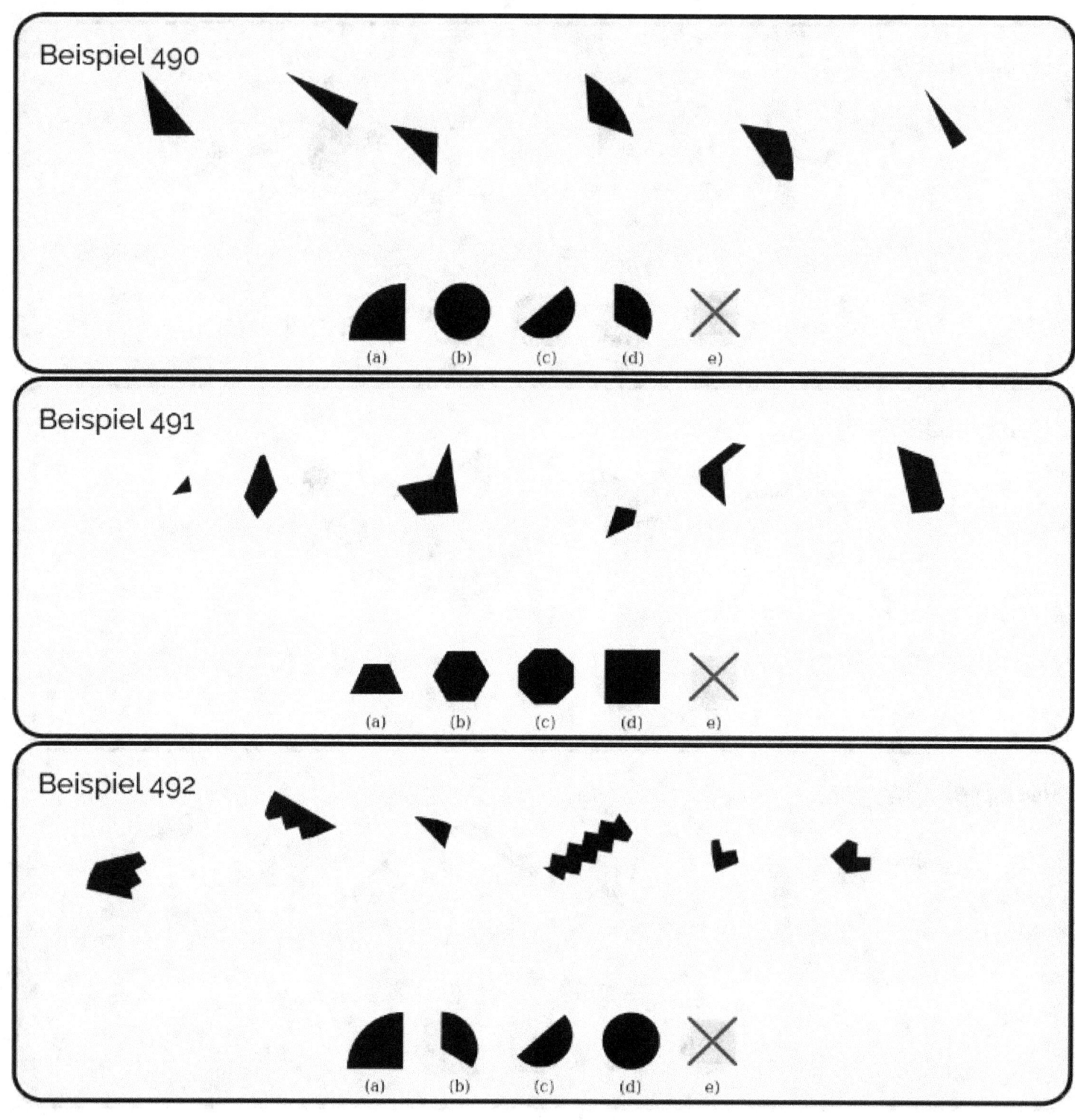

Beispiel 493

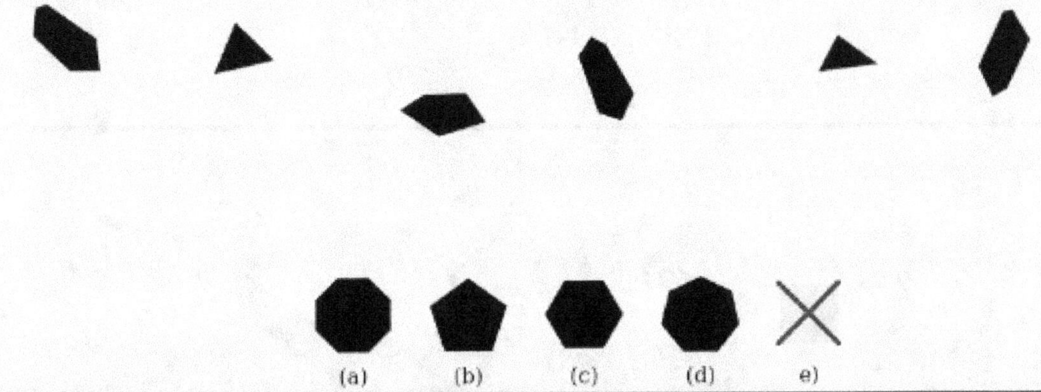

(a) (b) (c) (d) e)

Beispiel 494

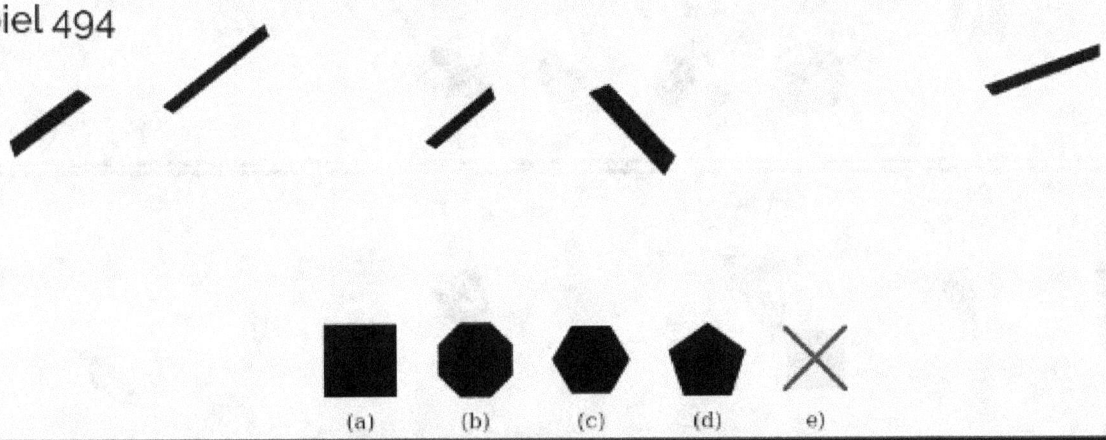

(a) (b) (c) (d) e)

Beispiel 495

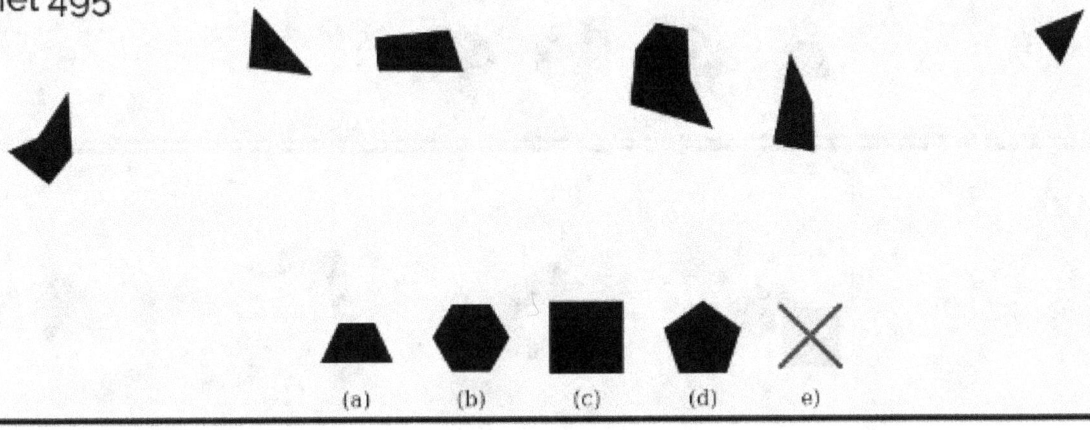

(a) (b) (c) (d) e)

Lösungen:

Figuren Zusammensetzen - Sim 34

Beispiele Nr. 496 - 510

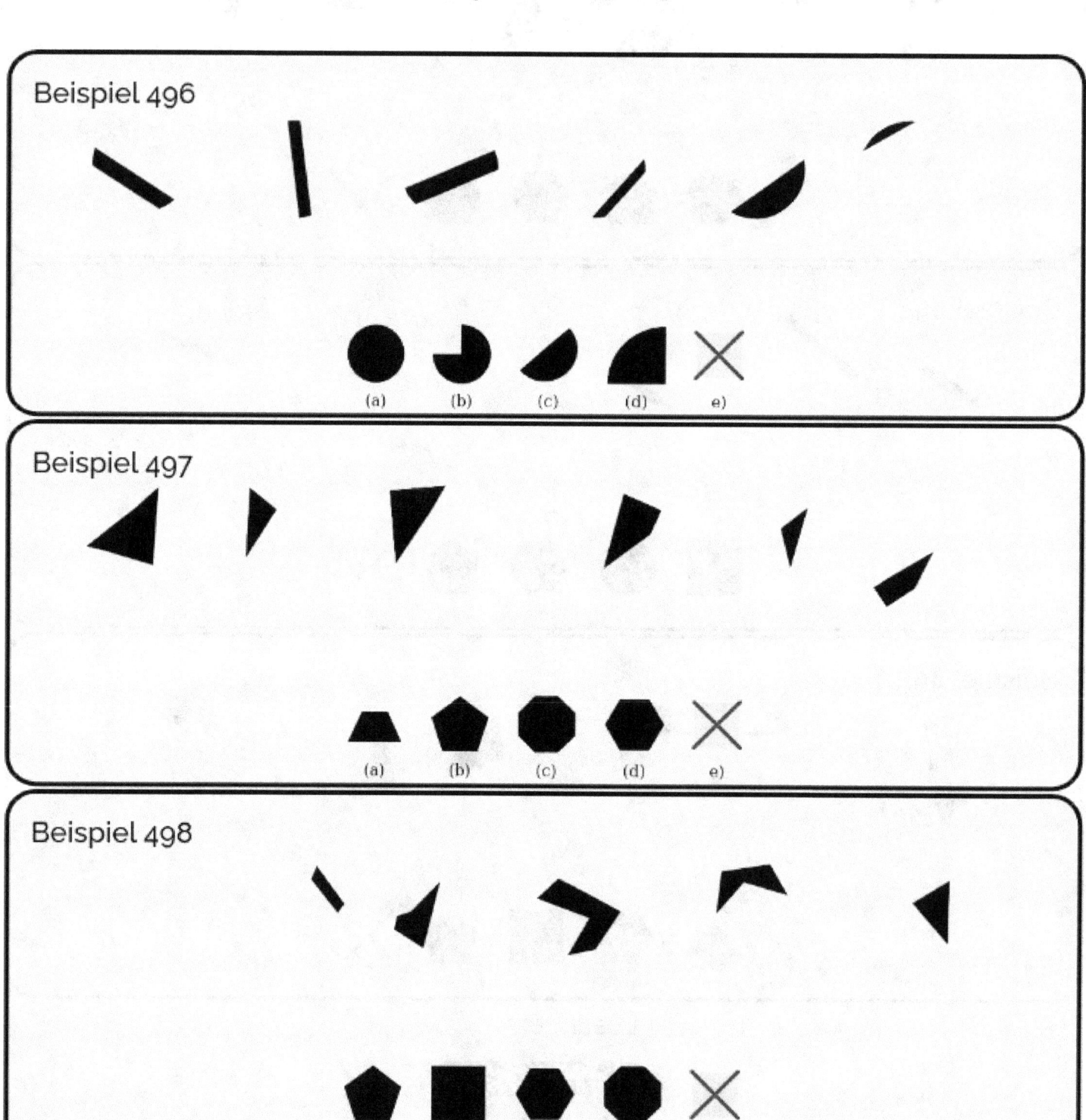

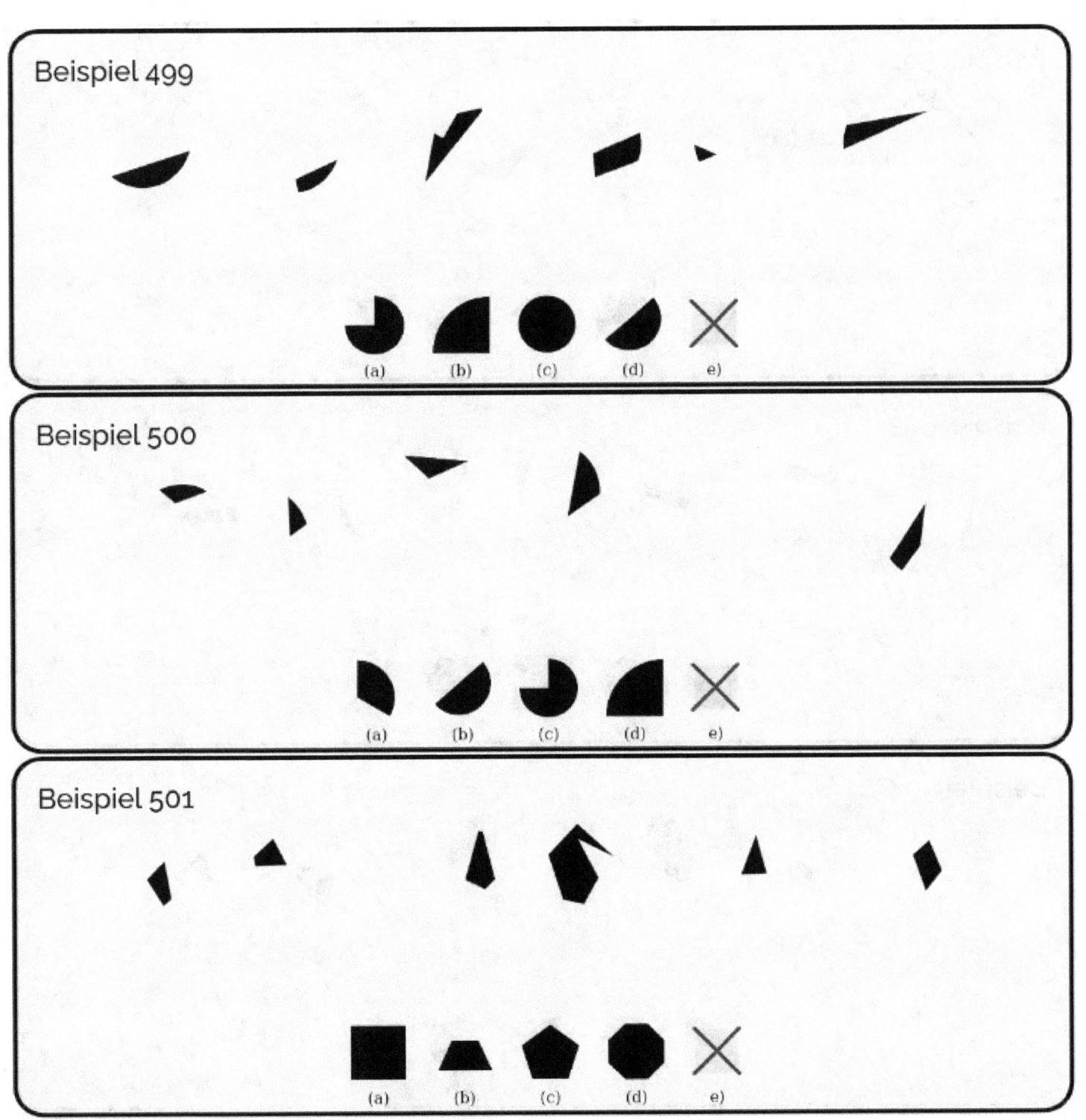

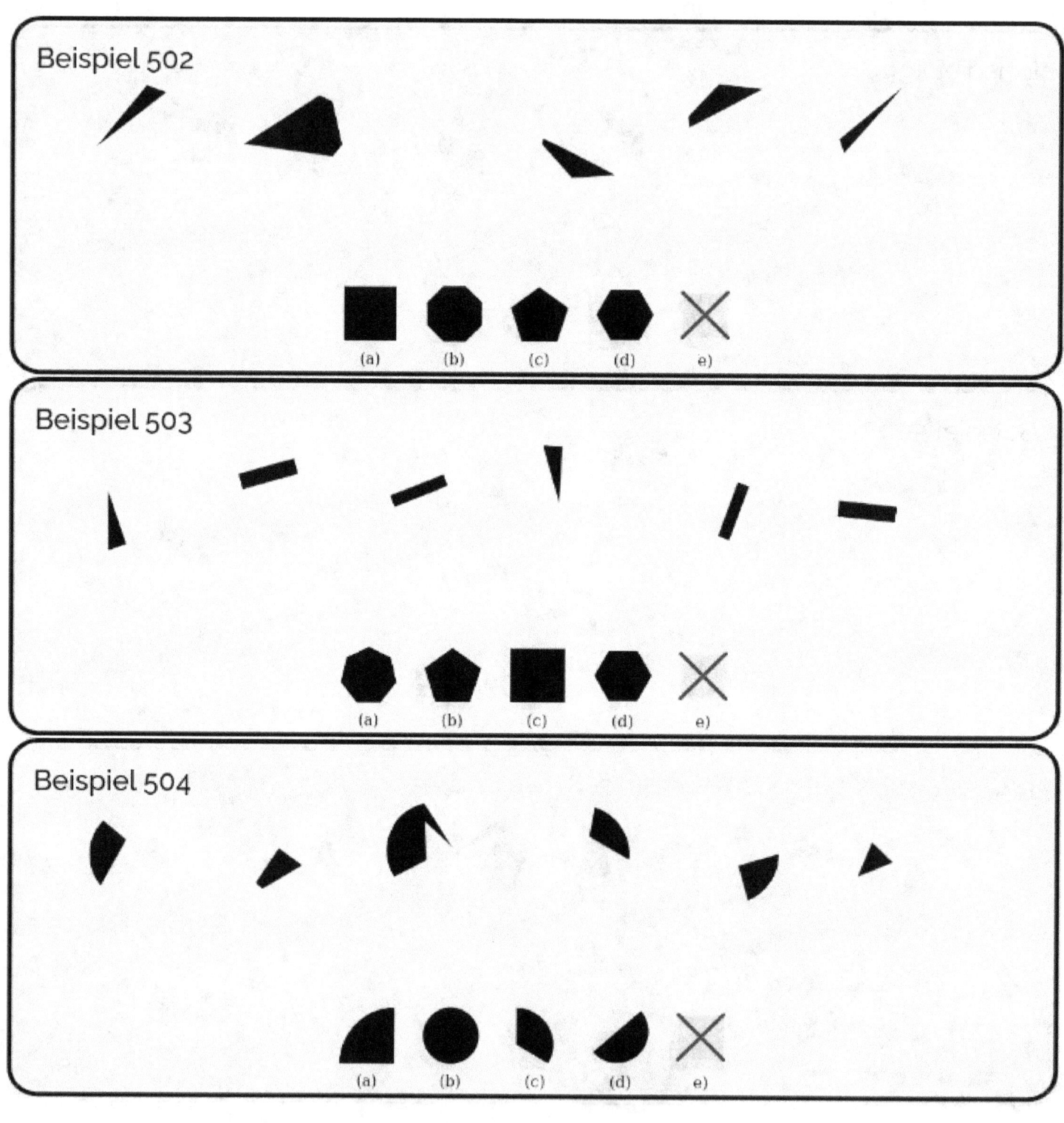

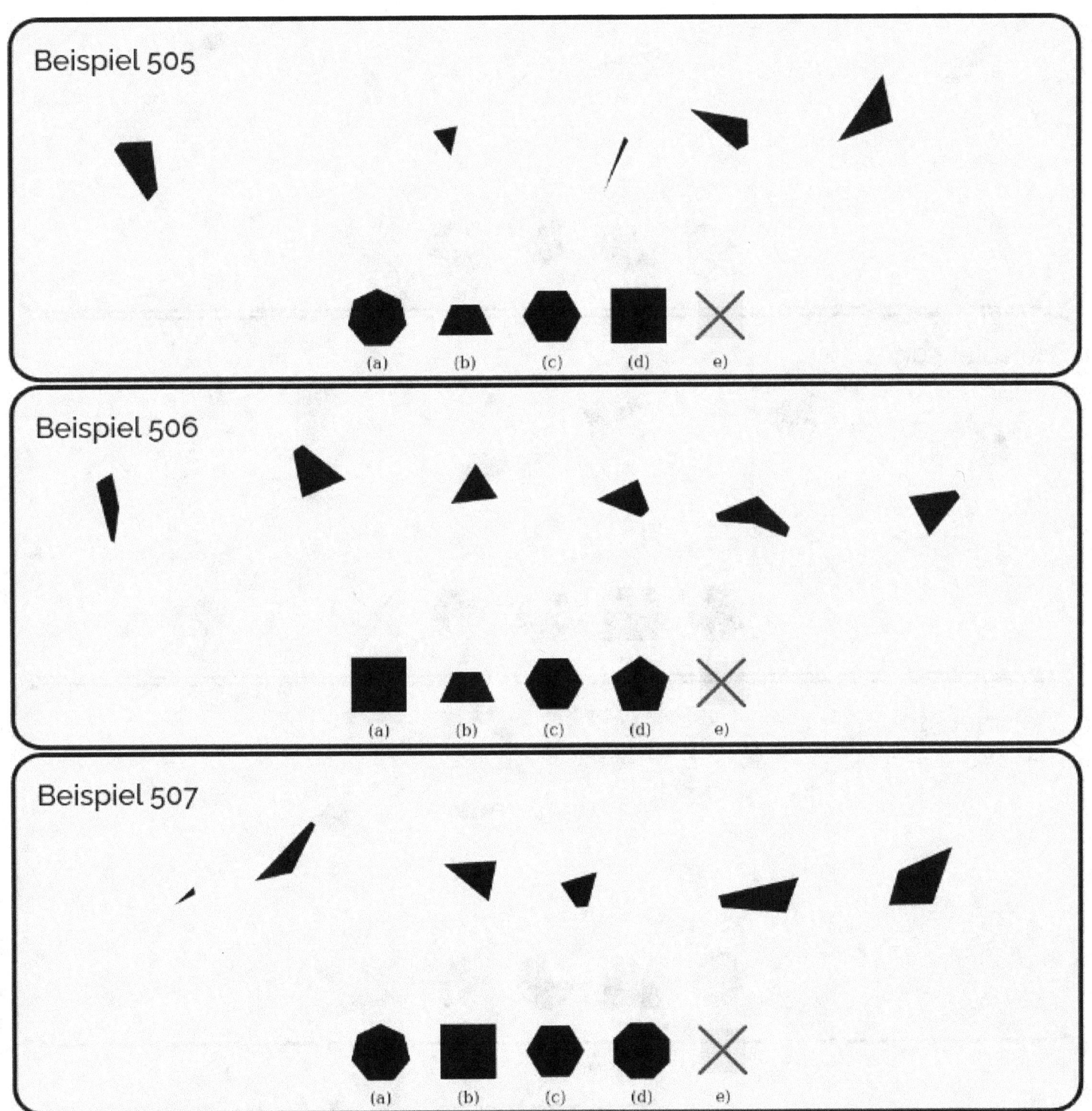

Beispiel 508

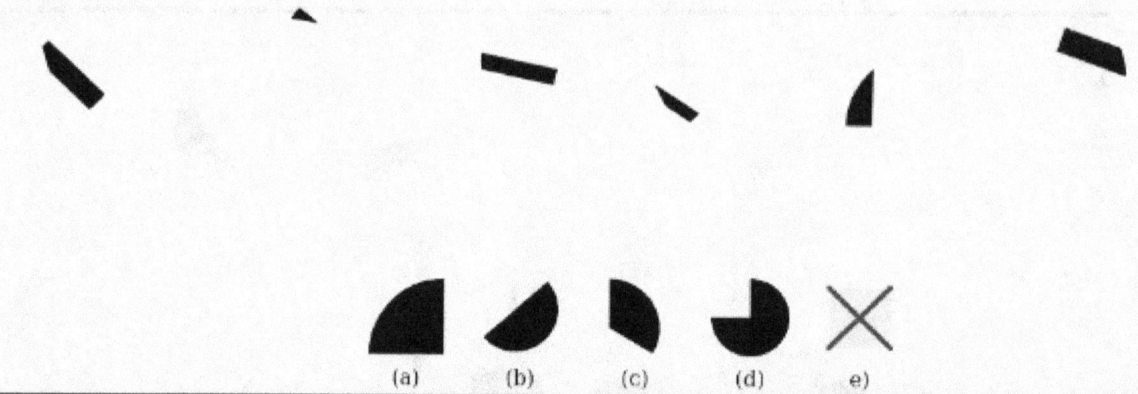

Beispiel 509

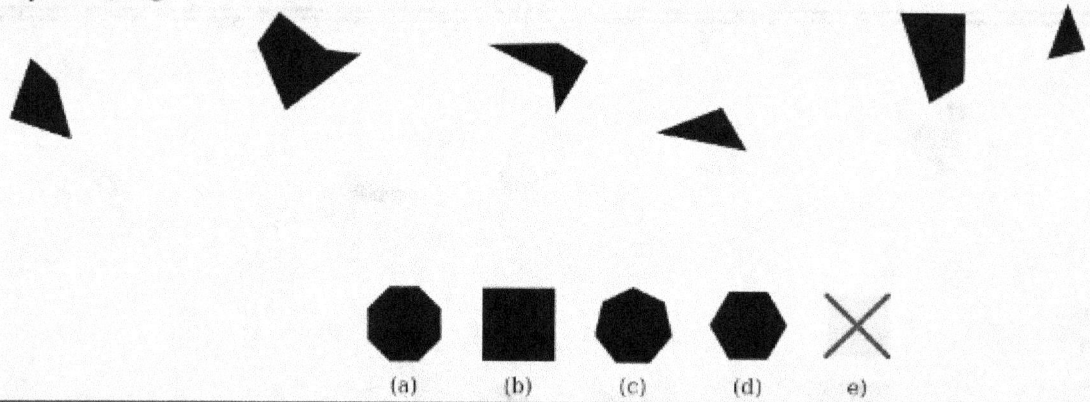

Beispiel 510

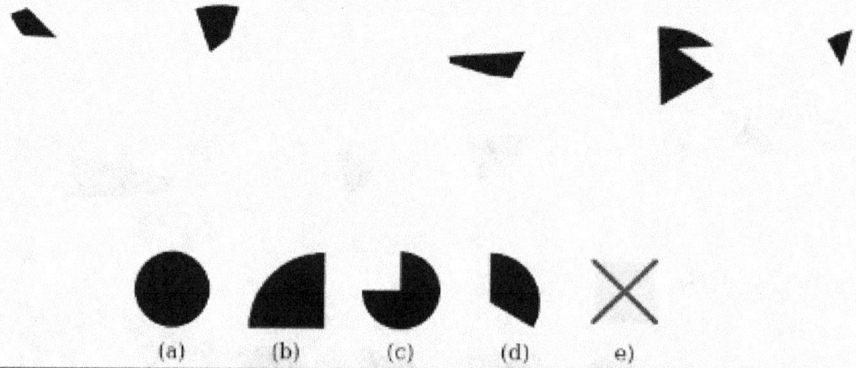

Lösungen:

Figuren Zusammensetzen - Sim 35

Beispiele Nr. 511 - 525

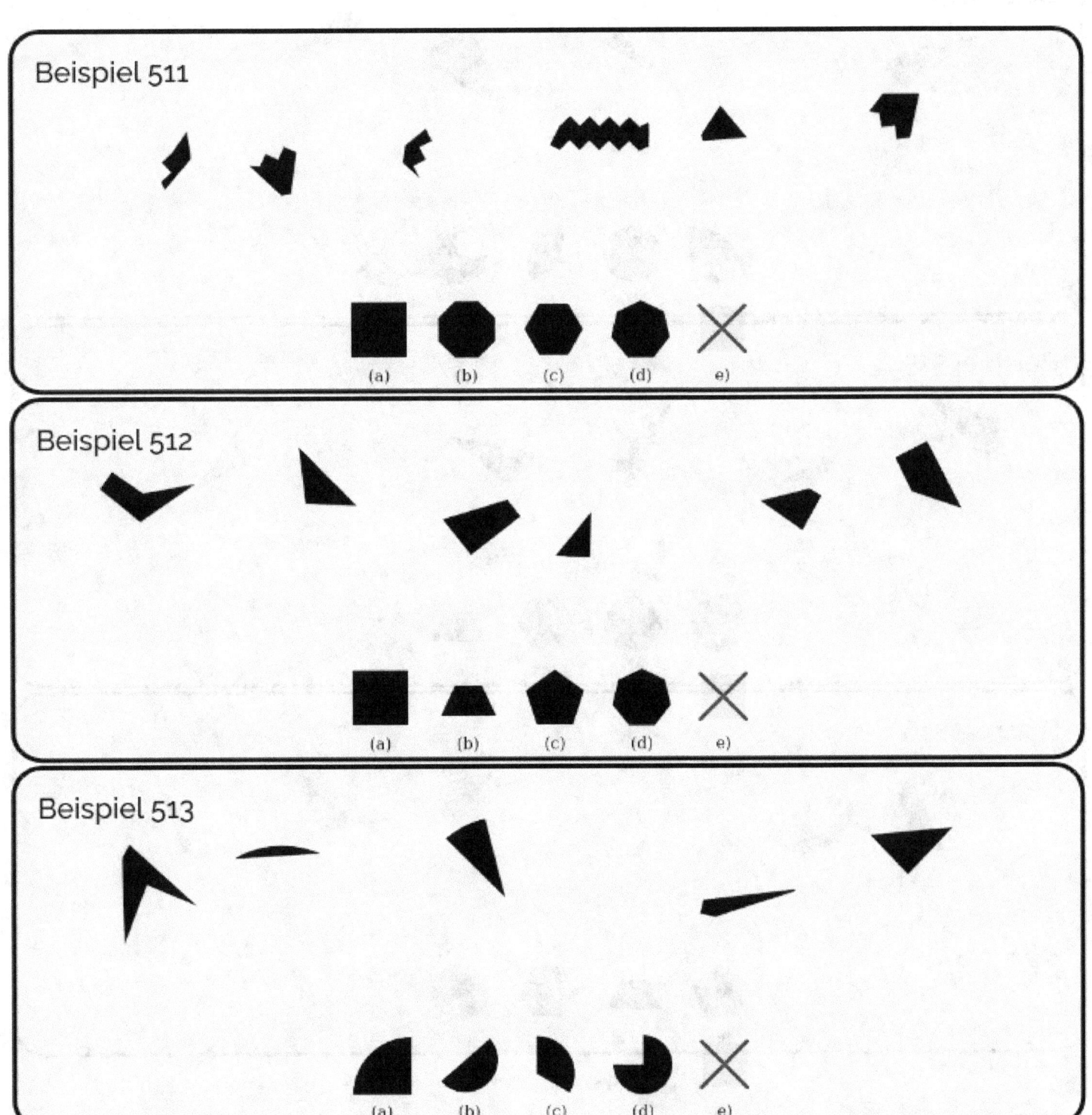

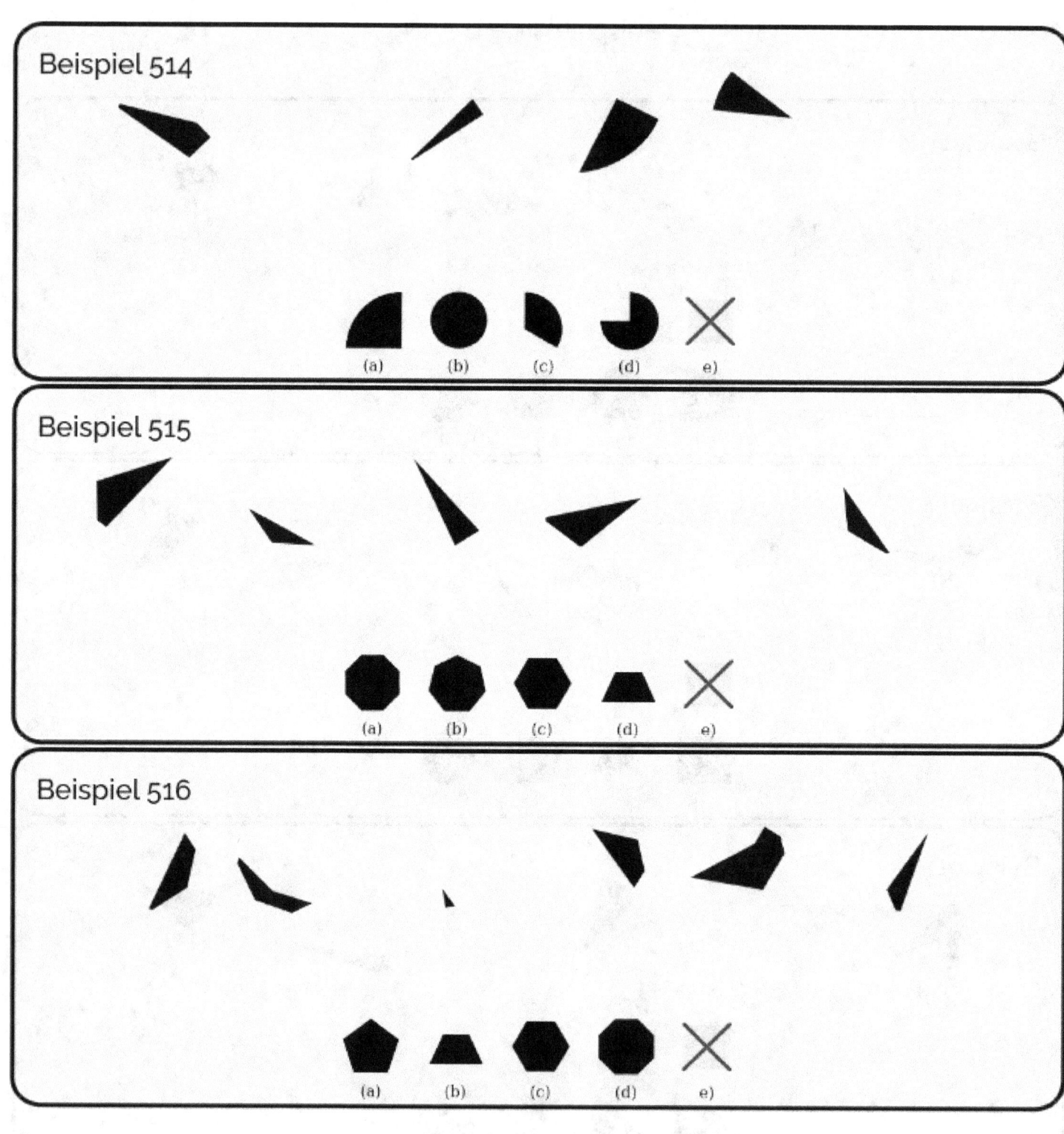

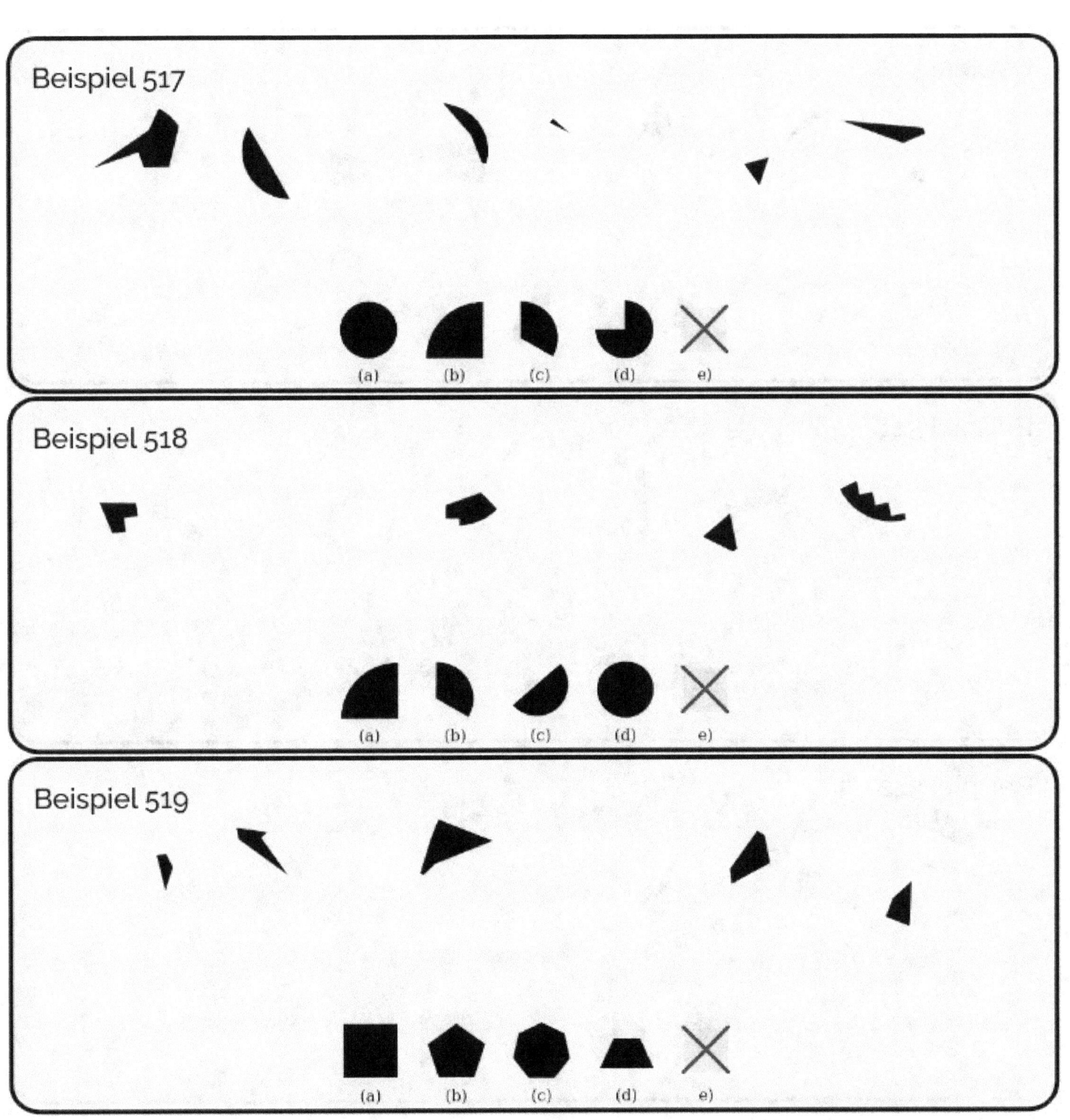

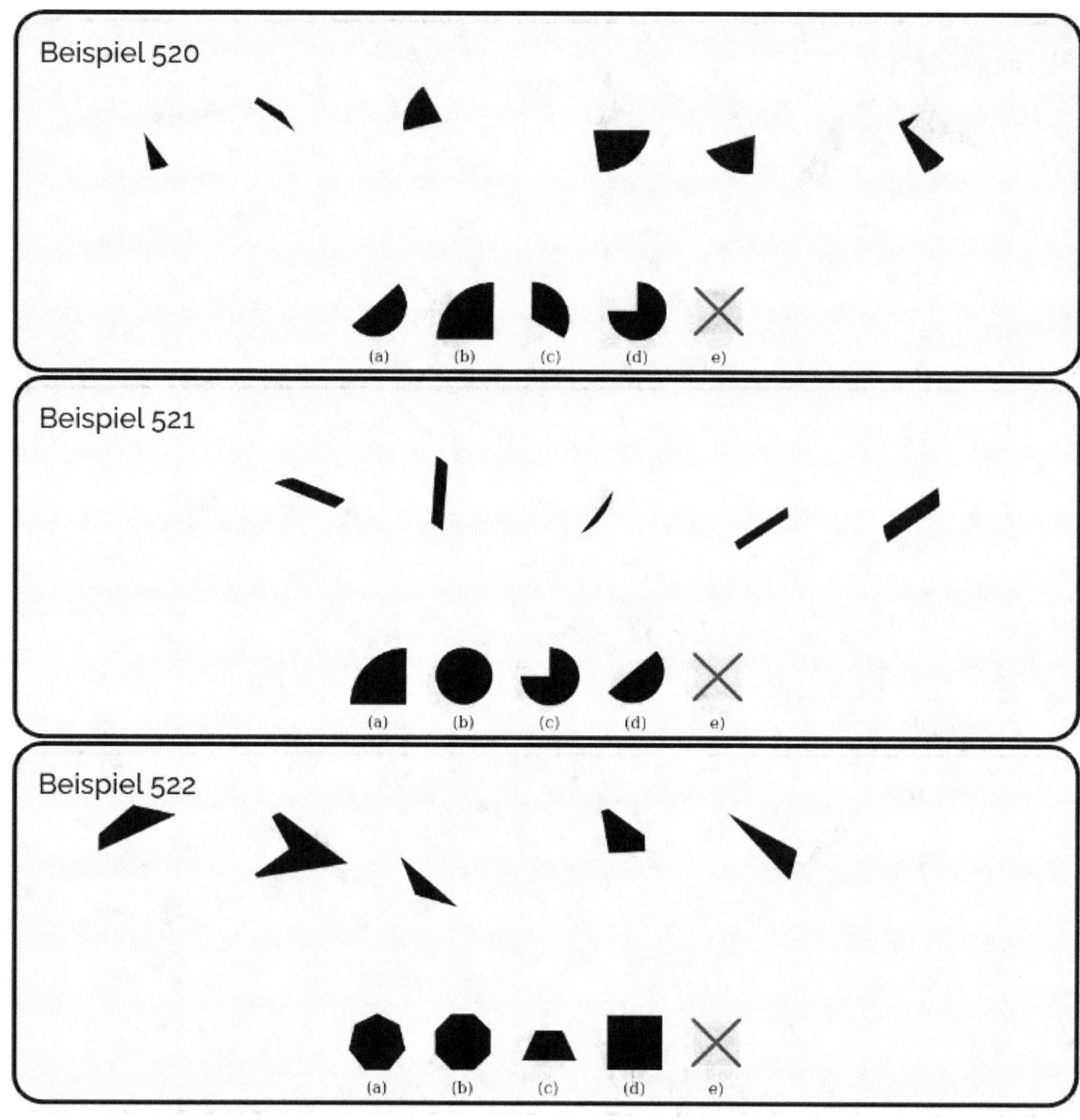

Beispiel 523

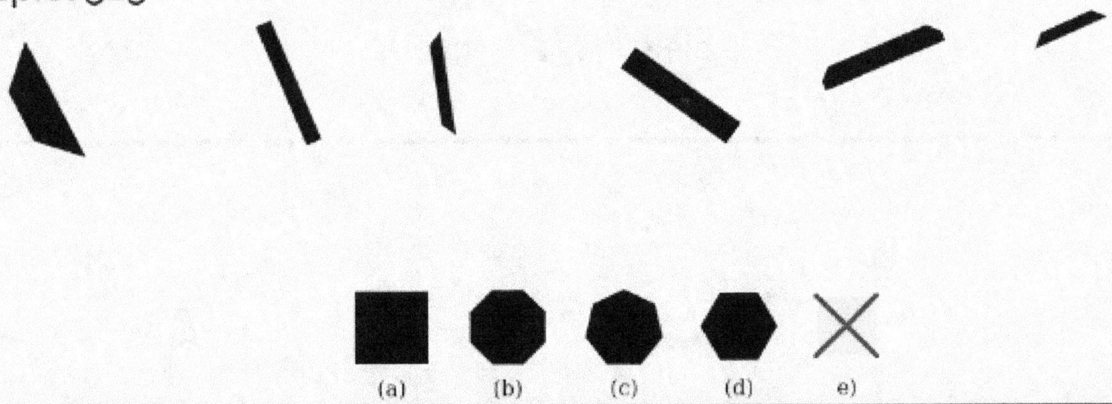

Beispiel 524

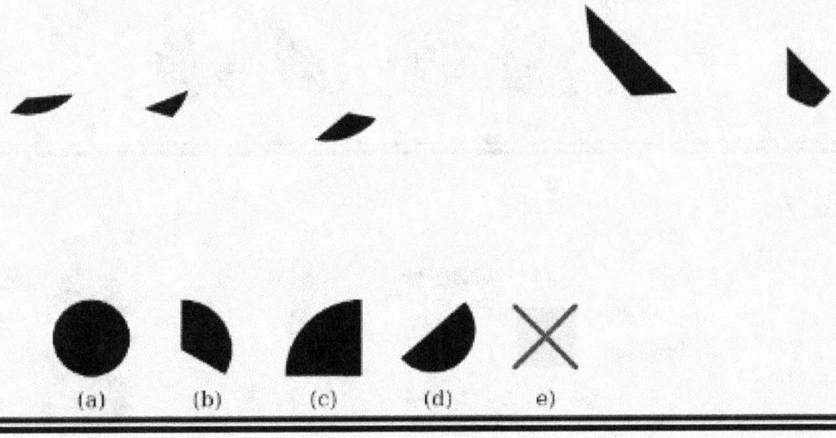

Beispiel 525

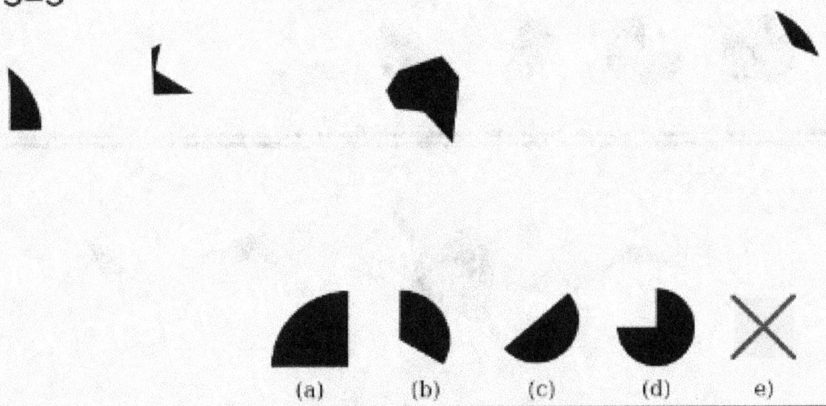

Lösungen:

Figuren Zusammensetzen - Sim 36

Beispiele Nr. 526 - 540

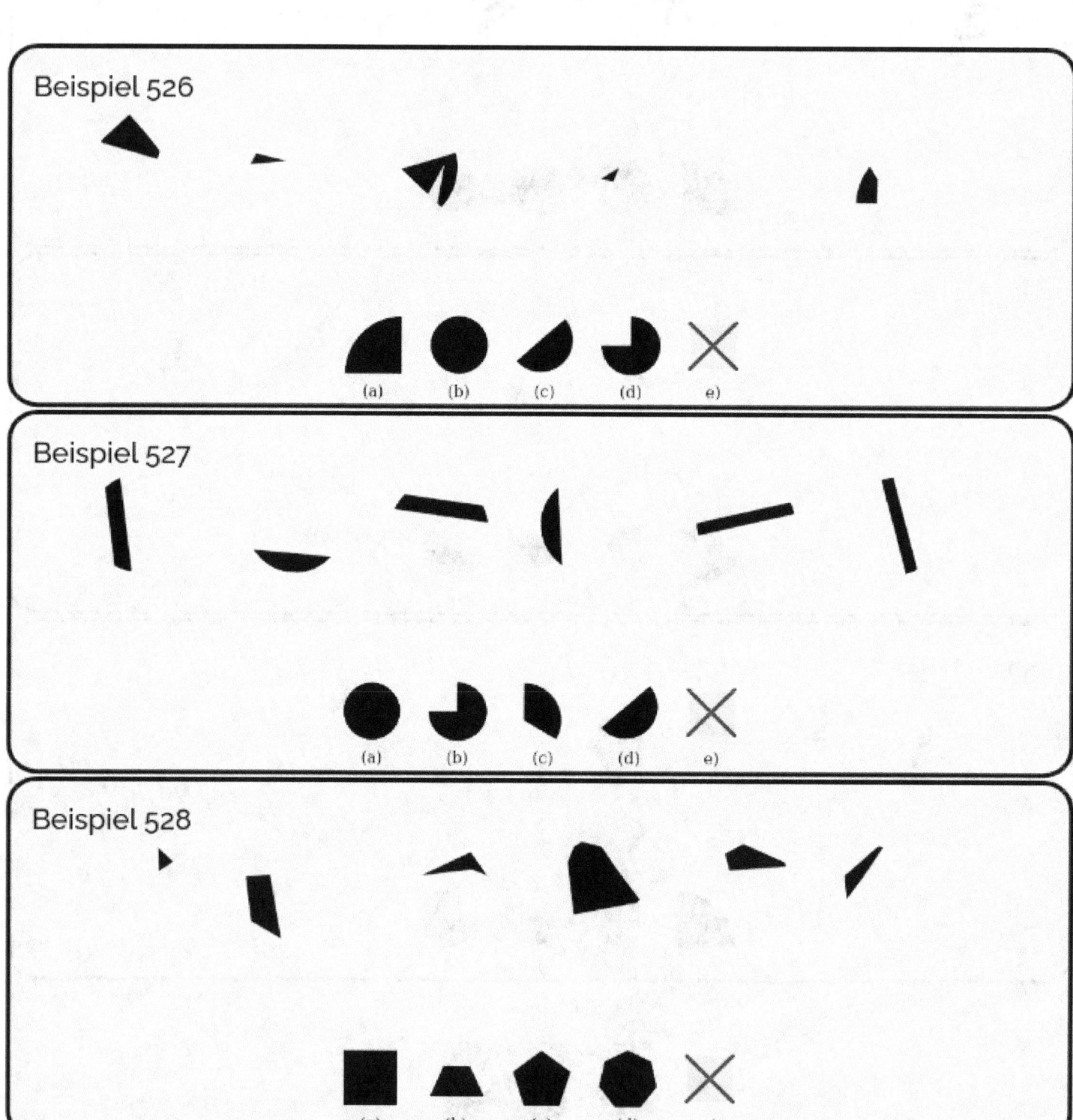

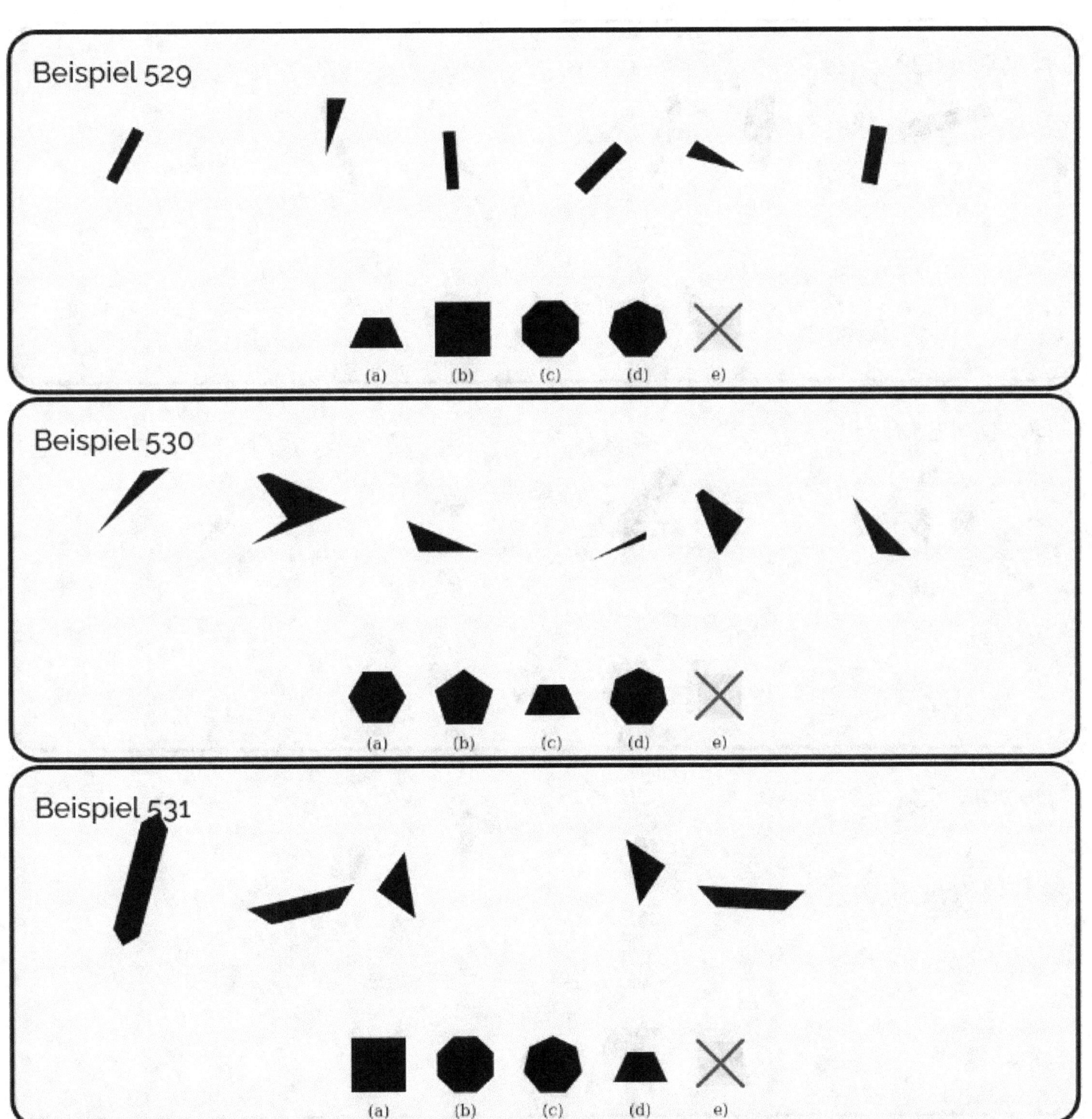

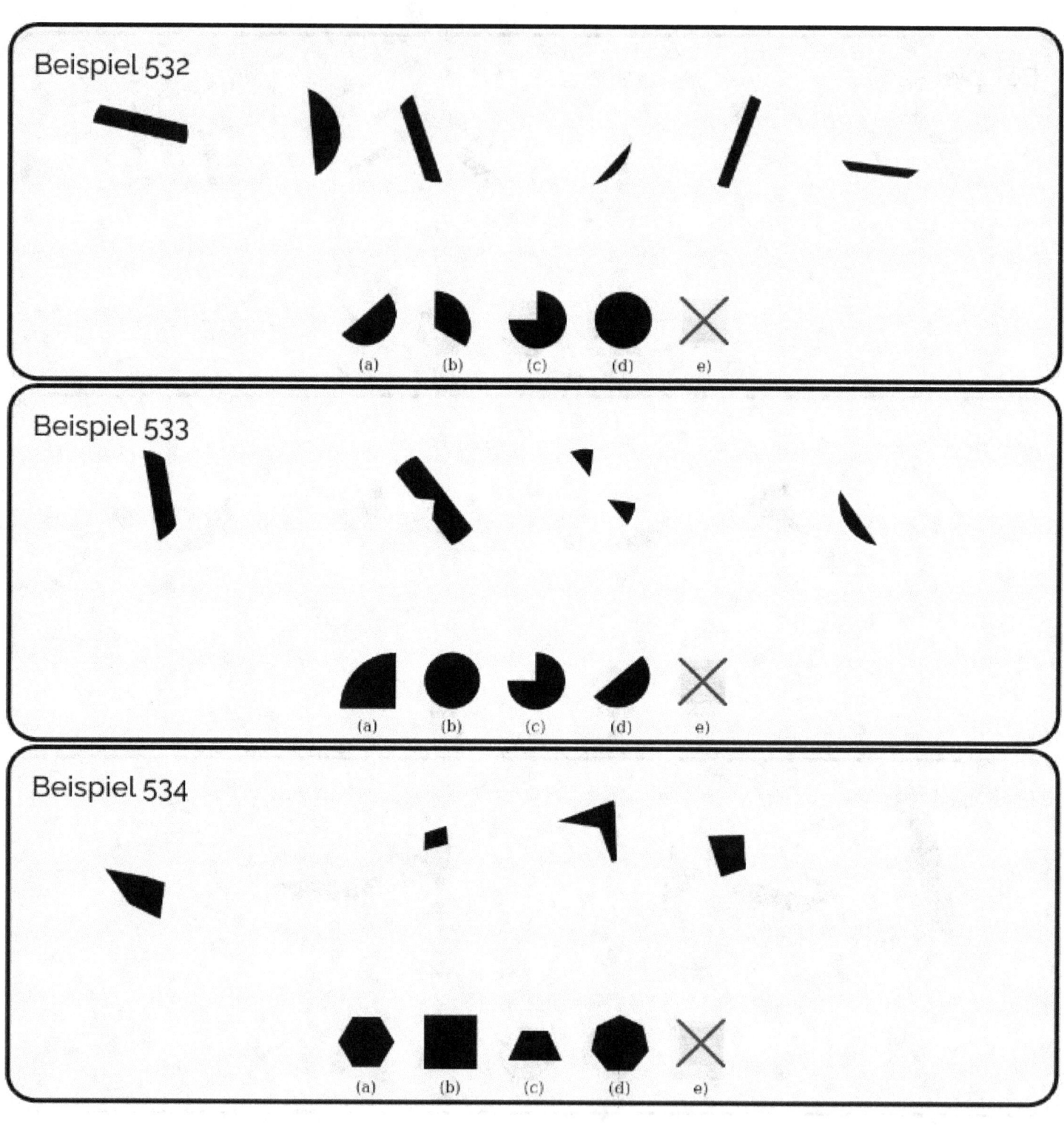

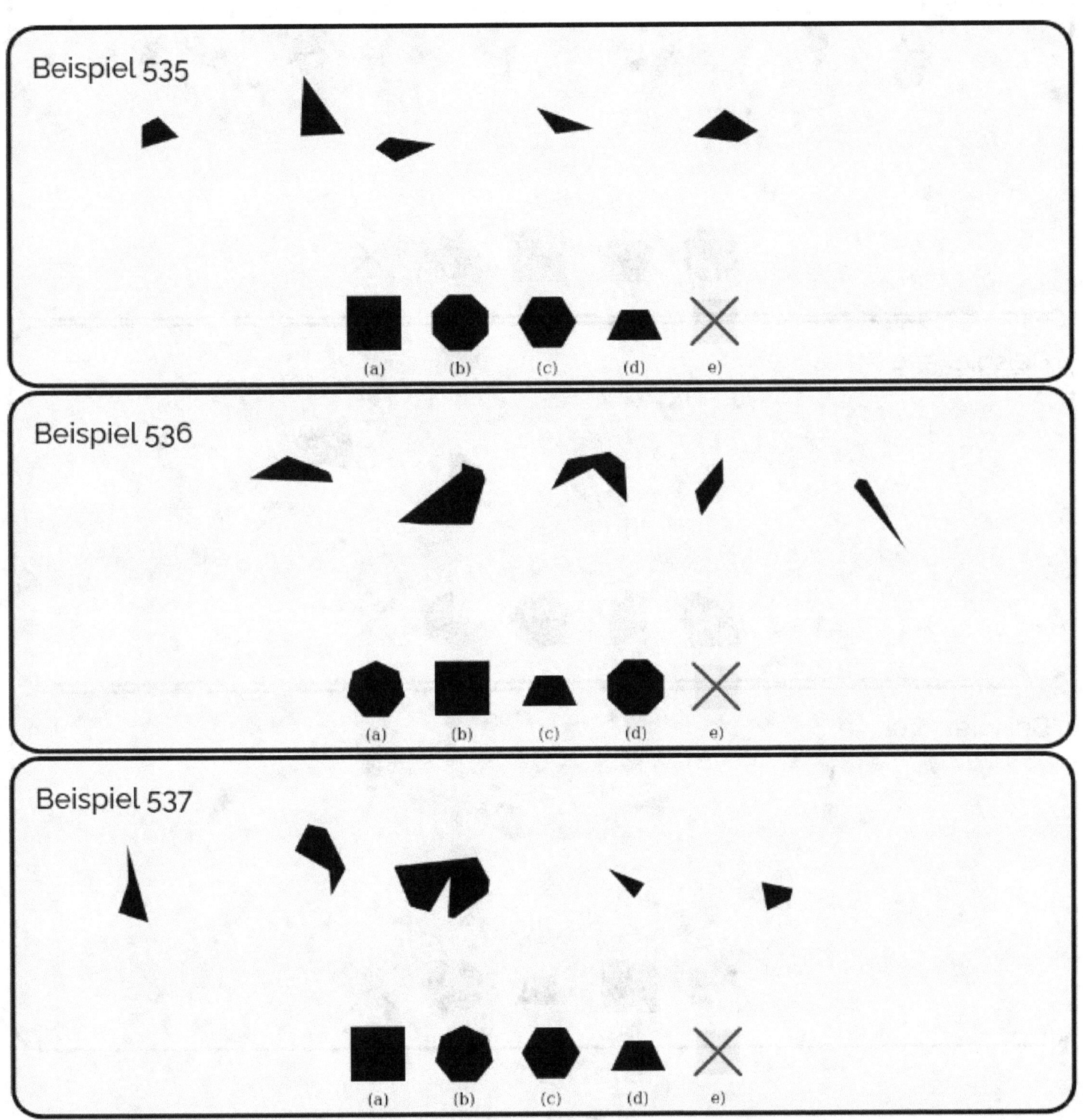

Beispiel 538

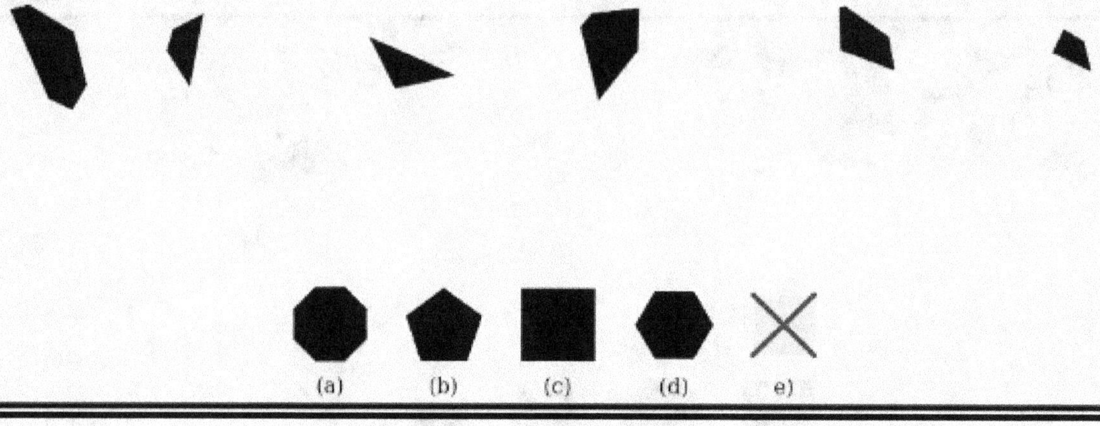

Beispiel 539

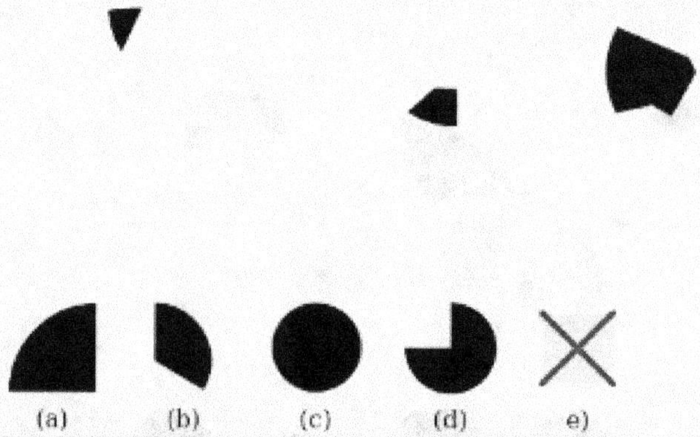

Beispiel 540

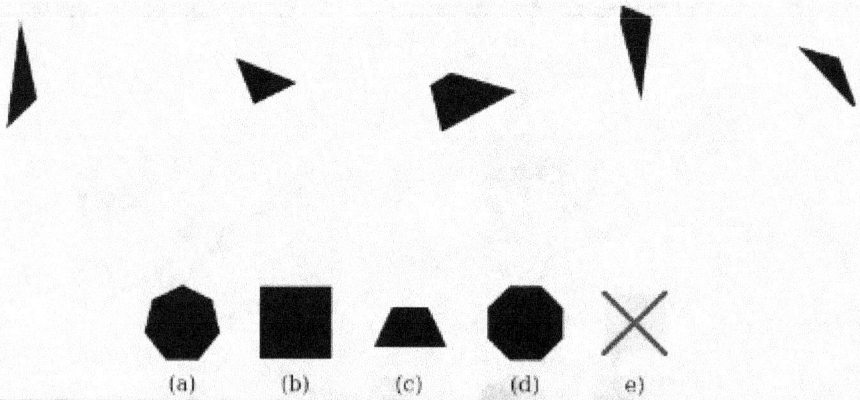

Lösungen:

Figuren Zusammensetzen - Sim 37

Beispiele Nr. 541 - 555

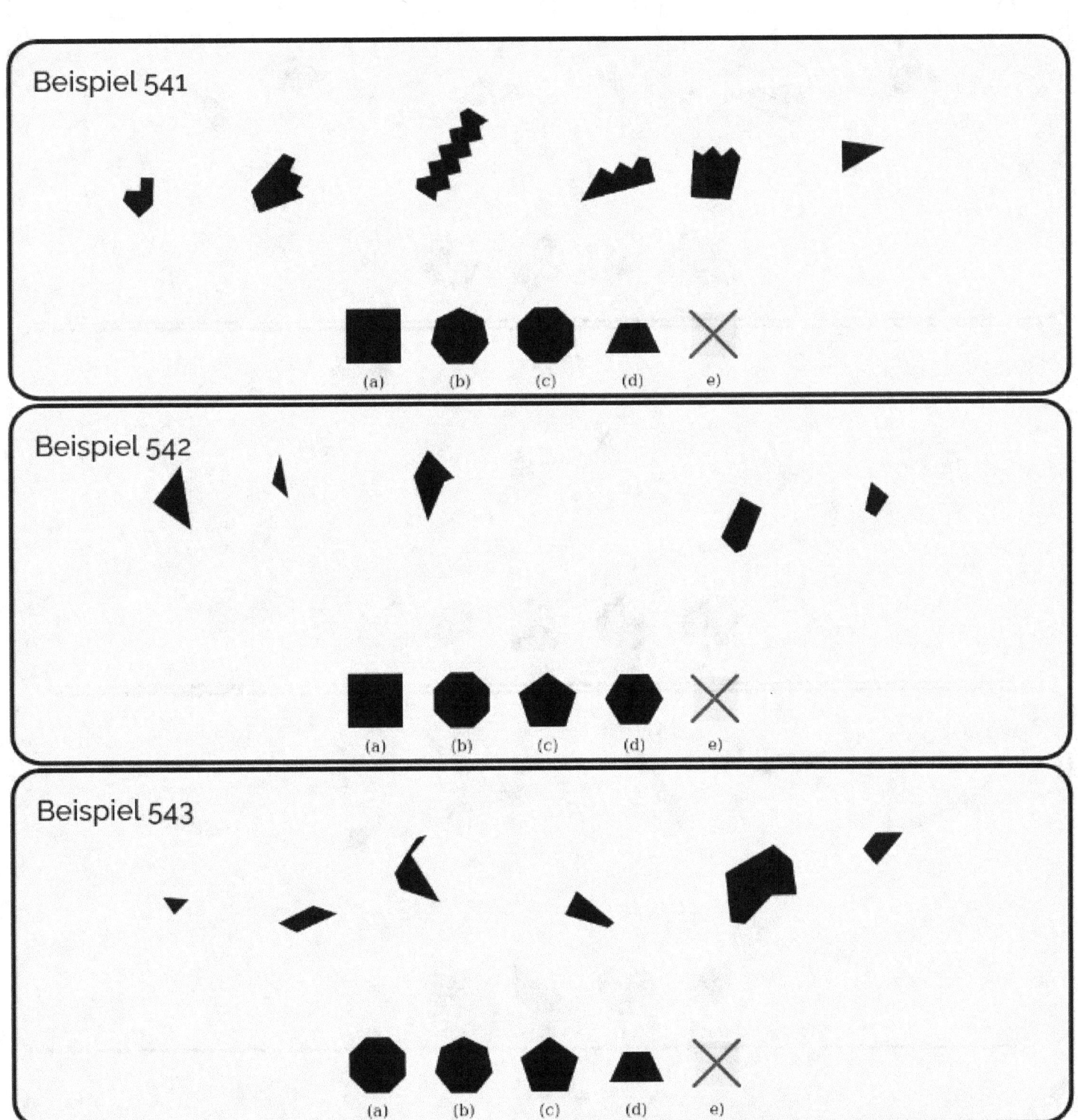

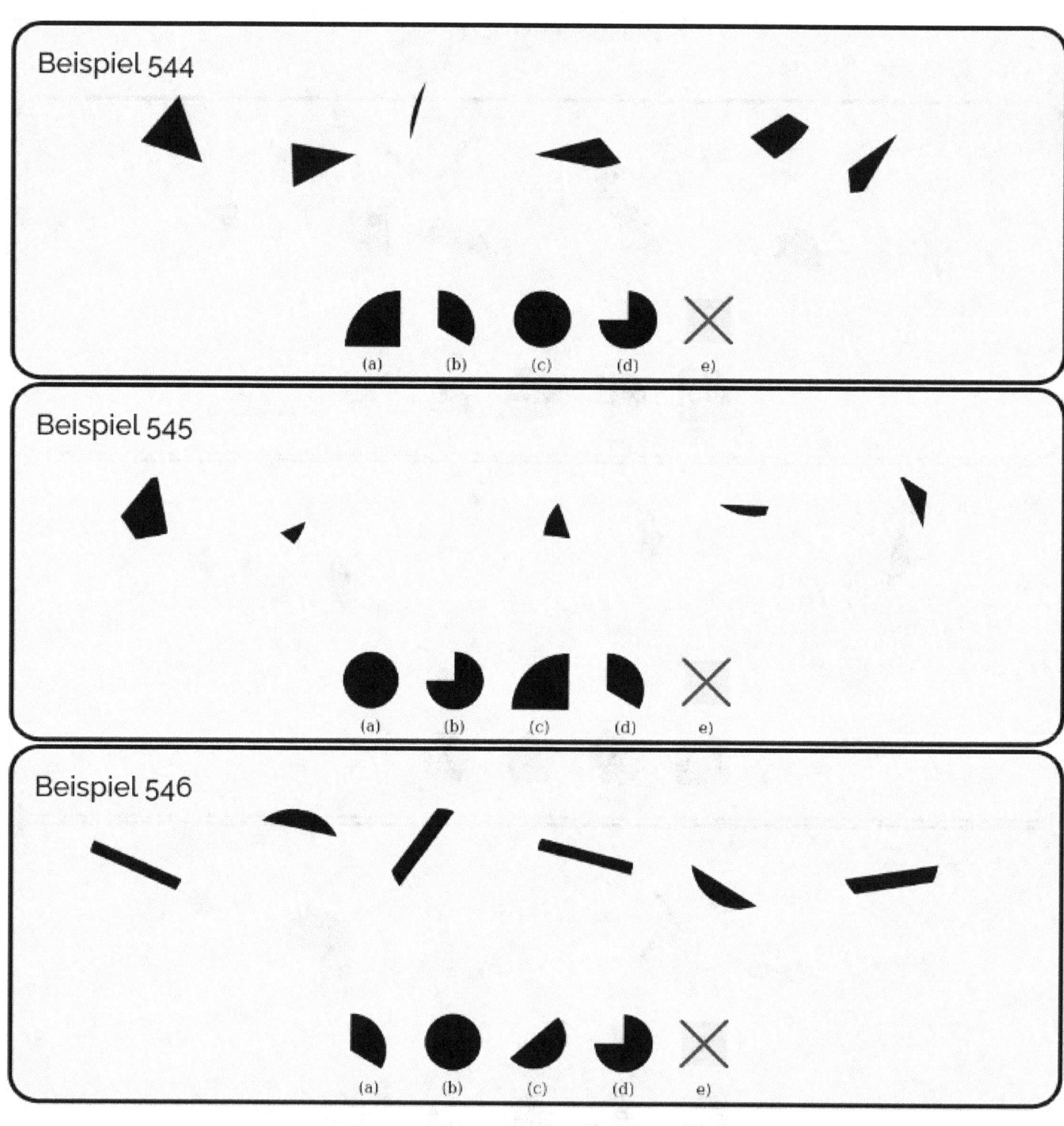

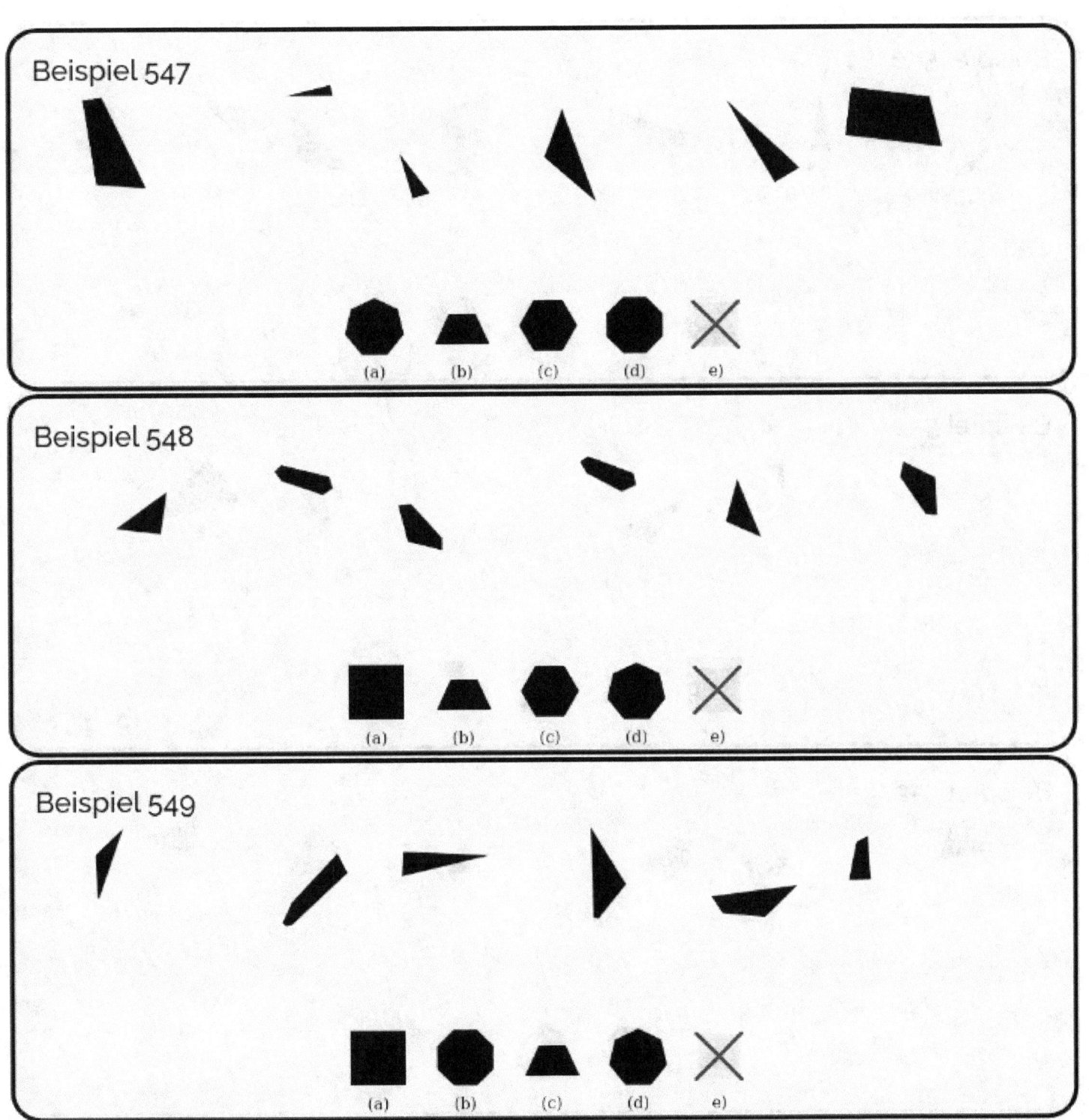

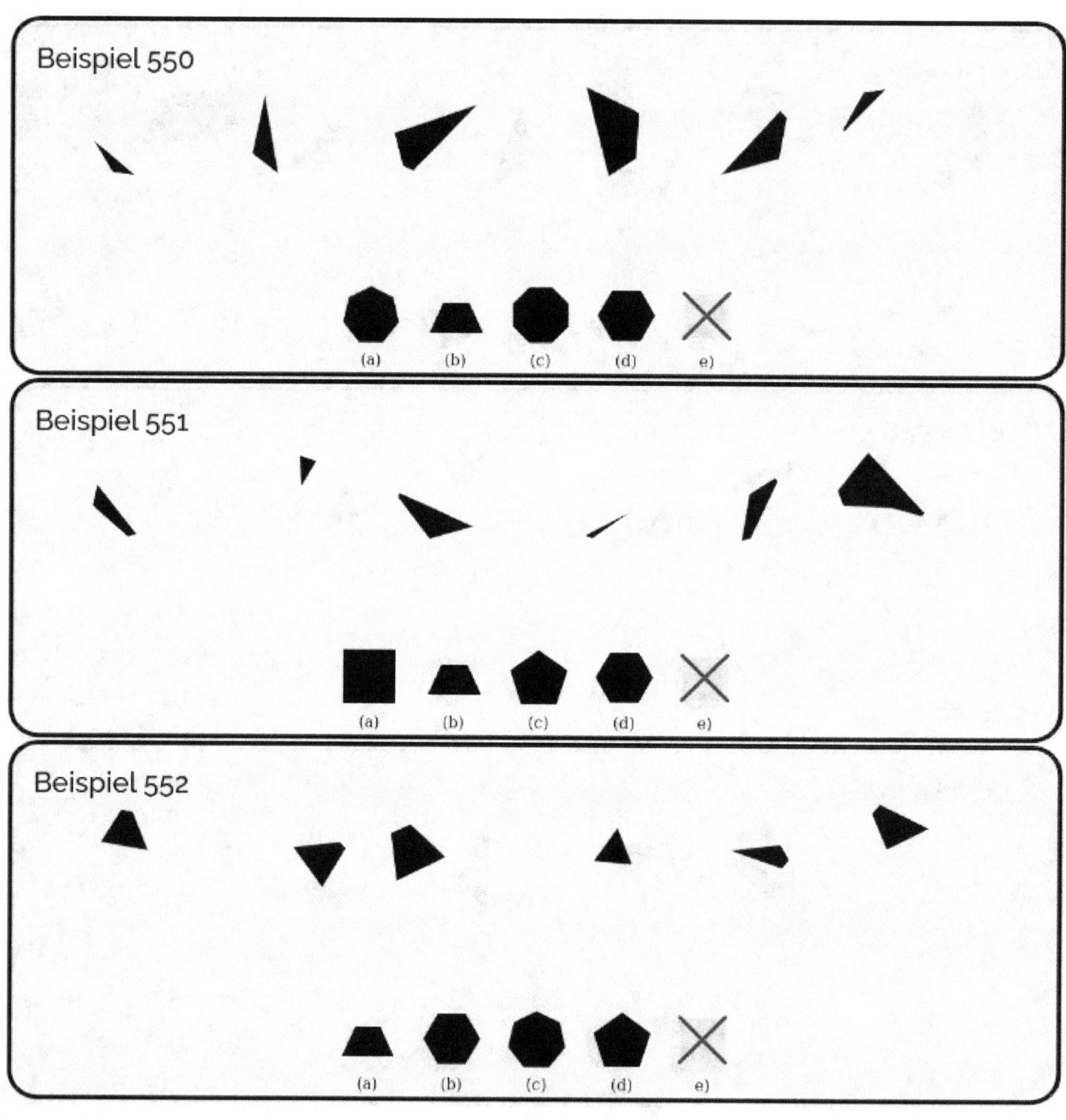

Beispiel 553

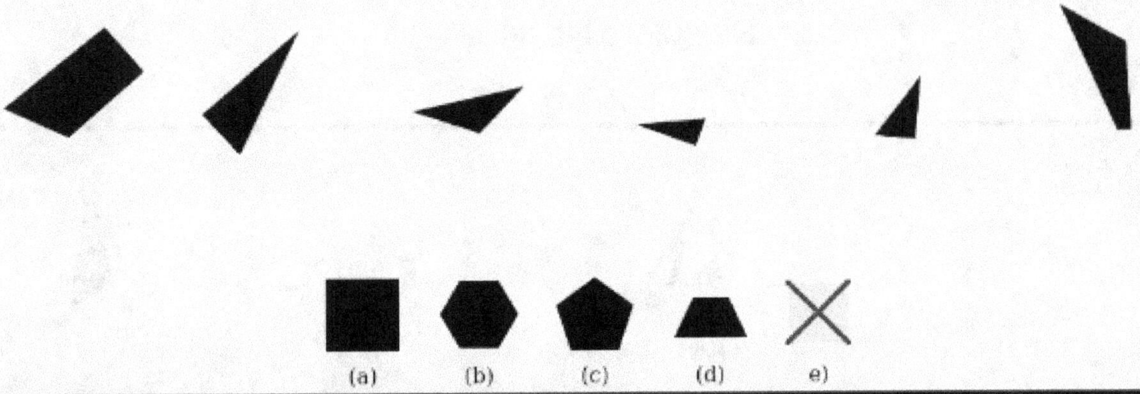

Beispiel 554

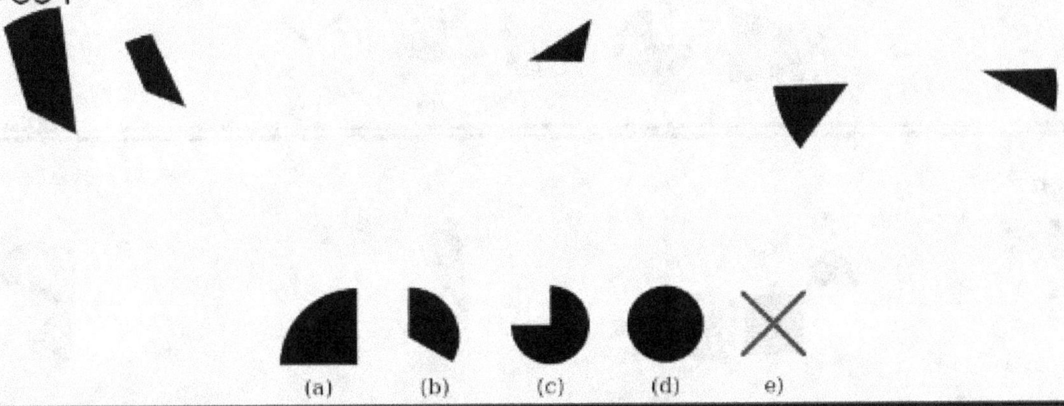

Beispiel 555

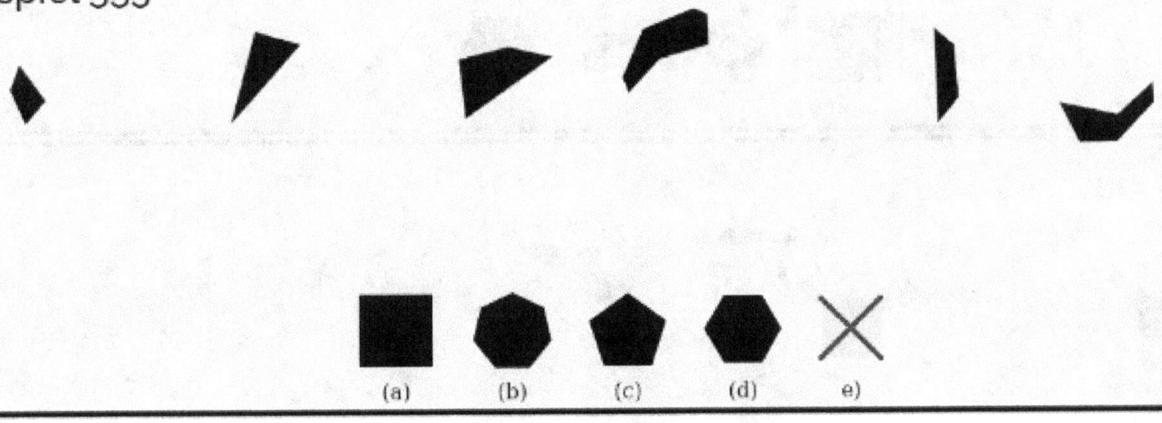

Lösungen:

Figuren Zusammensetzen - Sim 38

Beispiele Nr. 556 - 570

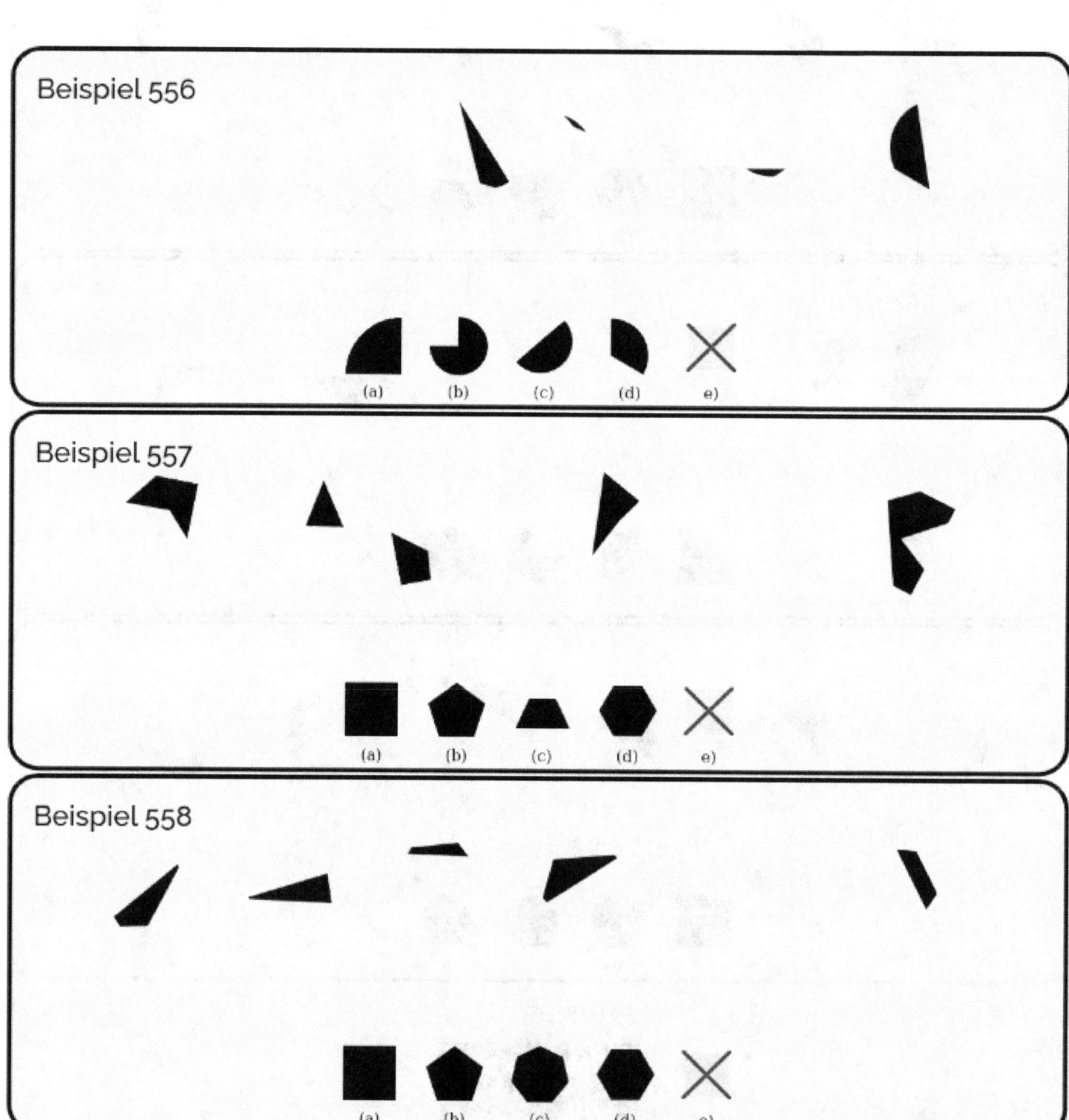

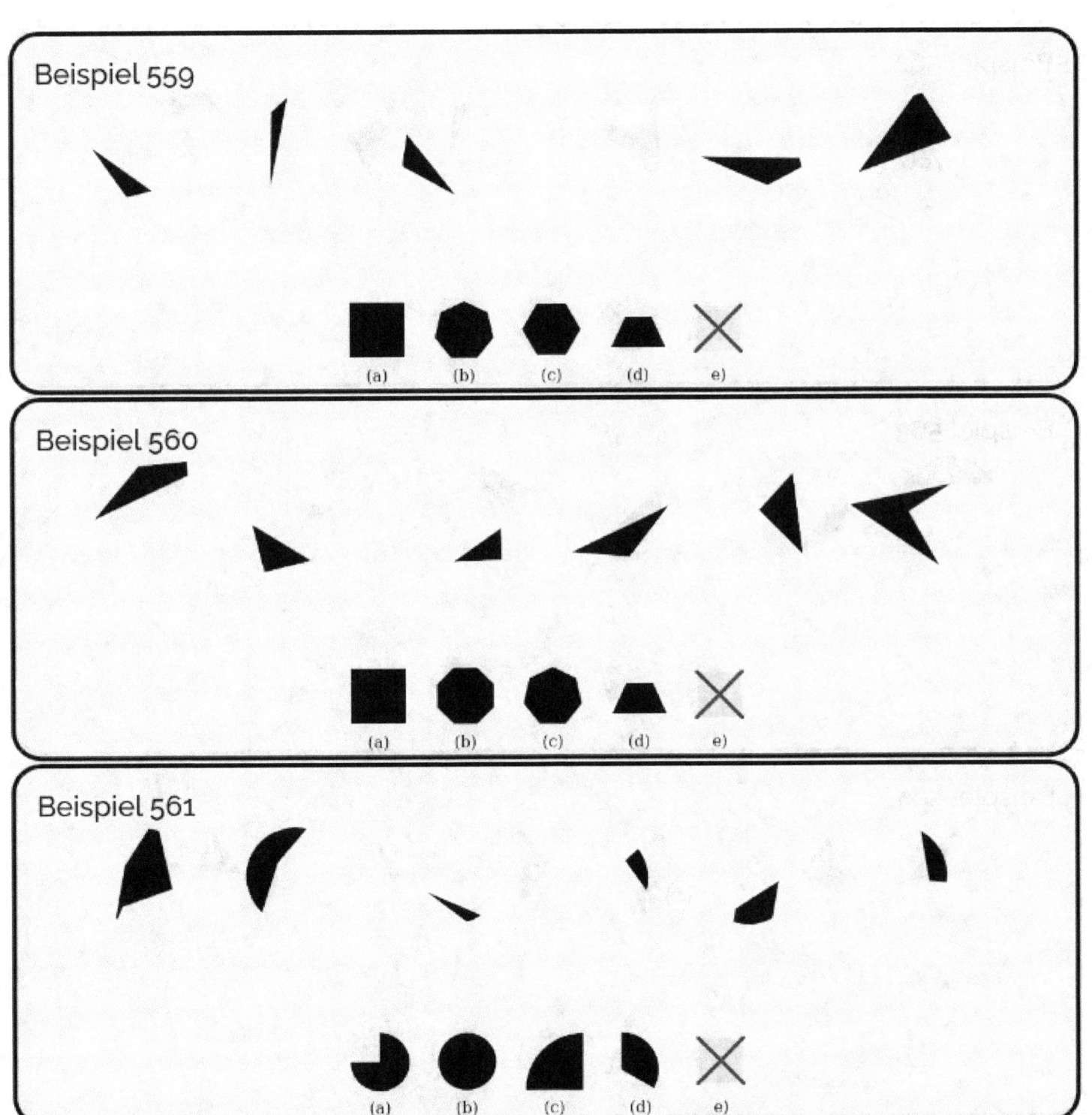

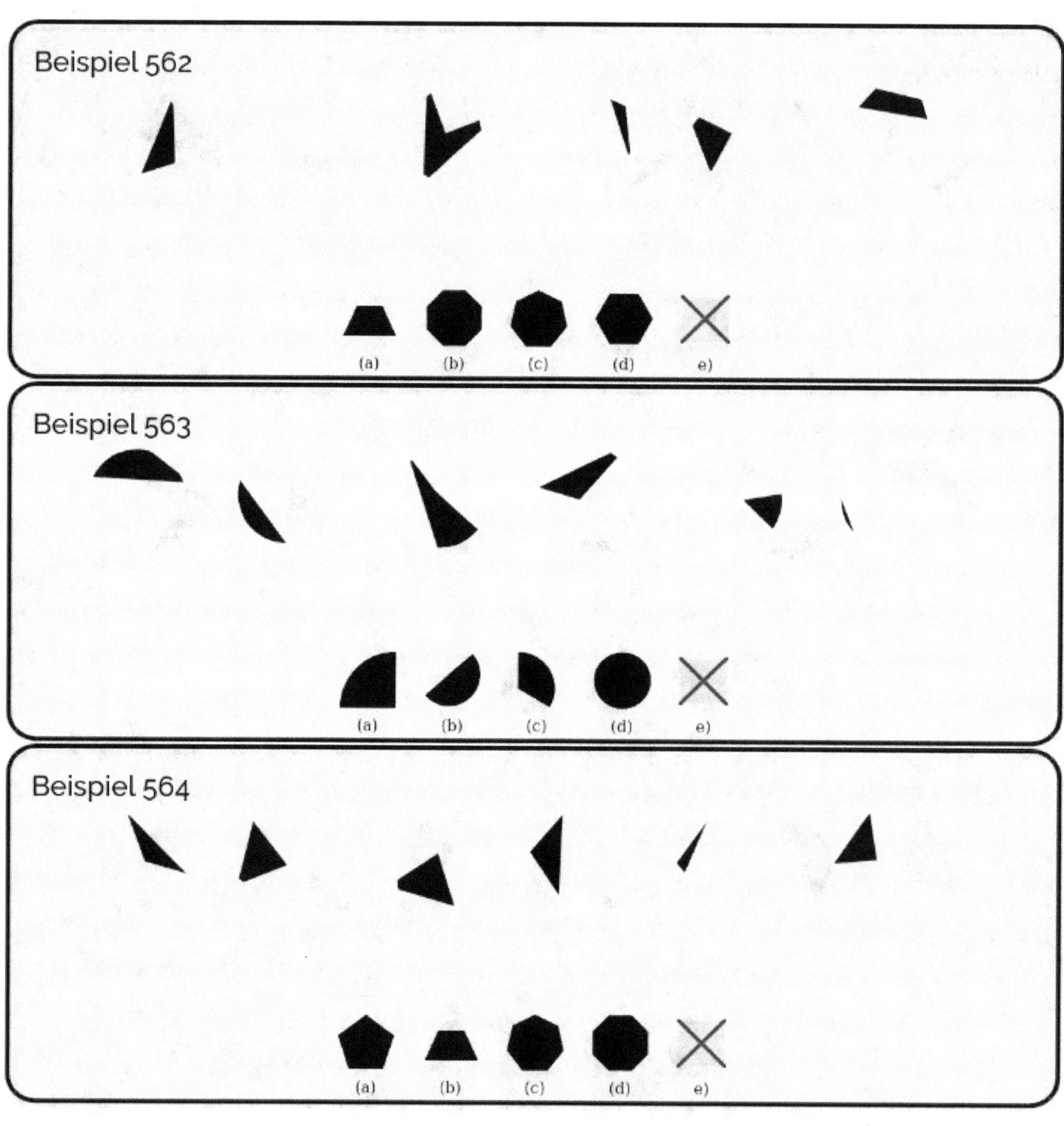

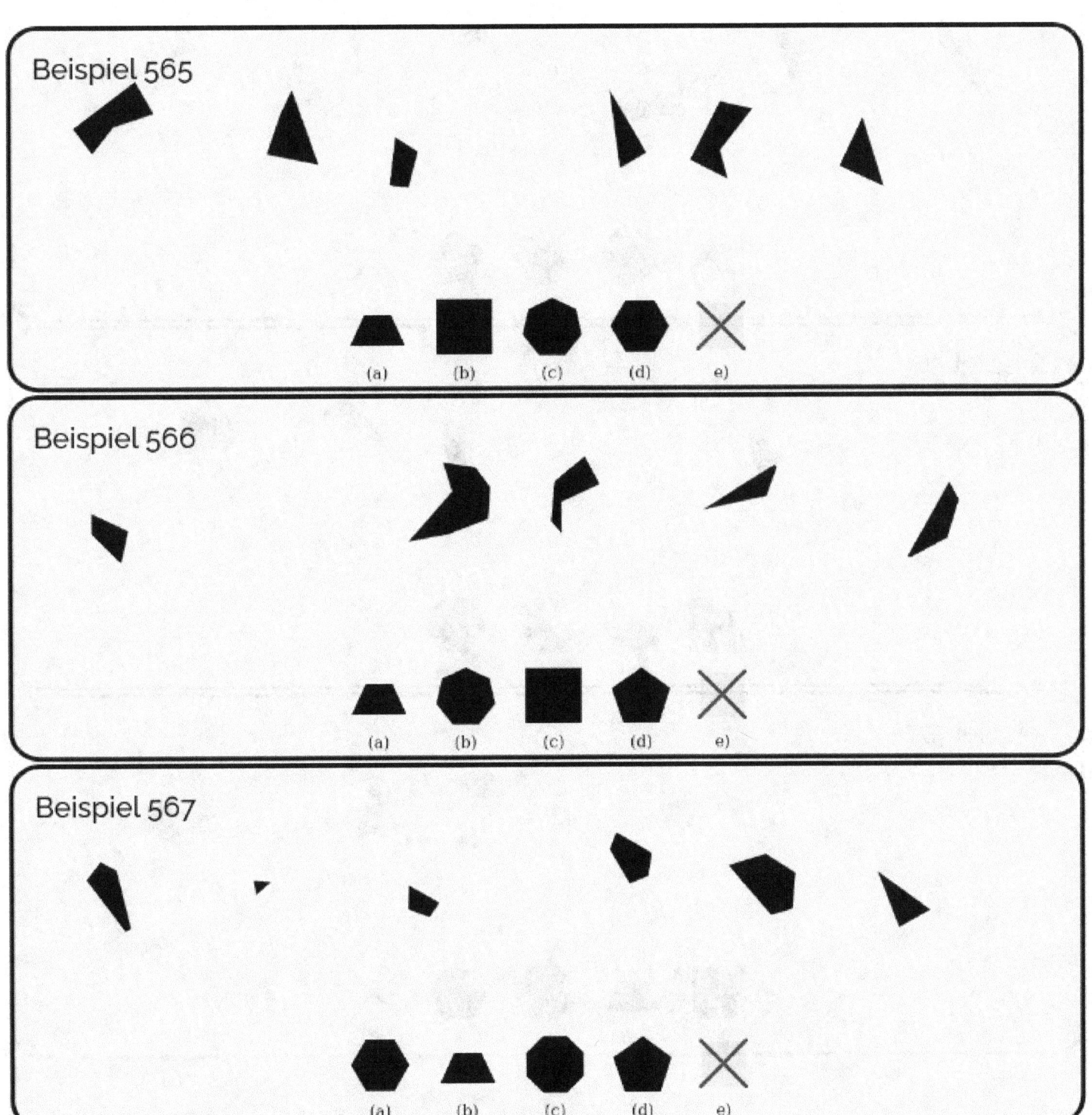

Beispiel 568

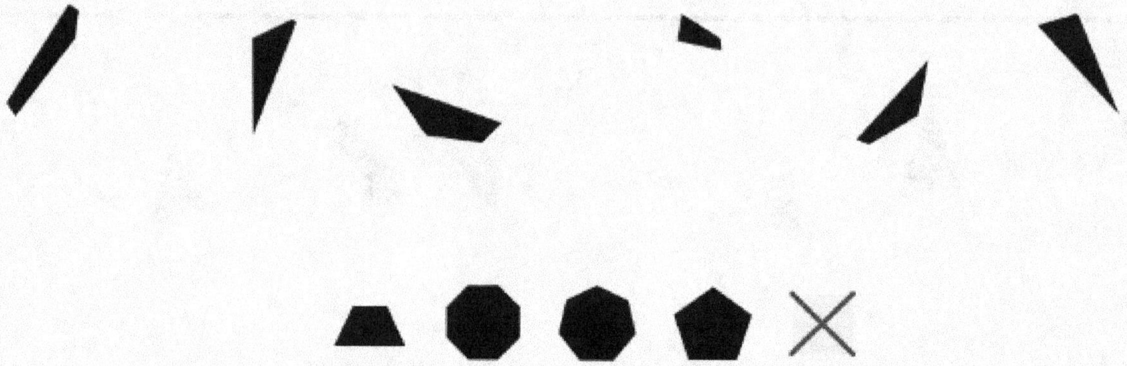

(a) (b) (c) (d) e)

Beispiel 569

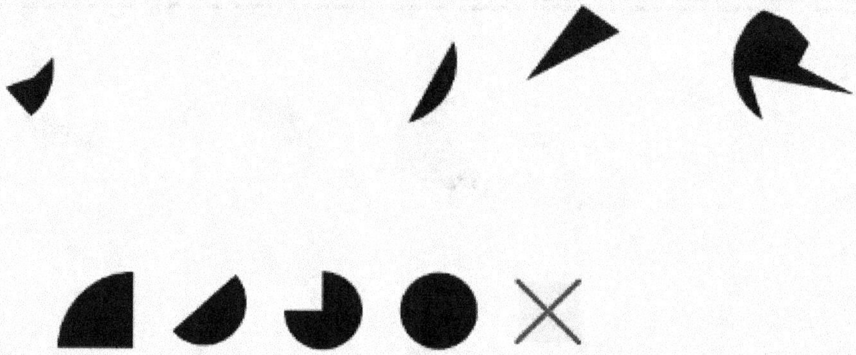

(a) (b) (c) (d) e)

Beispiel 570

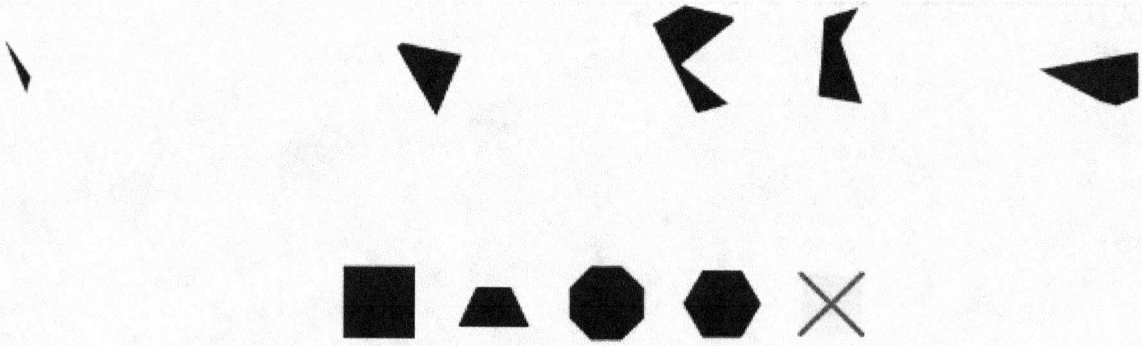

(a) (b) (c) (d) e)

Lösungen:

Figuren Zusammensetzen - Sim 39

Beispiele Nr. 571 - 585

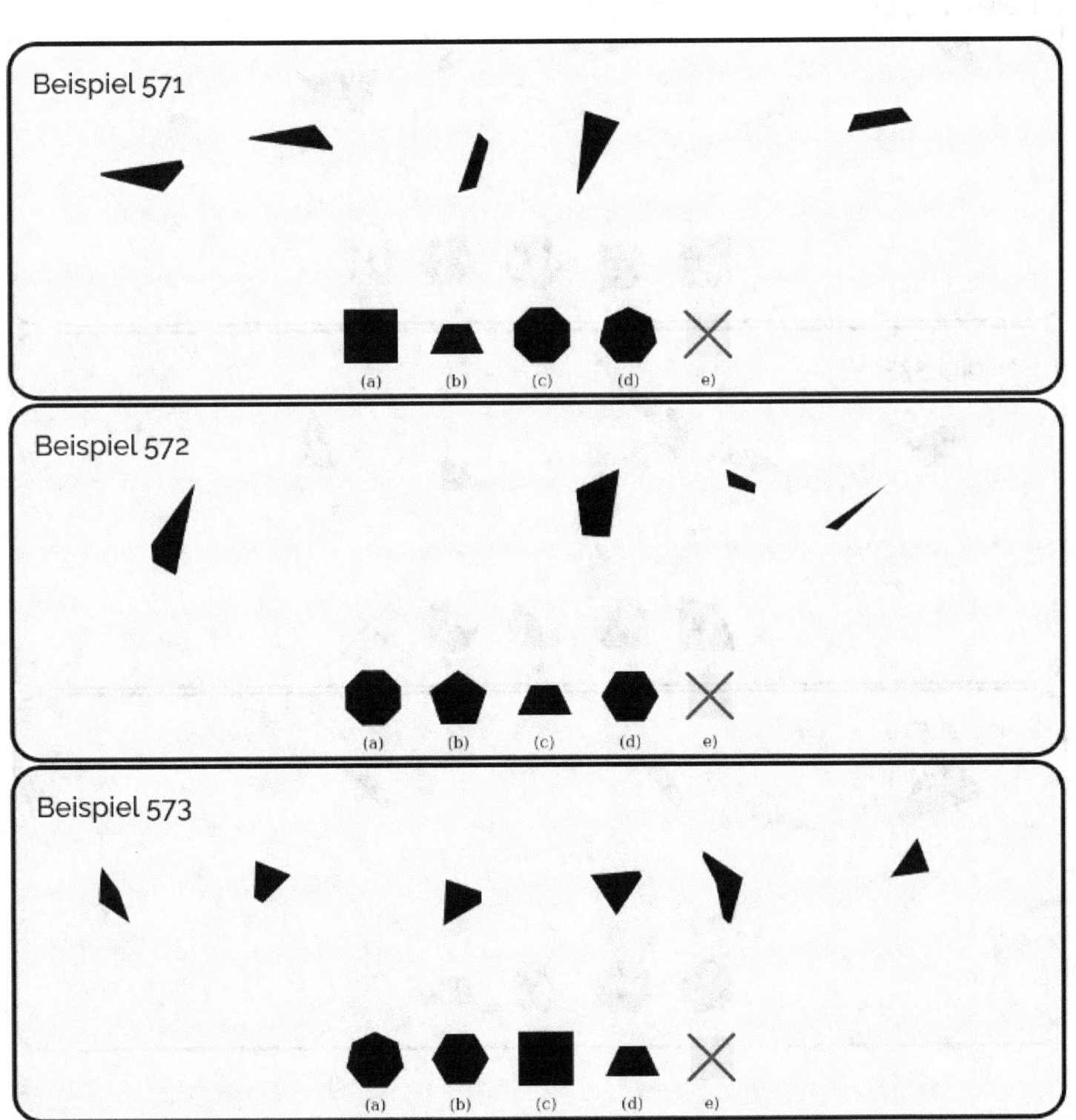

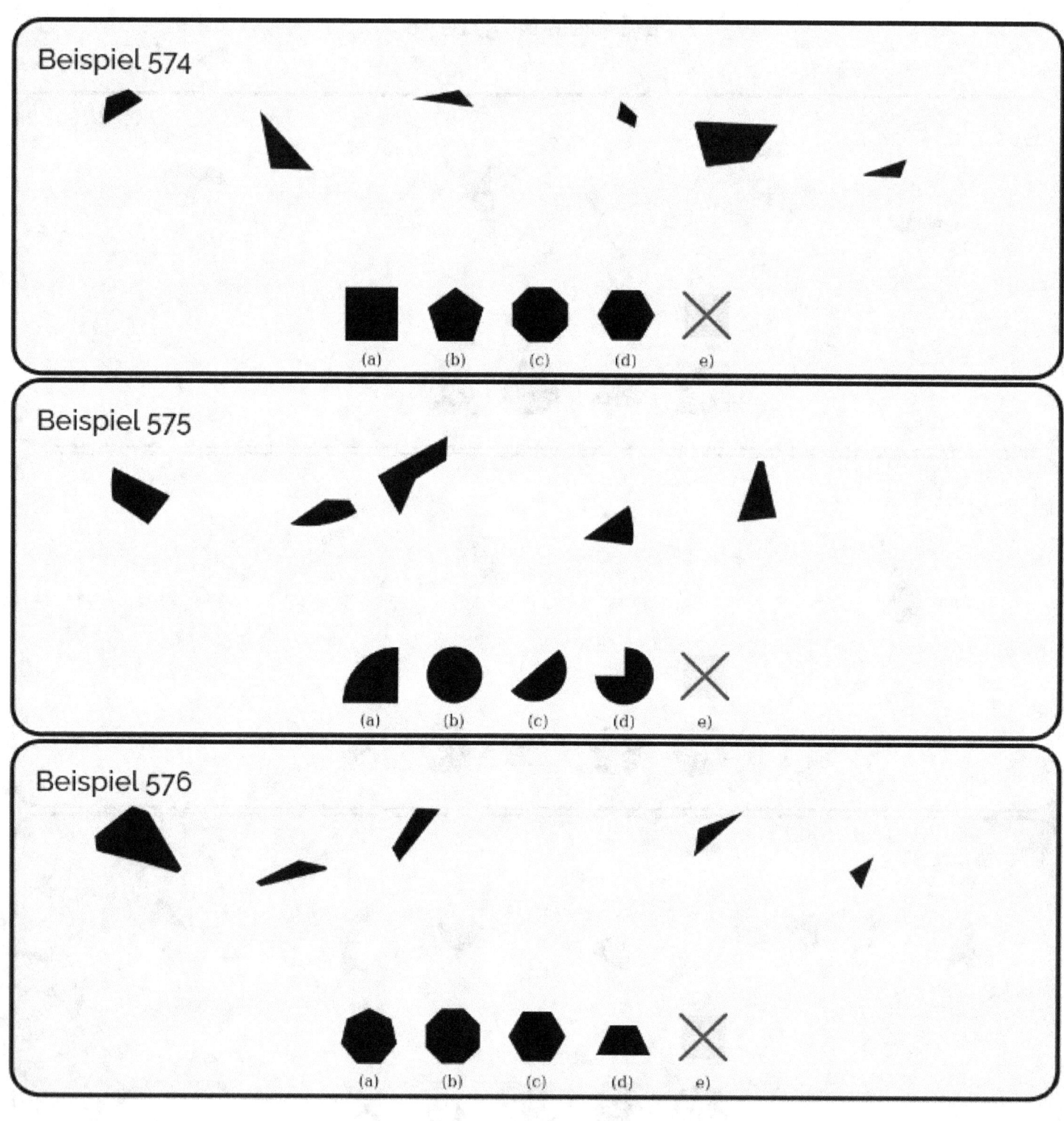

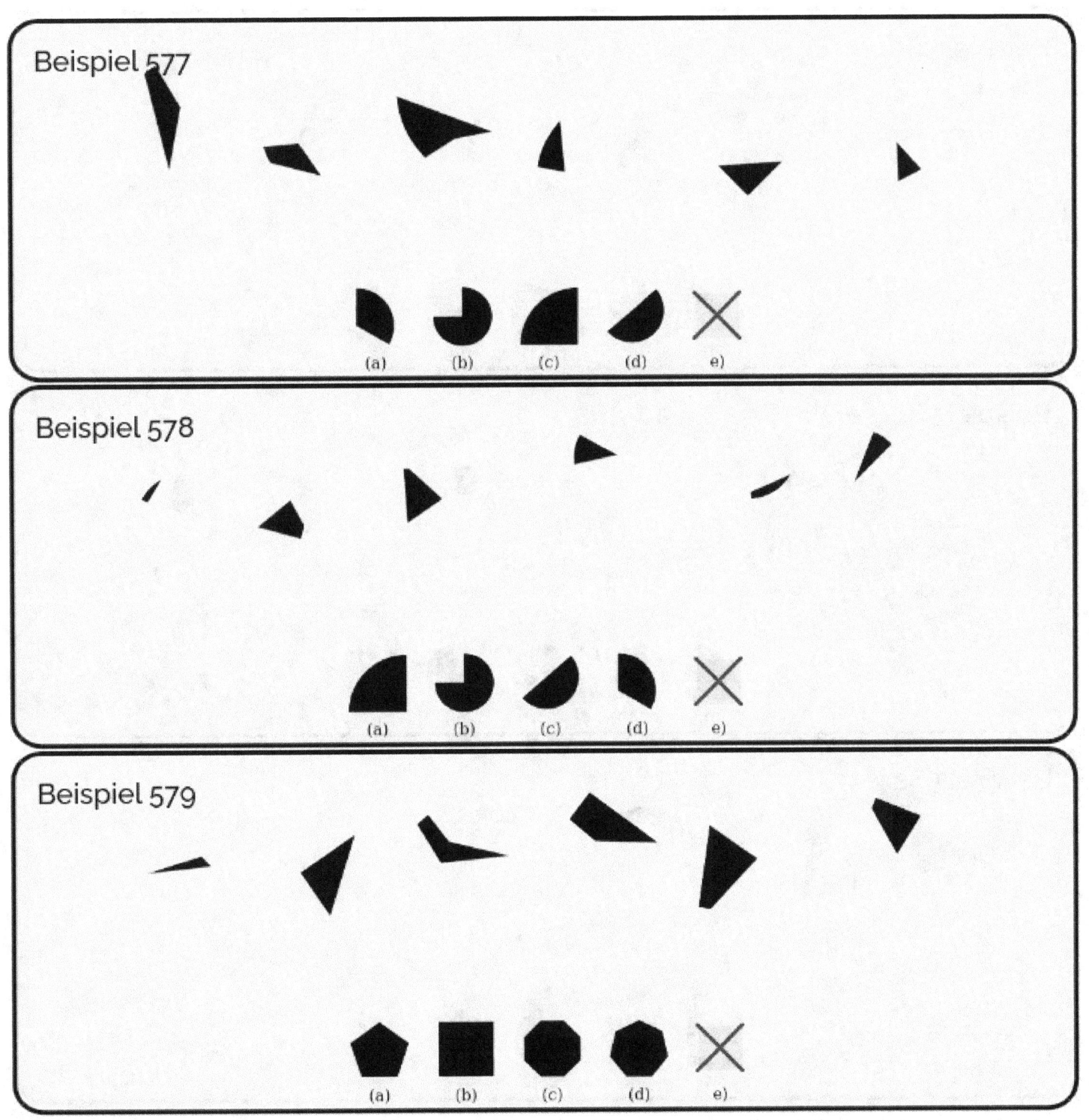

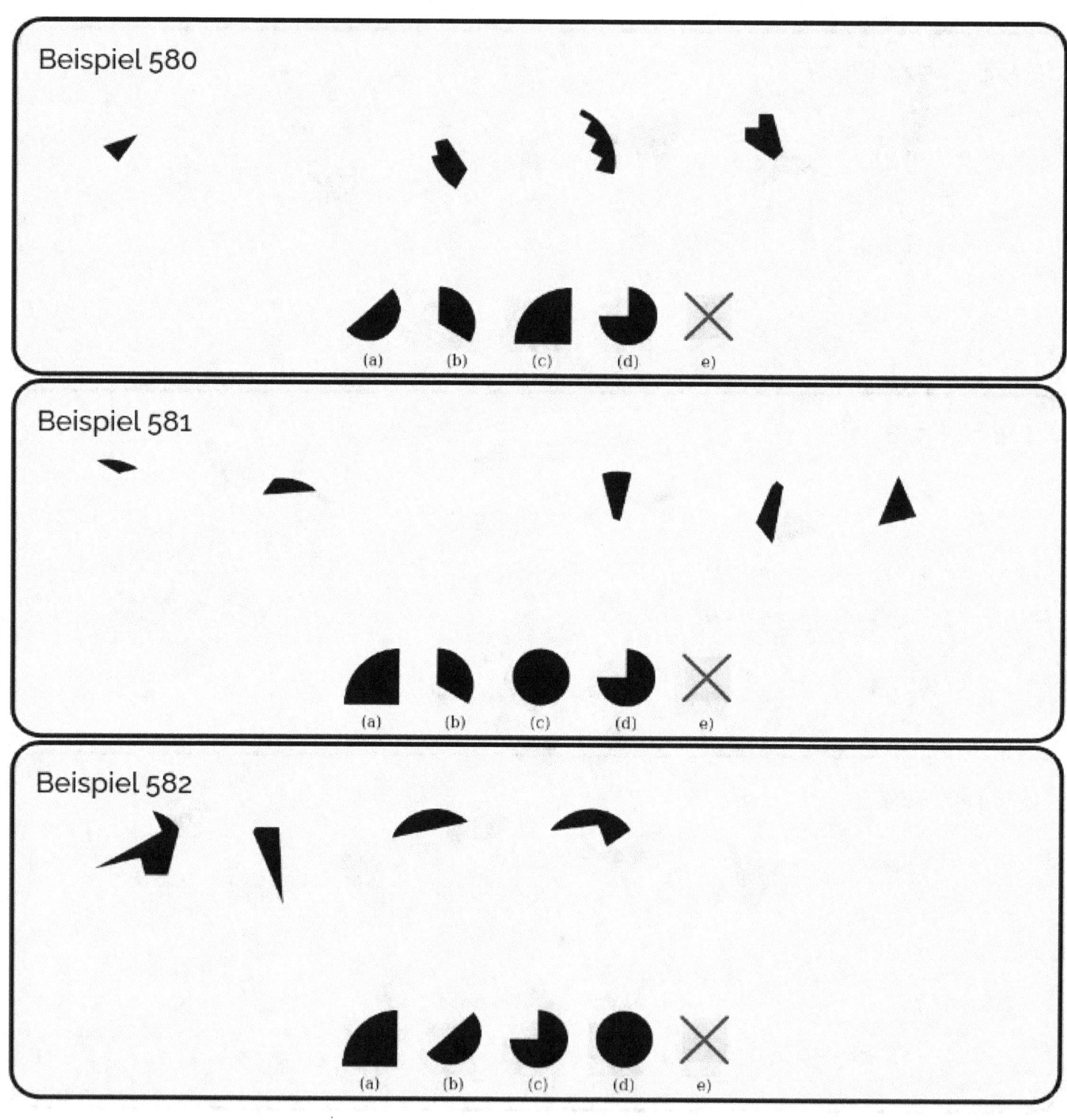

Beispiel 583

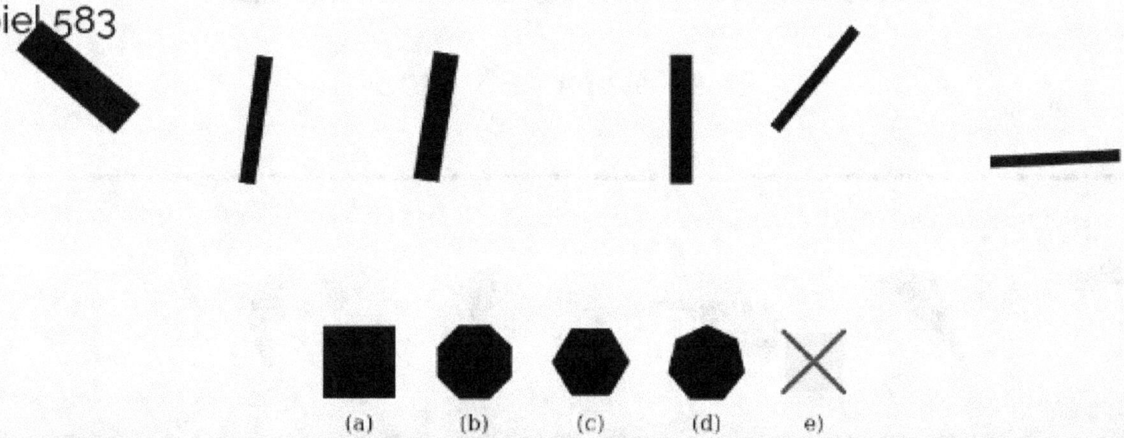

Beispiel 584

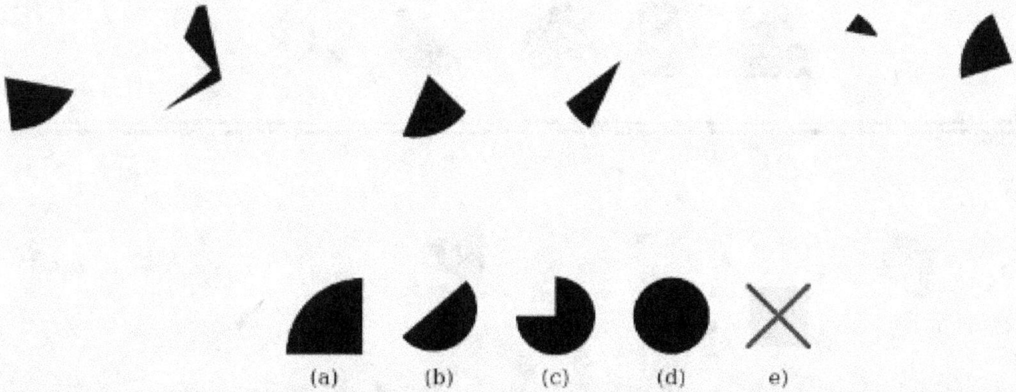

Beispiel 585

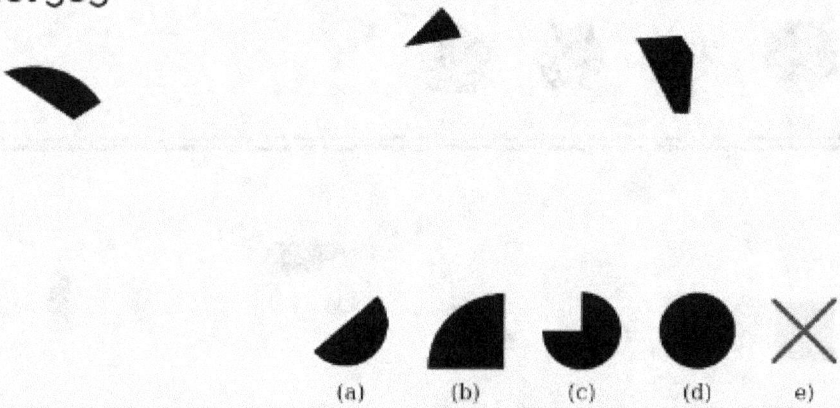

Lösungen:

Figuren Zusammensetzen - Sim 40

Beispiele Nr. 586 - 600

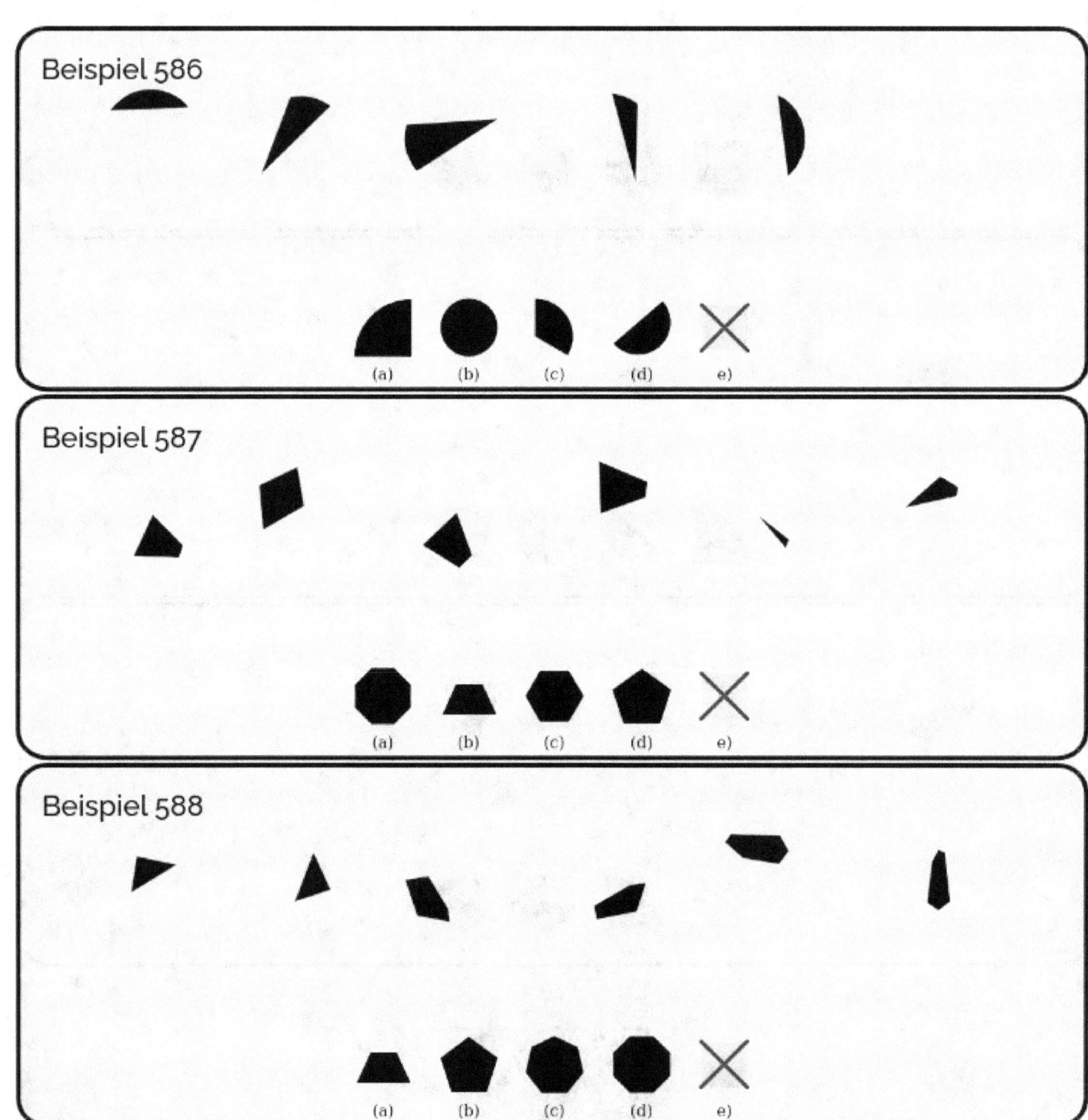

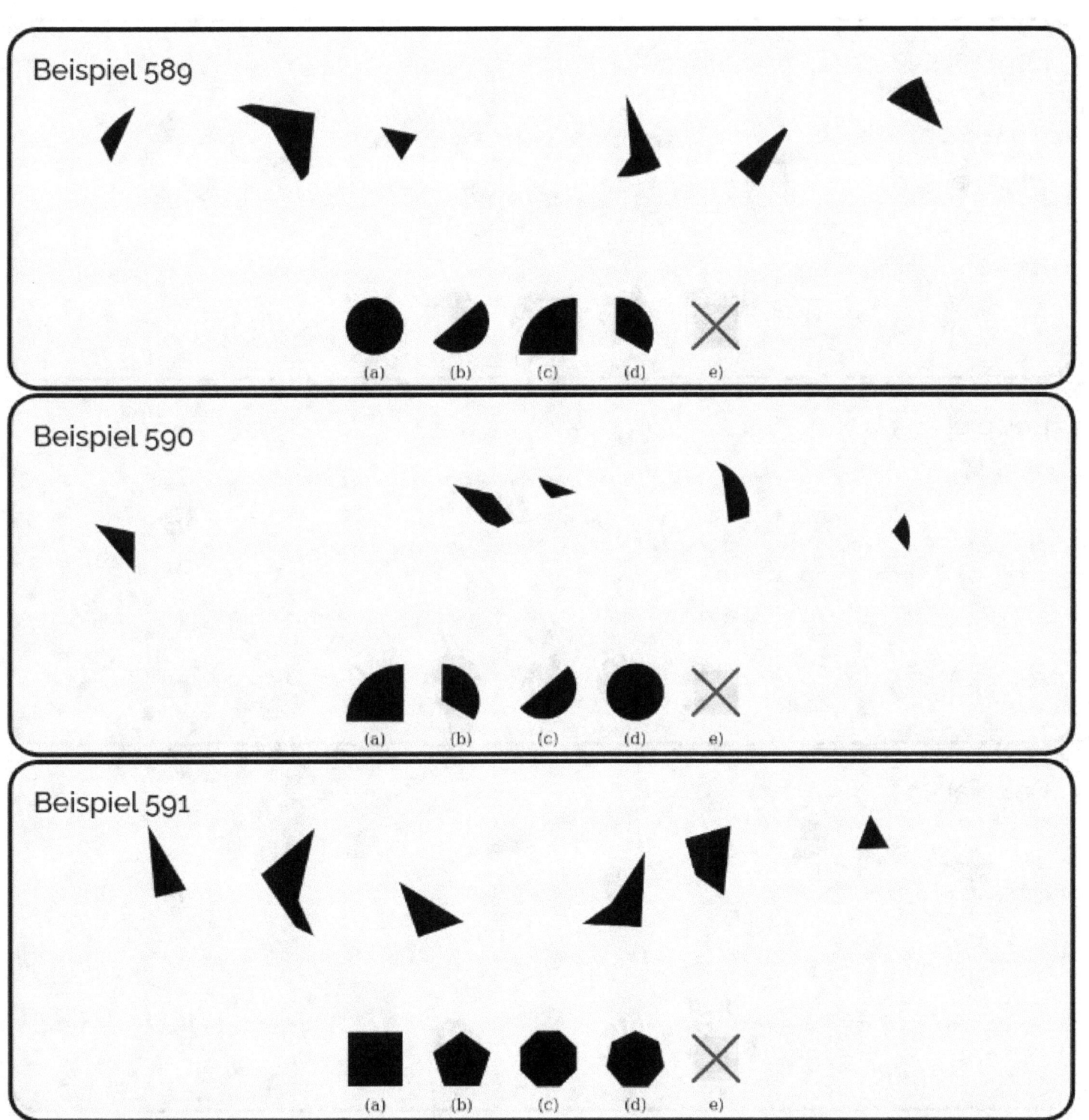

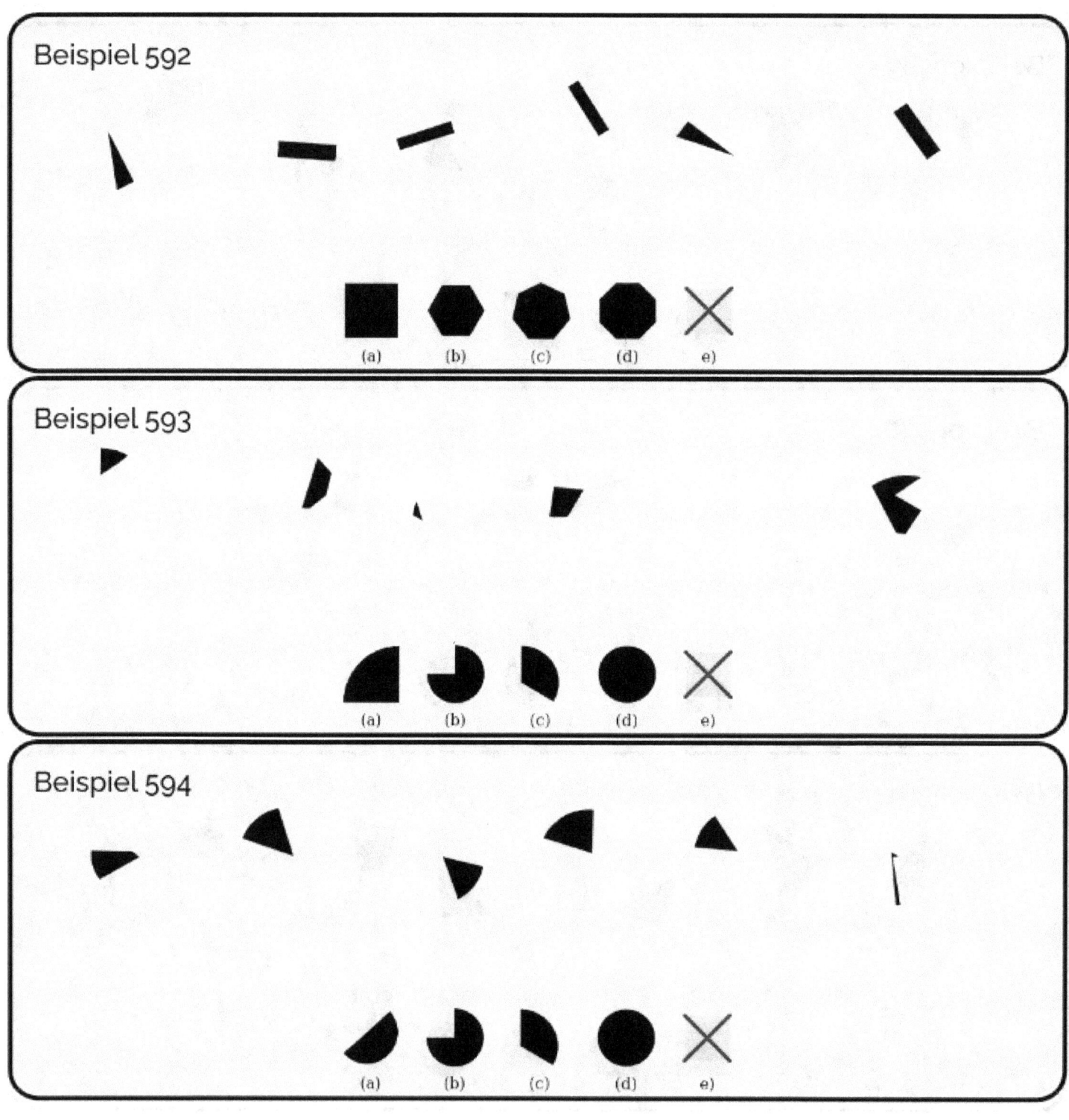

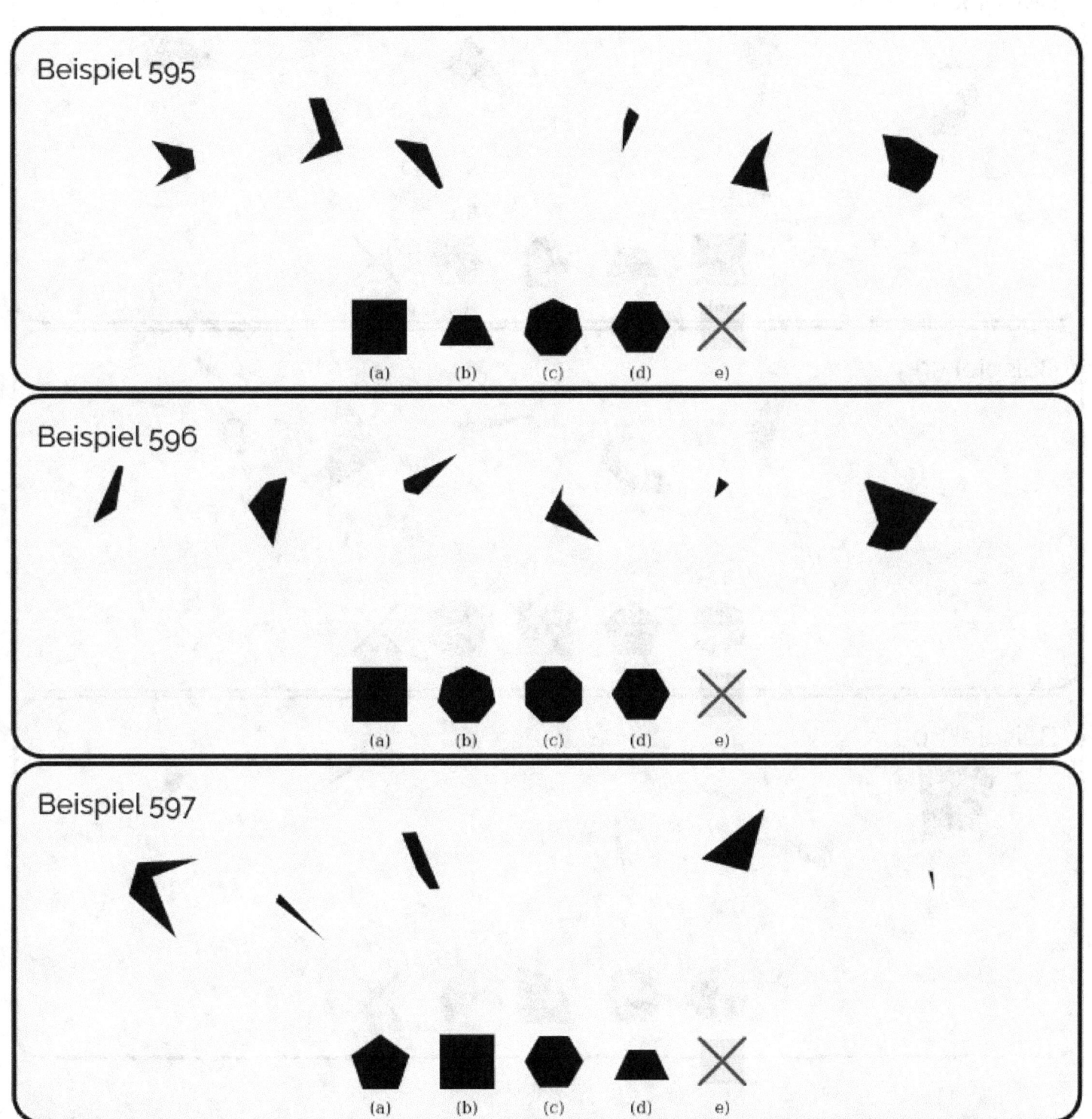

Beispiel 598

(a) (b) (c) (d) e)

Beispiel 599

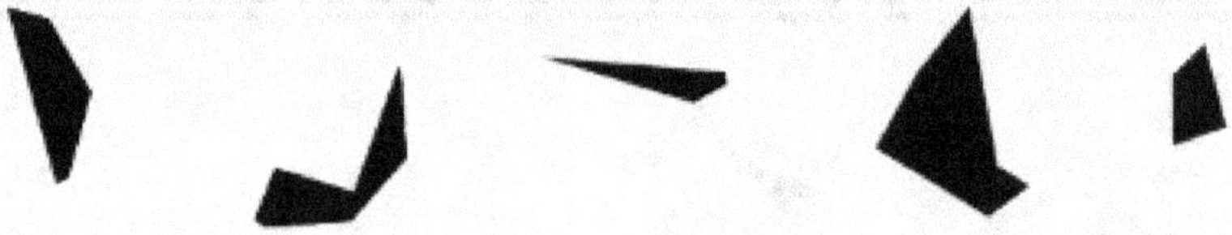

(a) (b) (c) (d) e)

Beispiel 600

(a) (b) (c) (d) e)

Lösungen:

Figuren Zusammensetzen - Sim 41

Beispiele Nr. 601 - 615

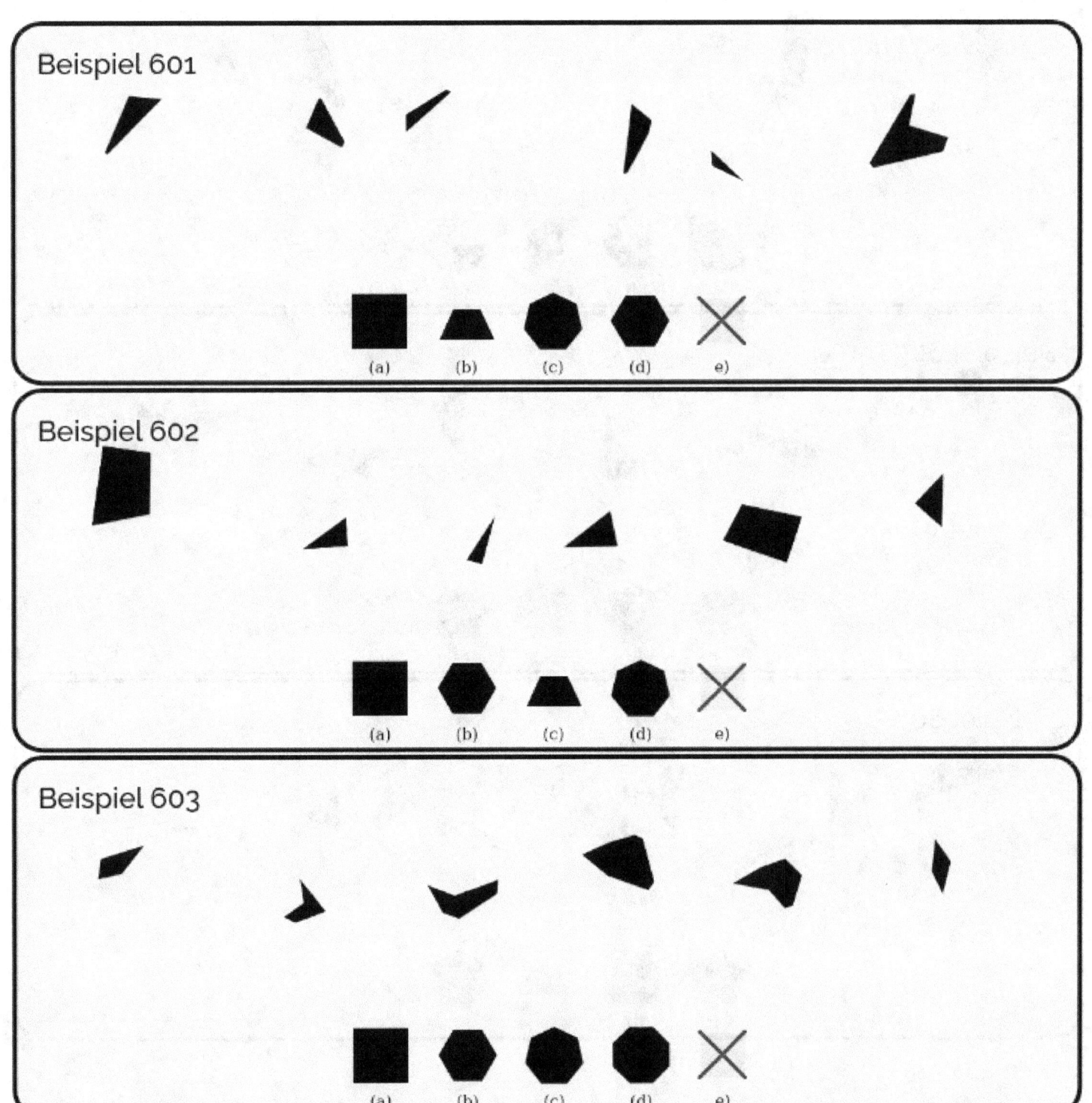

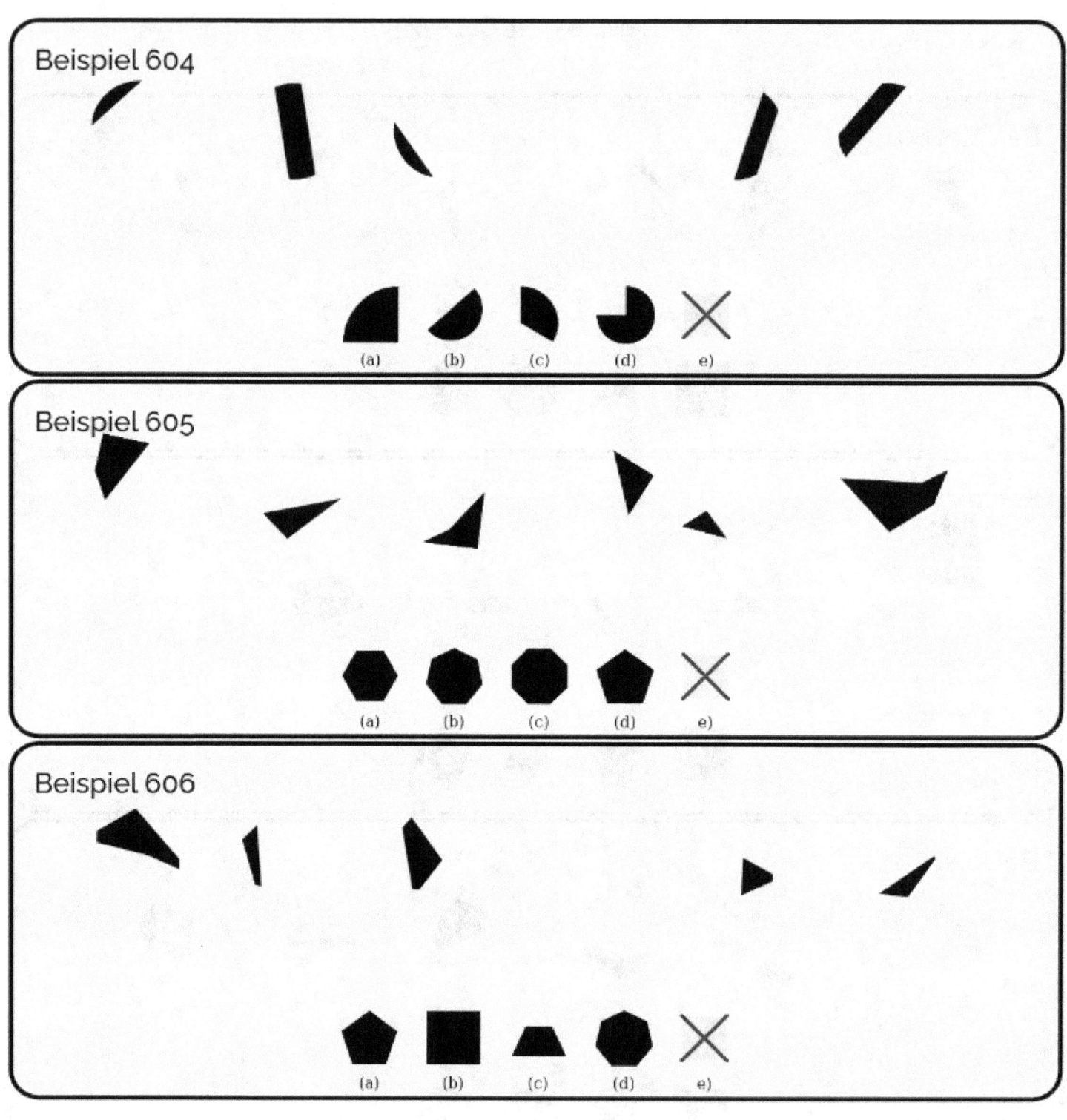

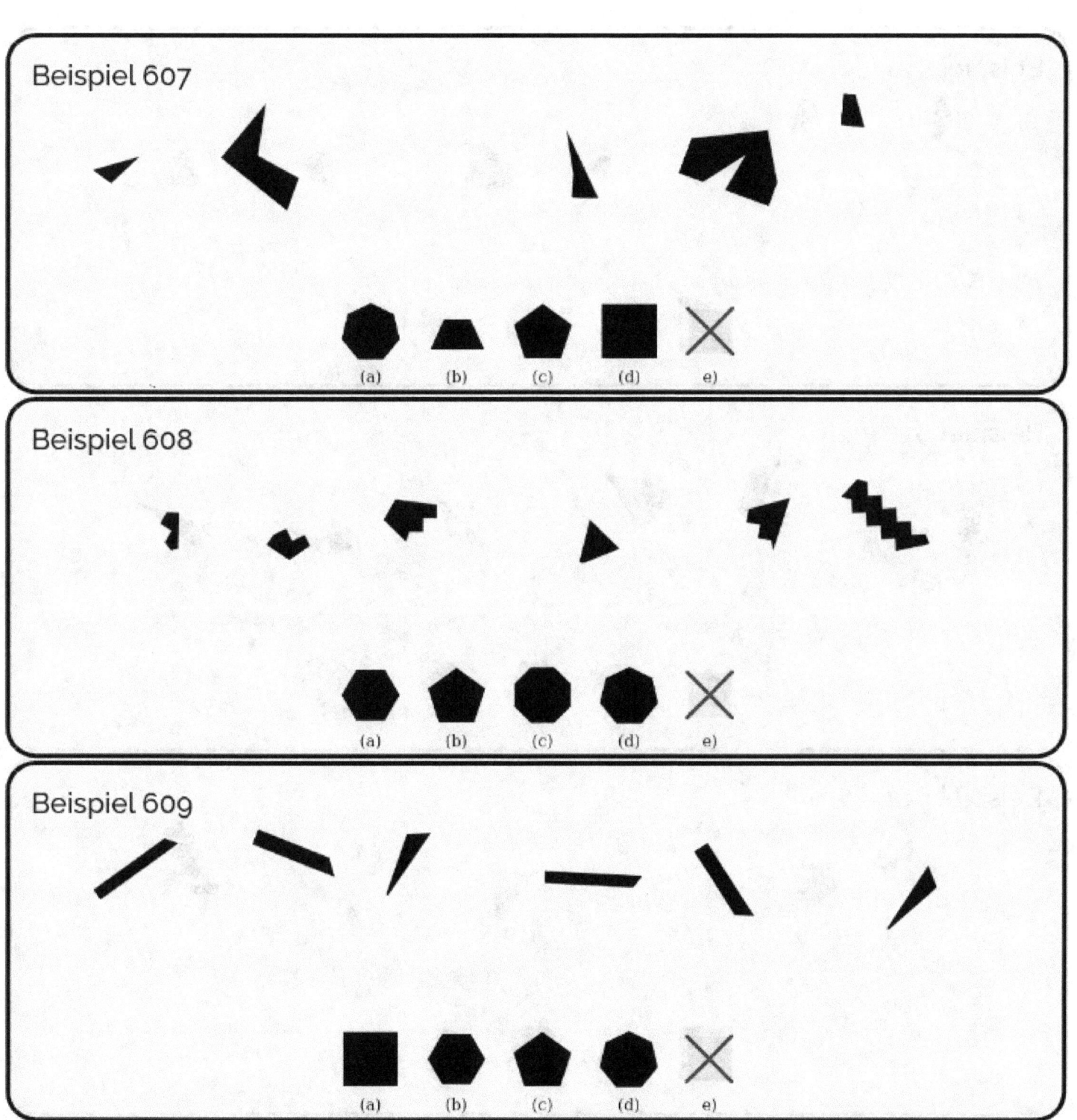

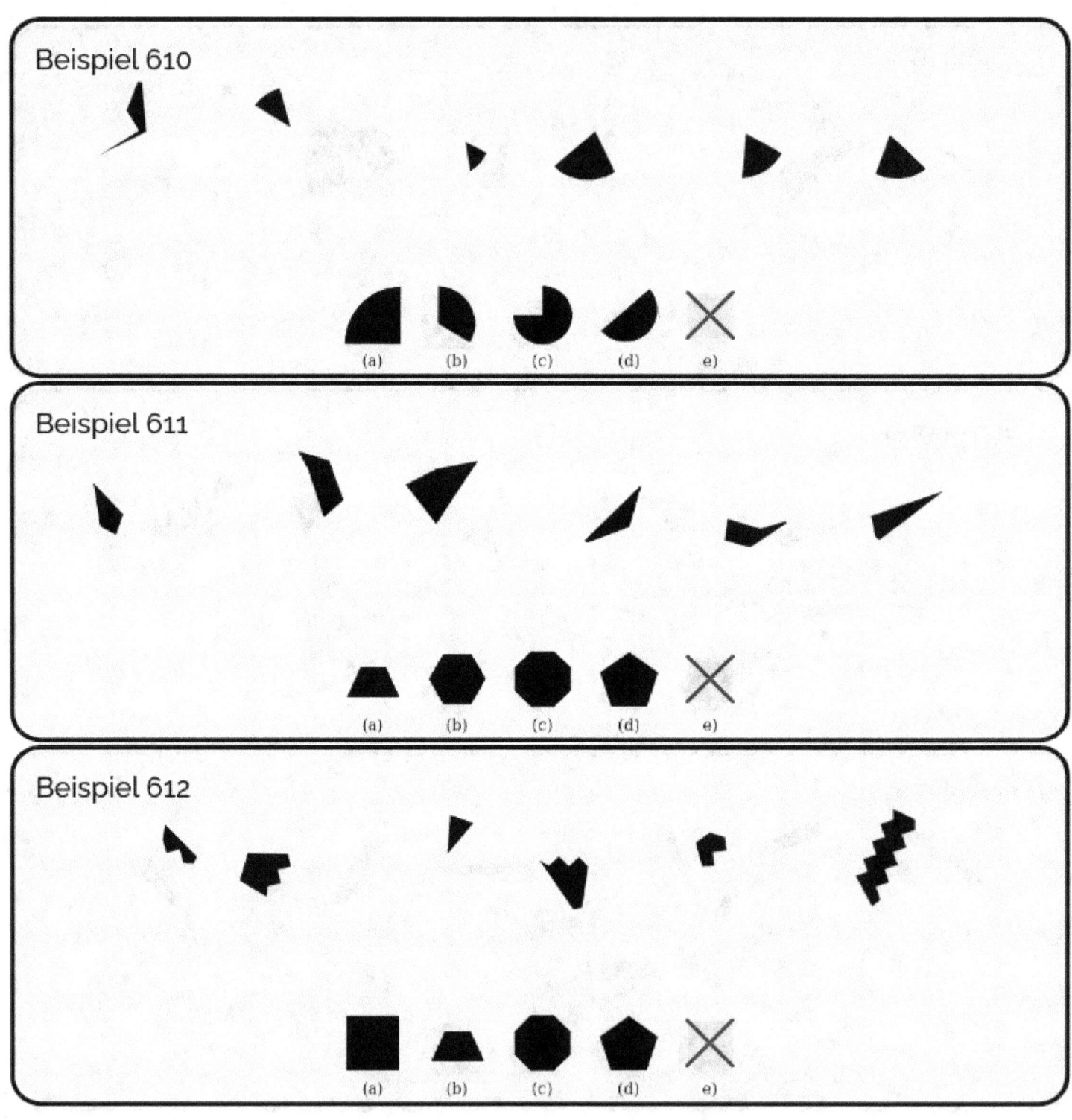

Beispiel 613

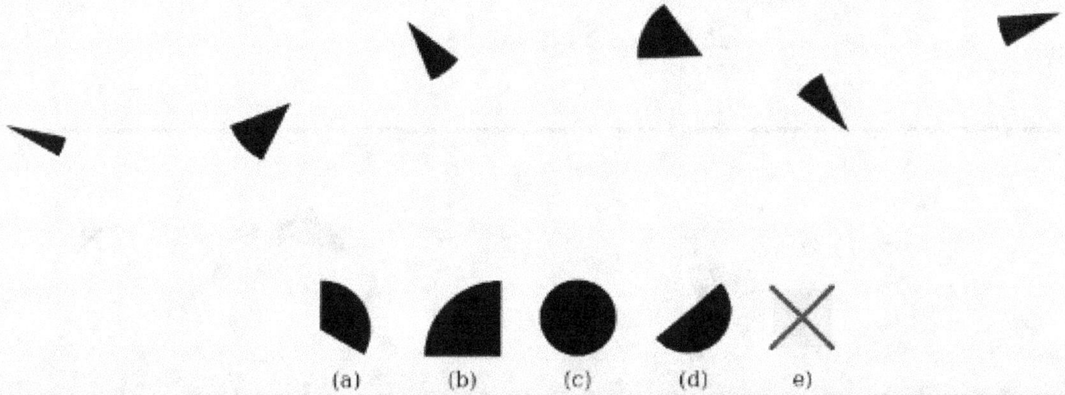

Beispiel 614

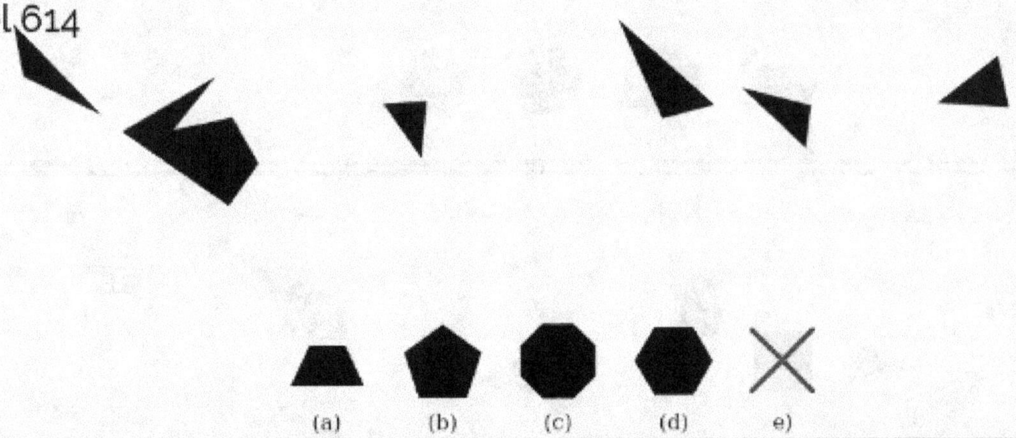

Beispiel 615

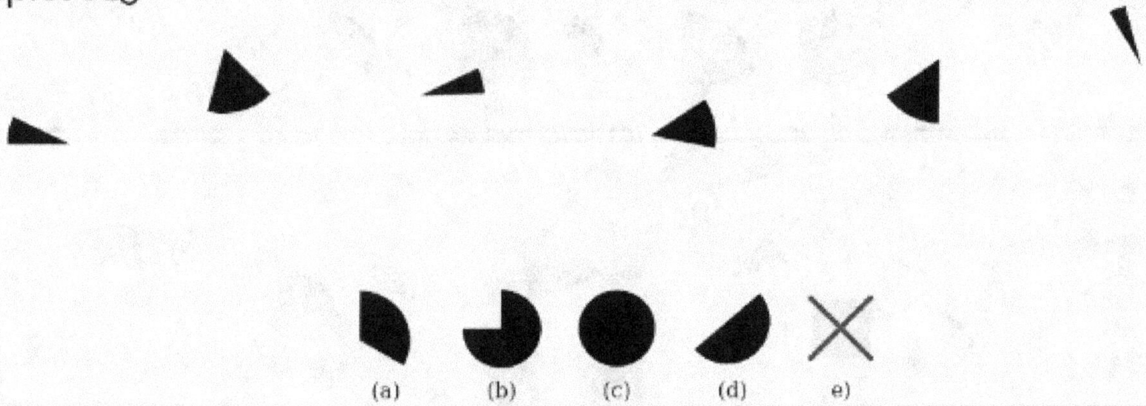

Lösungen:

Figuren Zusammensetzen - Sim 42

Beispiele Nr. 616 - 630

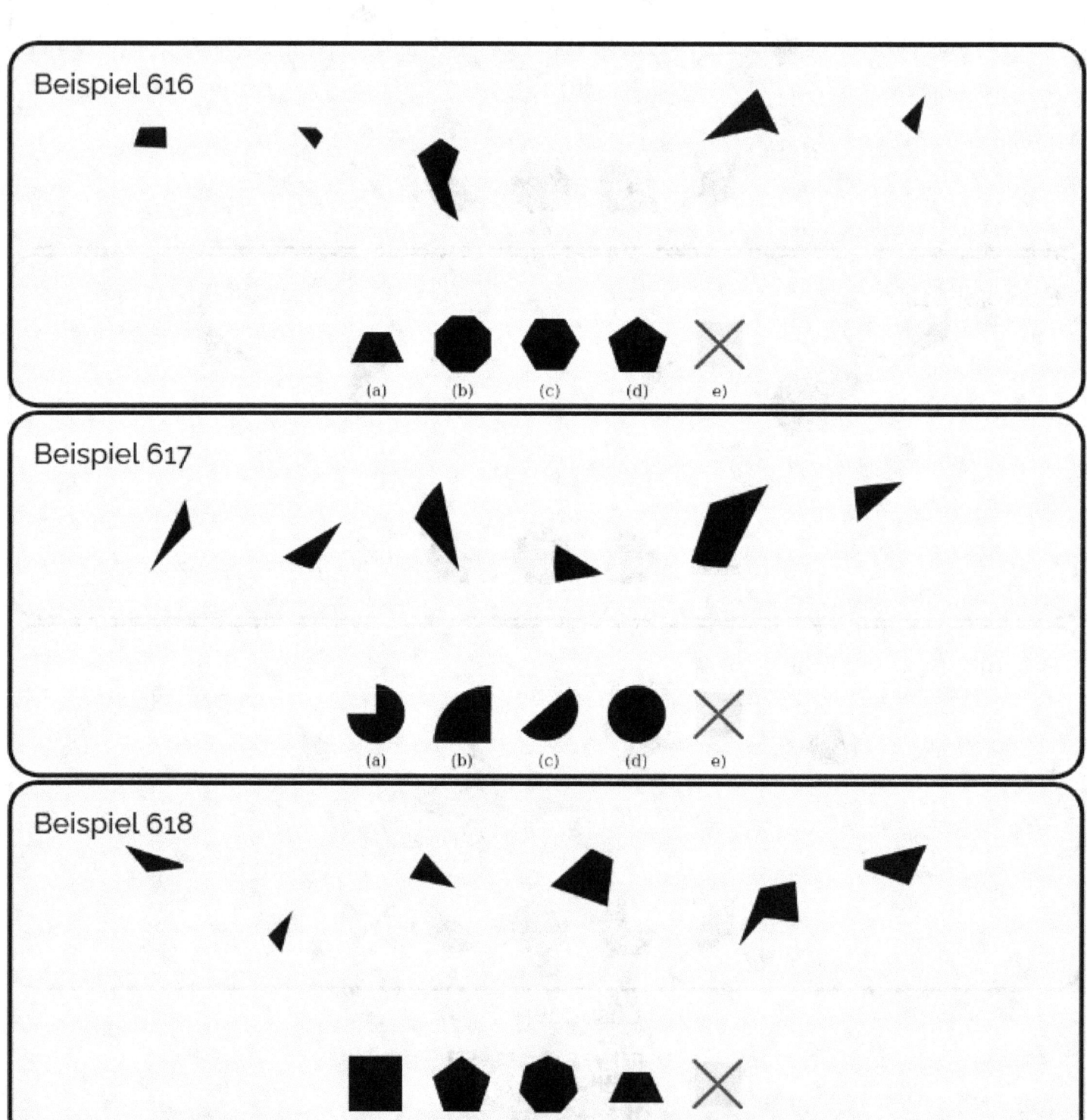

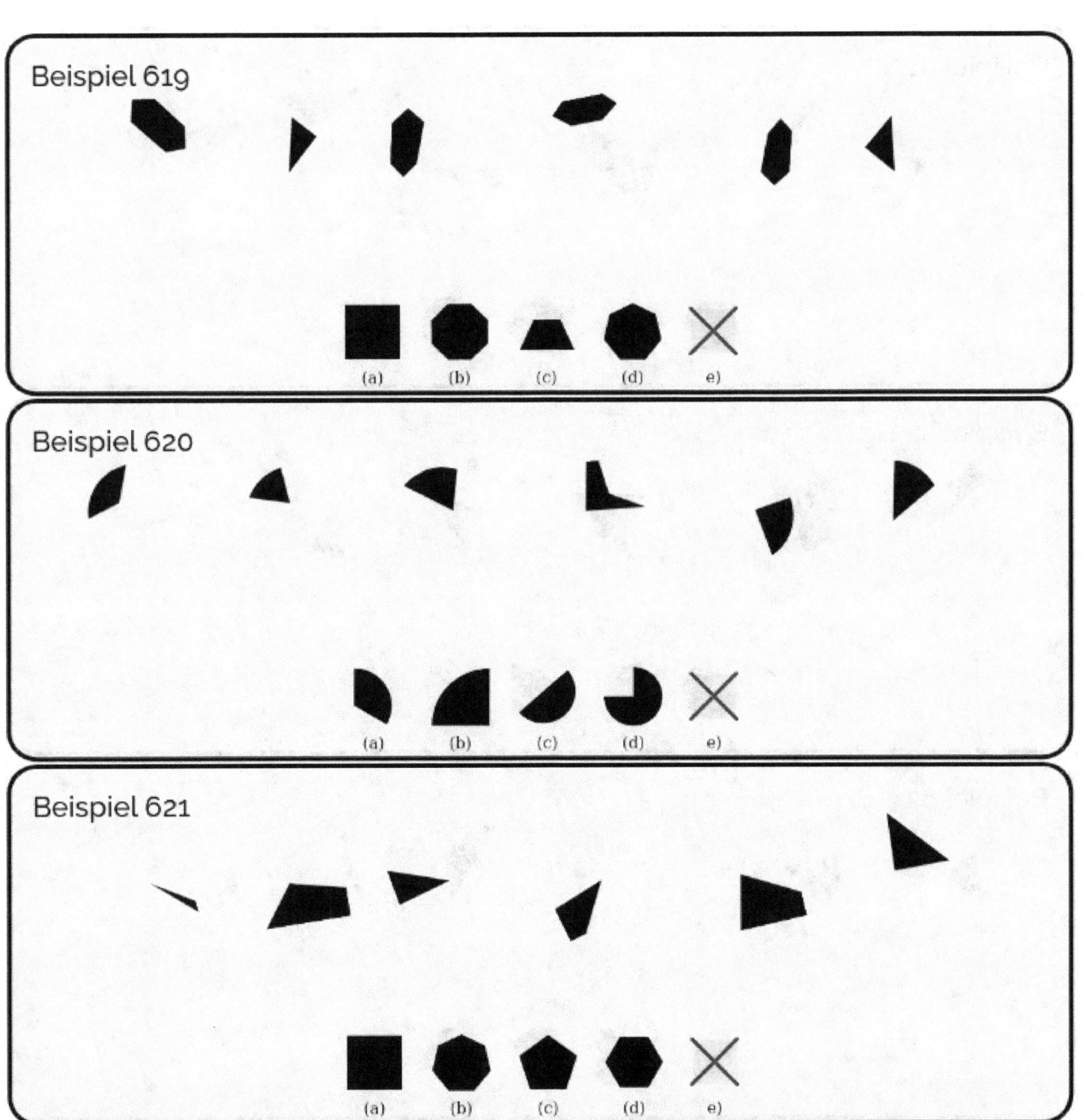

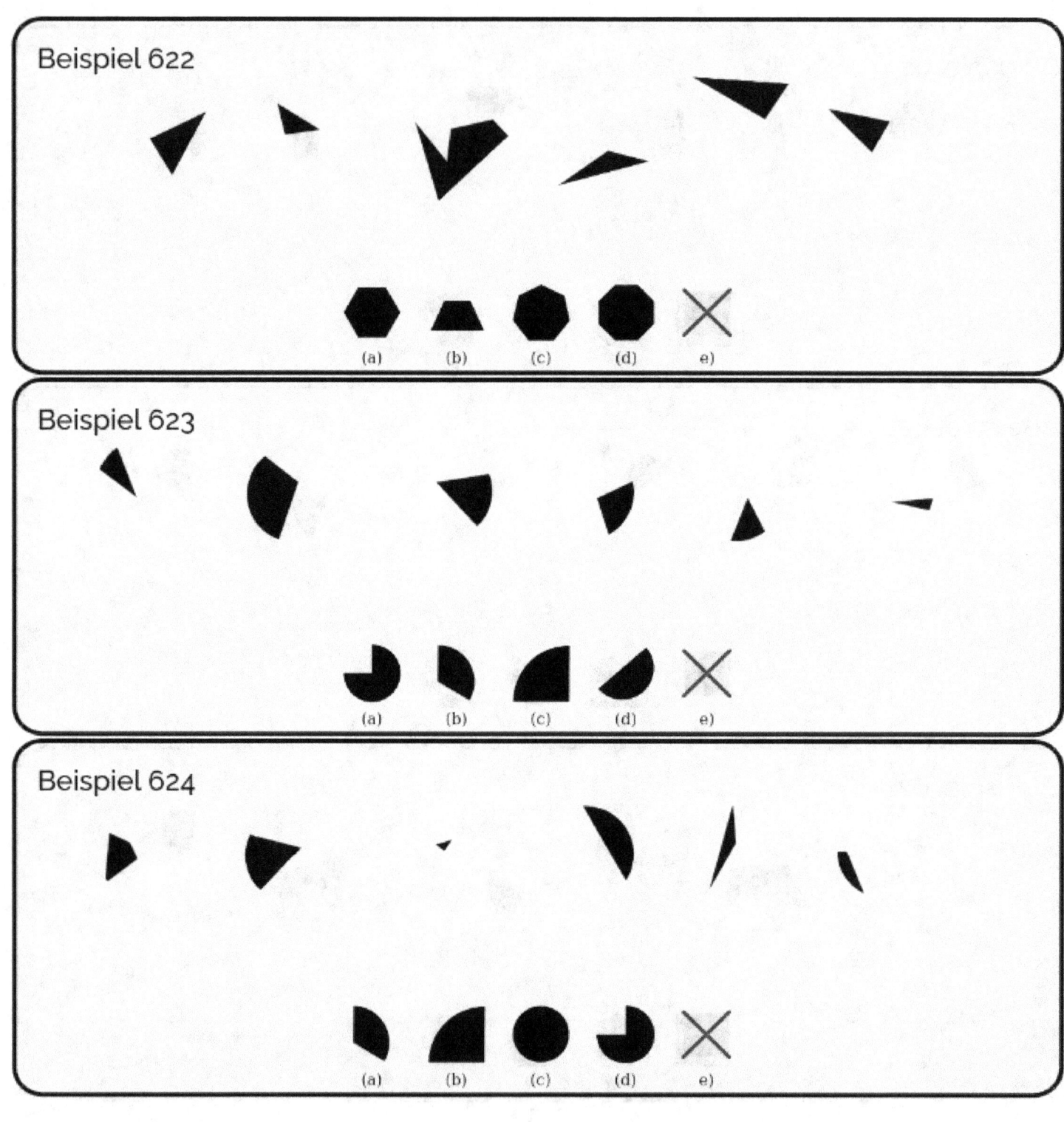

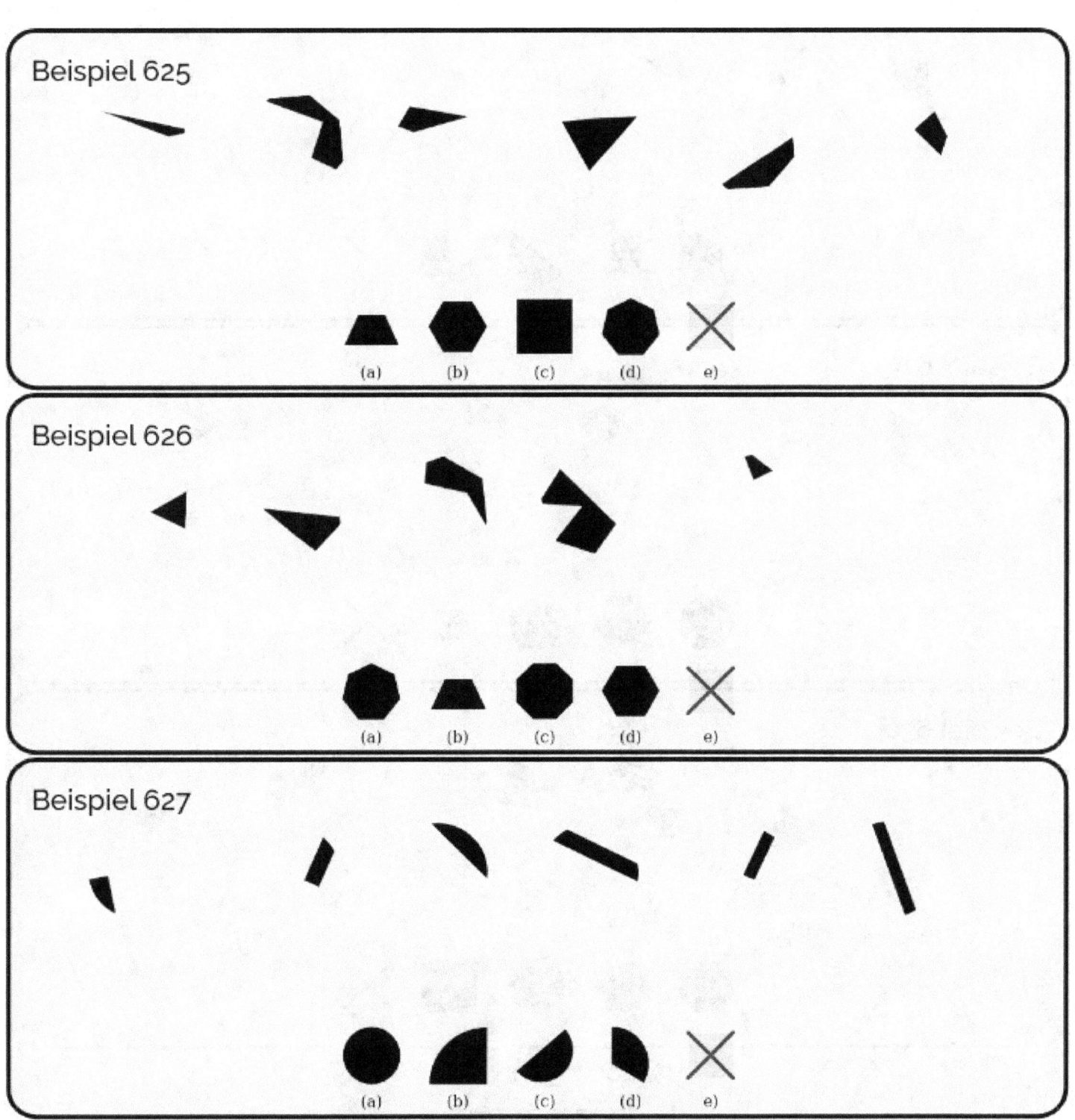

Beispiel 628

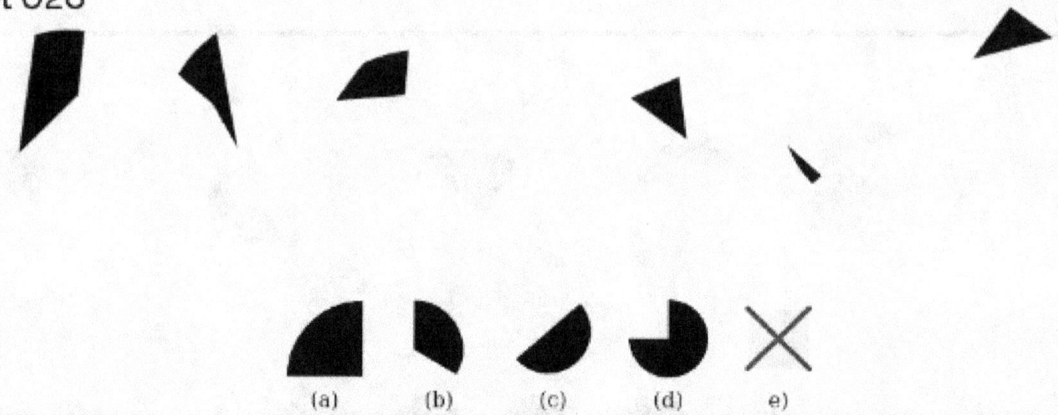

(a) (b) (c) (d) e)

Beispiel 629

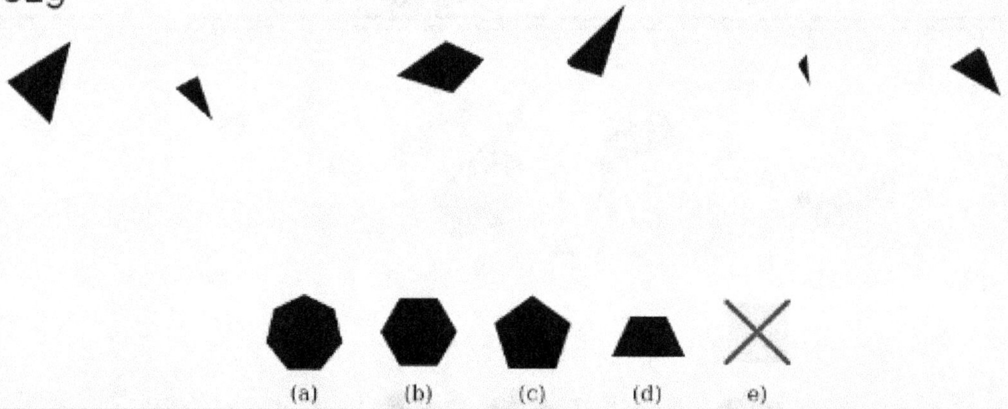

(a) (b) (c) (d) e)

Beispiel 630

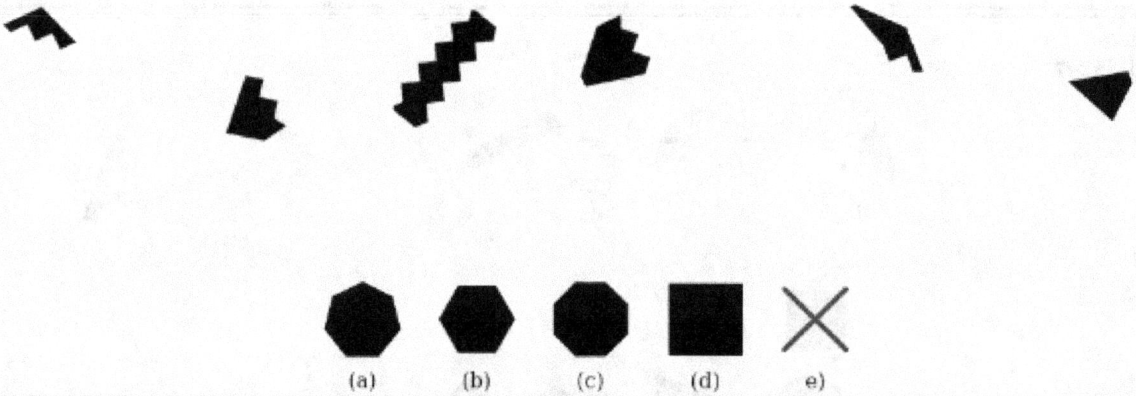

(a) (b) (c) (d) e)

Lösungen:

Figuren Zusammensetzen - Sim 43

Beispiele Nr. 631 - 645

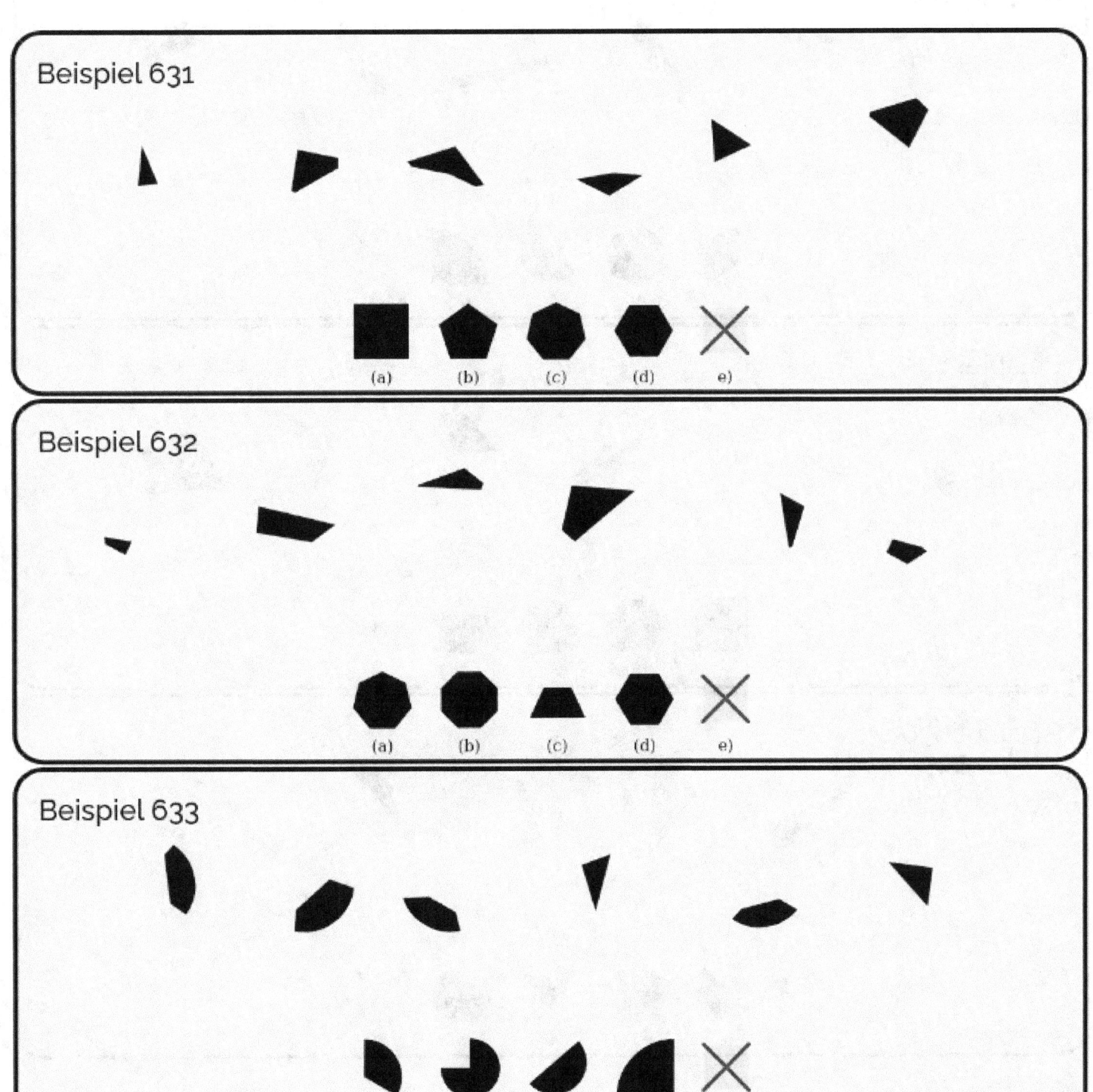

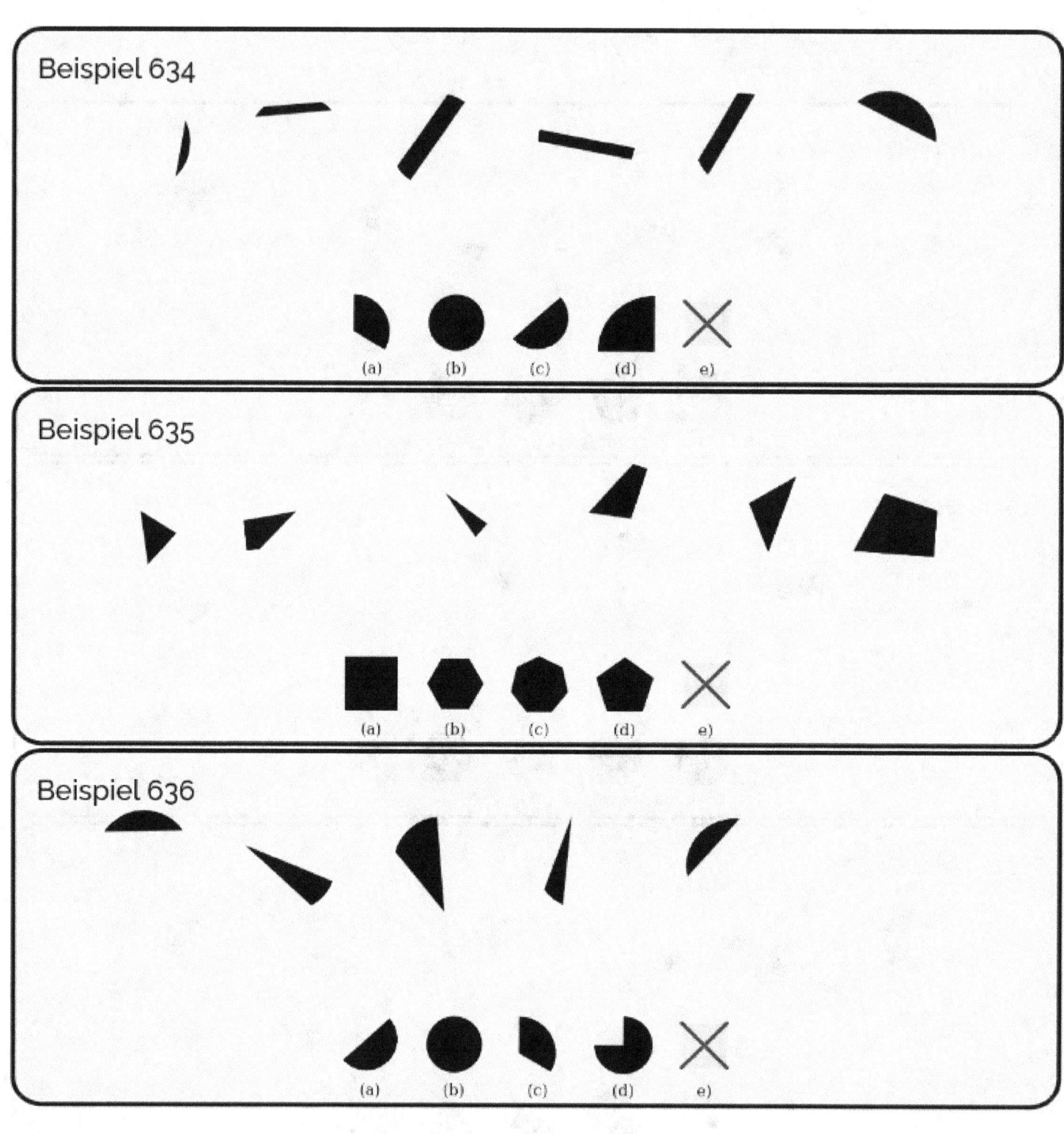

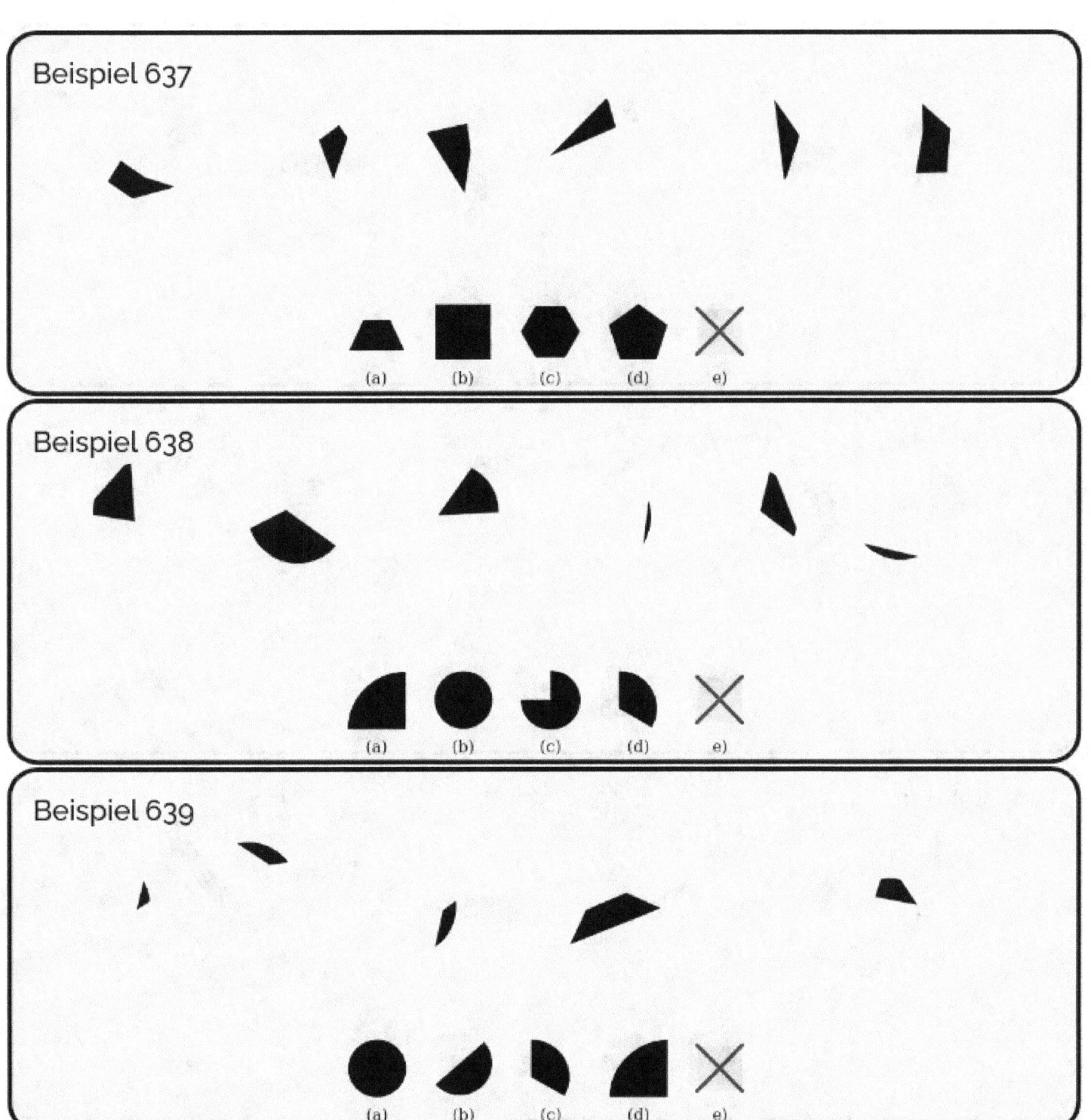

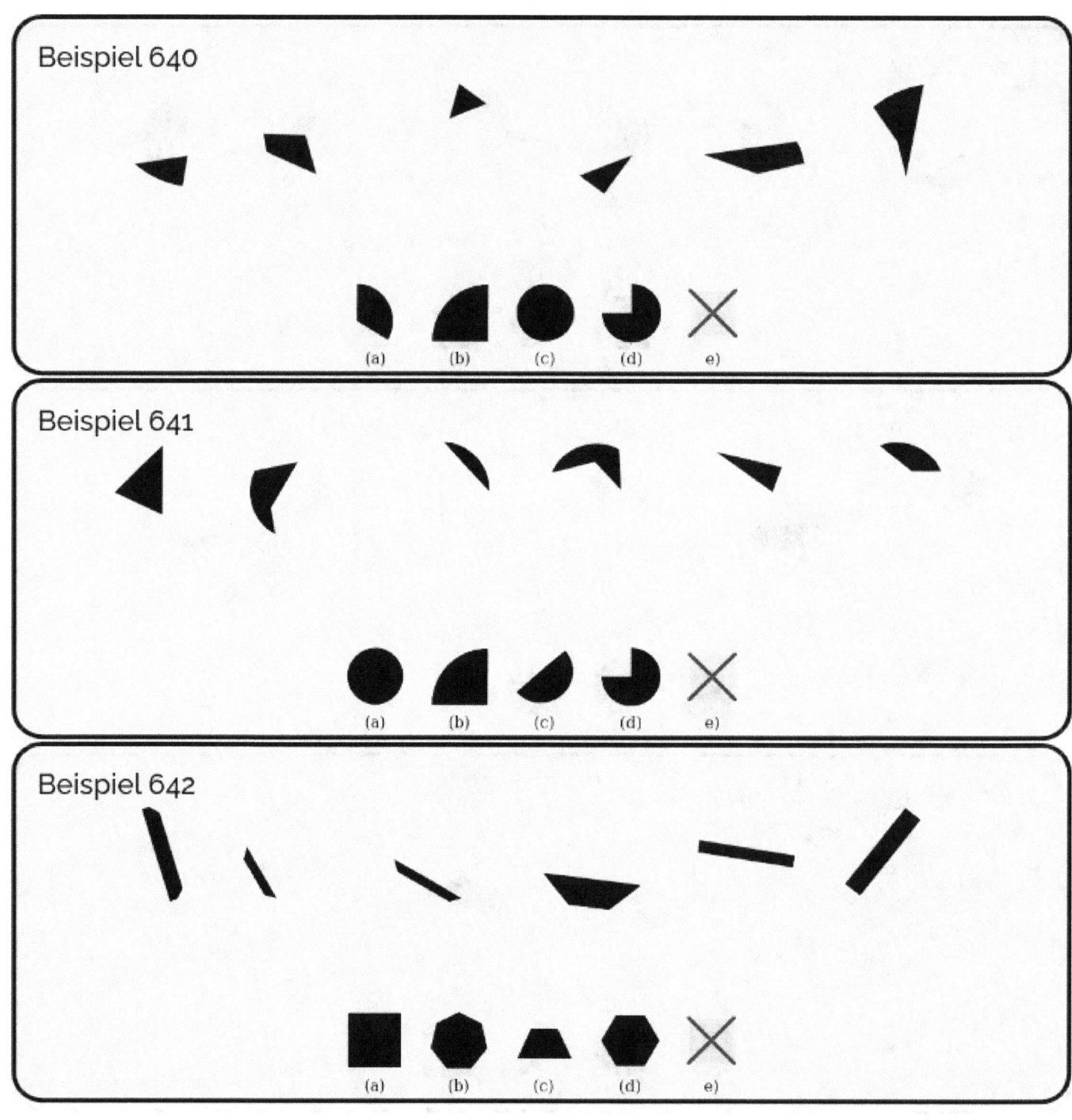

Beispiel 643

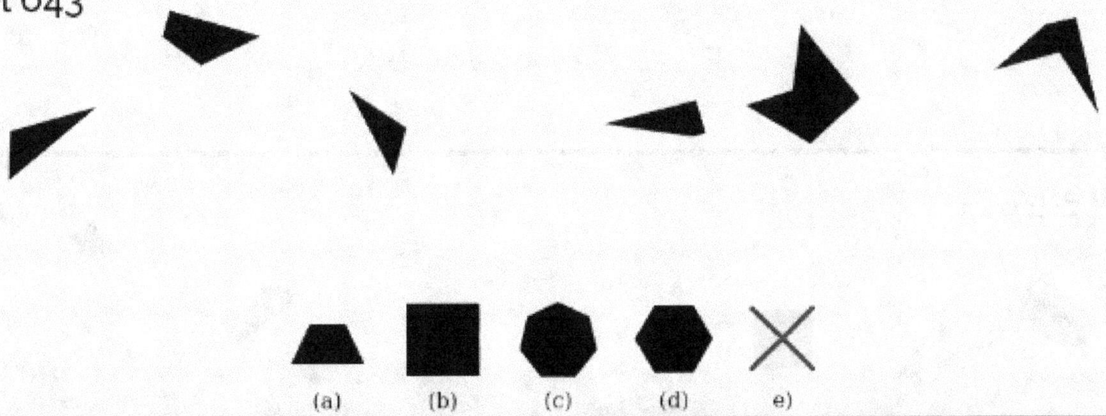

(a) (b) (c) (d) (e)

Beispiel 644

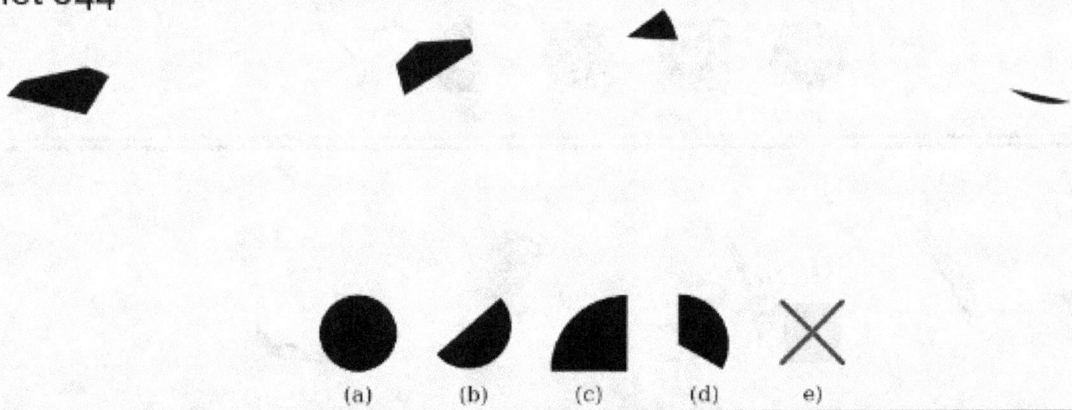

(a) (b) (c) (d) (e)

Beispiel 645

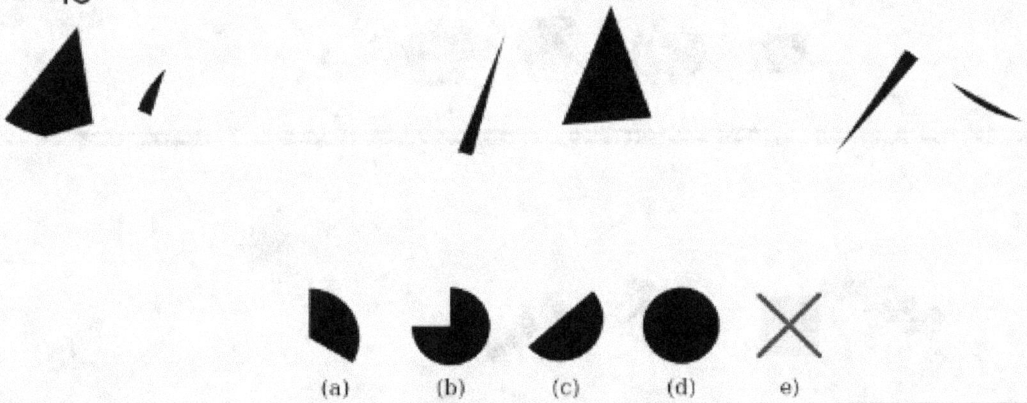

(a) (b) (c) (d) (e)

Lösungen:

Figuren Zusammensetzen - Sim 44

Beispiele Nr. 646 - 660

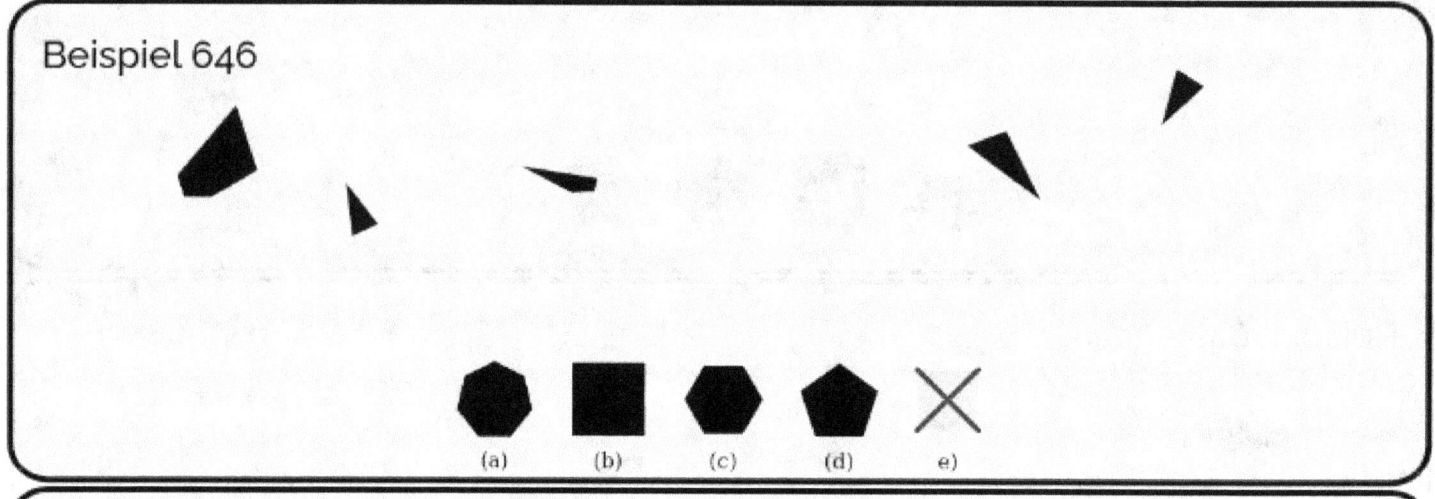

Beispiel 646

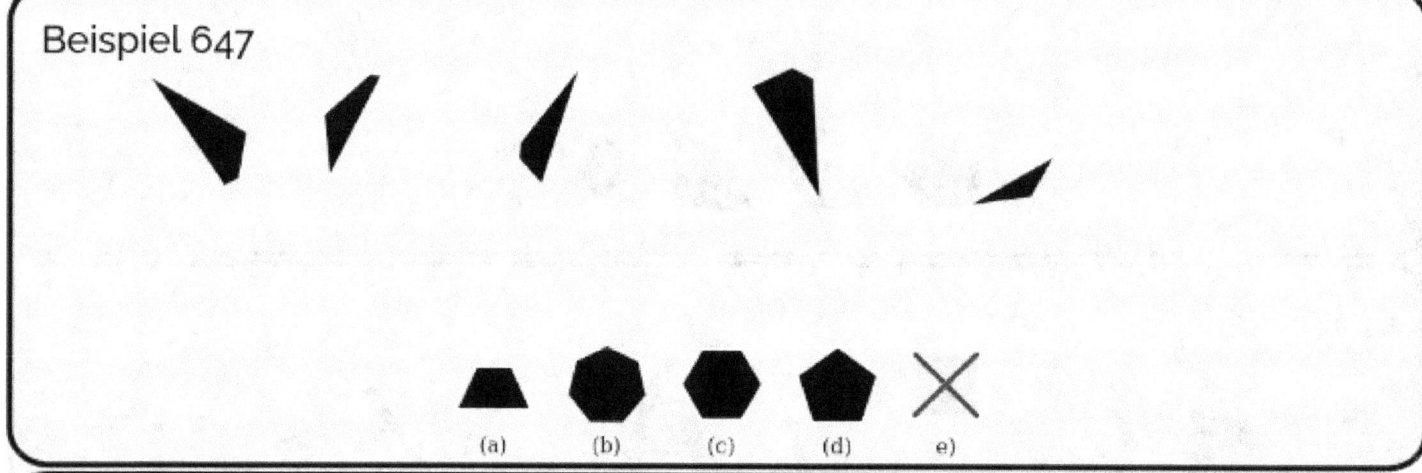

Beispiel 647

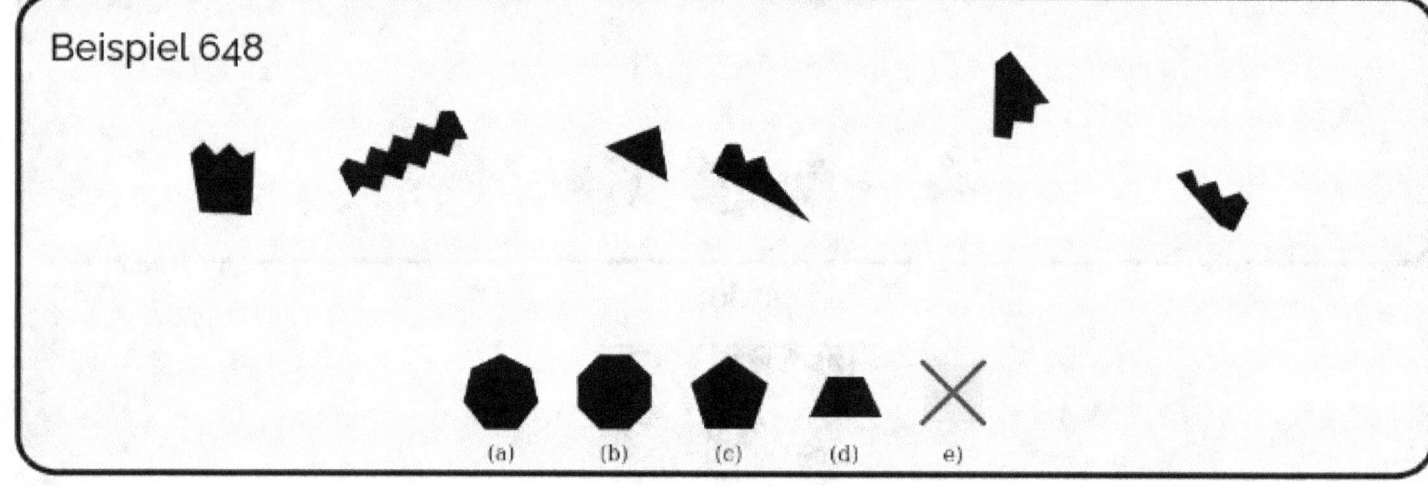

Beispiel 648

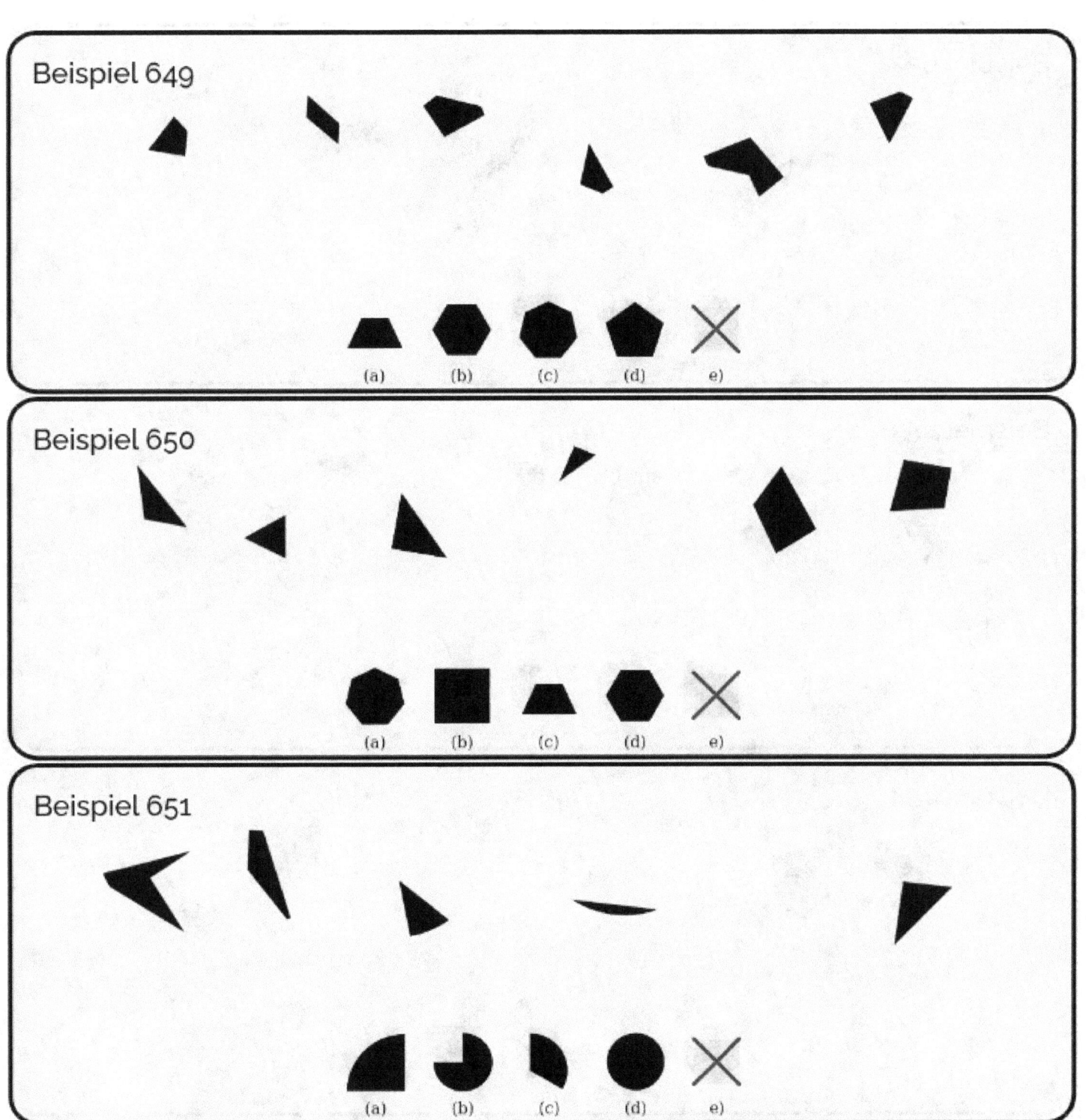

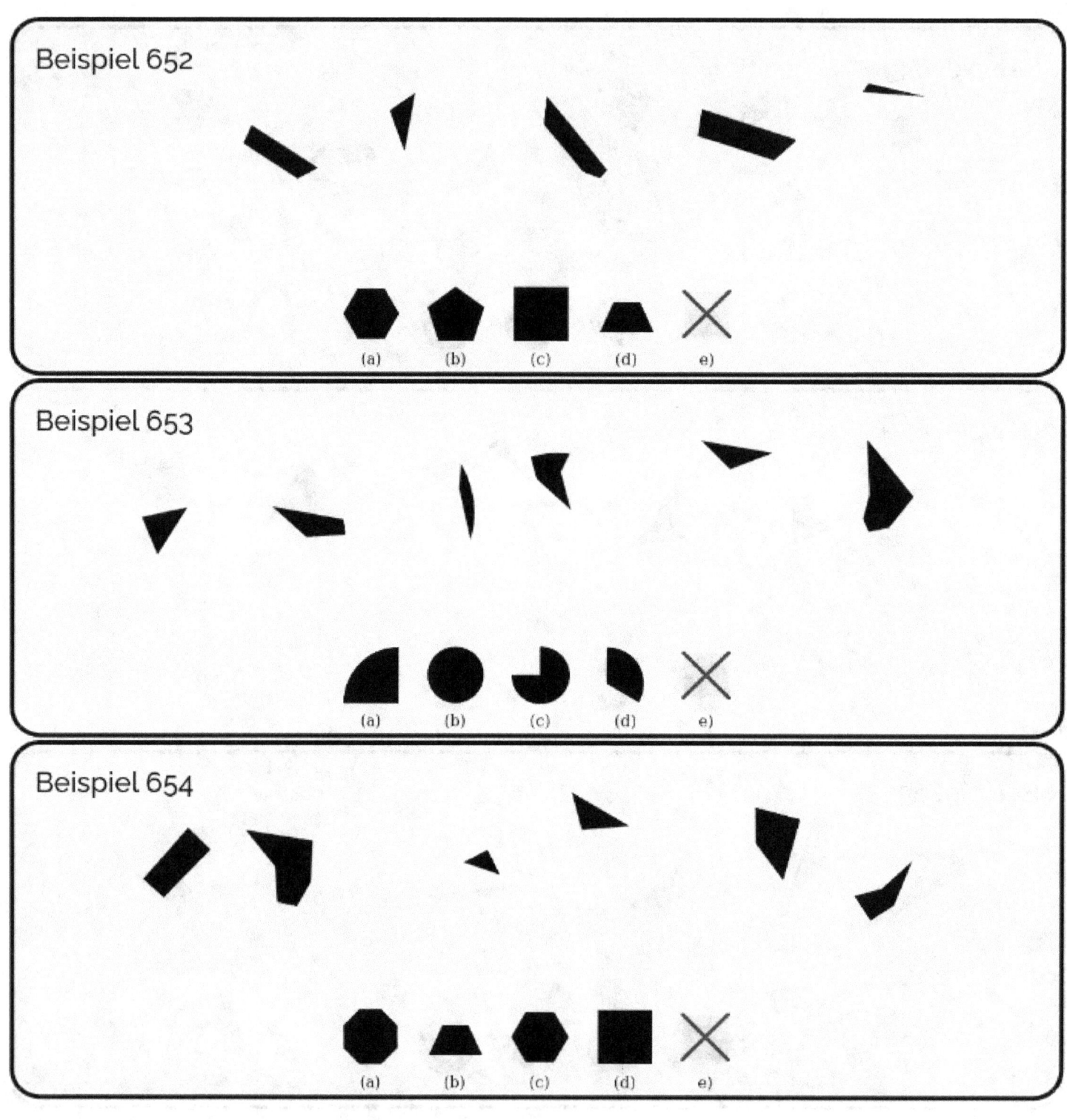

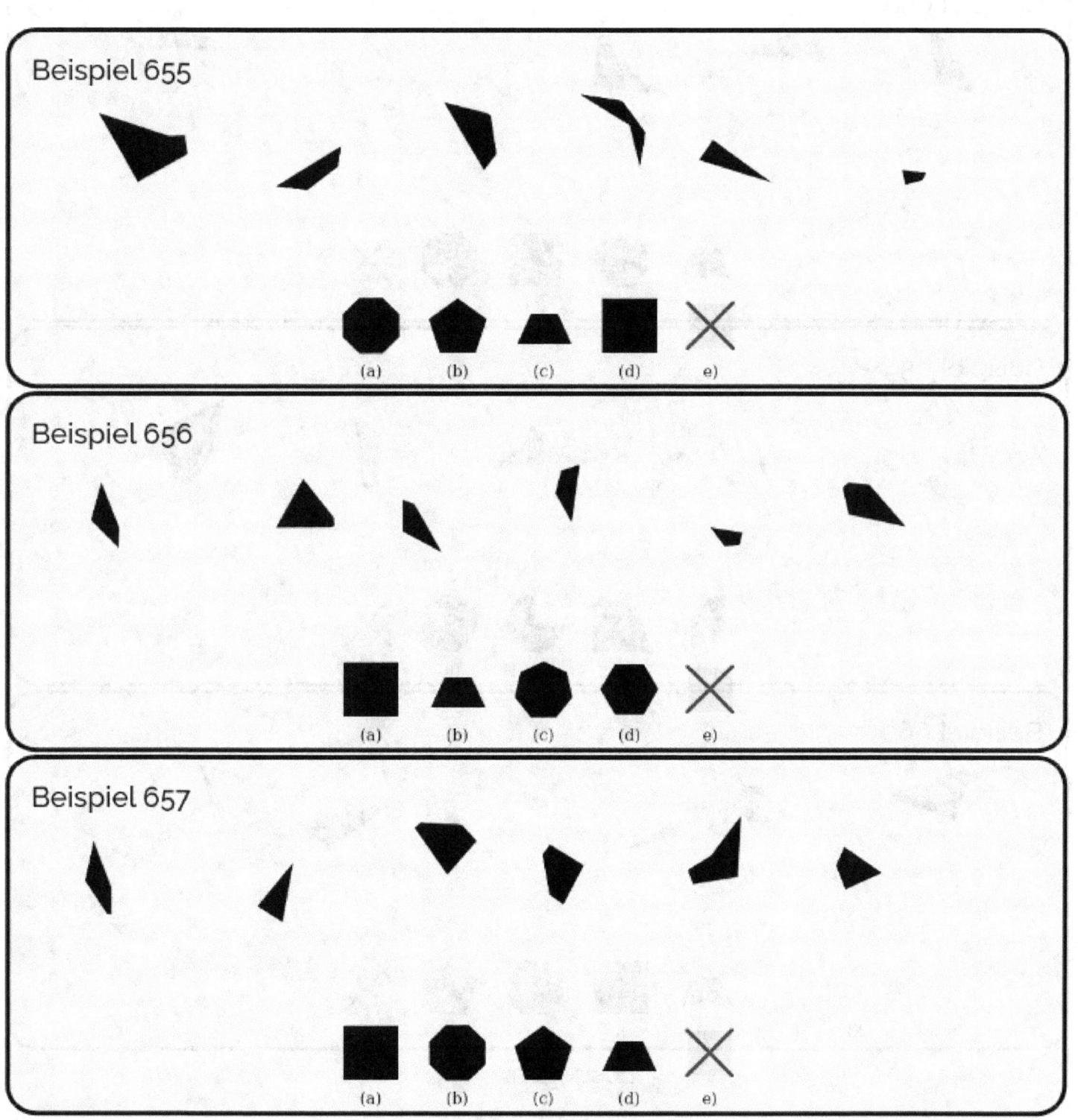

Beispiel 658

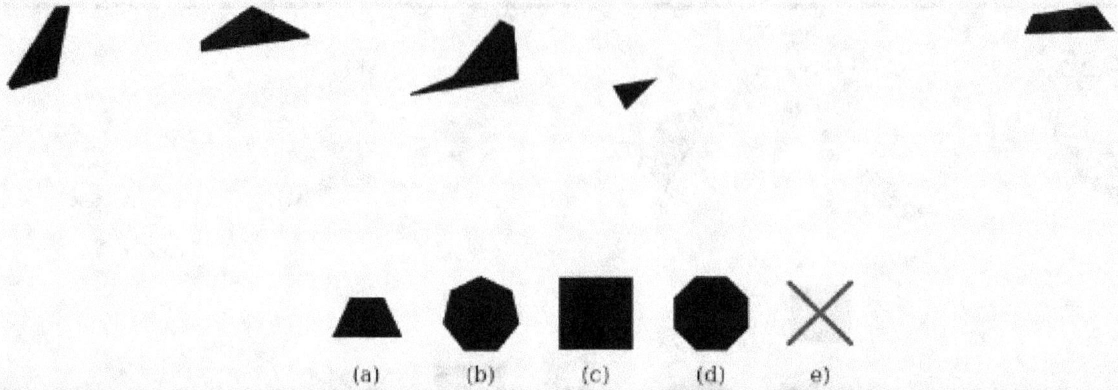

(a) (b) (c) (d) e)

Beispiel 659

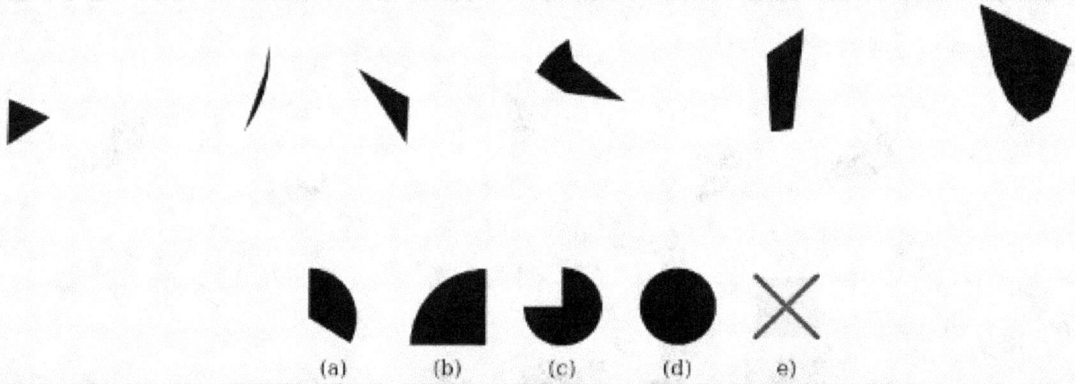

(a) (b) (c) (d) e)

Beispiel 660

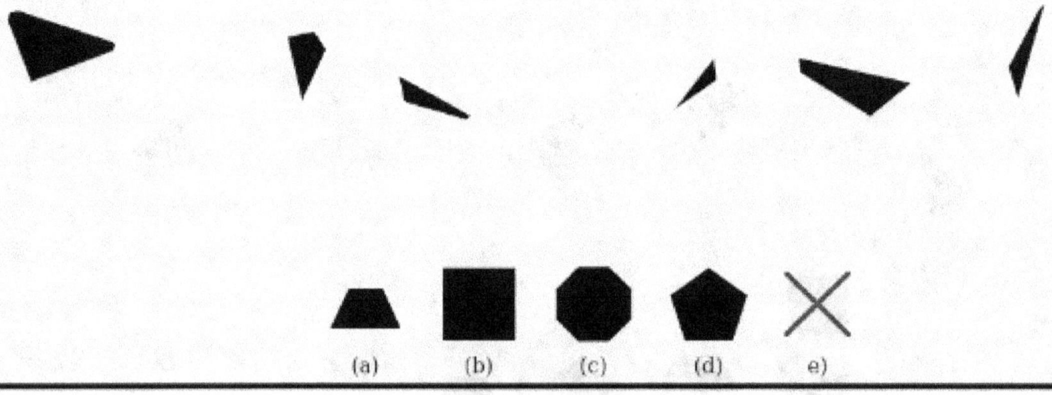

(a) (b) (c) (d) e)

Lösungen:

Figuren Zusammensetzen - Sim 45

Beispiele Nr. 661 - 675

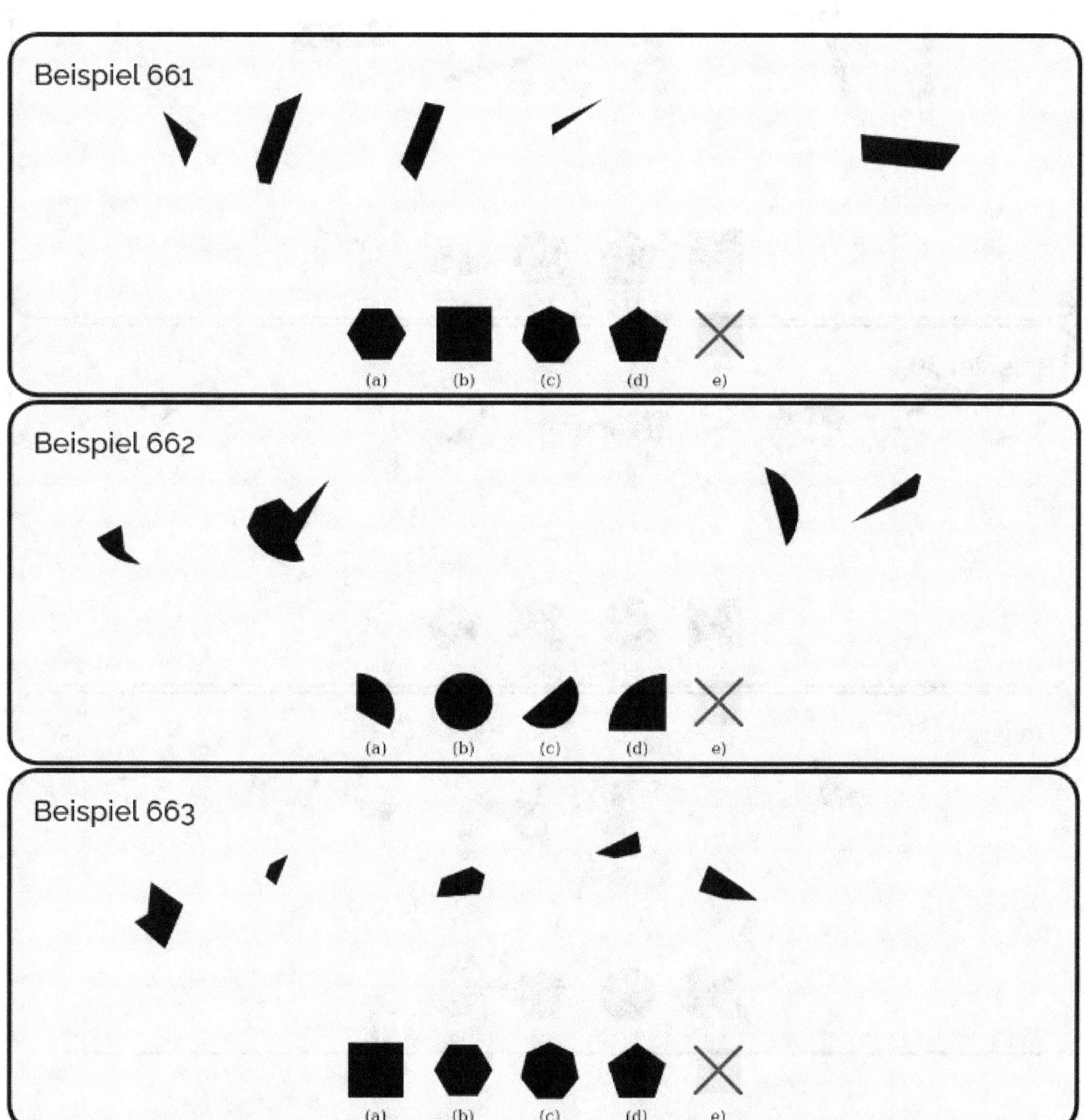

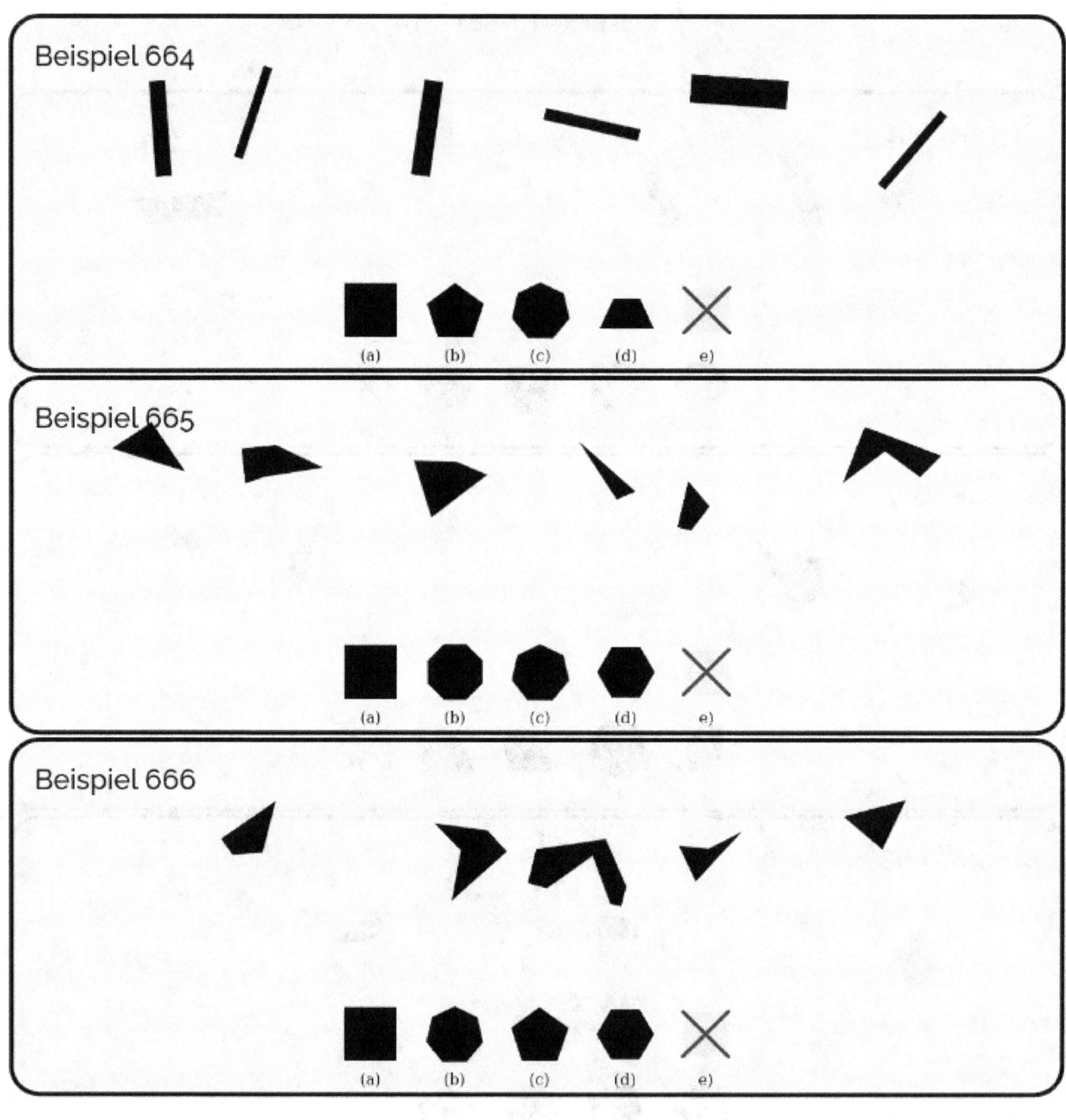

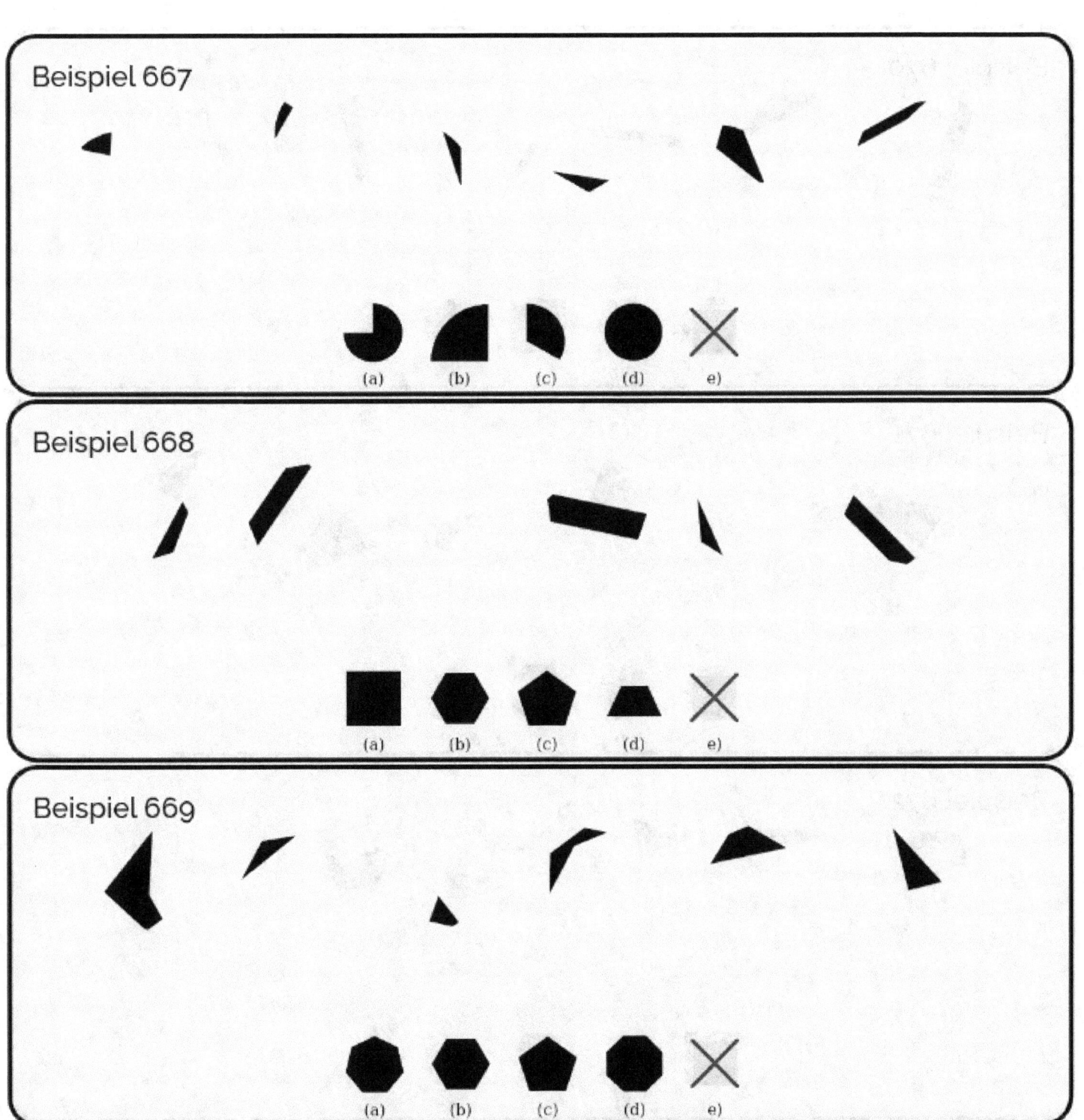

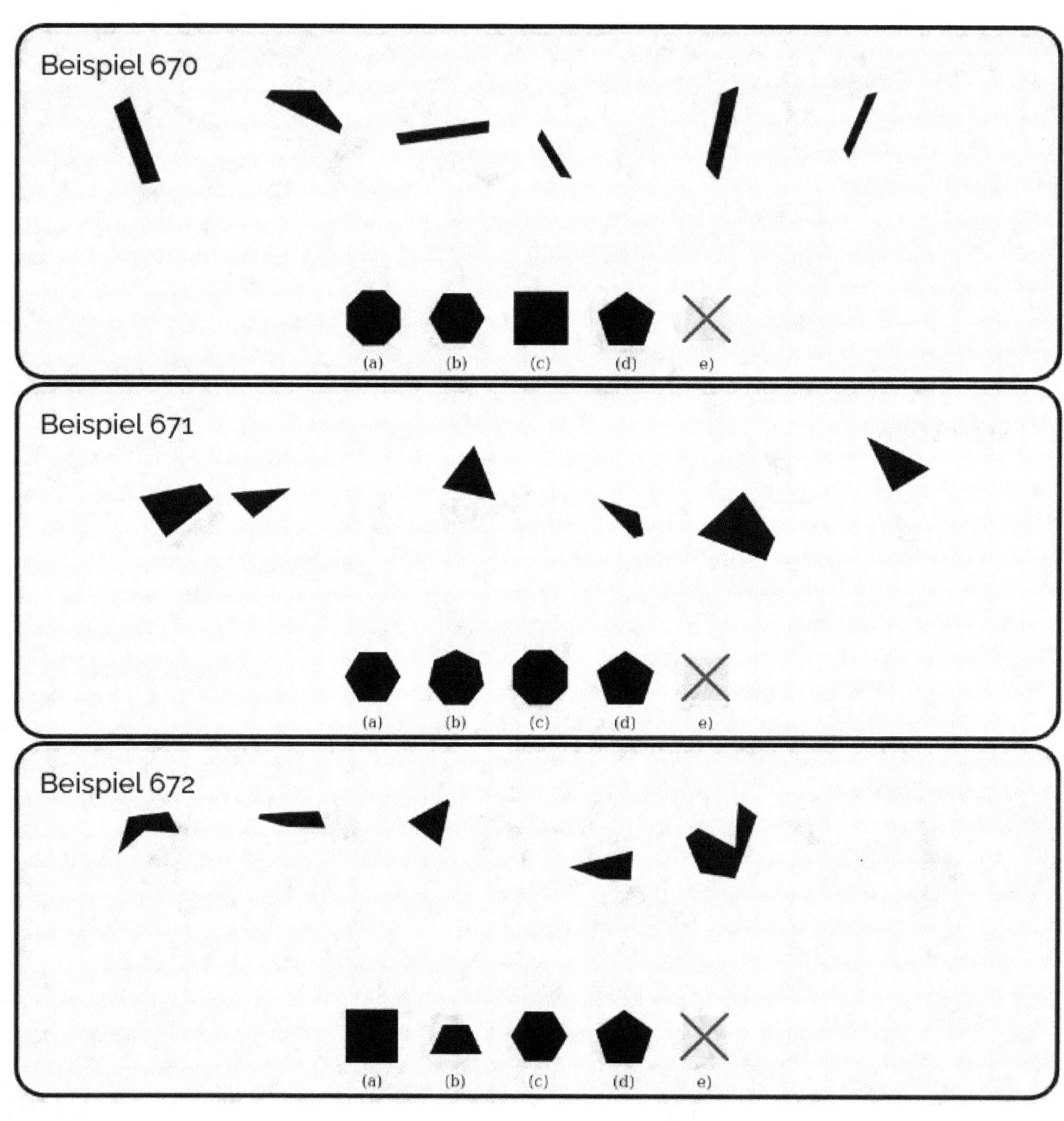

Beispiel 673

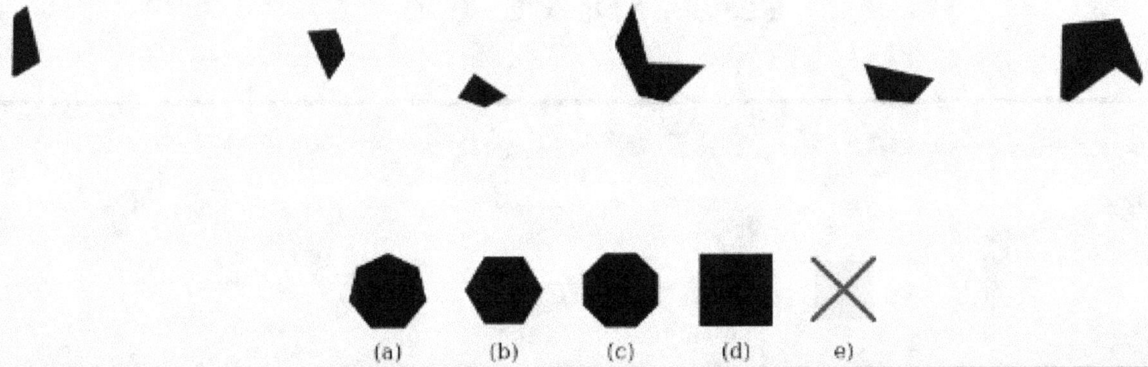

Beispiel 674

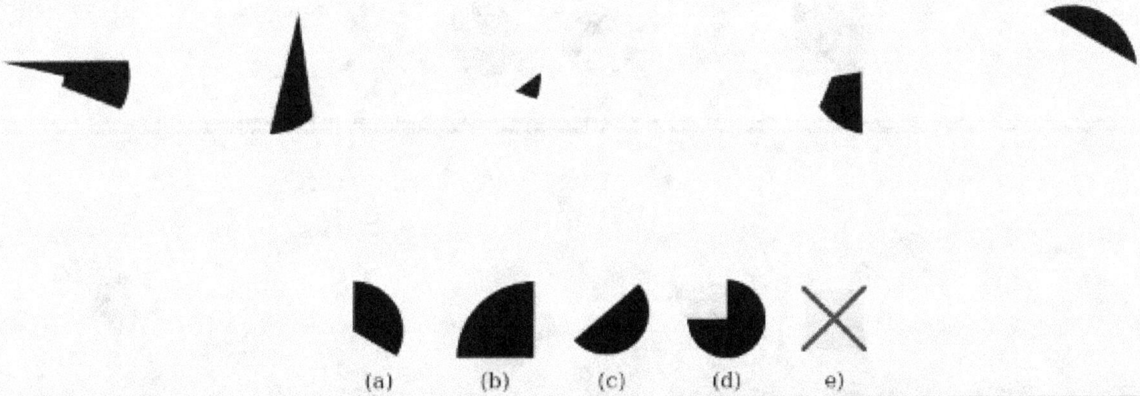

Beispiel 675

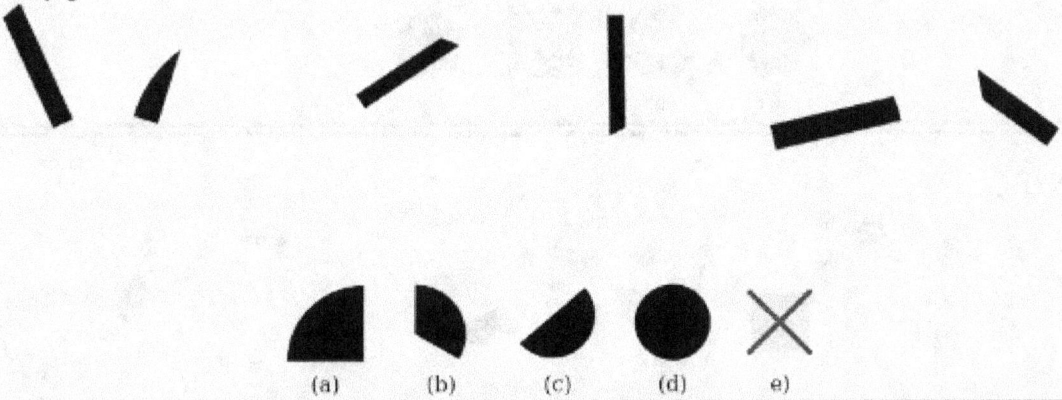

Lösungen:

Figuren Zusammensetzen - Sim 46

Beispiele Nr. 676 - 690

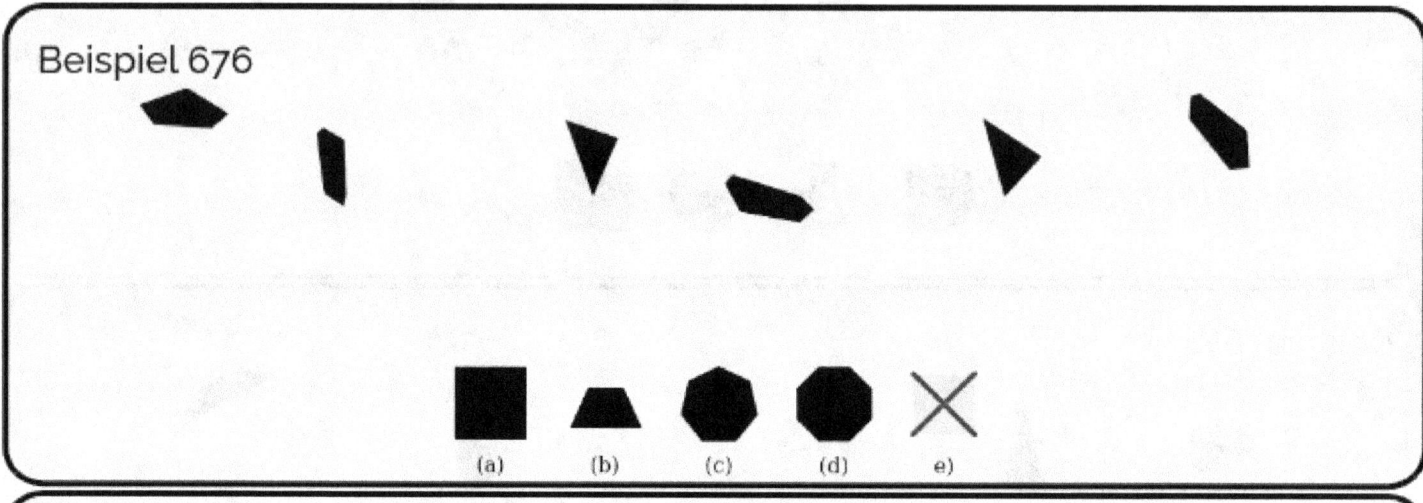

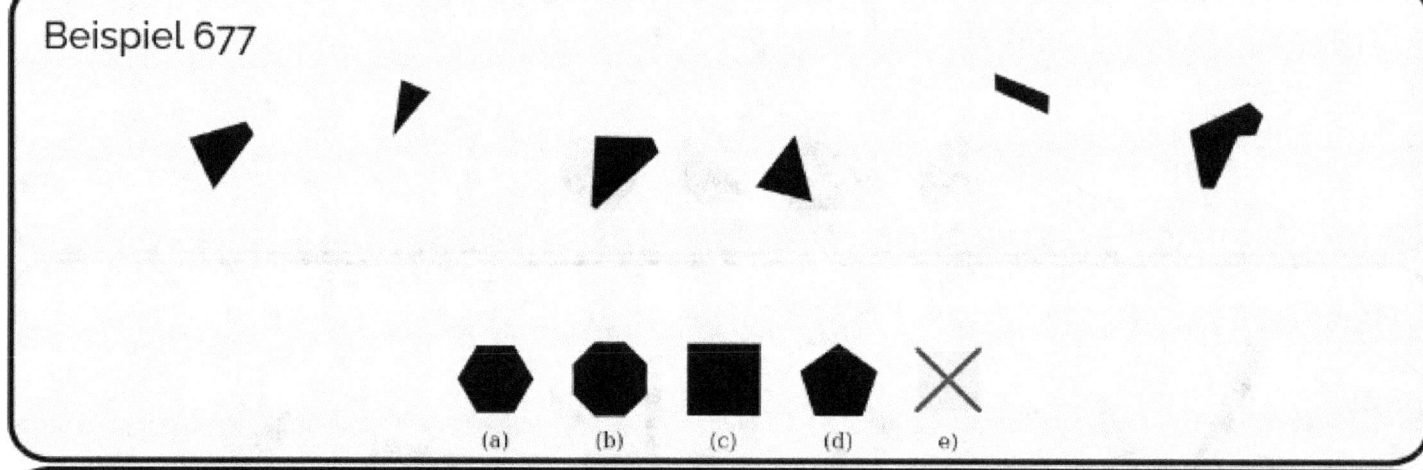

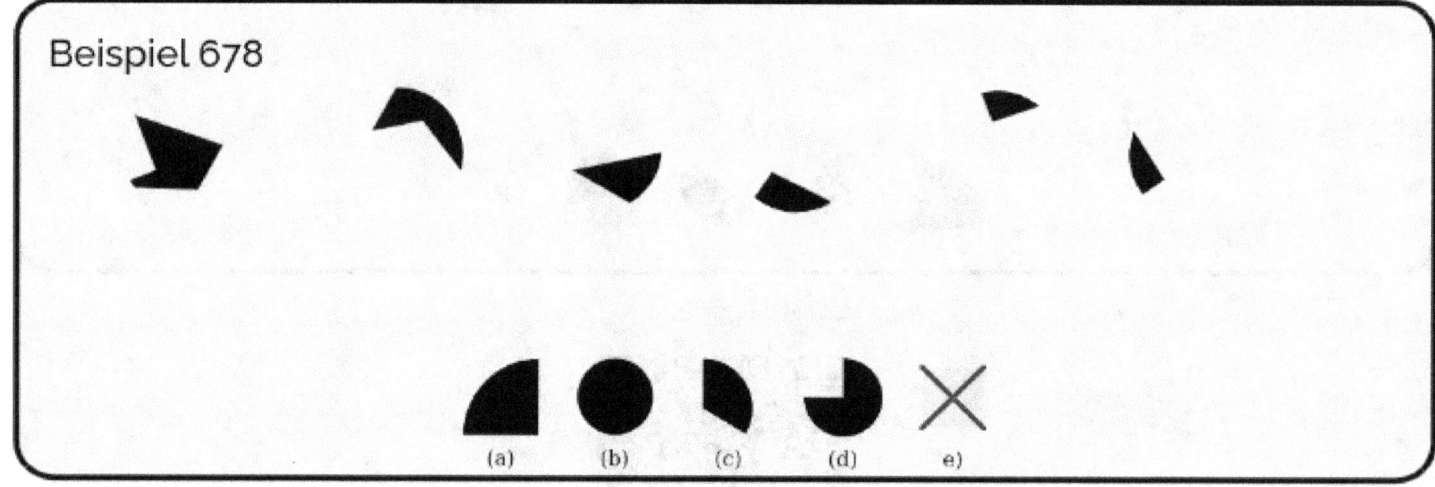

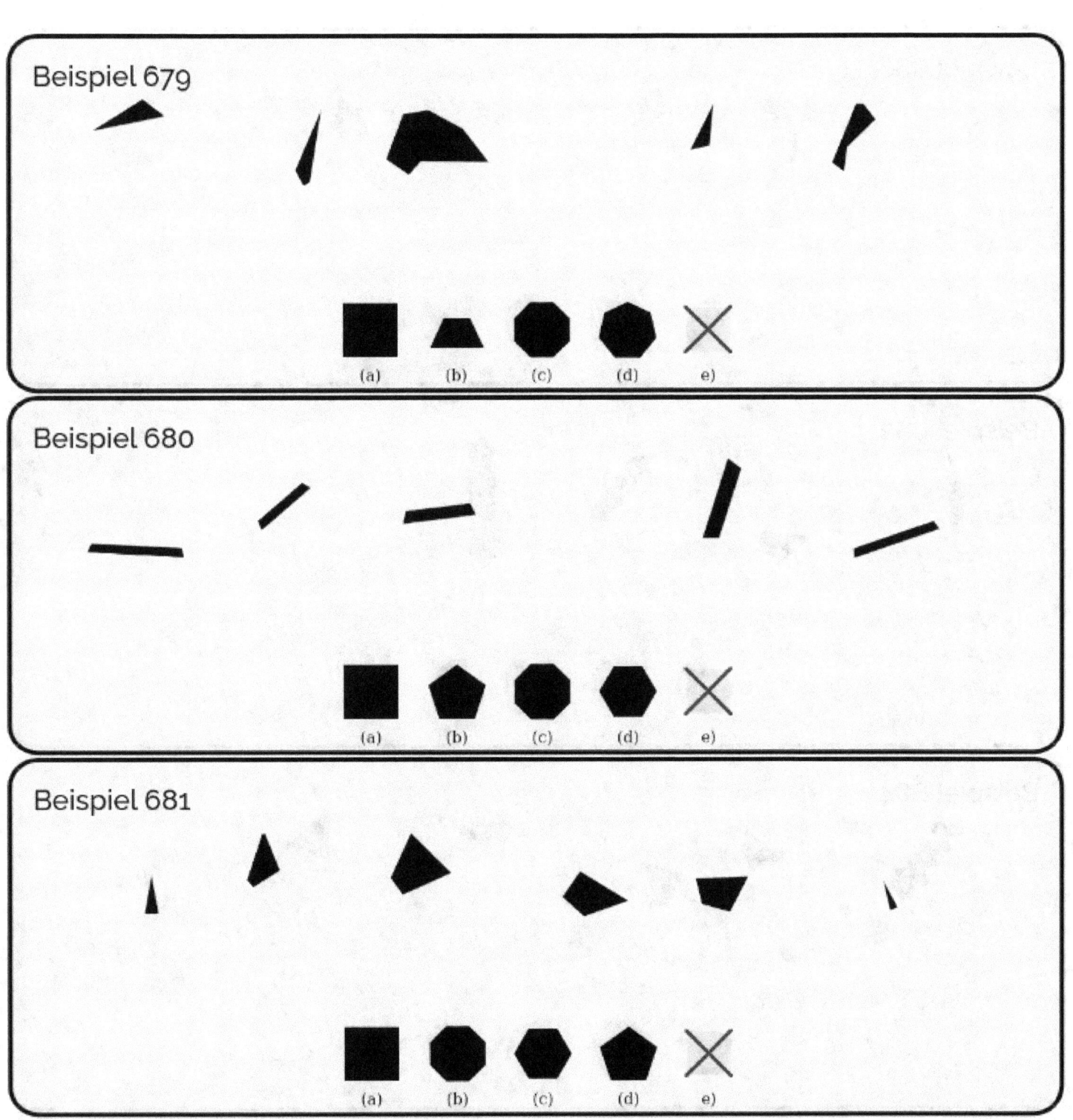

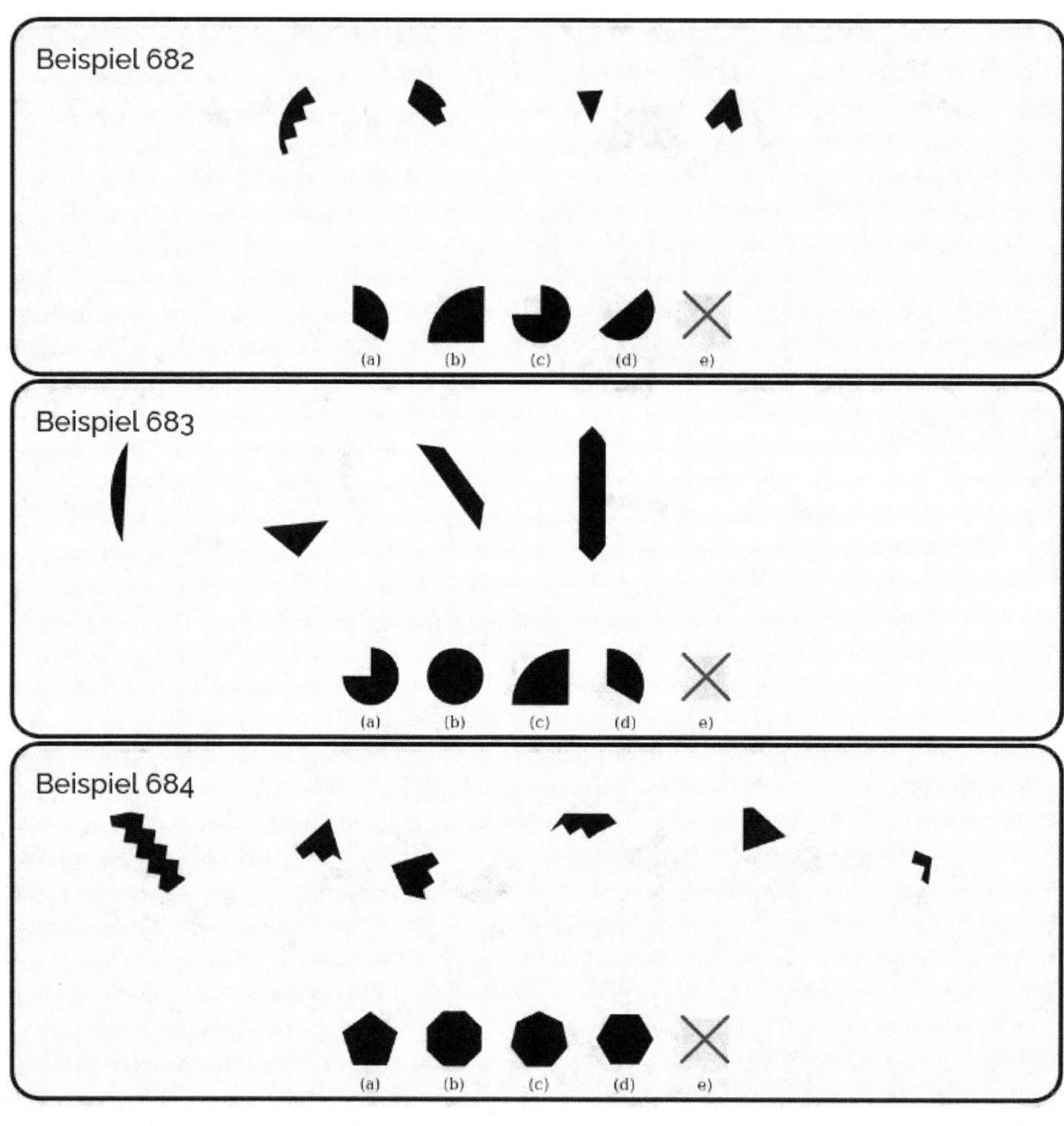

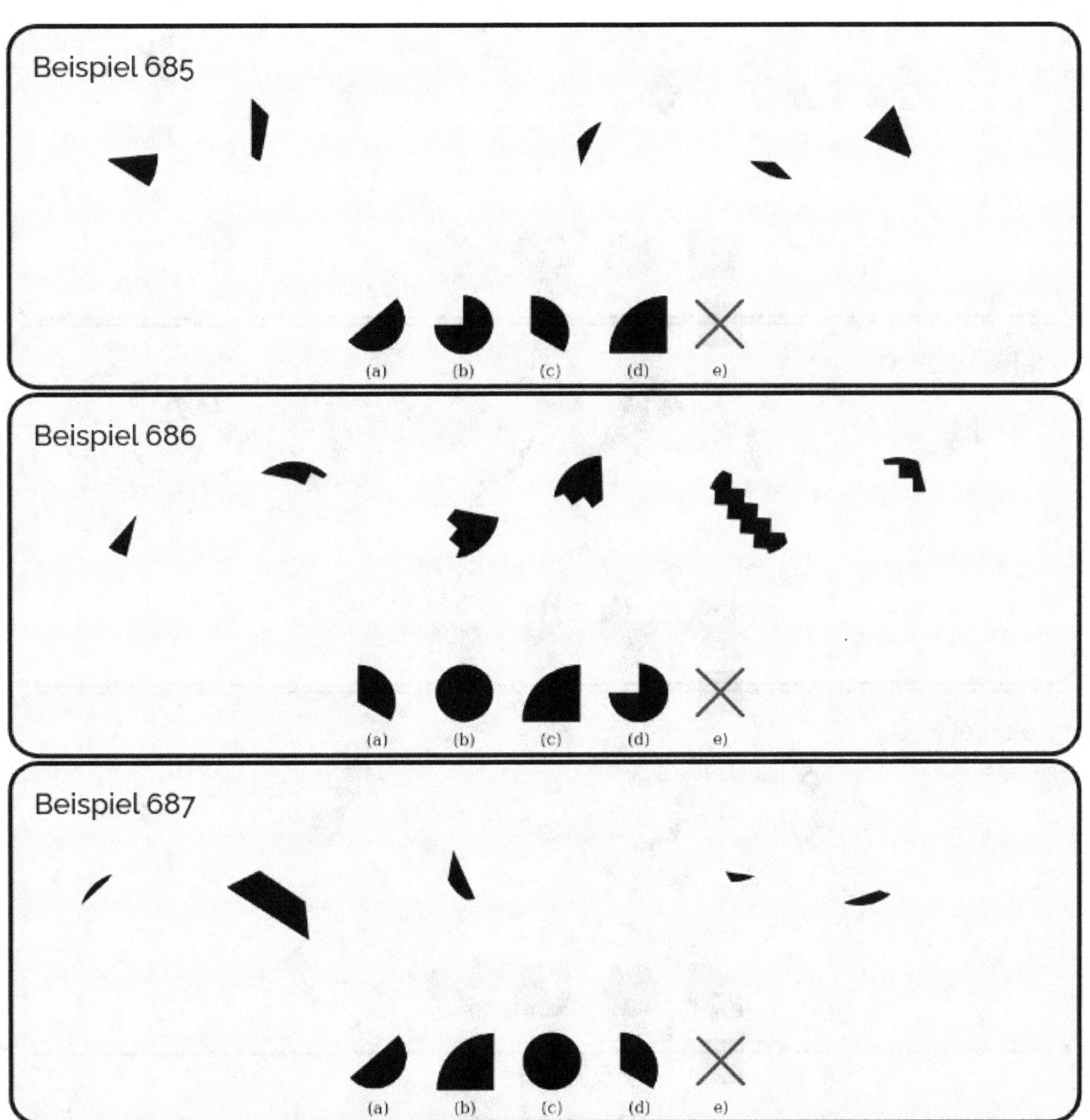

Beispiel 688

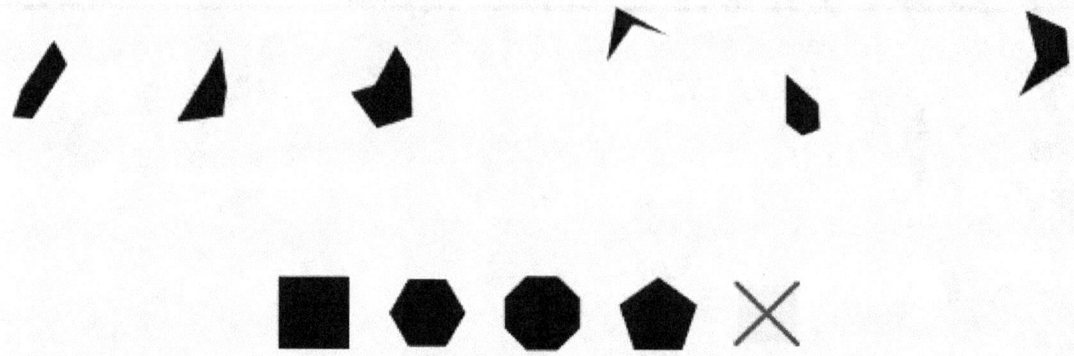

(a) (b) (c) (d) e)

Beispiel 689

(a) (b) (c) (d) e)

Beispiel 690

(a) (b) (c) (d) e)

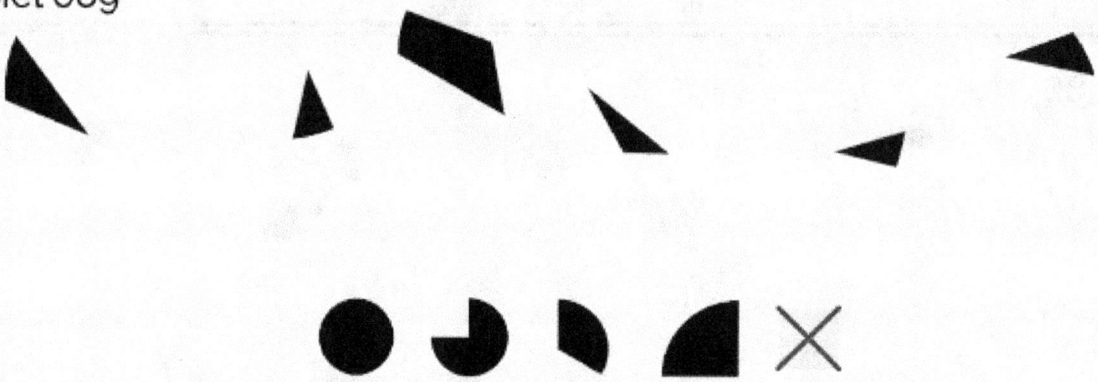

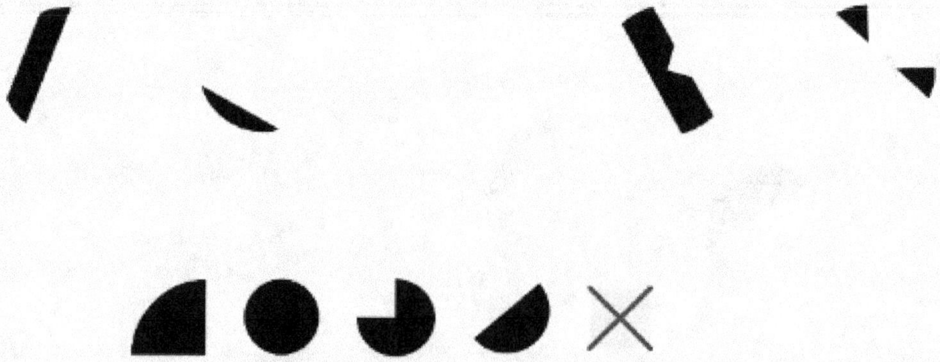

Lösungen:

Figuren Zusammensetzen - Sim 47

Beispiele Nr. 691 - 705

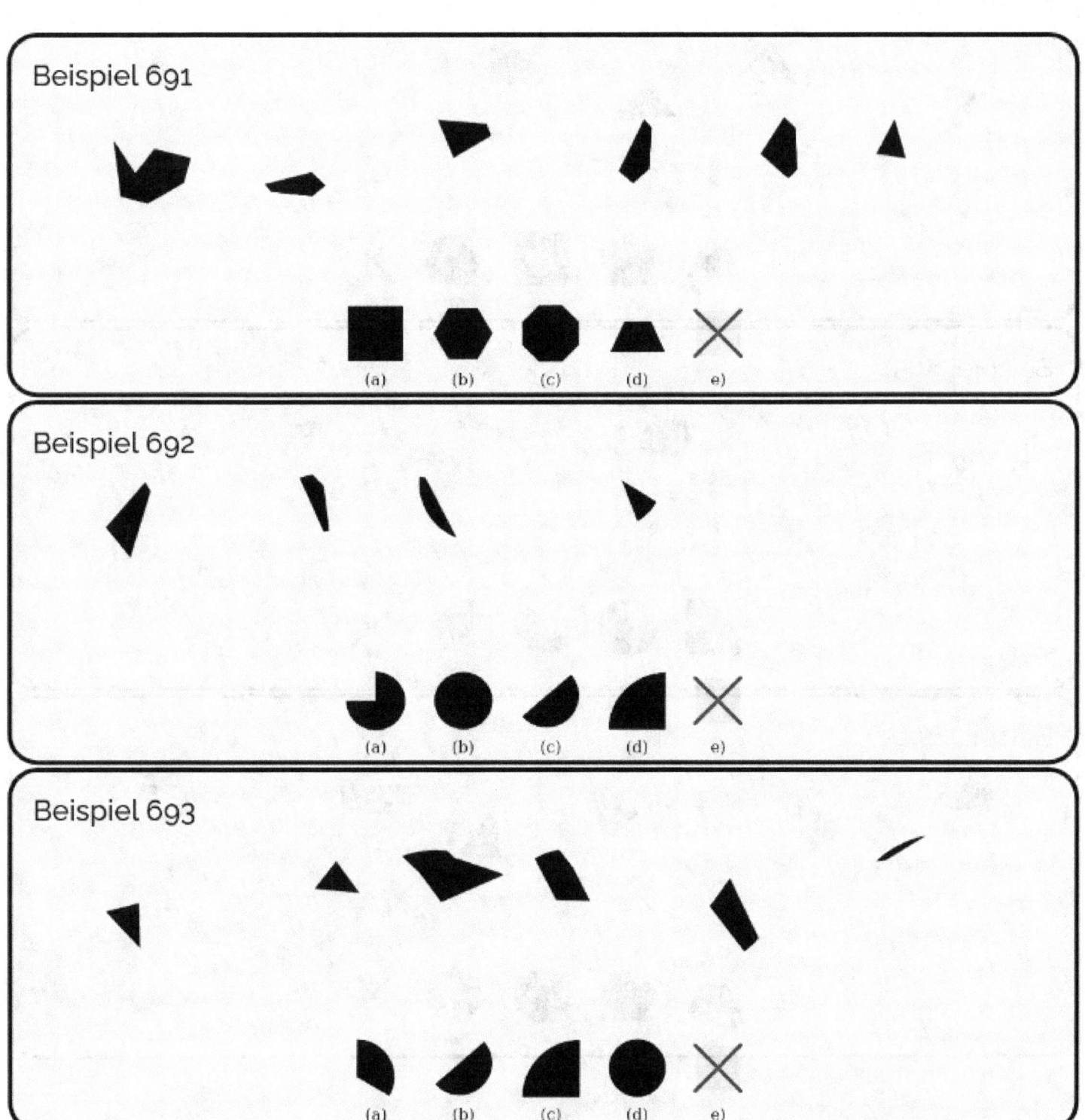

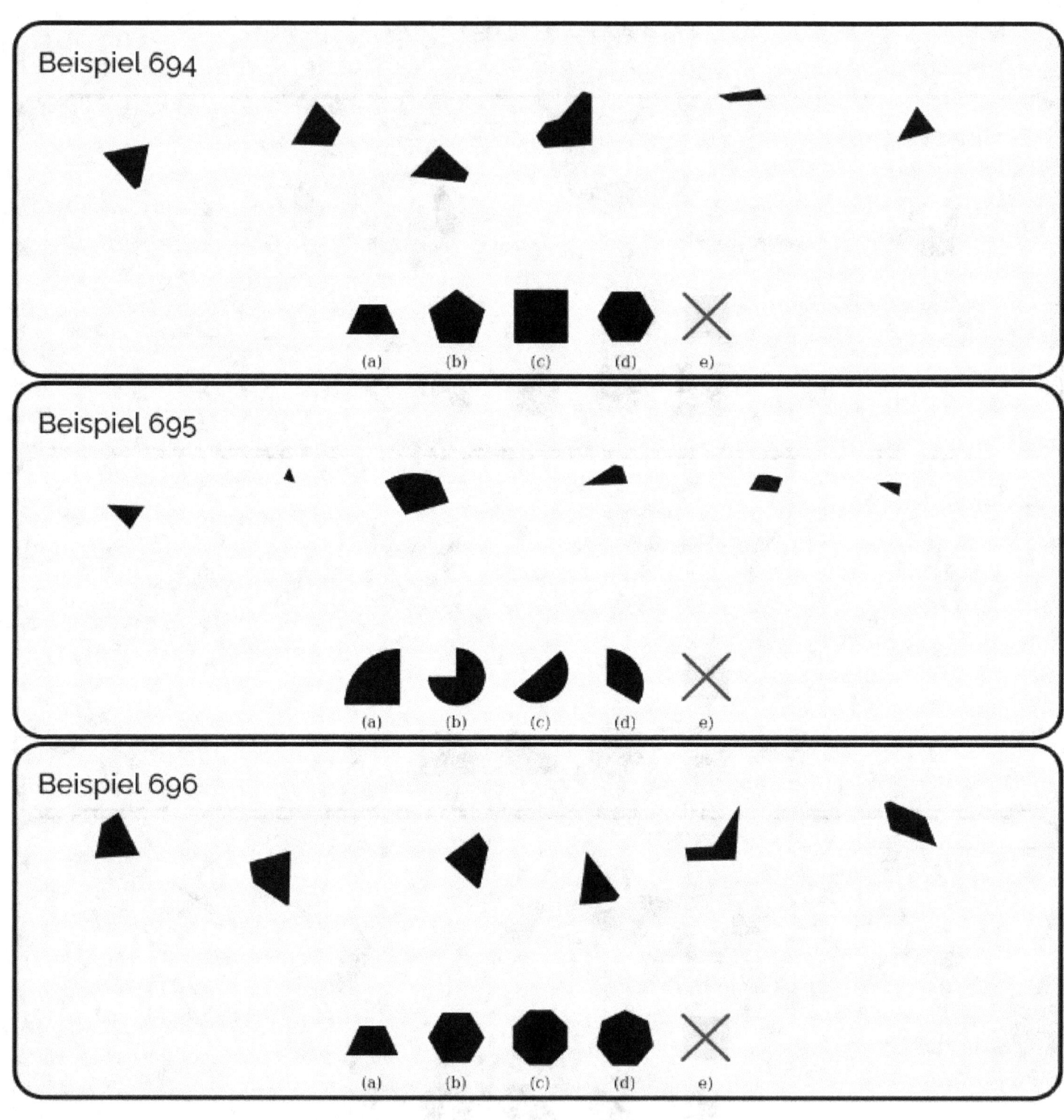

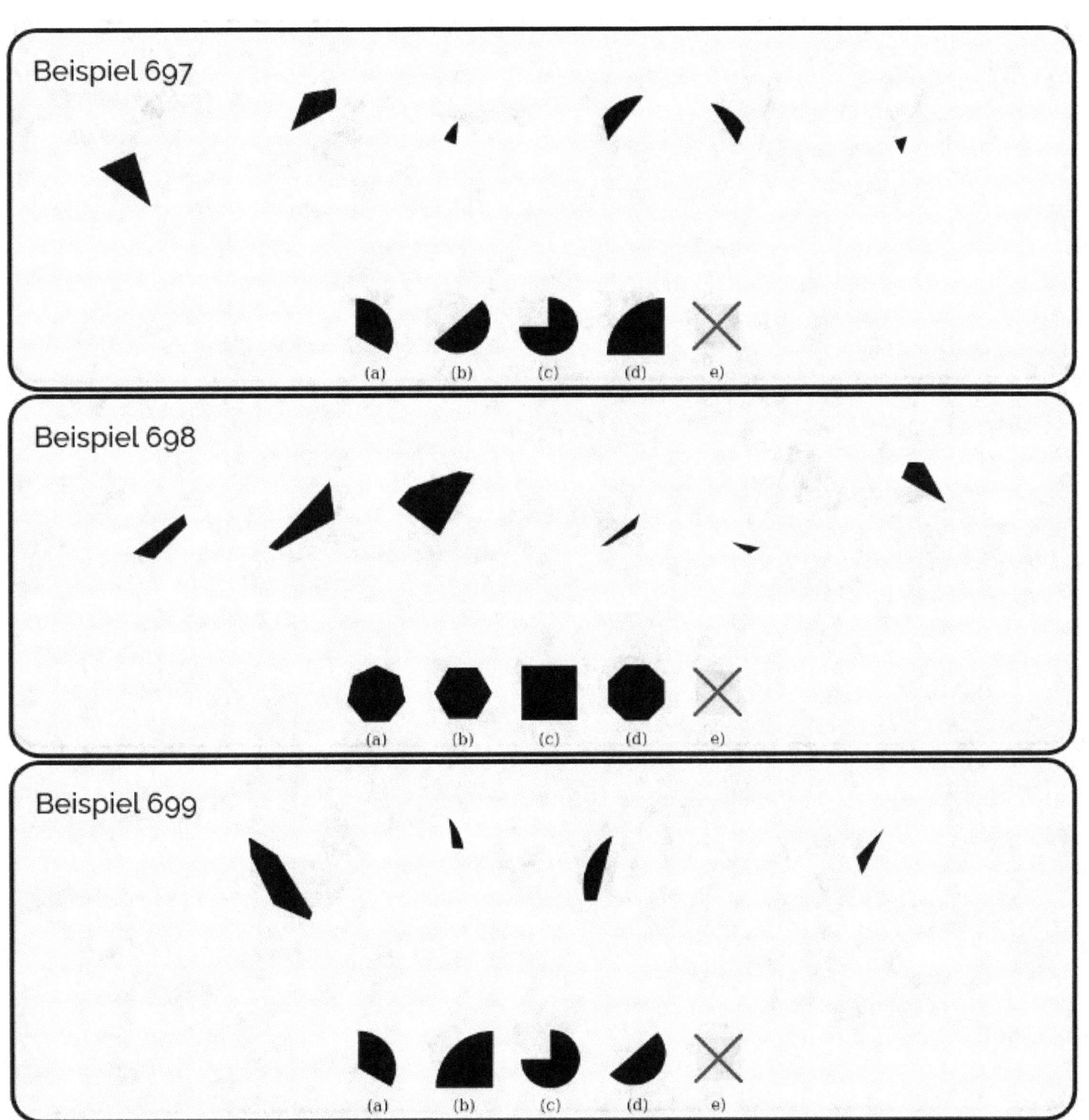

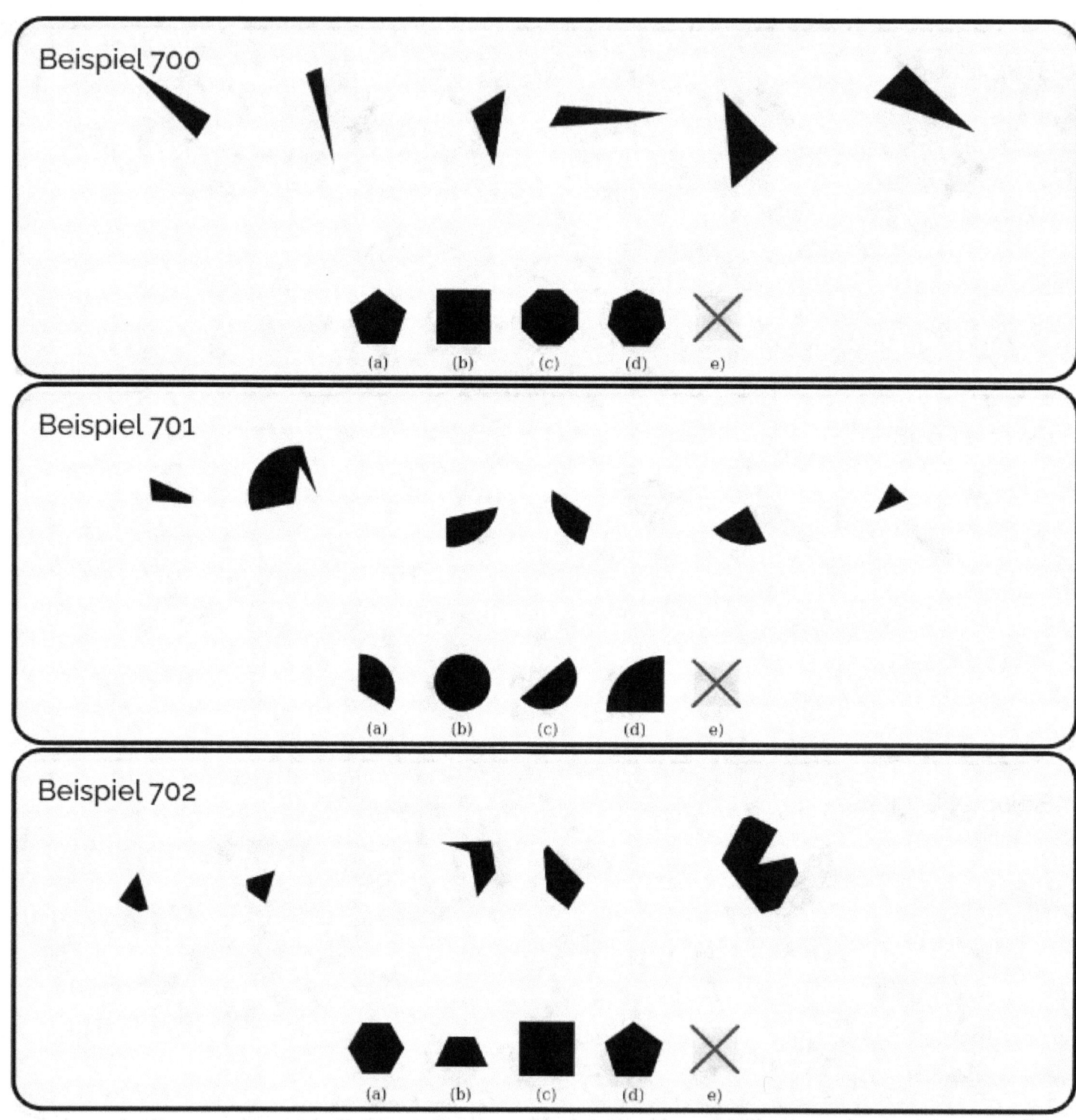

Beispiel 703

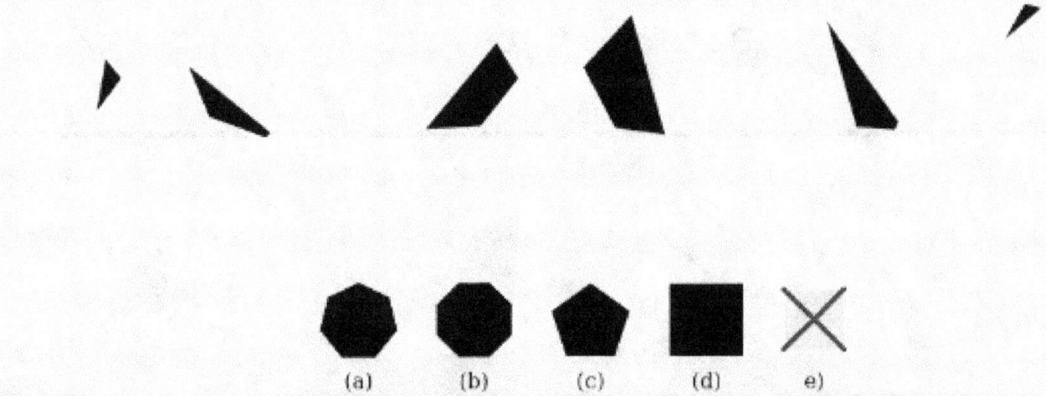

Beispiel 704

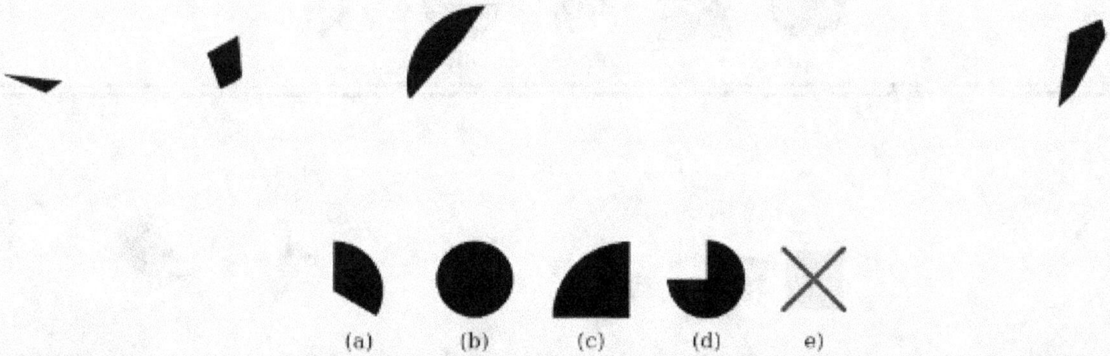

Beispiel 705

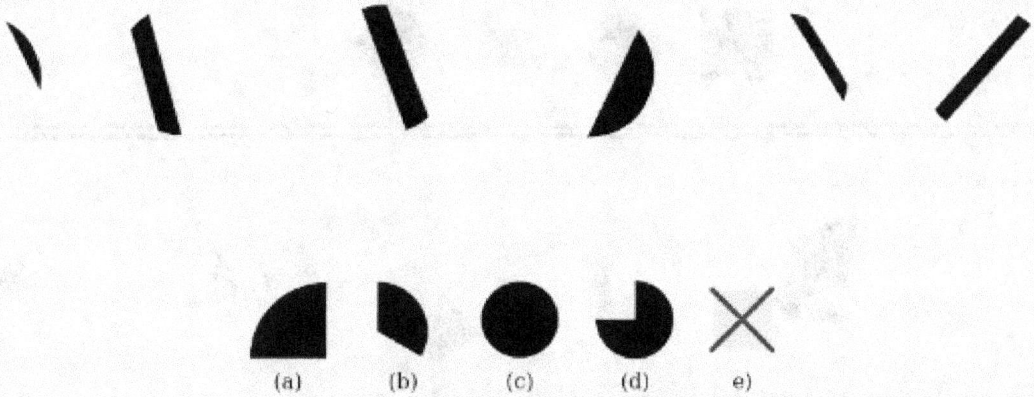

Lösungen:

Figuren Zusammensetzen - Sim 48

Beispiele Nr. 706 - 720

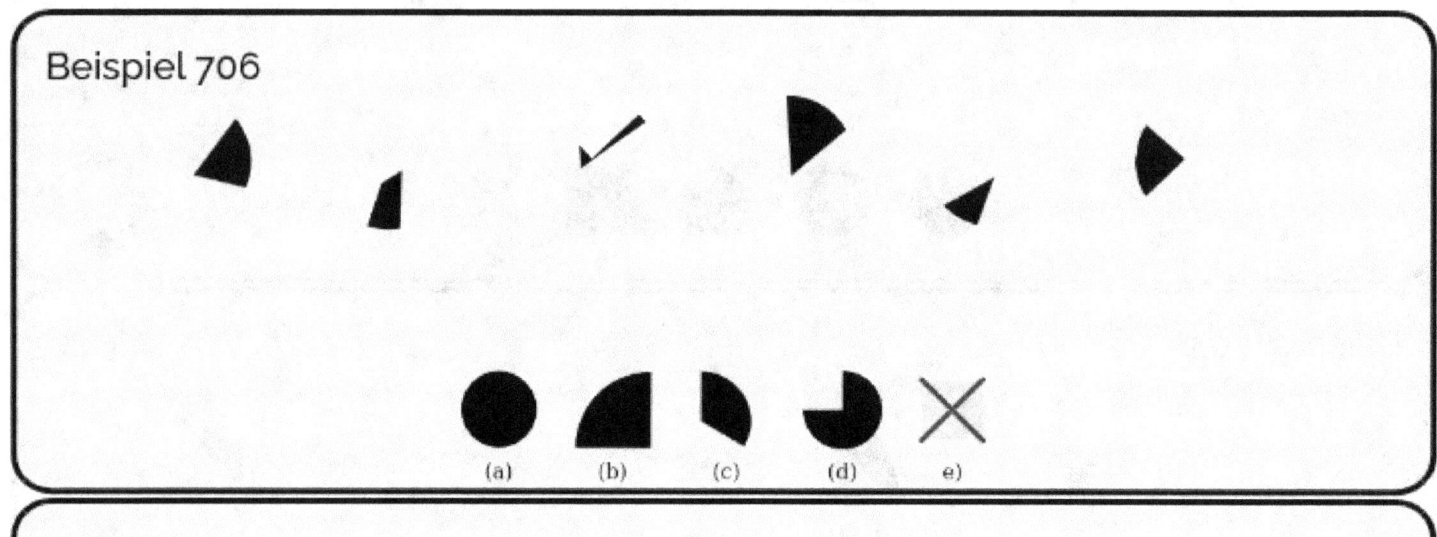

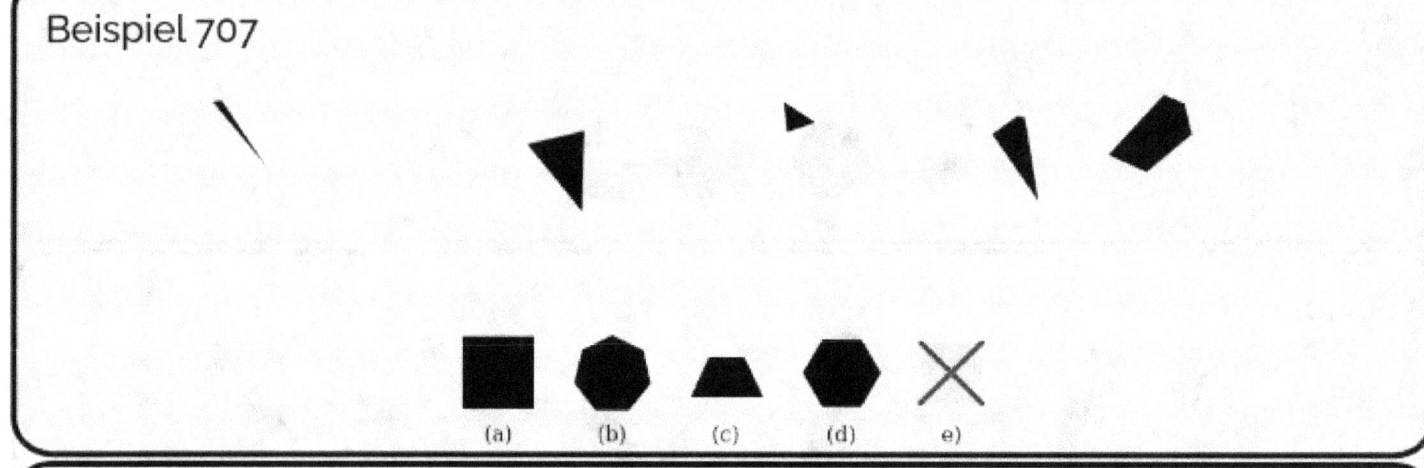

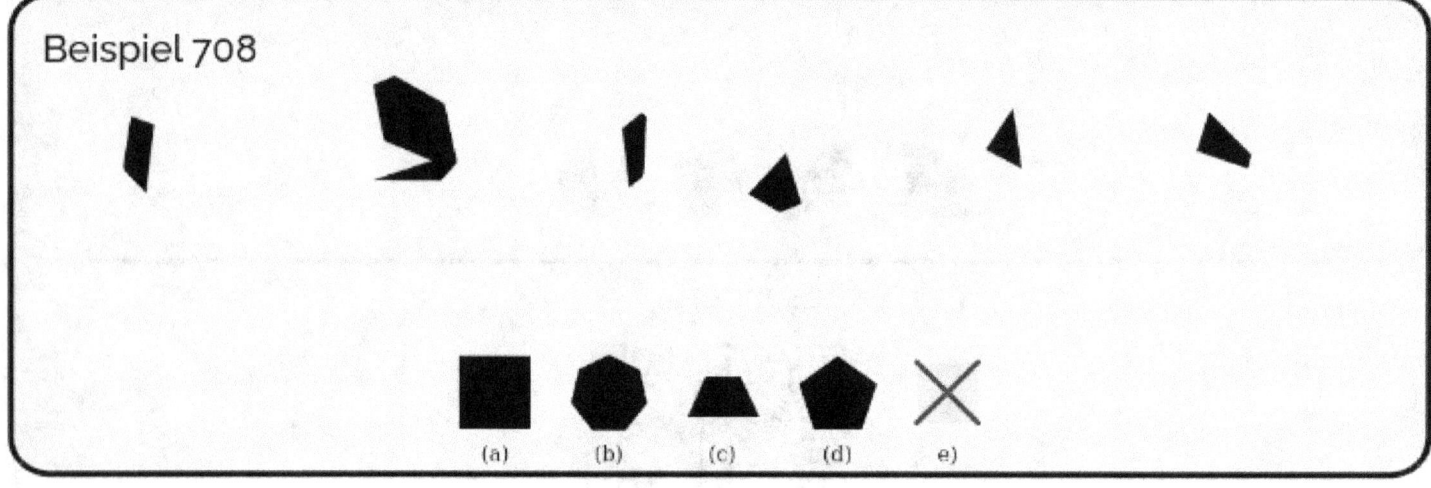

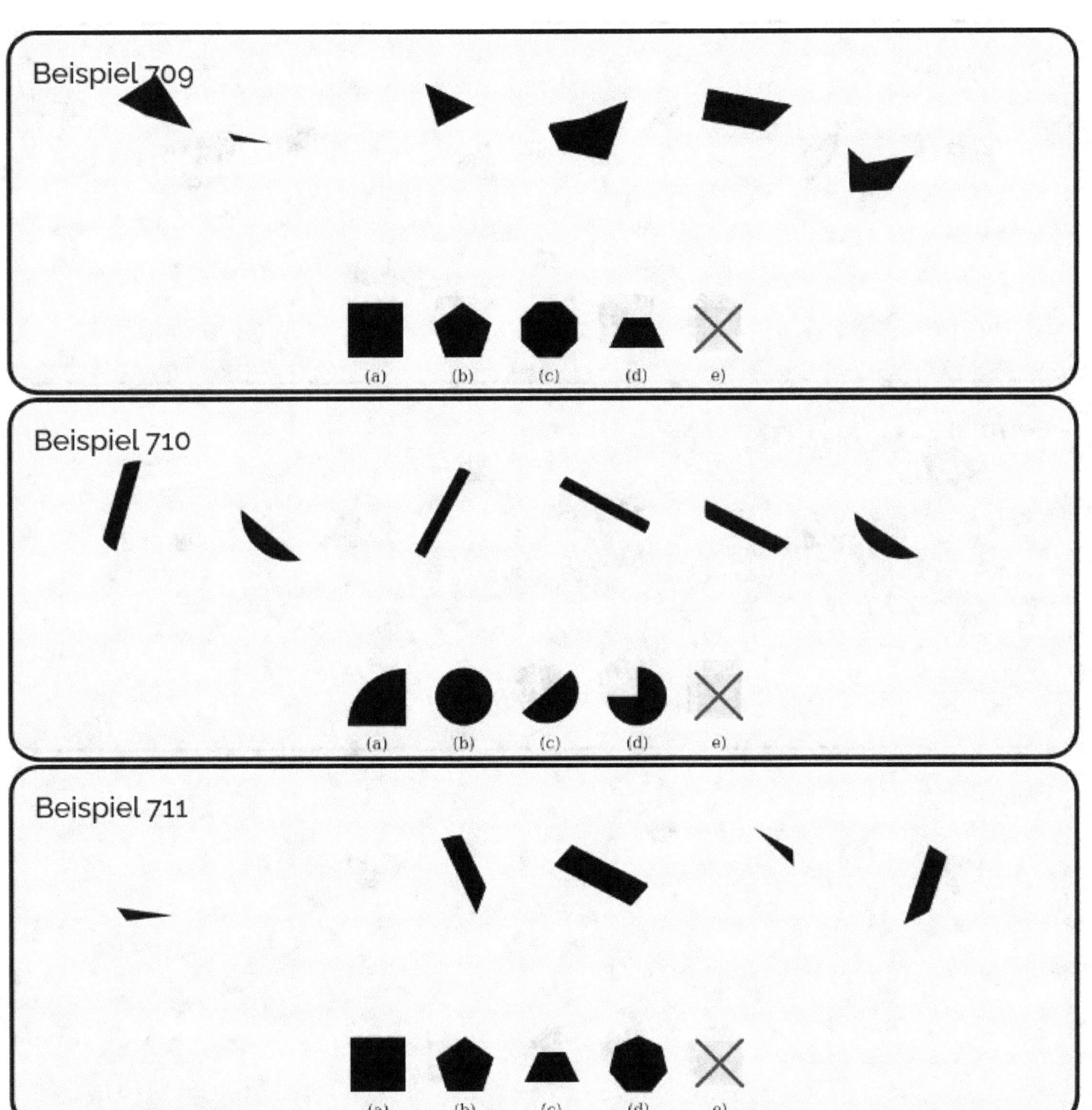

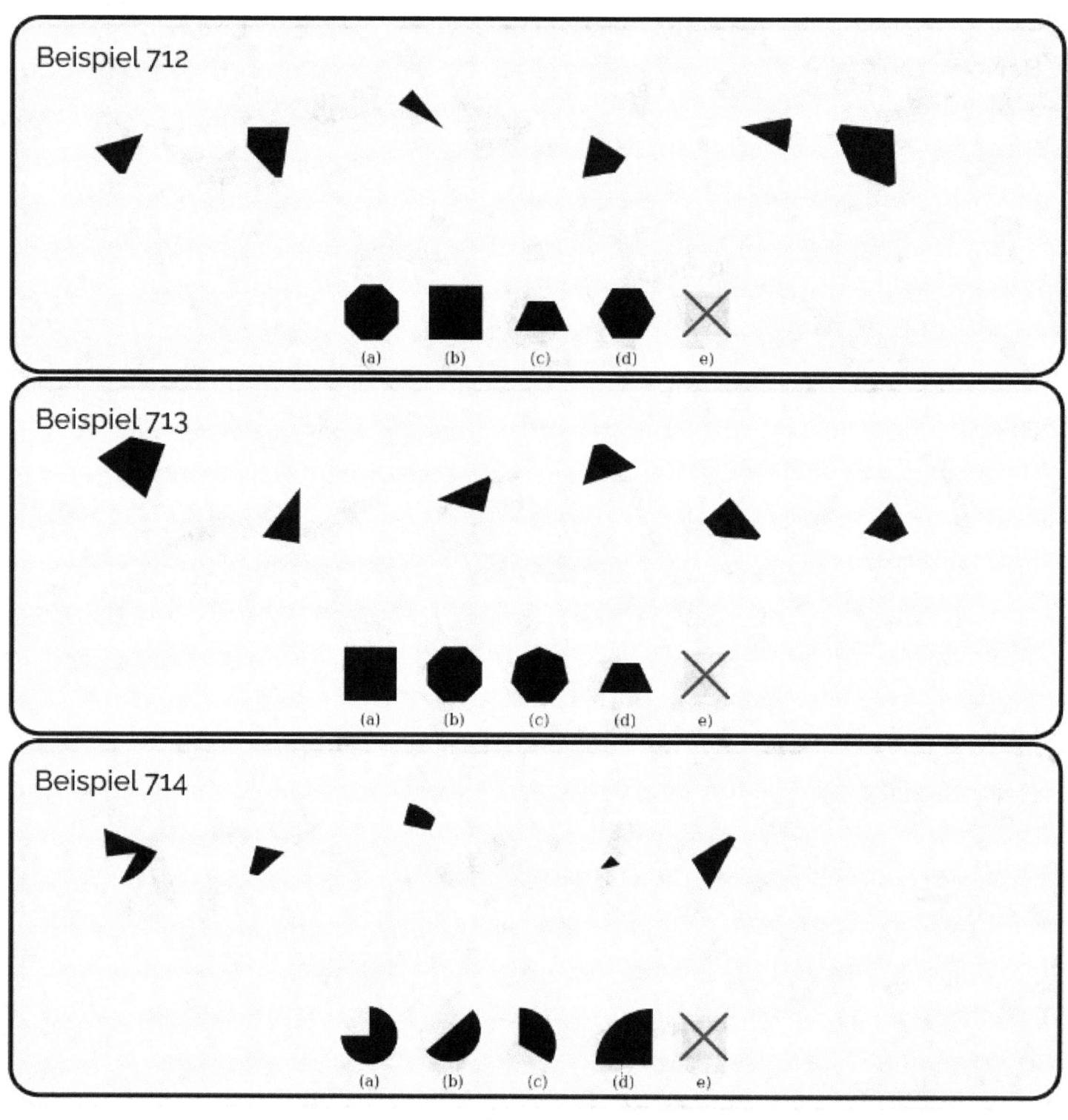

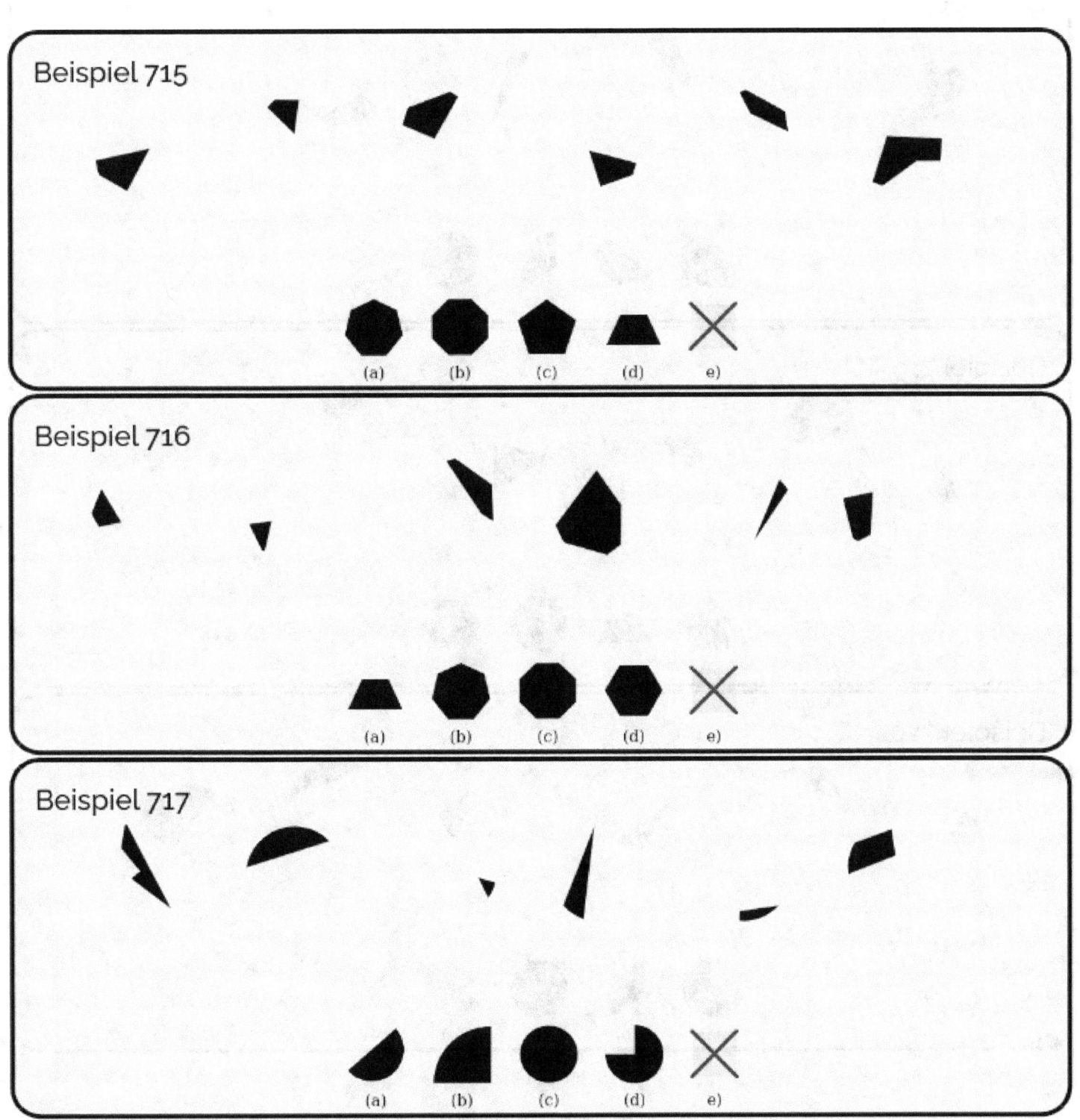

Beispiel 718

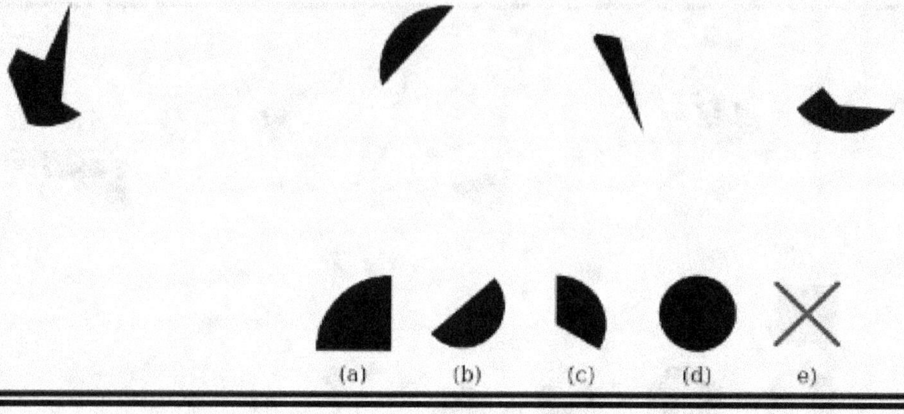

(a) (b) (c) (d) e)

Beispiel 719

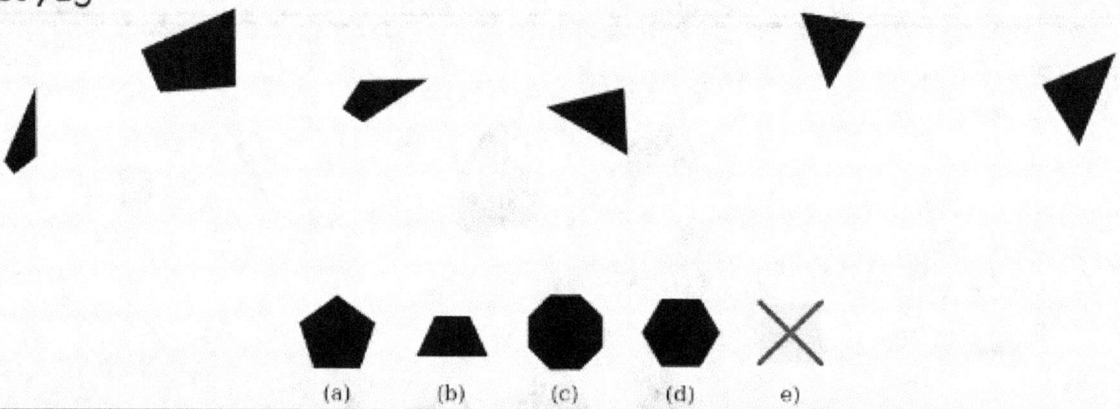

(a) (b) (c) (d) e)

Beispiel 720

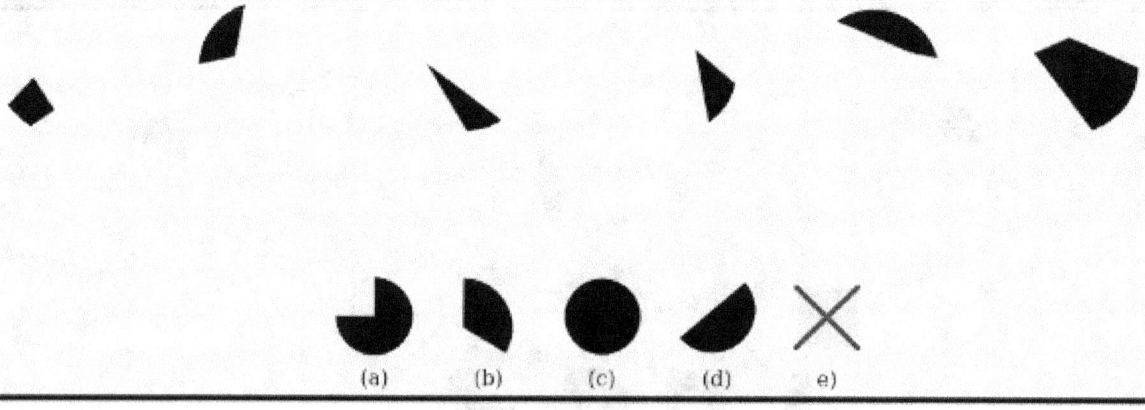

(a) (b) (c) (d) e)

Lösungen:

Figuren Zusammensetzen - Sim 49

Beispiele Nr. 721 - 735

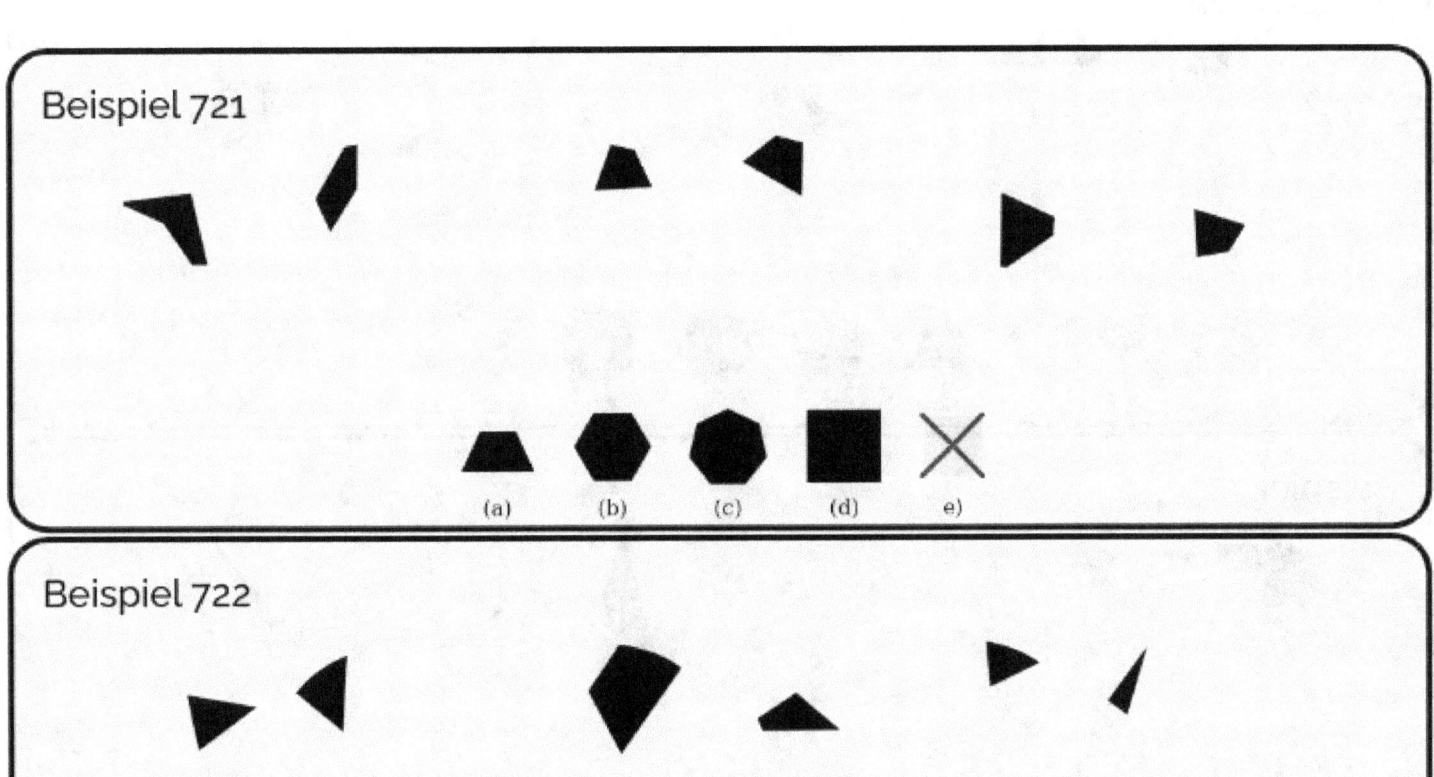

Beispiel 721

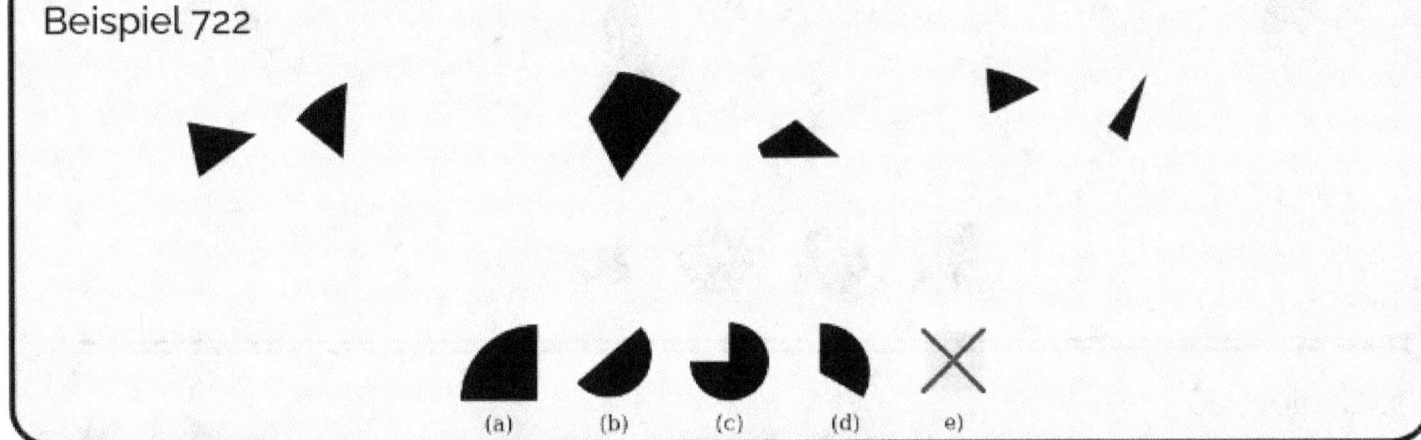

Beispiel 722

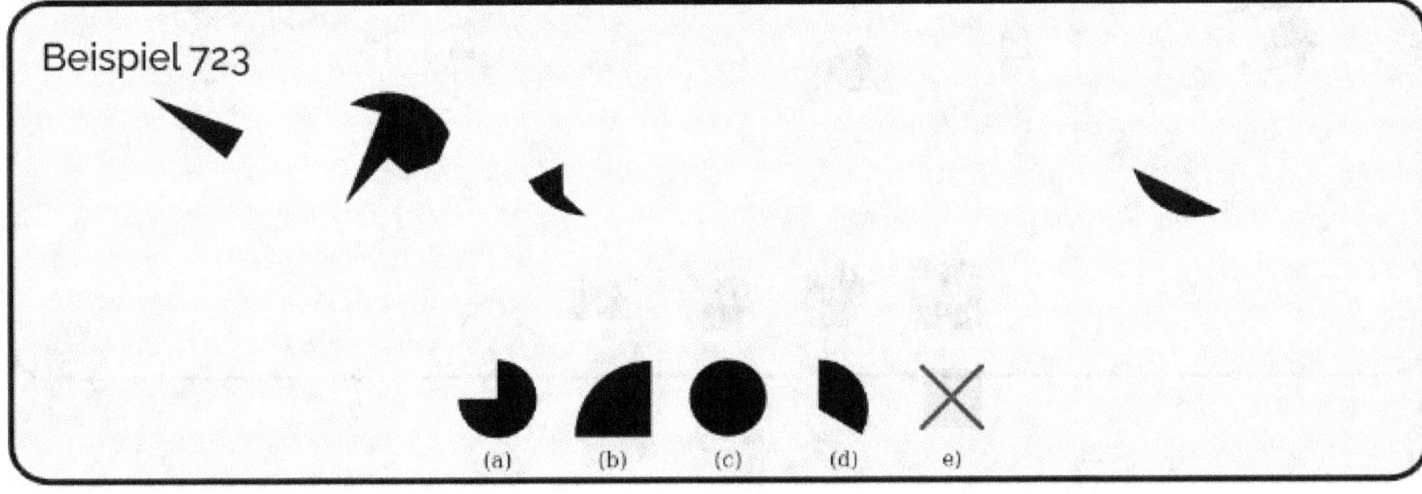

Beispiel 723

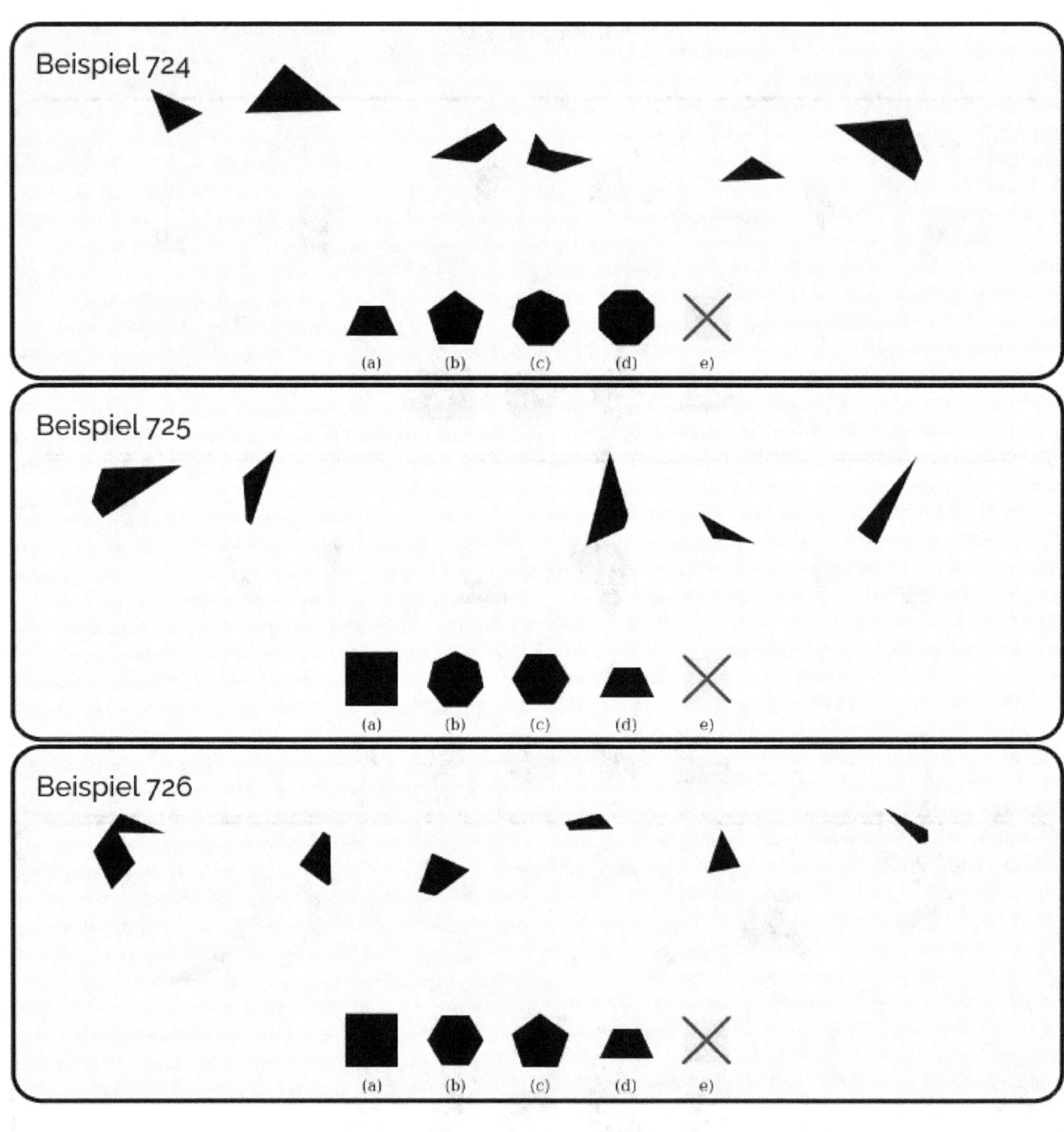

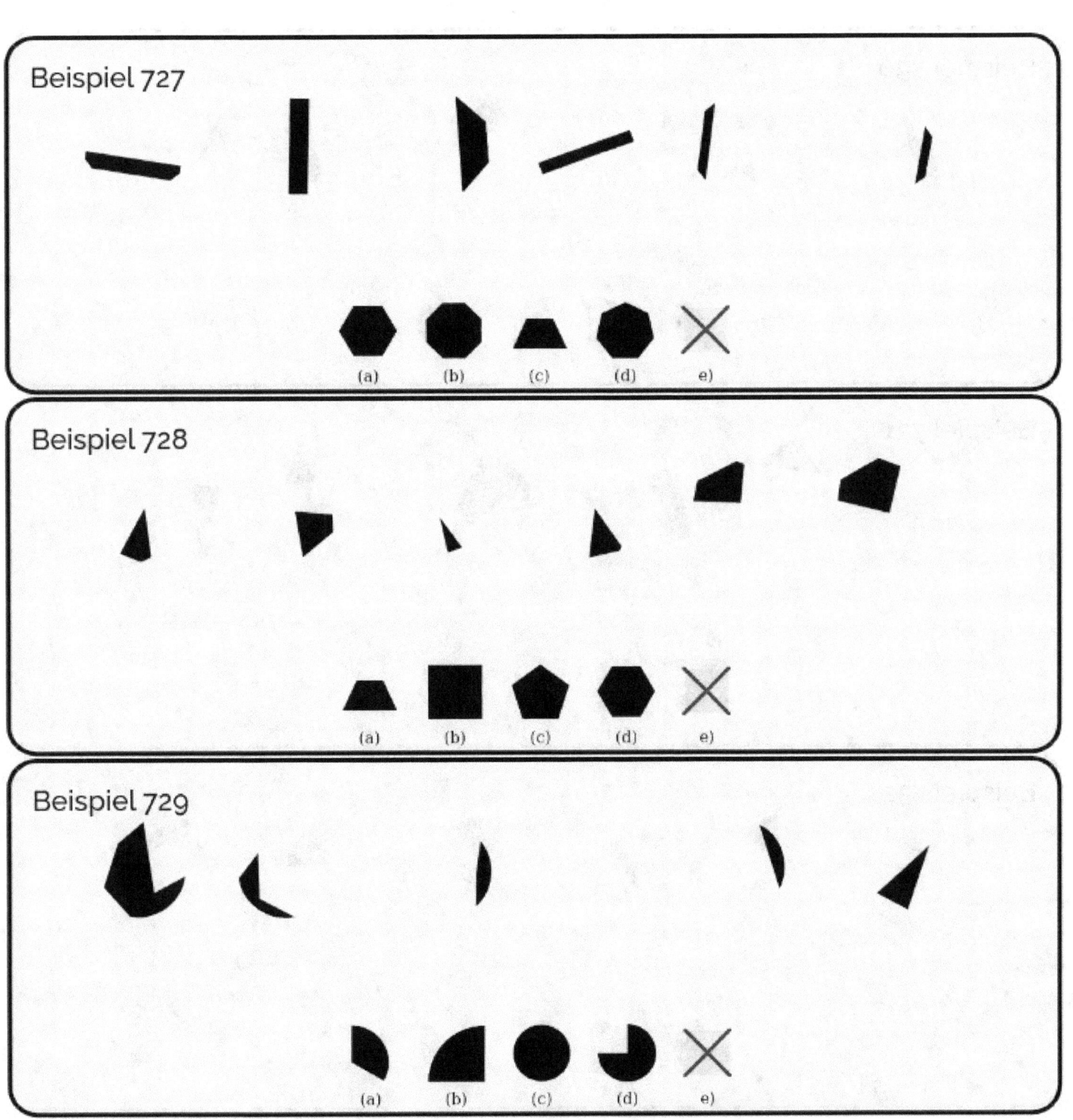

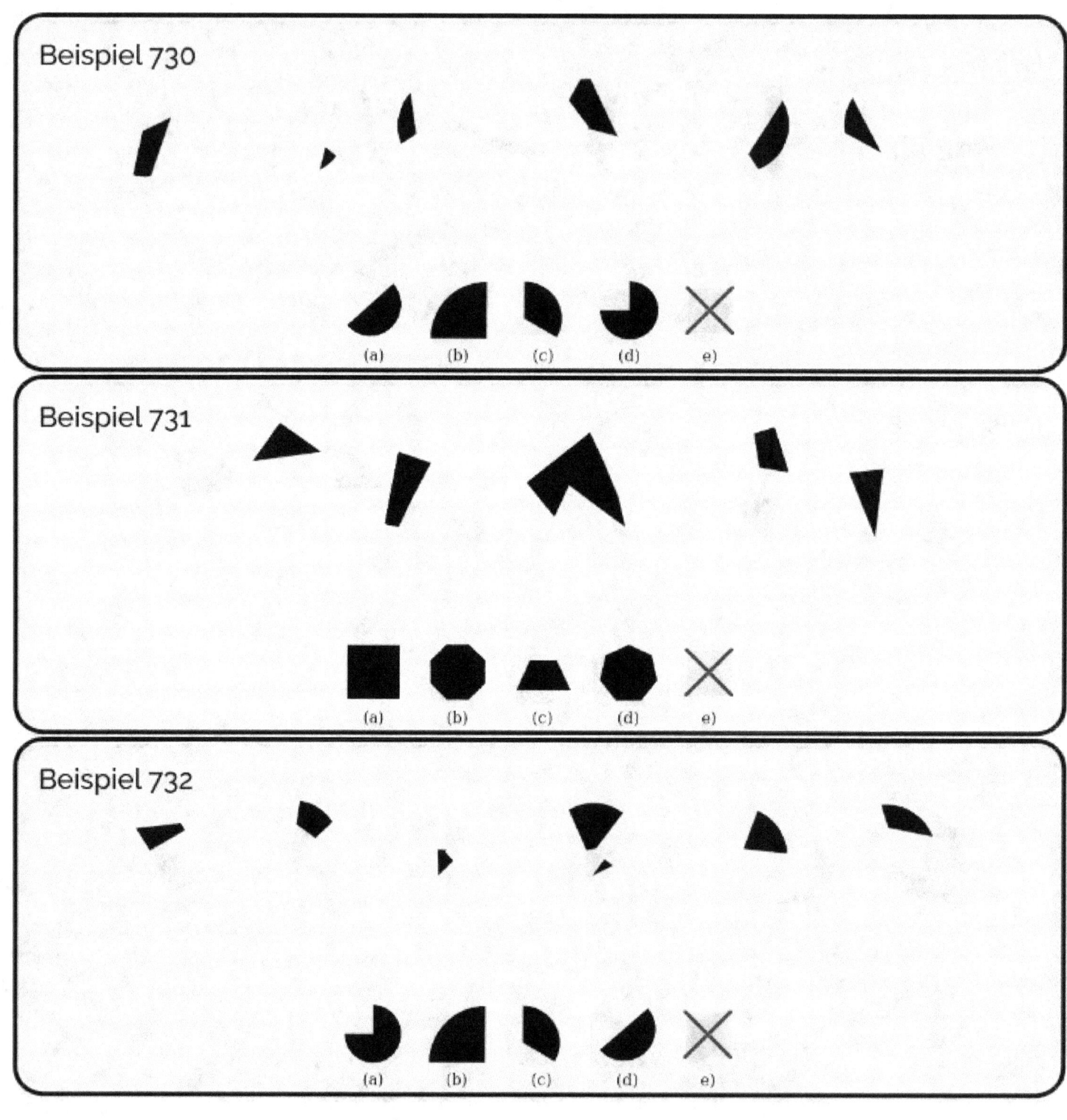

Beispiel 733

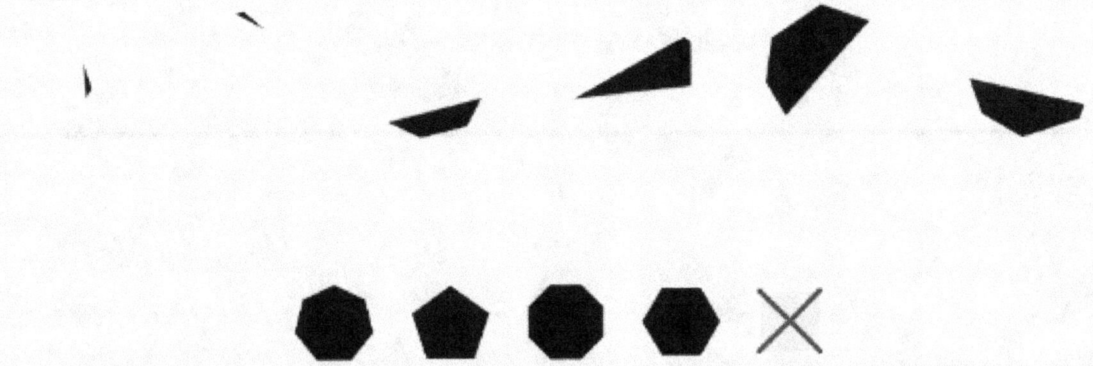

(a) (b) (c) (d) e)

Beispiel 734

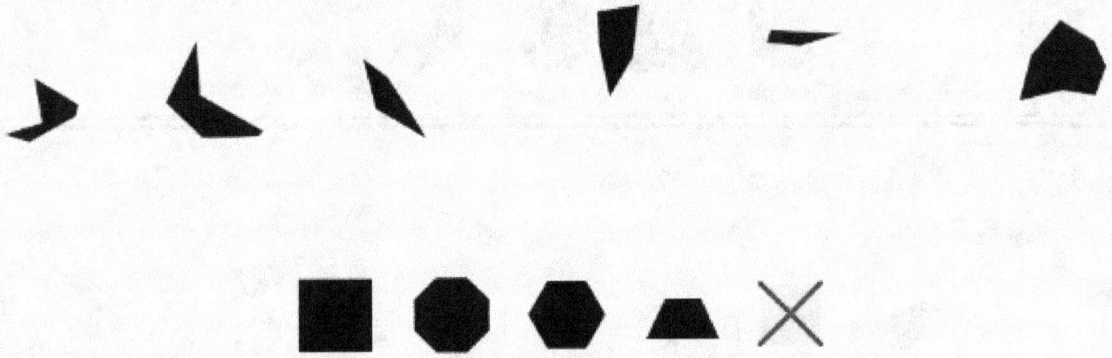

(a) (b) (c) (d) e)

Beispiel 735

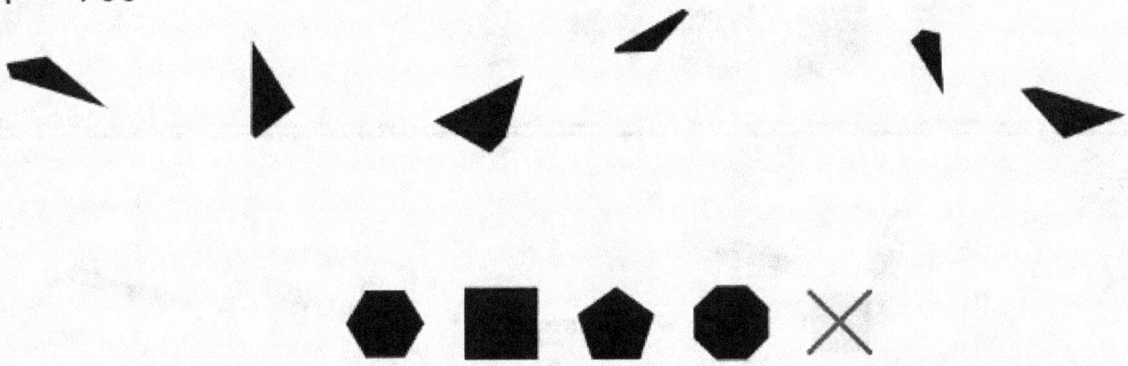

(a) (b) (c) (d) e)

Lösungen:

Figuren Zusammensetzen - Sim 50

Beispiele Nr. 736 - 750

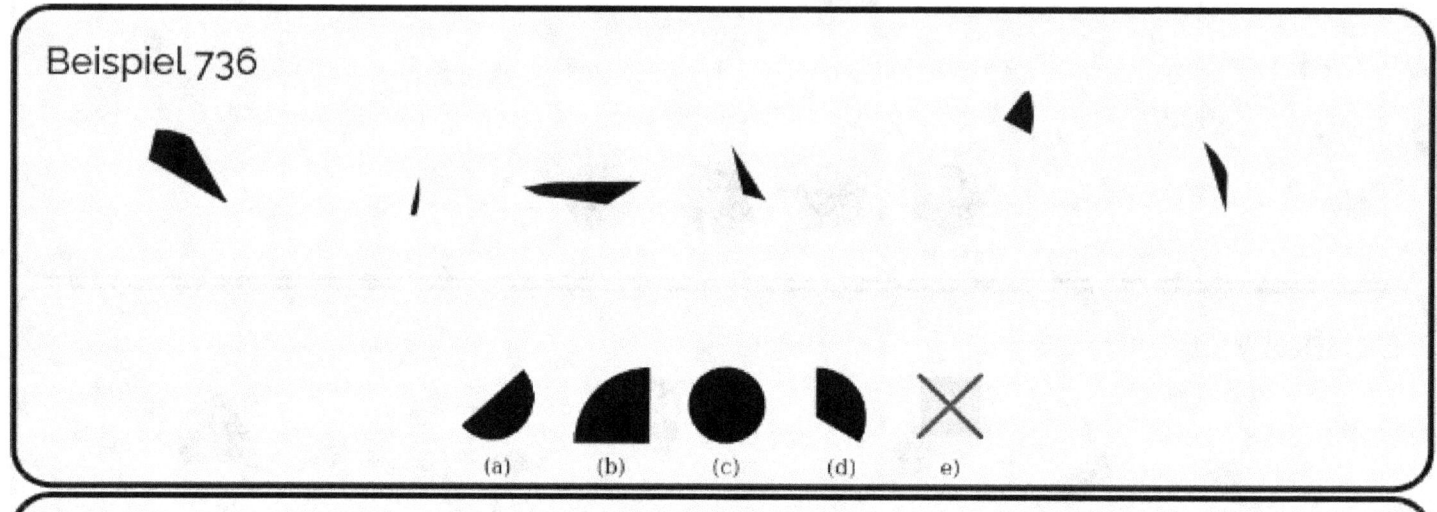

Beispiel 736

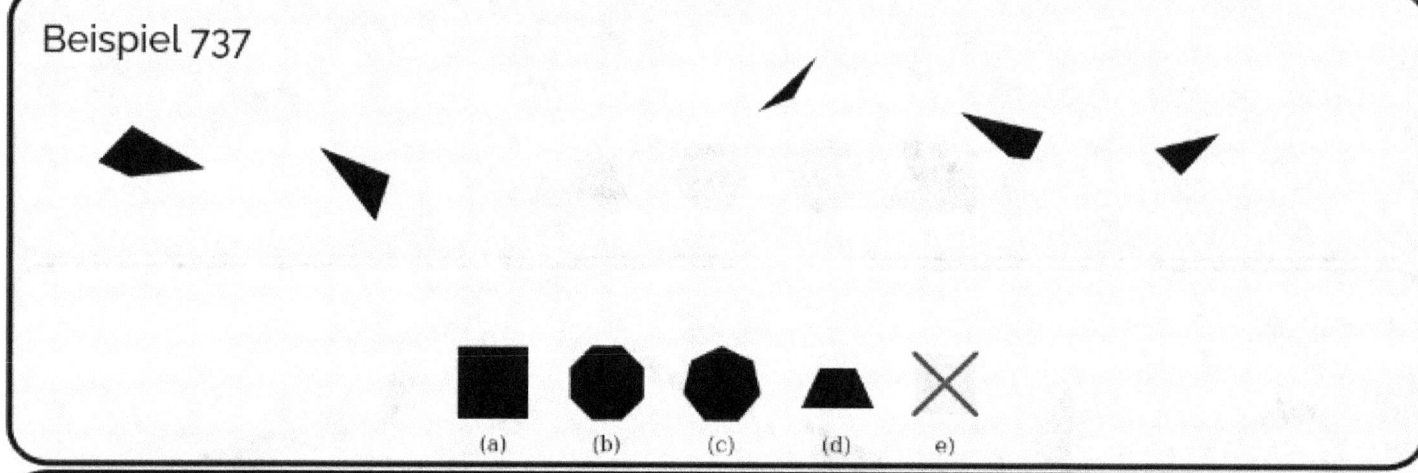

Beispiel 737

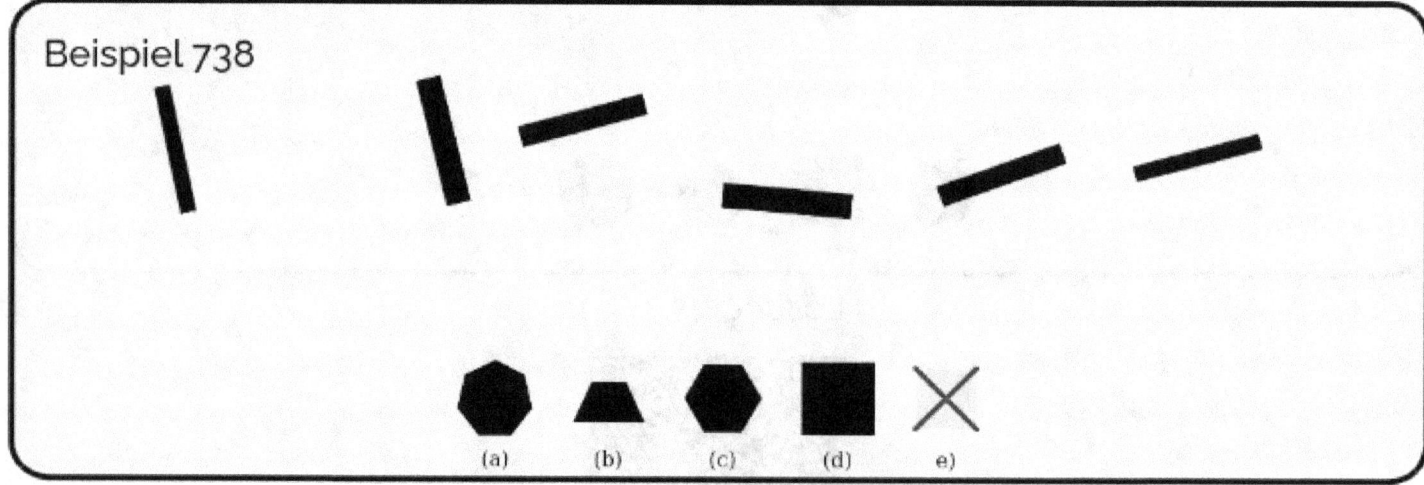

Beispiel 738

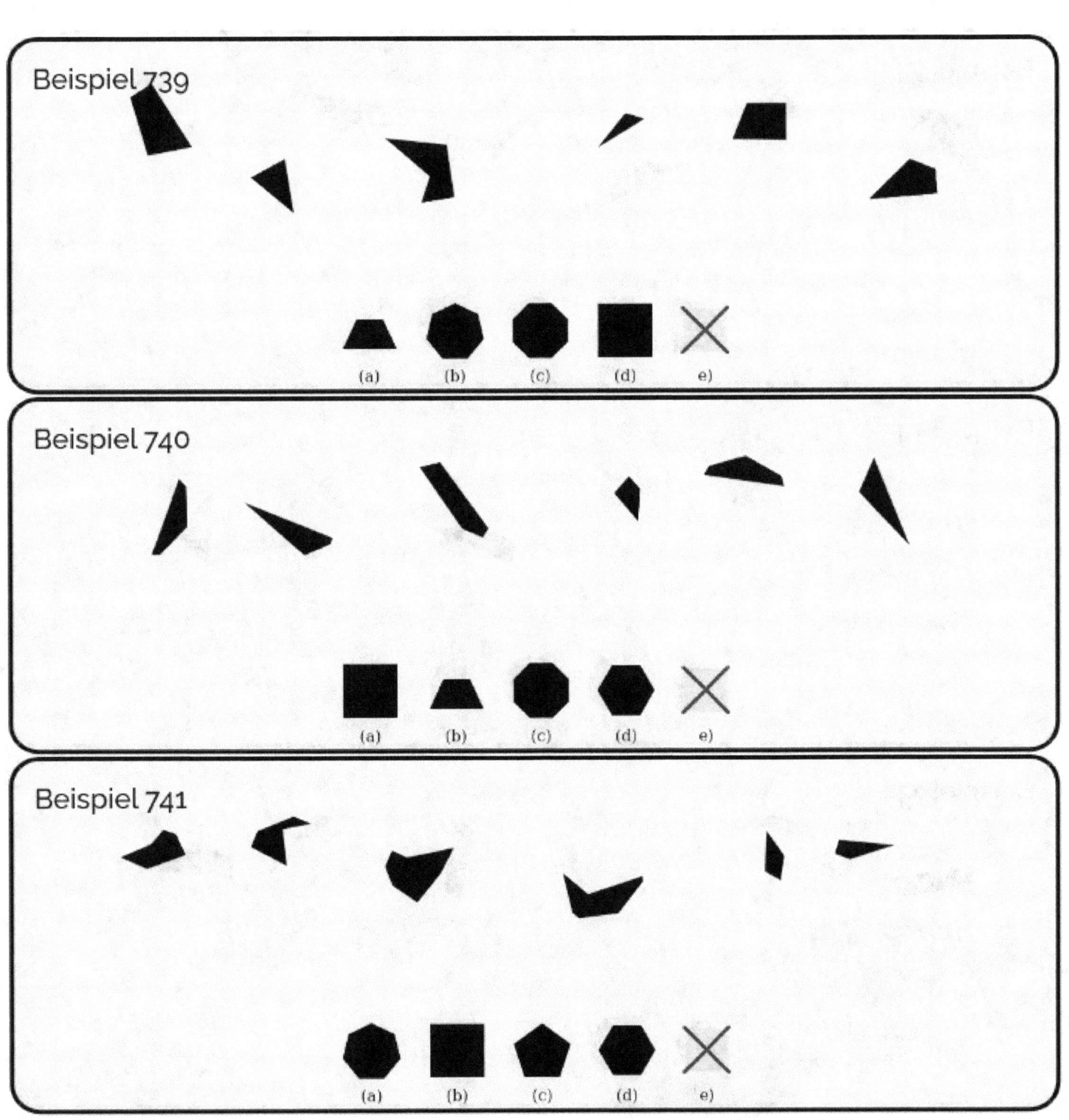

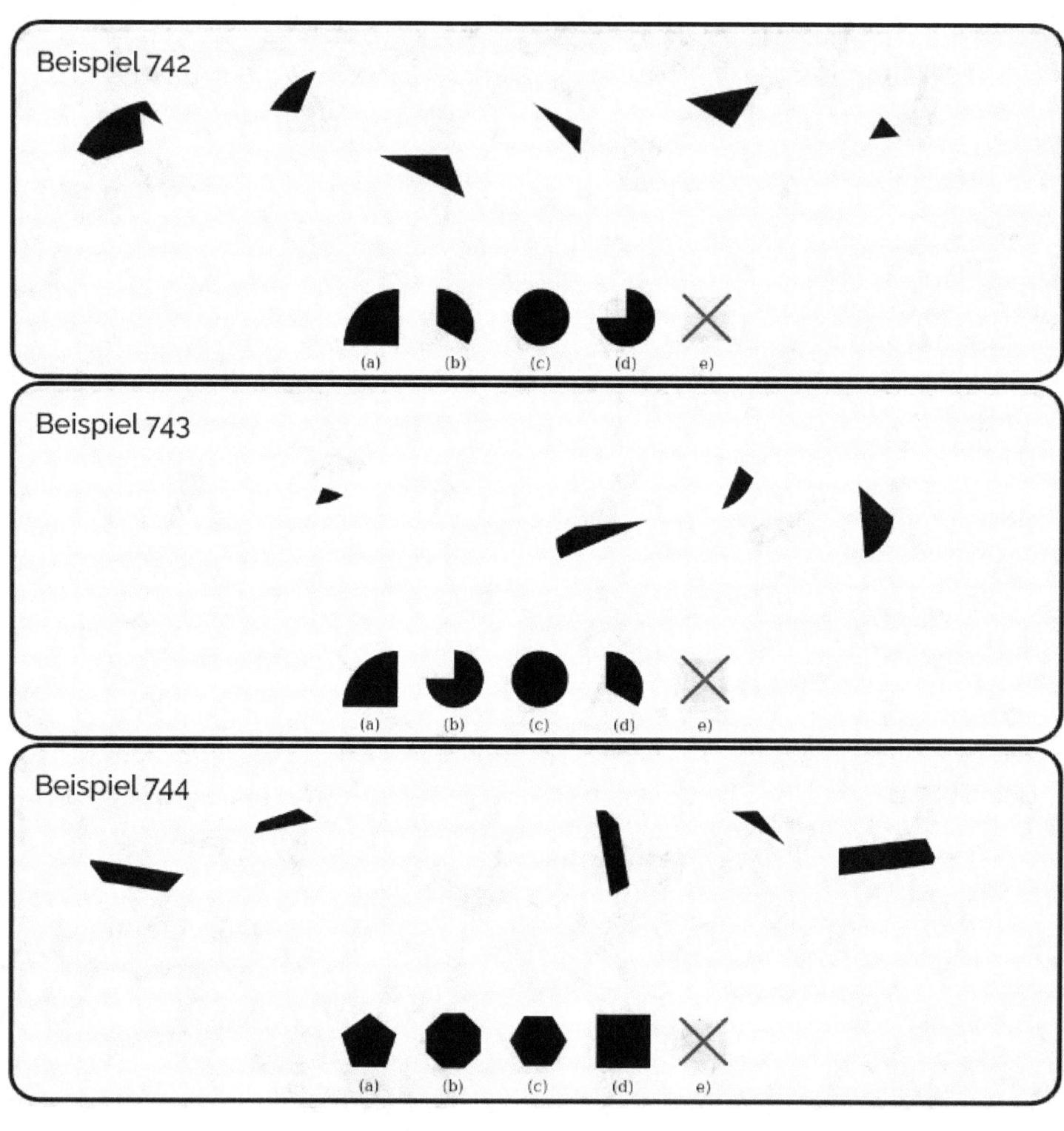

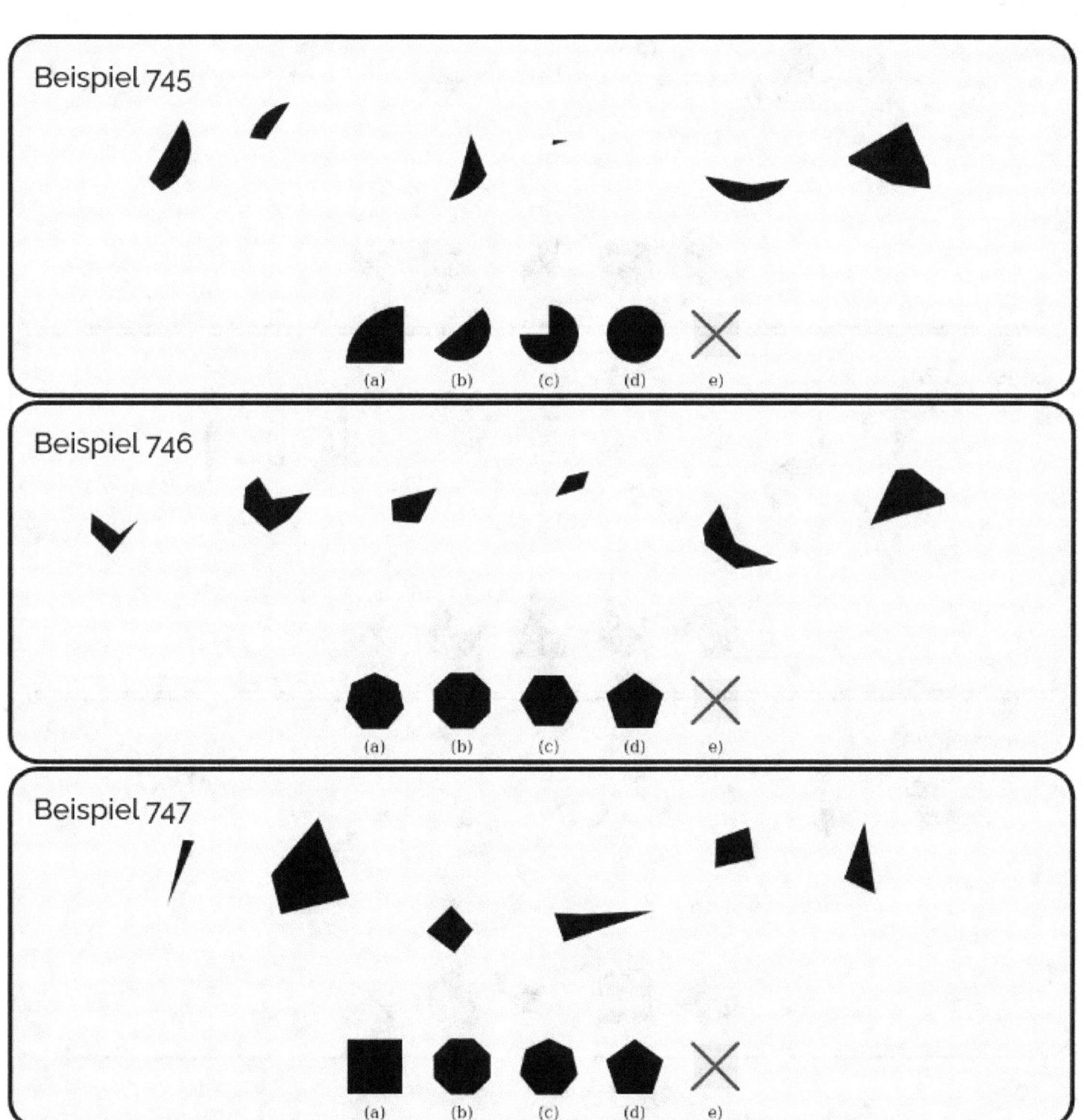

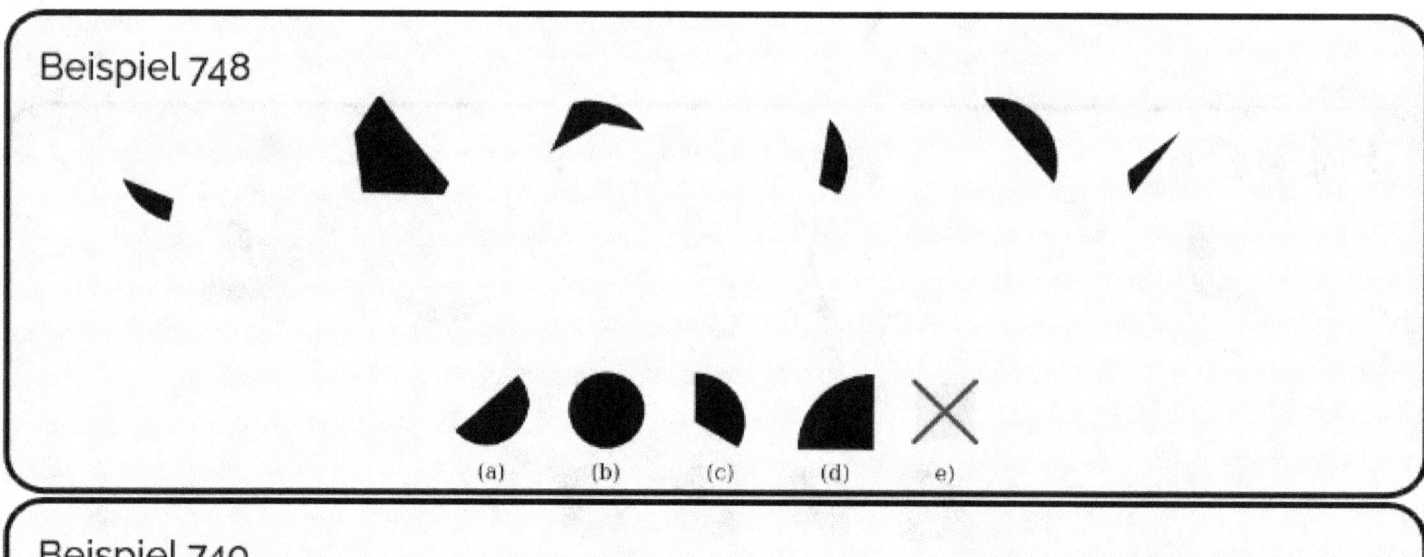

Beispiel 748

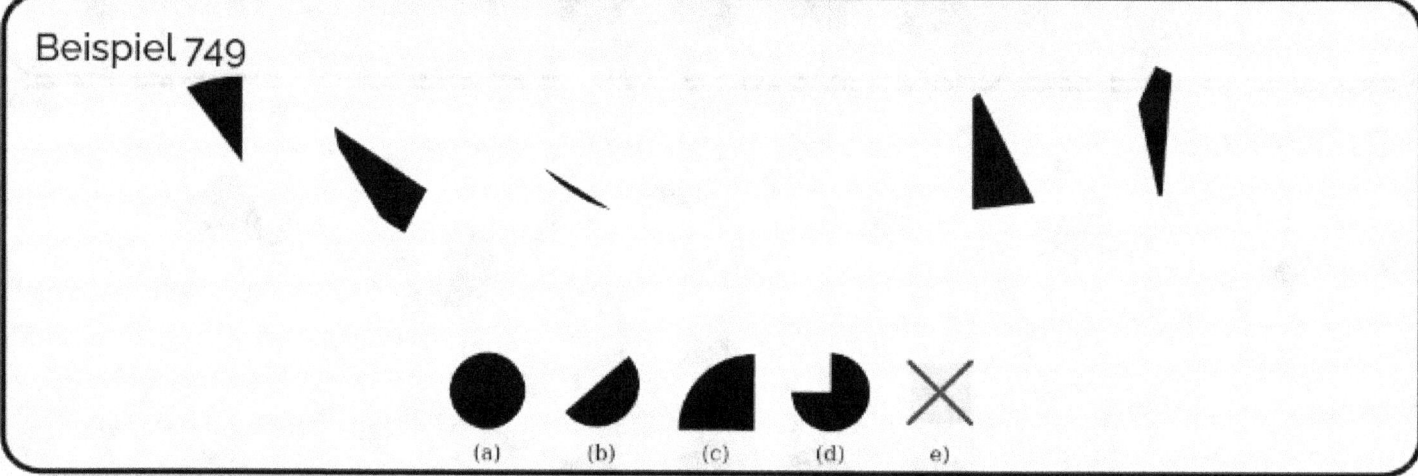

Beispiel 749

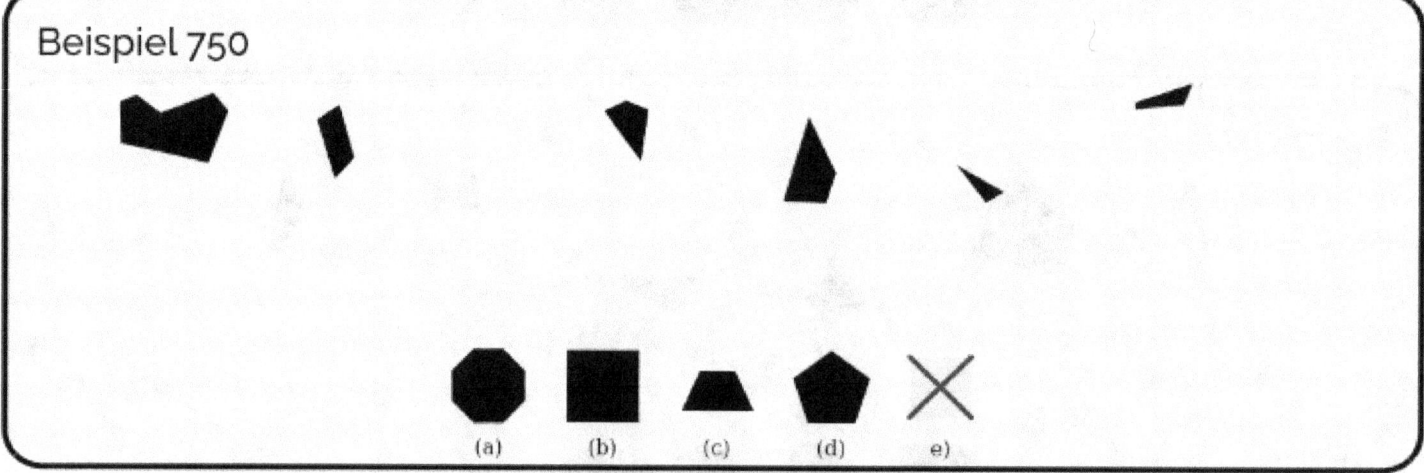

Beispiel 750

Lösungen:

Figuren Zusammensetzen - Sim 51

Beispiele Nr. 751 - 765

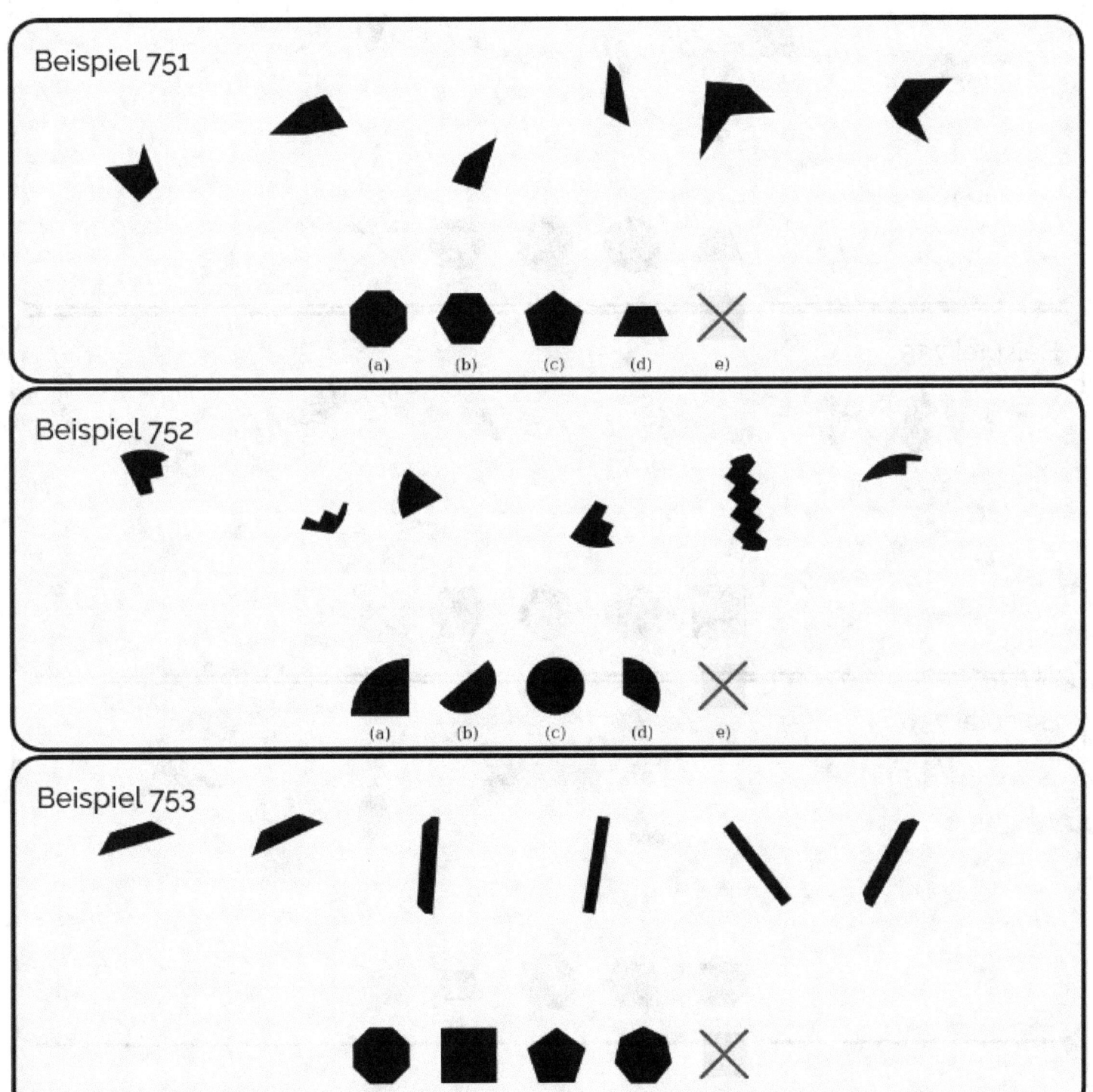

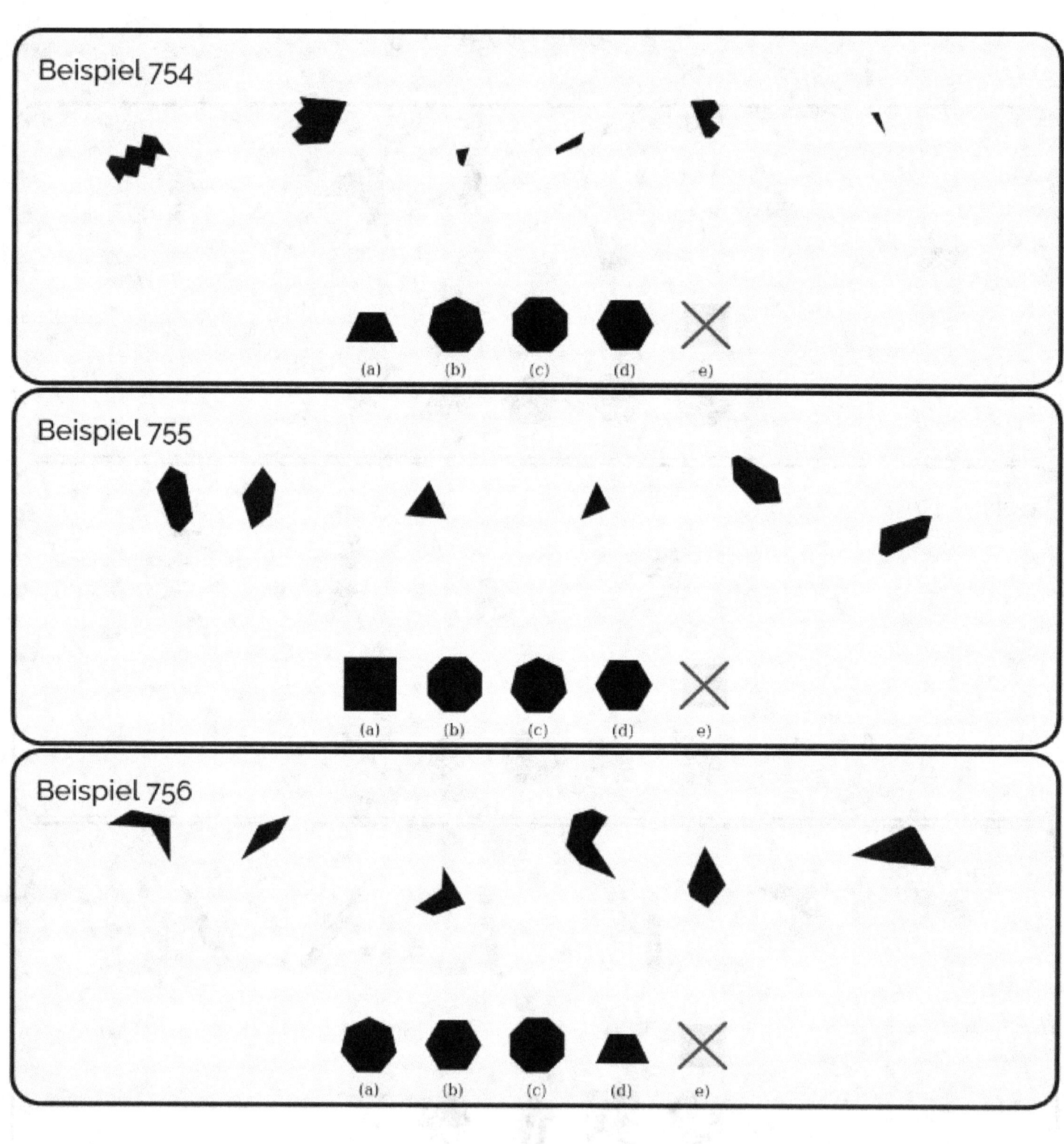

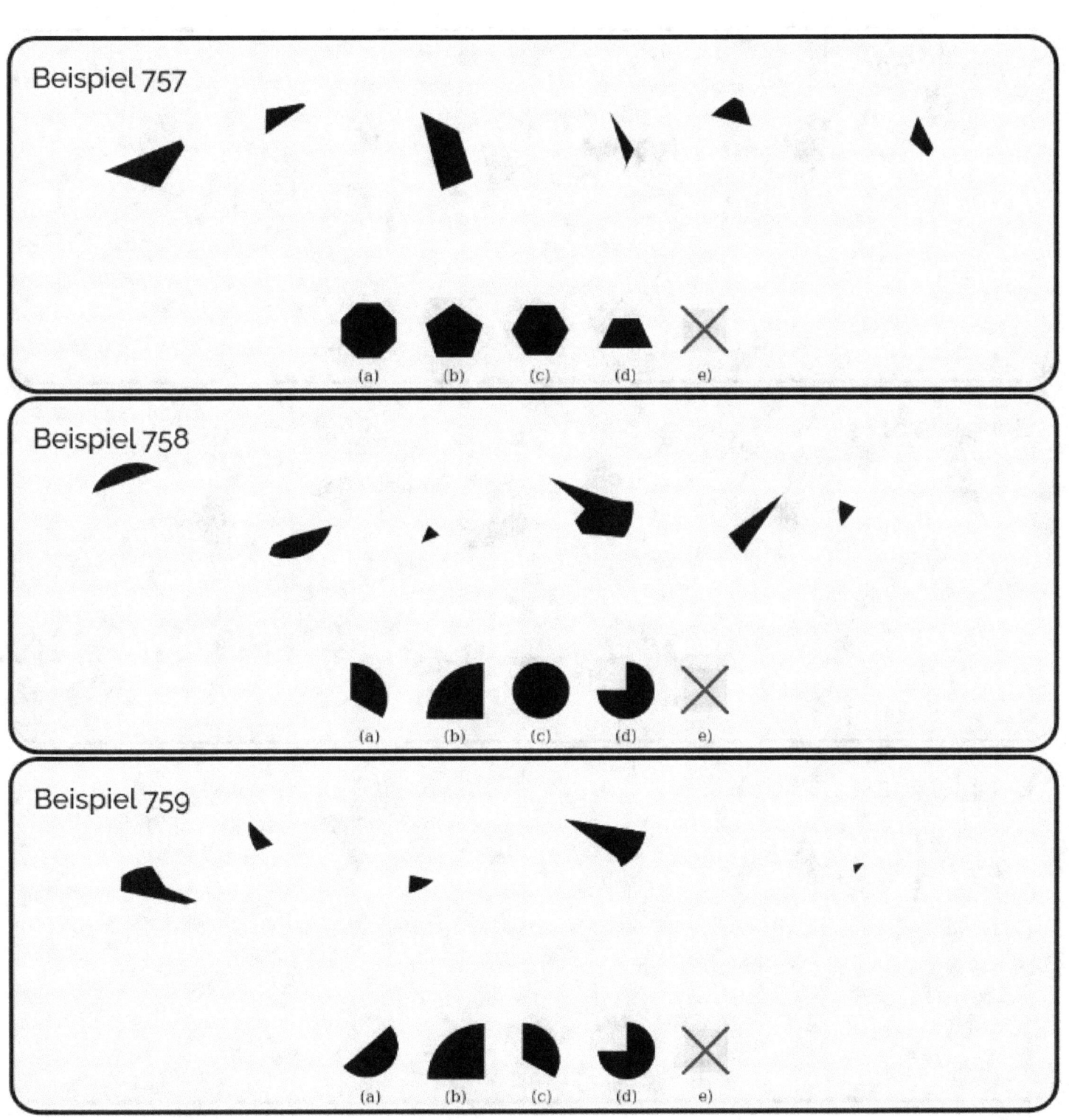

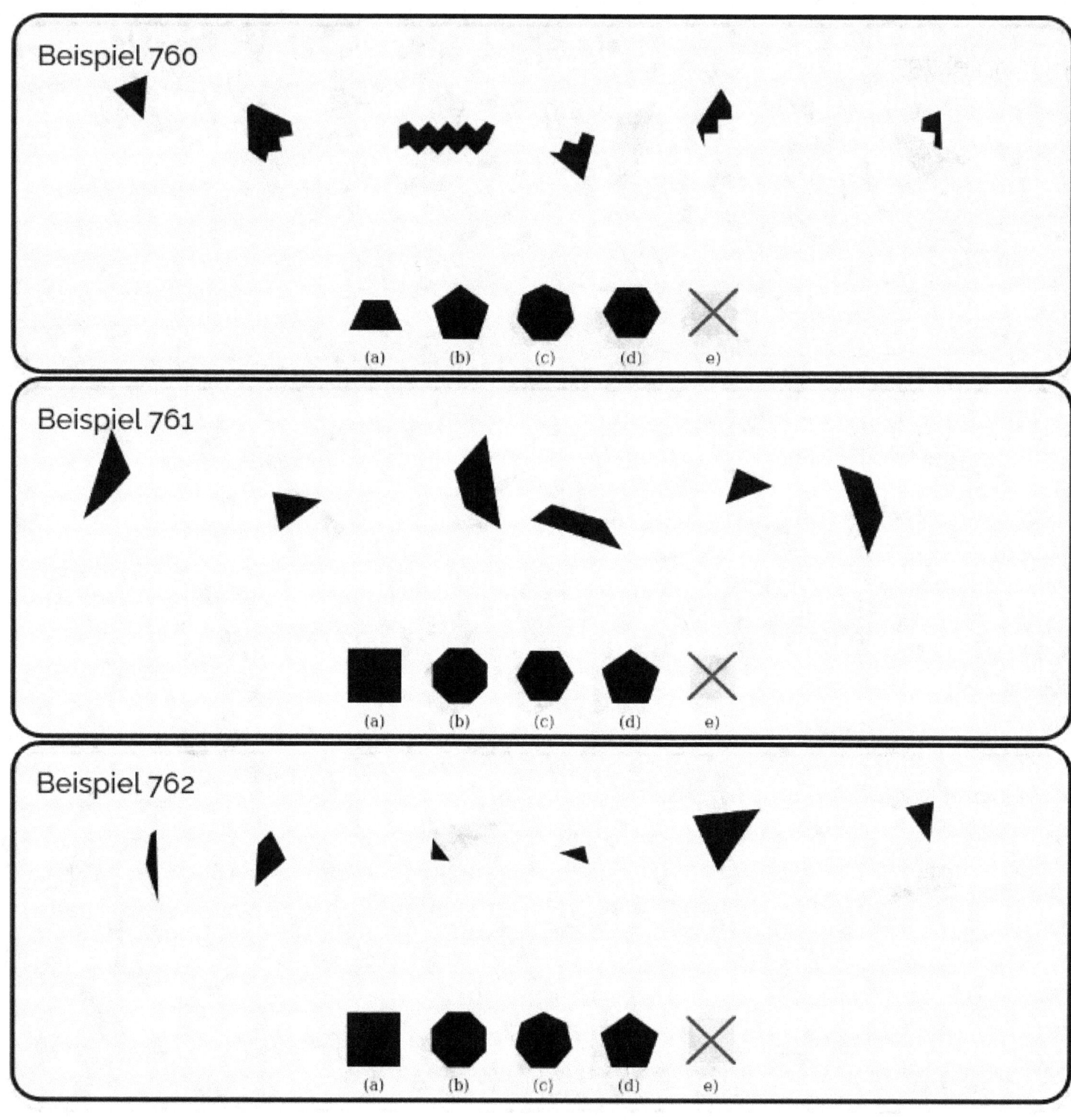

Beispiel 763

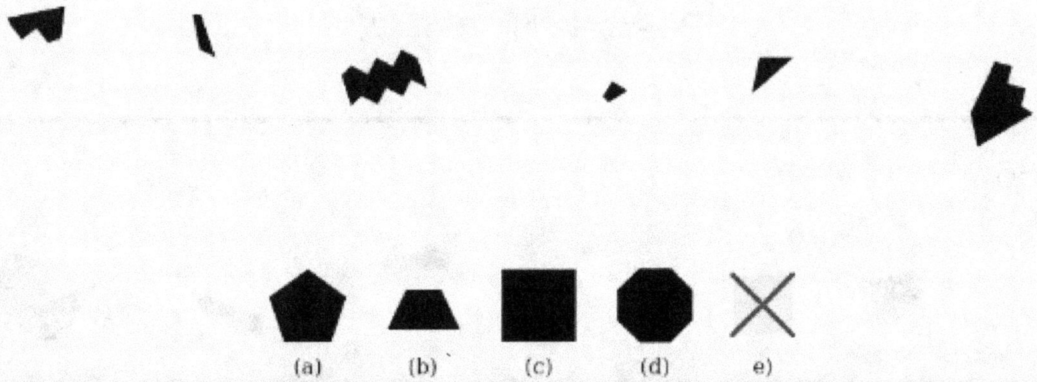

Beispiel 764

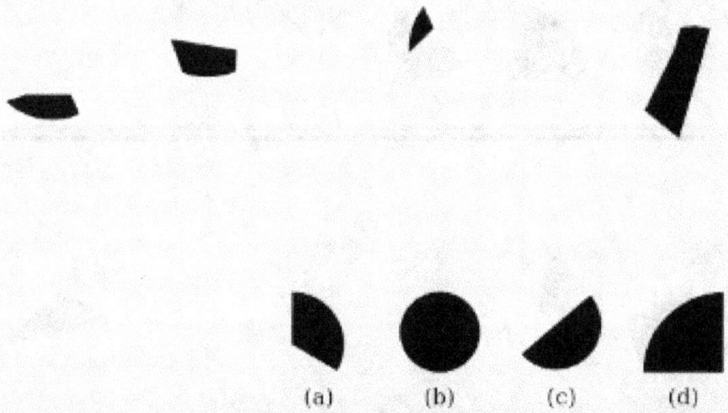

Beispiel 765

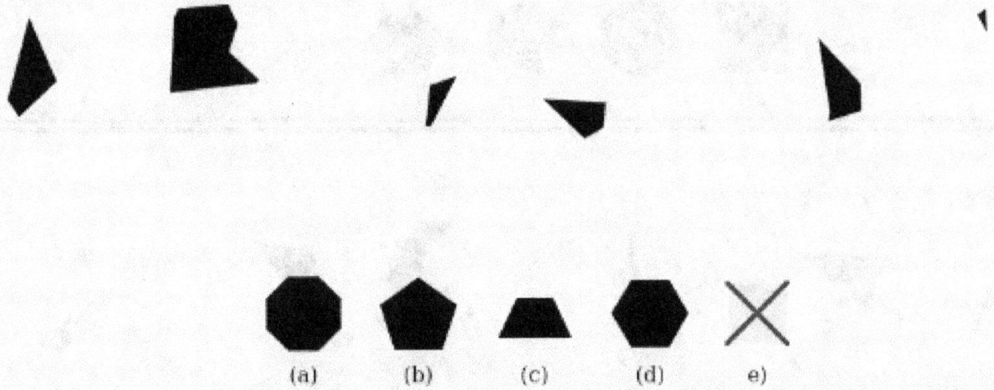

Lösungen:

Figuren Zusammensetzen - Sim 52

Beispiele Nr. 766 - 780

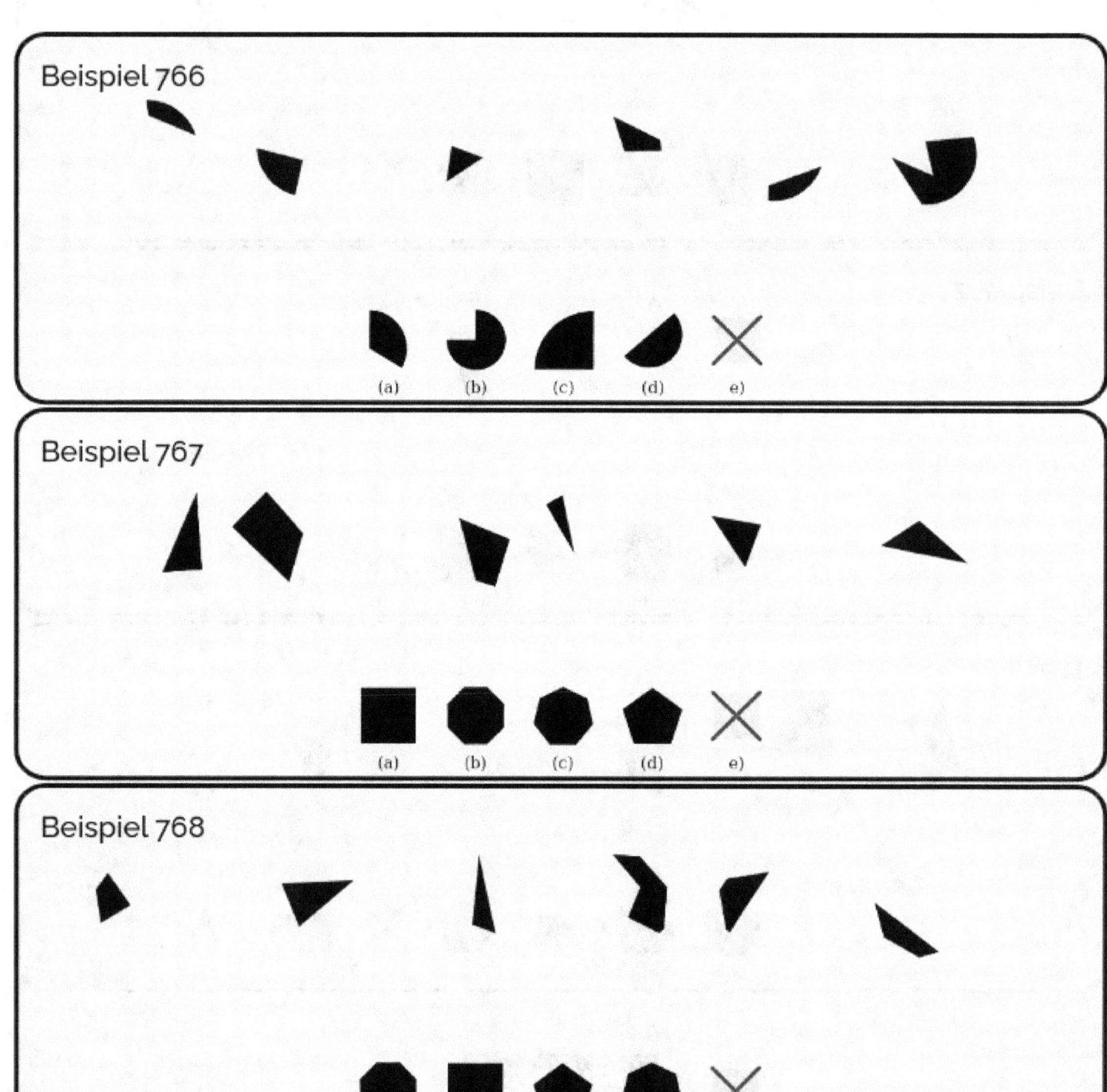

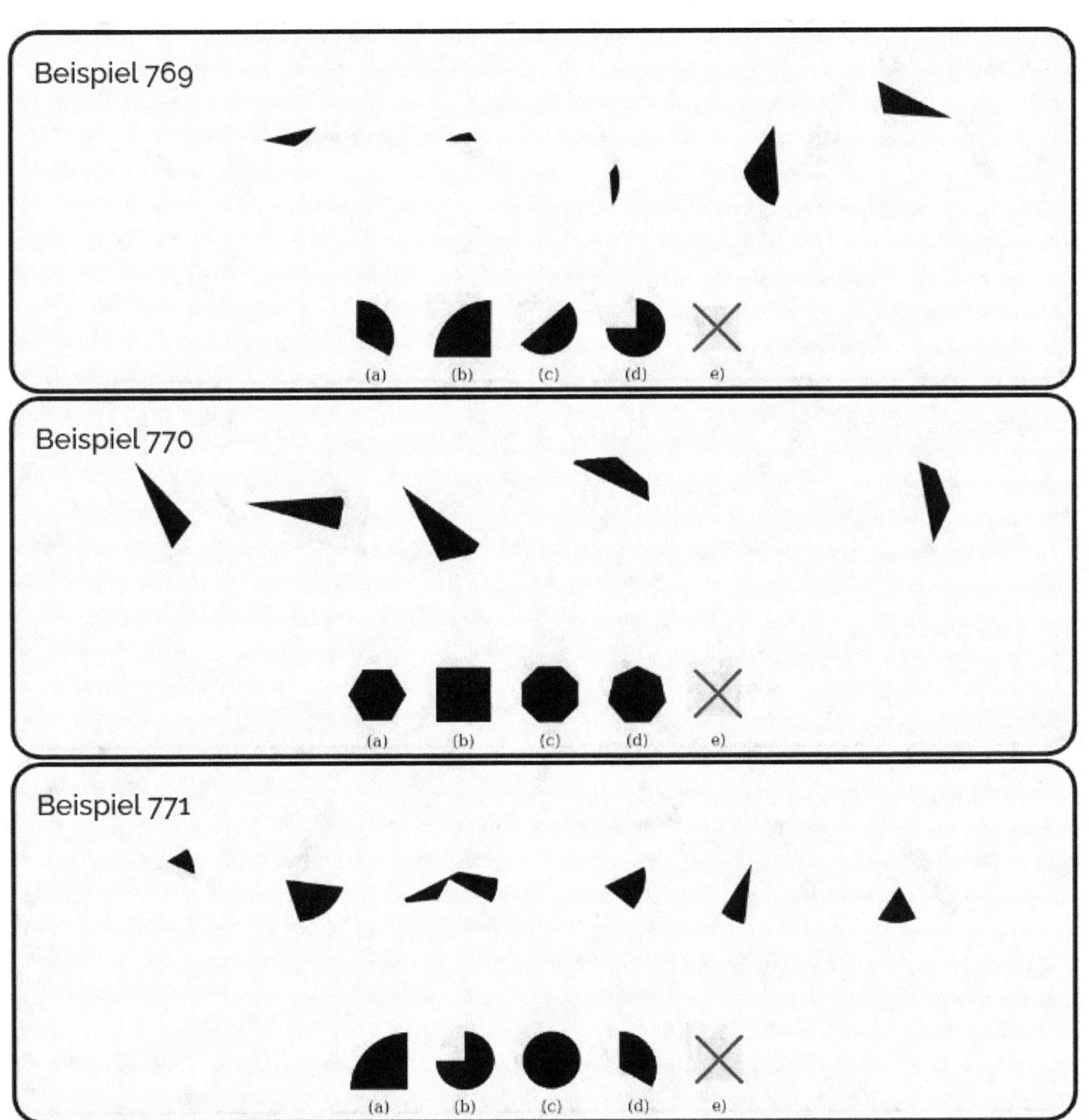

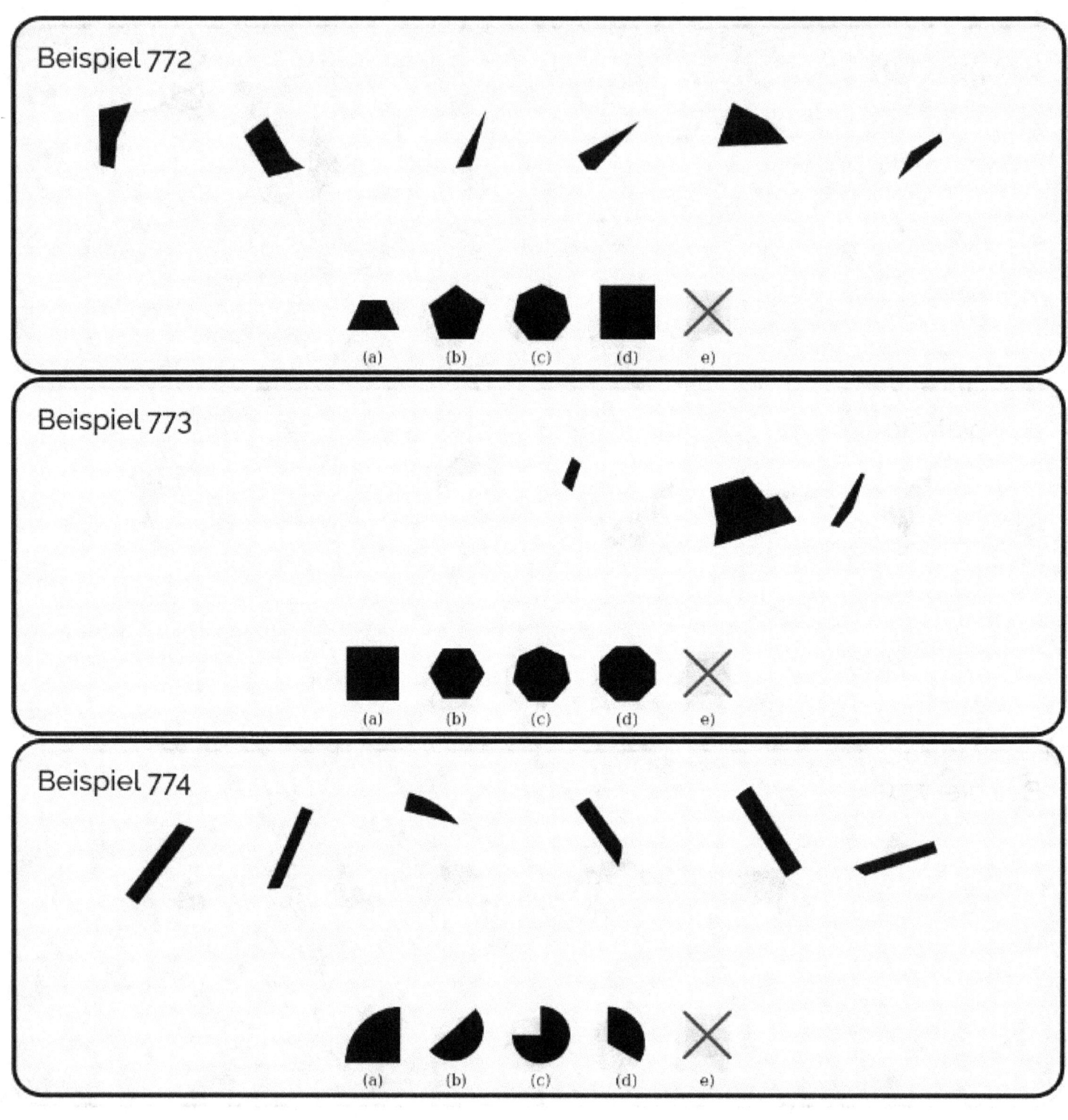

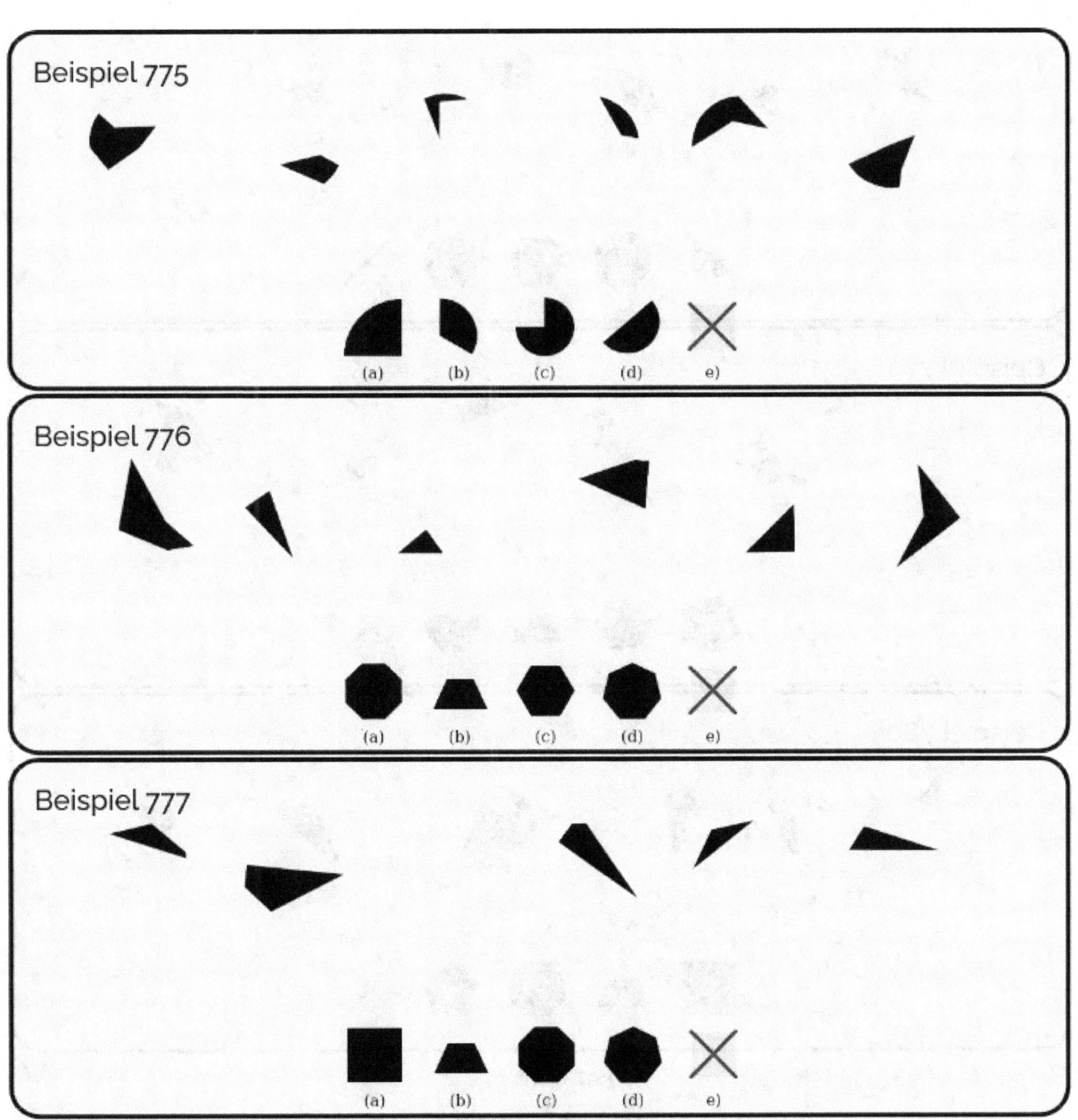

Beispiel 778

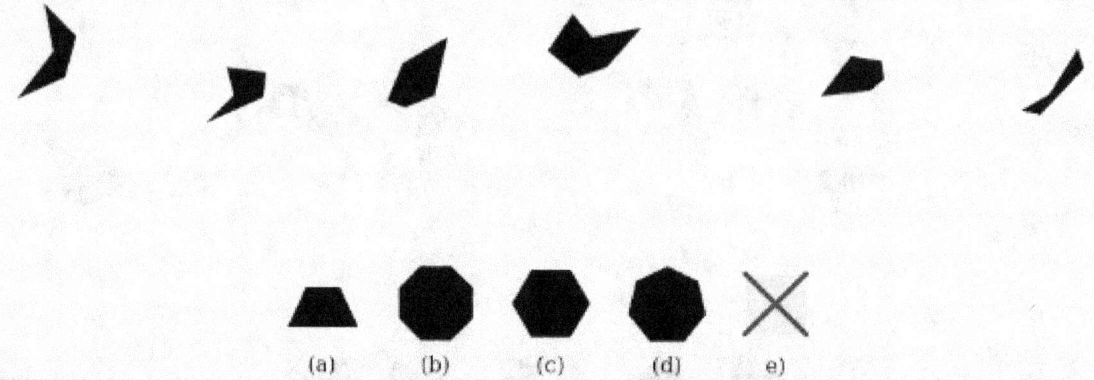

(a) (b) (c) (d) e)

Beispiel 779

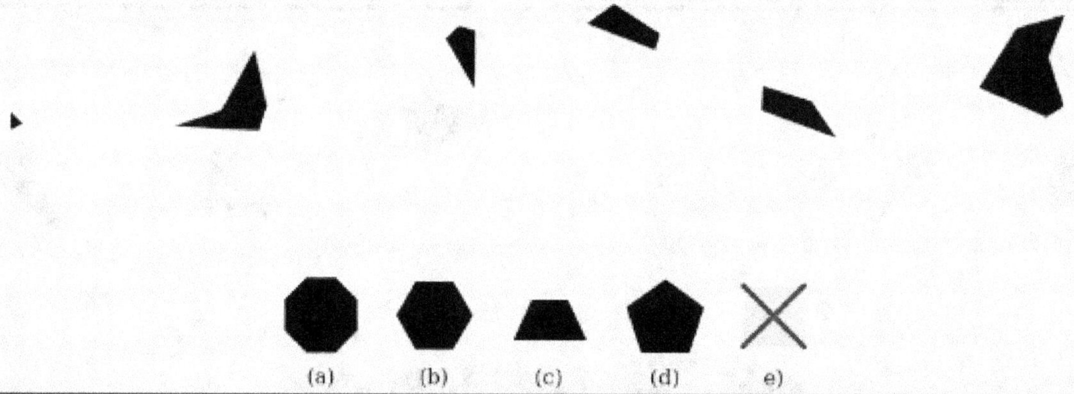

(a) (b) (c) (d) e)

Beispiel 780

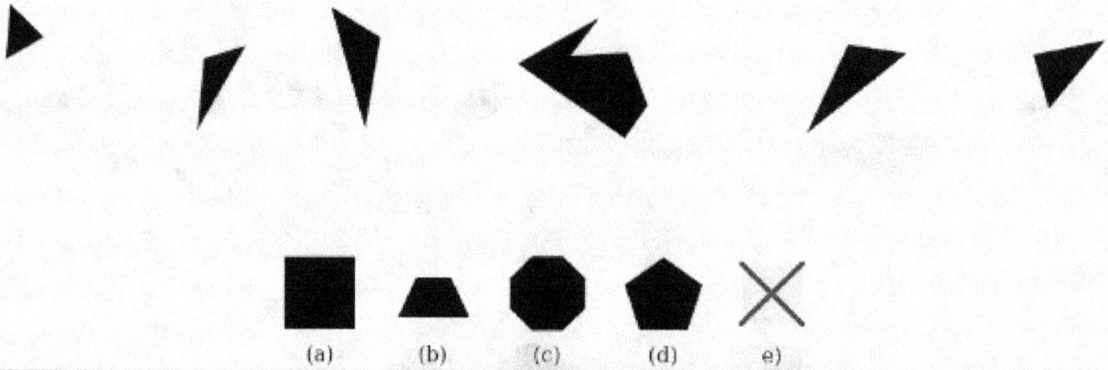

(a) (b) (c) (d) e)

Lösungen:

www.ingramcontent.com/pod-product-compliance
Lightning Source LLC
Chambersburg PA
CBHW080539220526
45466CB00010B/2973